高级卫生专业技术资格考试用书

儿科护理学习题集

（含解析）（第2版）

（副主任护师/主任护师）

主　编　丁淑贞　吴　冰

副主编　周　军　林朝红　王　京　贾　燕

编　者　（按姓氏笔画排序）

丁淑贞　于蕾均　王　京　王丽丽　付馨瑶

安逸群　孙丽娜　李　丹　李世博　吴　冰

谷　艳　张　政　陈星彤　范喜瑛　林朝红

周　军　姜镔轩　贾　燕　徐一元　高筱琪

中国协和医科大学出版社

北　京

图书在版编目（CIP）数据

儿科护理学习题集：含解析／丁淑贞，吴冰主编．—2版．—北京：中国协和医科大学出版社，2021.5

（高级卫生专业技术资格考试用书）

ISBN 978－7－5679－1684－5

Ⅰ.①儿…　Ⅱ.①丁…　②吴…　Ⅲ.①儿科学－护理学－资格考试－习题集　Ⅳ.①R473.72－44

中国版本图书馆CIP数据核字（2021）第088995号

高级卫生专业技术资格考试用书

儿科护理学习题集（含解析）（第2版）

主　　编：丁淑贞　吴　冰

责任编辑：魏亚萌

封面设计：许晓晨

责任校对：张　麓

责任印制：卢运霞

出版发行：中国协和医科大学出版社

（北京市东城区东单三条9号　邮编100730　电话010－65260431）

网　　址：www.pumcp.com

经　　销：新华书店总店北京发行所

印　　刷：三河市龙大印装有限公司

开　　本：787mm×1092mm　1/16

印　　张：39.5

字　　数：795千字

版　　次：2021年5月第2版

印　　次：2021年5月第1次印刷

定　　价：99.00元

ISBN 978－7－5679－1684－5

前 言

为进一步深化卫生专业技术职称改革工作，不断完善卫生专业技术职务聘任制，根据中共中央组织部、人事部、卫生部《关于深化卫生事业单位人事制度改革的实施意见》（人发〔2000〕31 号）文件精神和国家有关职称改革的规定，人事部下发《加强卫生专业技术职务评聘工作的通知》（人发〔2000〕114 号），高级专业技术资格采取考试和评审结合的办法取得。为了更好地帮助广大考生复习备考，编者根据多年的临床实践，结合考试的实际情况，编写了这本《儿科护理学习题集（含解析）》（第 2 版）。

本书涵盖高级卫生专业技术资格考试的所有相关内容及考试题型。全书共 18 章，内容包括儿童生长发育、儿童保健、儿童营养与喂养，以及住院患儿、新生儿及新生儿疾病患儿、营养障碍性疾病患儿、消化系统疾病患儿、呼吸系统疾病患儿等的护理。题型包括 A1 型题、A2 型题、A3/A4 型题、B 型题、X 型题、案例分析题。

本书第 1 版上市后，受到广大读者的一致好评，也帮助众多考生顺利通过高级专业技术资格考试。为了更好地服务读者，提升图书品质，出版了第 2 版图书，在第 1 版的基础上，附有详尽的解析，以帮助考生理解及记忆。同时对上一版中存在的不足与疏漏进行了修订与补充。

本书实用性强，可用于考前复习和自测，以便考生顺利通过考试。

尽管力臻完善，书中难免存在疏漏和不足之处，敬请广大读者批评指正，以便进一步修正。

编 者

2021 年 1 月

目 录

第一章　绪　　论

一 A1 型题

1. 下列关于儿科护理学的任务，描述准确的是
   A. 为儿童快乐服务
   B. 为儿童生活能力服务
   C. 为儿童智力服务
   D. 为儿童的行为服务
   E. 为儿童的健康服务
2. 下列关于儿科护理学的工作范围，描述错误的是
   A. 医学
   B. 心理学
   C. 社会学
   D. 周易学
   E. 教育学
3. 下列关于护士素质的要求，描述错误的是
   A. 健康的体魄和豁达的胸怀
   B. 良好的忍耐力和自我控制能力
   C. 诚实的品格和慎独的修养
   D. 敏锐的观察力和分析判断能力
   E. 自主控制约束患儿的能力
4. 儿科护士的主要角色是
   A. 护理者
   B. 代言者
   C. 教育者
   D. 指导者
   E. 协作者
5. 儿科护理工作的中心是
   A. 患儿
   B. 患儿家属
   C. 疾病
   D. 儿童及其家庭
   E. 患儿心理
6. 促进婴儿感知觉发展的主要目的是
   A. 促进体格发育
   B. 促进神经精神发育
   C. 促进消化吸收功能
   D. 促进代谢功能
   E. 促进内分泌功能
7. 胎儿致畸敏感期是妊娠后
   A. 1~3 周
   B. 3~5 周

C. 3~9 周
D. 3~12 周
E. 6~18 周

8. 小儿死亡率最高的时期是
A. 围生期
B. 新生儿期
C. 婴儿期
D. 幼儿期
E. 学龄前期

9. 与胎儿发育无关的是
A. 孕母的健康
B. 营养状况
C. 生活环境
D. 情绪
E. 运动

10. 下列关于年龄的分期，叙述错误的是
A. 新生儿期是从脐带结扎到生后 7 天
B. 1~3 岁为幼儿期
C. 3~6 岁为学龄前期
D. 7~12 岁为学龄期
E. 青春期女童年龄为 11~12 岁至 17~18 岁

11. 围生期是指
A. 从孕期满 27 周至生后 7 天
B. 从孕期满 37 周至生后 7 天
C. 从孕期满 28 周至生后 7 天
D. 从孕期满 28 周至生后 1 个月
E. 从孕期满 37 周至生后 1 个月

12. 新生儿期是指
A. 自出生脐带结扎到 1 周岁
B. 自受孕到出生脐带结扎时
C. 自出生脐带结扎开始到满 28 天
D. 自出生后第 1 天到生后第 30 天
E. 自出生后第 1 天到生后第 40 天

二 A2 型题

护士与医生定期到幼儿园为小朋友测量身高、体重，检查五官，取外周血测血象，同时了解、指导幼儿园的膳食安排等。他们所做的工作属于
A. 计划免疫
B. 健康保健
C. 健康教育
D. 临床护理
E. 整体护理

三 A3/A4 型题

（1~2 题共用题干）

护士在护理患儿时，不仅注意满足患儿身心需要，以和蔼的态度、精湛的技术为患儿和

家长服务，而且根据其年龄，帮助发展技能，及时纠正行为问题。同时认真回答家长提出的问题，向家长进行科学育儿的宣传。

1. 护士所承担的正确角色是
   A. 管理者、教养者、护理者　B. 护理者、管理者、咨询者
   C. 管理者、教养者、教育者　D. 护理者、教养者、教育者
   E. 咨询者、代言者、护理者
2. 儿科护士的工作和其他科护士相比，最明显的不同是
   A. 精湛的护理技术　B. 关注小儿技能的发展
   C. 经常与家属交流　D. 加强临床护理
   E. 满足心理需要

（3~5 题共用题干）

小儿，女，8 岁。小学二年级学生，到保健中心查体。

3. 该小儿的年龄分期是
   A. 新生儿期　B. 婴儿期
   C. 幼儿期　D. 学龄期
   E. 青春期
4. 该年龄期最突出的特征是
   A. 体格生长速度相对缓慢
   B. 智力发育突出，可接受系统教育
   C. 除生殖系统外，各系统器官外形接近成人
   D. 感染性疾病发病率下降
   E. 易发生屈光不正、龋齿
5. 该年龄期的保健要点应除外
   A. 培养良好的学习习惯　B. 保证充足营养和足够睡眠
   C. 进行正确的性教育　D. 开展体育锻炼
   E. 预防近视、龋齿

四 B 型题

（1~4 题共用备选答案）

A. 胎儿期特点　B. 新生儿期特点
C. 婴儿期特点　D. 幼儿期特点
E. 学龄期特点

1. 生理功能进行调整以逐渐适应外界环境，脱离母体开始独立生活，身体内外环境发生了

巨大变化的阶段属于

2. 生长发育速度较前稍减慢，而智力发育迅速，同时活动范围增大，接触事物增多，自主性和独立性增强，但对危险识别能力弱，易发生意外事故和中毒的阶段属于
3. 组织及器官迅速生长和功能渐趋成熟的阶段属于
4. 体格生长仍稳步增长，除生殖系统外其他器官系统的发育均已逐步完善。智力发育较前更成熟，理解、分析、综合等能力增强的阶段属于

五 X 型题

1. 儿科护理学的研究范围包括
   A. 小儿生长发育
   B. 小儿营养喂养
   C. 儿童保健
   D. 疾病监测
   E. 临床疾病护理
2. 关于儿科护理的特点，描述正确的是
   A. 儿科护理治疗措施实施前无须向家长详细说明
   B. 不同年龄小儿有不同的生理正常值
   C. 小儿体液免疫和细胞免疫功能均不健全
   D. 儿科护理应以儿童及其家庭为中心
   E. 儿科护理项目多，操作要求高
3. 儿科护理学的任务是
   A. 提高儿童保健和疾病防治质量
   B. 促进儿童身心健康
   C. 增强儿童体质
   D. 减少儿童发病率
   E. 作为儿童和家属的代言人
4. 下列符合小儿大脑运动发育的状况是
   A. 3 个月能抬头
   B. 4 个月能独坐
   C. 9 个月能扶物站立
   D. 6 个月会走
   E. 18 个月会爬台阶
5. 属于婴幼儿期心理发育特点的是
   A. 感知发育
   B. 言语发育
   C. 动作发育
   D. 情绪发育
   E. 抽象逻辑思维发育
6. 下列属于儿科护士素质要求的是
   A. 诚实的品格，较高的素质
   B. 具有一定的文化素养
   C. 掌握多门语言
   D. 敏锐的观察能力
   E. 开展科研的能力

六 案例分析题

（1~4 题共用题干）

小儿，女，2 岁。出生后一直母乳喂养，按时添加辅食。今日到医院儿童保健门诊做健康体检。检查结果：体重 11.5kg，身长 85cm，会跑及双脚跳，不会单脚跳，能将地上的玩具拾起，只会用 2~3 个字构成的句子与父母言语交流，能表达喜怒哀乐。

1. 该小儿目前的发育状况属于
   A. 体格发育正常而神经发育滞后
   B. 体格发育滞后而神经发育正常
   C. 体格发育和神经发育均滞后
   D. 体格发育和神经发育均正常
   E. 体格发育和神经发育均超常
   F. 无法判断体格和神经发育的程度
2. 目前该小儿的乳牙萌出数应为
   A. 12 颗
   B. 16 颗
   C. 20 颗
   D. 24 颗
   E. 28 颗
   F. 30 颗
3. 对家长的健康指导，下列叙述合理的是
   A. 按时预防接种
   B. 保证每天睡眠时间 15 小时以上
   C. 加强言语训练
   D. 合理喂养
   E. 加强品德教育
   F. 保持室温 24~26℃，湿度 60%~70%
4. 关于该小儿此阶段心理发展的特征，下列叙述正确的是
   A. 与父母建立良好的依赖关系
   B. 表现出明显的自主性
   C. 具有丰富的想象力及进取精神
   D. 能很好地发展勤奋的个性
   E. 能确认自我认同感
   F. 注重别人对自己的看法

参考答案与解析

一、A1 型题

1. E【解析】儿科护理学的任务是为儿童提供“以儿童及其家庭为中心”的全方位整体护理，包括疾病护理、生活护理、安全护理、保健护理、心理护理等，从体格、智力、行为和社会等方面来研究和保护儿童，以提高儿童保健和疾病防治的质量，增强儿童体质，降低儿童发病率和死亡率，保障和促进儿童身心健康，提高人类整体健康素质。

2. D【解析】从年龄范围来说，儿科护理学研究对象是自胎儿至青春期的儿童。从内容范围来说，一切涉及儿童健康和卫生的问题都属于儿科护理学的范围，包括正常儿童身心方

面的保健、儿童疾病的防治与护理，并与儿童心理学、社会学、教育学等多门学科有着广泛联系。

3. E【解析】儿科护士的素质要求如下。①思想道德素质：a. 热爱护理事业，爱护及尊重儿童，具有为儿童健康服务的奉献精神；b. 有强烈的责任感和同情心，具有诚实的品格、慎独修养、高尚的道德情操，以理解、友善、平等的心态，为儿童及其家庭提供帮助；c. 能理解儿童，善于创造适合儿童特点的环境与气氛，忠于职守、救死扶伤，实行人道主义。②科学文化素质：a. 具备一定的文化素养和自然科学、社会科学、人文科学等多学科知识；b. 掌握一门外语及现代科学发展的新理论、新技术。③专业素质：a. 具有丰富的专业理论知识和较强的临床实践技能，操作准确，技术精湛，动作轻柔、敏捷；b. 熟悉相关临床学科的知识和技能，具有敏锐的观察力和综合分析判断能力，具有与儿童及其家庭有效沟通的能力，树立整体护理观念，能用护理程序解决患儿的健康问题；c. 掌握科学的思维方法，具有较强的组织管理能力，并具有开展护理教育和护理科研的能力。④身体心理素质：a. 具有健康的身体素质，有较强的适应能力及自我控制力，灵活敏捷；b. 具有良好的心理素质，乐观、开朗、稳定的情绪，同事间能相互尊重，团结协作；c. 具有强烈的上进心，不断求取知识，丰富和完善自己；d. 要善于与小儿和家长沟通，具有与儿童成为好朋友、与其家长建立良好人际关系的能力。

4. A【解析】儿科护士的角色：①专业照护者。②护理计划者。③健康教育者。④健康协调者。⑤健康咨询者。⑥儿童及其家庭代言人。⑦护理研究者。

5. D【解析】参见A1型题第1题解析。

6. B【解析】感知觉的发育包括视感知发育、听感知发育、味觉和嗅觉发育、皮肤感觉的发育，促进婴儿感知觉发展的目的主要是促进其神经精神的发育。

7. D【解析】妊娠早期（胚胎期）指从受精卵形成至孕12周，此期是胎儿各器官、组织形成的关键期，对多数致畸因子高度敏感，能产生许多缺陷及畸形，又称此期为敏感期。

8. B【解析】新生儿期，尤其是生后1周内的新生儿发病率和死亡率最高，故新生儿保健是儿童保健重点。

9. E【解析】影响生长发育的因素包括遗传因素、外界环境因素（孕母状况、营养、生活环境、疾病）。

10. A【解析】自胎儿娩出、脐带结扎至生后28天称新生儿期。从出生至满1周岁之前为婴儿期，又称乳儿期。从1周岁后到满3周岁之前为幼儿期。3周岁以后到入小学前（6~7岁）为学龄前期。从入小学（6~7岁）到进入青春期（11~14岁）称为学龄期，相当于小学阶段。女孩从11~12岁到17~18岁，男孩从13~14岁到18~20岁称为青春期。

11. C【解析】围生期也称围产期，是指孕妇围绕生产过程的一段特殊时期，分为产前、产时和产后三个阶段，一般是指自怀孕第28周到出生后一周这段时期。

12. C【解析】参见A1型题第10题解析。

二、A2 型题

B【解析】学龄前期健康保健的重点：①保证充足营养。②注意培养其学习习惯、想象与思维能力，在游戏中学习遵守规则和与人交往。③预防疾病和意外。学龄前期儿童每年进行 1~2 次健康检查，筛查常见病（龋齿、贫血、寄生虫），预防外伤、溺水、中毒、交通事故等意外发生。

三、A3/A4 型题

1. E【解析】参见 A1 型题第 4 题解析。

2. B【解析】儿科护理工作的特点如下。①护理工作繁多：儿童生活自理能力较差，多数需要护理人员帮助，护理内容多；儿童缺乏安全意识，好奇、好动，容易发生各种意外事故，如烫伤、摔伤、中毒等。因此，儿科护理过程中要加强安全管理，防止意外事故发生。②由于儿童对治疗、护理操作不理解，在护理时多数不配合，增加了操作难度，儿童躯体解剖结构如周围静脉细小，静脉穿刺就比成人难度大；患儿多不配合吃药，喂服方法不当易引起呛咳、呕吐，甚至误吸或窒息。③儿童器官发育不成熟，对治疗护理的反应与成人有较大差别。因此，要求儿科护士要更有耐心，熟练地掌握操作技术。

3. D【解析】从入小学（6~7 岁）到青春期前为学龄期，相当于小学阶段。

4. B【解析】学龄期智力发育更加成熟，可以接受系统的科学文化教育。

5. C【解析】学龄期保健重点如下。①加强营养、合理安排作息时间。②提供良好学习环境、培养良好的学习习惯。③积极参加体育锻炼、增加防病抗病能力。④疾病筛查、预防事故：除了预防缺铁性贫血、肥胖等营养性疾病以外，还应积极预防屈光不正、龋齿等常见病的发生；尤其要密切注意孩子的心理行为问题。积极进行法制教育，学习交通规则和意外伤害的防范知识。选项 C 进行正确的性教育是青春期健康教育的一个重要内容，应除外。

四、B 型题

1. B【解析】新生儿期特点：生理功能进行调整以逐渐适应外界环境的阶段，小儿脱离母体开始独立生活，体内外环境发生了巨大变化。

2. D【解析】幼儿期特点：从 1 周岁后到满 3 周岁之前为幼儿期。此期小儿的生长发育速度较婴儿期减缓；由于活动范围加大，与外界事物接触增多，语言、思维和社会适应能力逐渐增强，故智力发育较快。

3. A【解析】胎儿期特点：组织及器官迅速生长和功能渐趋成熟的阶段。

4. E【解析】学龄前期特点：3 周岁以后到入小学前（6~7 岁）为学龄前期。此期小儿的体格发育稳步增长，智力发育更趋完善，好奇、多问、求知欲强，知识范围不断扩大，有较大的可塑性，故应加强早期教育，培养其良好的道德品质和生活自理能力，为入学做好准备。

五、X型题

1. ABCE【解析】参见A1型题第2题解析。

2. BCDE【解析】儿科护理治疗措施实施前必须向家长详细说明，选项A错误。

3. ABCD【解析】参见A1型题第1题解析。

4. ACE【解析】小儿大脑发育状况如下。①抬头：新生儿俯卧时能抬头1~2秒；3个月时抬头较稳；4个月时抬头很稳并能自由转动。②翻身：婴儿大约5个月时能从仰卧位翻至俯卧位，6个月时能从俯卧位翻至仰卧位。③坐：婴儿3个月扶坐时腰仍呈弧形；5个月时靠着坐腰能伸直；6个月时能双手向前撑住独坐；8个月时能坐稳并能左右转身。④爬：新生儿俯卧位时已有反射性的匍匐动作；2个月时俯卧能交替踢腿；3~4个月时可用手撑起上身数分钟；7~8个月时已能用手支撑胸腹，使上身离开床面或桌面，有时能在原地转动身体；8~9个月时可用上肢向前爬。小儿学习爬行，能提早接触周围环境，促进神经系统的发育。⑤站、走、跳：新生儿直立时双下肢稍能负重，出现踏步反射和立足反射；5~6个月扶立时双下肢可负重，并能上下跳动；8个月时可扶站片刻，背、腰、臀部能伸直；10个月左右能扶走；11个月时能独站片刻；15个月时可独自走稳；18个月时已能跑及倒退走；2岁时能并足跳；2岁半时能独足跳1~2次；3岁时双足交替走下楼梯；5岁时能跳绳。

5. ABCD【解析】儿童的心理发育大量反映为日常的行为，包括感知、运动、语言的发育，以及记忆、思维、情感、性格等心理活动的发展。儿童心理发育的基础是神经系统的发育，尤其是脑的发育。除先天因素外，神经心理的发育与环境密切相关。

6. ABDE【解析】参见A1型题第3题解析。

六、案例分析题

1. D【解析】2~12岁：体重（kg）= 年龄 ×2 +8 =2 ×2 +8 =12，身高（长）（cm）= 年龄 ×7 +77 =2 ×7 +77 =91，2岁时能并足跳，2岁小儿能说出2~3个字构成的句子。综上所述，该患儿为正常。

2. C【解析】人一生有两副牙齿，即乳牙（共20颗）和恒牙（共32颗）。出生时在颌骨中已有骨化的乳牙牙孢，但未萌出，4~10个月（平均6个月）开始萌出乳牙，2~2.5岁时乳牙出齐。

3. ACD【解析】健康教育：向家长介绍科学育儿知识，从小培养良好的饮食习惯；坚持户外活动，保证充足睡眠；按时预防接种；定期体格检查；指导消化道先天畸形患儿及时手术治疗。

4. B【解析】1岁以后的小儿开始产生思维，婴幼儿的思维为直觉活动思维，直觉行为思维主要借助于实际动作来进行，如拿着玩具汽车边推边说“汽车来了”，当玩具汽车被拿走时，游戏活动则停止。学龄前儿童则以具体形象思维为主，具体形象思维即凭具体形象引起的联想来进行思维，不能考虑事物间的逻辑关系和进行演绎推理，如在计算活动中，小儿知道3个苹果加3个苹果是6个苹果，但对3加3等于6的计算感到困难；学龄儿童逐渐学会了综合、分析、分类、比较等抽象思维方法，使思维具有目的性、灵活性和判断性，独立思考的能力有了进一步的提高。

第二章　儿童生长发育

一 A1 型题

1. 关于儿童生长发育的规律，下列叙述错误的是
   A. 生长发育是一个连续过程
   B. 生长发育遵循一定规律
   C. 各系统器官发育的速度是一致的
   D. 有一定的个体差异性
   E. 受遗传和环境因素的影响
2. 关于头围的增长，下列叙述错误的是
   A. 出生时平均约 34cm
   B. 头围大小与脑发育密切相关
   C. 1 岁小儿头围约 46cm
   D. 2 岁小儿头围约 48cm
   E. 3 岁小儿头围约 50cm
3. 关于小儿胸围的发育，下列叙述错误的是
   A. 出生时胸围比头围小 3cm
   B. 1 岁时头围、胸围相等
   C. 1 岁到青春期的胸围等于胸围加年龄减 1
   D. 3~4 个月时暂时超过头围
   E. 胸围大小与肺胸廓的发育密切相关
4. 关于小儿上臂围，下列叙述错误的是
   A. 生后第 1 年内上臂围增长迅速
   B. 1~5 岁期间增长缓慢
   C. >13.5cm 为营养良好
   D. 12.5~13.5cm 为营养中等
   E. <13.5cm 时为营养不良
5. 关于小儿骨骼发育的描述，正确的是
   A. 前囟最晚闭合的年龄为出生后 10 个月
   B. 后囟一般闭合的年龄为出生后 2 周
   C. 颅缝一般闭合的年龄为出生后 2 个月
   D. 腕部骨化中心出现的年龄为 1.5 岁
   E. 上、下部量相等的年龄为 12 岁
6. 哪项不符合青春期体格生长的特点
   A. 青春期体重的增长与身高平行

B. 女性耻骨与髂骨下部的生长和脂肪堆积
C. 男性肩部增宽，下肢较长，肌肉增强
D. 青春期前 1~2 年无论女性男性生长速度略增快
E. 青春期前 1~2 年无论女性男性生长速度略减慢

7. 患儿认为道德行为与疾病有关，能注意到疾病的程度，但无法用术语描述的年龄段是
A. 2~7 岁　　B. 7~11 岁
C. 11~14 岁　　D. 15~17 岁
E. 18 岁至成人

8. 测量头围最有价值的时间是
A. 1 岁前　　B. 2 岁前
C. 3 岁前　　D. 4 岁前
E. 5 岁前

9. 正常 15 个月小儿可萌出的乳牙数为
A. 5~7 颗　　B. 7~9 颗
C. 9~11 颗　　D. 11~13 颗
E. 13~15 颗

10. 青春前期的发育特点是
A. 体格生长明显加速　　B. 体格生长速度达到高峰
C. 体格生长停止　　D. 刚刚开始生殖系统的发育
E. 生殖系统发育已开始，但不成熟

11. 新生儿虽然有视觉感应功能，但那时视觉不敏锐，视觉最清晰的范围是
A. 5~10cm　　B. 10~15cm
C. 15~20cm　　D. 20~25cm
E. 25~30cm

12. 人对事物各种属性的综合反映体现在
A. 视觉　　B. 听觉
C. 味觉和嗅觉　　D. 皮肤感觉
E. 知觉

13. 皮肤感觉不包括
A. 触觉　　B. 痛觉
C. 温度觉　　D. 浅感觉
E. 深感觉

14. 以下不属于语言发育中发音阶段的行为是
A. 发喉音　　B. 发“啊”“咿”“呜”等元音

C. 发辅音　　D. 模仿成人的口唇动作练习发音
E. 有意识地叫“爸爸”“妈妈”

15. 以下选项不属于婴幼儿时期记忆特点的是
A. 时间短　　B. 内容少
C. 不易记忆愤怒、恐惧的事情　　D. 以机械记忆为主
E. 精确性差

16. 正常 1 岁半小儿可萌出的乳牙数为
A. 2~4 颗　　B. 5~8 颗
C. 9~10 颗　　D. 11~12 颗
E. 12~14 颗

17. 下列小儿运动发育中正常的是
A. 6 个月时抱起能竖头　　B. 8 个月坐稳且会爬
C. 24 个月时可双足并跳　　D. 12 个月站立
E. 18 个月独走

18. 人体发育成熟最晚的系统是
A. 神经系统　　B. 淋巴系统
C. 消化系统　　D. 呼吸系统
E. 生殖系统

19. 3 岁小儿的平均身长是
A. 71cm　　B. 75cm
C. 81cm　　D. 85cm
E. 96cm

20. 3 岁小儿的平均体重是
A. 8kg　　B. 10kg
C. 12kg　　D. 14kg
E. 16kg

21. 小儿头围与胸围大致相等的年龄是
A. 出生时　　B. 6 个月
C. 1 岁　　D. 1 岁半
E. 2 岁

22. 符合生长发育顺序性的是
A. 抬头—抬胸—坐—立—行　　B. 抬胸—抬头—坐—立—行
C. 坐—抬胸—抬头—立—行　　D. 抬胸—抬头—立—行—坐
E. 坐—抬头—抬胸—立—行

23. 根据小儿认知的发展，开始有时间概念的年龄阶段是
A. 2~3 岁
B. 3~4 岁
C. 4~5 岁
D. 5~6 岁
E. 6~7 岁

24. 婴儿后囟的一般闭合时间是出生后
A. 1~2 个月
B. 3~4 个月
C. 5~6 个月
D. 7~8 个月
E. 9~10 个月

25. 根据小儿运动功能的发育，正常小儿开始会爬的月龄是
A. 3~4 个月
B. 5~6 个月
C. 8~9 个月
D. 10~11 个月
E. 11~12 个月

26. 婴儿死亡多发生在
A. 出生后 1 周内
B. 出生后 1 个月内
C. 出生后 1~3 个月
D. 出生后 1~6 个月
E. 出生后 6~12 个月

27. 小儿乳牙出齐的时间是
A. 1 岁至 1 岁半
B. 1 岁半至 2 岁
C. 2 岁至 2 岁半
D. 2 岁半至 3 岁
E. 3 岁至 3 岁半

28. 小儿味觉发育的关键期是
A. 1~3 个月
B. 4~6 个月
C. 7~8 个月
D. 9~10 个月
E. 11~12 个月

29. 正常小儿前囟关闭的年龄是
A. 10~12 个月
B. 12~18 个月
C. 18~120 个月
D. 20~24 个月
E. 3 岁

30. 小儿的前囟早闭见于
A. 脑积水
B. 脑出血
C. 小头畸形
D. 硬膜下出血
E. 脑穿通畸形儿

31. 婴儿脊柱出现第 1 个生理性弯曲的时间是生后
A. 3 个月
B. 6 个月

C. 8 个月
D. 9 个月
E. 12 个月

32. 5 岁小儿头围是 50cm，正常胸围可能是
A. 44cm
B. 48cm
C. 54cm
D. 56cm
E. 50cm

33. 与婴儿脊柱第 2 个生理性弯曲形成有关的运动发育是
A. 抬头
B. 翻身
C. 会坐
D. 站立
E. 会走

34. 4 个月婴儿体检情况如下，护士认为哪项发育可能异常
A. 前囟未闭
B. 乳牙未萌出
C. 头尚不能抬起
D. 不能伸手取物
E. 拥抱反射阳性

35. 护士向家长说明幼儿期生长发育的特点，错误的是
A. 1~3 岁为幼儿期
B. 生长发育速度减慢，但智力发育较前突出
C. 饮食逐渐过渡到成人饮食，需要注意营养缺乏和消化功能紊乱
D. 活动范围增强，自主性和独立性不断发展
E. 识别危险的能力增强，较少发生意外伤害

36. 乳牙萌出的时间是出生后
A. 4~10 个月
B. 5~10 个月
C. 4~8 个月
D. 6~11 个月
E. 6~12 个月

37. 小儿性格形成的关键时期为
A. 新生儿期
B. 婴儿期
C. 幼儿期
D. 学龄前期
E. 学龄期

38. 人的一生中决定体格、体质、心理和智力发育发展的关键时期是
A. 婴儿期
B. 幼儿期
C. 学龄前期
D. 学龄期
E. 青春期

39. 生后第一年什么部位生长最快
A. 头部
B. 躯干

C. 体重　　D. 坐高

E. 头围

40. 新生儿出生体重与哪一项无关

A. 胎次　　B. 胎龄

C. 性别　　D. 孕母

E. 宫内营养状况

41. 新生儿生理性体重下降发生的时间是出生后

A. 1 周内　　B. 3 周

C. 4 周　　D. 5 周

E. 6 周

42. 对小儿生长发育的评述哪项是错误的

A. 各系统发育快慢不同　　B. 发育规律是从上到下、由远到近

C. 神经系统发育较早　　D. 3~4 个月前小儿克氏征阳性

E. 生长发育存在个体差异

43. 以下哪项是影响小儿生长发育最基本的因素

A. 生长发育个体差异　　B. 生长发育顺序不同

C. 遗传和环境影响　　D. 神经系统发育早晚

E. 生殖系统发育早晚

44. 小儿出生后生长发育速度最快的时期是

A. 新生儿期　　B. 婴儿期

C. 幼儿期　　D. 学龄前期

E. 学龄期

45. 关于小儿生长发育，下列哪项是错误的

A. 生长发育是一个连续的过程，但各年龄段生长发育并非等速进行

B. 生长发育存在着个体差异

C. 神经系统发育较早，生殖系统发育较晚

D. 皮下脂肪肌肉组织年幼时较发达，淋巴系统发育则先快而回缩

E. 生长发育遵循由上到下、由近到远、由粗到细、由简单到复杂的规律

46. 以下哪项不符合生理性体重下降

A. 出生后 1 周体重暂时下降 3%~9%　　B. 生后 3~4 日达到最低点

C. 第 7~10 日恢复到出生水平　　D. 出生 1 周体重下降 10%

E. 体重增长为胎儿宫内体重增长的延续

47. 关于脊柱的发育，下列哪项是错误的

A. 出生后第 1 年脊柱增长快于四肢　　B. 1 岁以后落后于四肢增长

C. 新生儿时脊柱轻微前凸　D. 6个月后出现胸椎后凸

E. 1岁左右出现腰椎前凸

48. 小儿牙齿的发育，下列哪项是错误的

A. 2岁以内乳牙数为月龄减4~6　B. 乳牙23颗，恒牙32颗

C. 4~10个月乳牙开始萌出　D. 6岁左右开始出第1颗恒牙，即第1磨牙

E. 12岁左右出第2磨牙

49. 关于脂肪组织的发育，下列哪项是错误的

A. 出生时占体重的16%　B. 第1年增至22%

C. 5岁时占体重的12%~15%　D. 青春前期，脂肪组织占体重的24%

E. 出生时占体重的18%

50. 1~6个月婴儿的体重计算公式为

A. 6+月龄×0.25　B. 出生时体重+月龄×0.7

C. 年龄×2+7（或8）　D. （月龄+9）/2

E. （年龄×7−5）/2

51. 婴儿出生后以最初3个月生长最快，出现第一个生长高峰；至青春期又猛然加快，出现第二个生长高峰。这个现象体现了生长发育的

A. 连续性和阶段性　B. 各系统器官发育的不平衡性

C. 顺序性　D. 个体差异

E. 特异性

52. 小儿生长发育的物质基础是

A. 遗传　B. 生活环境

C. 合理的营养　D. 胎儿期孕母的情况

E. 教育

53. 小儿开始出现深度的感觉、能看到小物体的时间是

A. 3~4个月　B. 5~7个月

C. 8~9个月　D. 10~11个月

E. 18个月

54. 小儿（　　）时听觉发育完善

A. 1岁　B. 2岁

C. 3岁　D. 4岁

E. 5岁

55. 小儿先能抬头后能坐，之后能走，是遵循了下列哪项发育顺序

A. 由上到下的顺序　B. 由近到远的顺序

C. 由粗到细的顺序　　D. 由低级到高级的顺序
E. 由简单到复杂的顺序

56. 胸围可以反映
A. 胸廓的发育程度　　B. 骨骼的发育程度
C. 脊柱的发育程度　　D. 膈肌的发育程度
E. 心脏的发育程度

57. 儿童心理发展出现一个重大转折的年龄阶段是
A. 新生儿期　　B. 婴儿期
C. 幼儿期　　D. 学龄前期
E. 学龄期

58. 2 岁以后至青春期前小儿身高稳步增长，平均每年增长
A. 1~2cm　　B. 2~3cm
C. 3~5cm　　D. 5~7cm
E. 7~9cm

59. 下列关于小儿心理活动描述正确的是
A. 婴儿以有意注意为主　　B. 6 个月的婴儿能重现记忆
C. 学龄前期儿童以具体形象思维为主　　D. 新生儿有想象力
E. 新生儿也有意志

60. 下列有关器官系统发育不平衡性的描述中，正确的是
A. 生殖系统发育较早　　B. 神经系统发育较早
C. 淋巴系统到青春期开始发育　　D. 皮下脂肪发育较早
E. 肌肉组织的发育较早

61. 反映儿童体格生长，尤其是测量营养状况的敏感指标是
A. 体重　　B. 身高
C. 头围　　D. 坐高
E. 胸围

62. 小儿视深度充分发育，视力达到 1.0 的年龄为
A. 2 岁　　B. 3 岁
C. 4 岁　　D. 6 岁
E. 10 岁

63. 体重（kg）=6（kg）+月龄×0.25，此公式适用于
A. 13~15 岁　　B. 2~12 岁
C. 1~3 岁　　D. 1~6 个月
E. 7~12 个月

64. 婴儿能用拇指和示指取物的月龄为

A. 2~3个月 B. 3~5个月

C. 5~6个月 D. 6~7个月

E. 9~10个月

65. 小儿的脊髓下端位置偏低，其脊髓下端上移至第一腰椎的年龄为

A. 2岁 B. 3岁

C. 4岁 D. 6岁

E. 10岁

66. 无条件测量身高、体重时，普查5岁以下小儿的营养状况，可以测量

A. 头围 B. 坐高

C. 胸围 D. 腹围

E. 上臂围

67. 学龄期儿童常见的心理行为问题是

A. 违拗 B. 遗尿

C. 学校恐惧症 D. 咬指甲

E. 自杀

68. 下列属于小儿特有的能量需要的是

A. 基础代谢 B. 食物的热力作用

C. 活动 D. 生长发育

E. 排泄

69. 小儿能较好地控制自己注意力的年龄为

A. 1~2岁 B. 2~3岁

C. 3~4岁 D. 4~5岁

E. 5~6岁

70. 小儿抓握的动作表现遵循的发育顺序是

A. 由粗到细 B. 由细到粗

C. 由简单到复杂 D. 由复杂到简单

E. 由上到下

71. 11岁小儿腕部骨化中心应有

A. 8个 B. 9个

C. 10个 D. 11个

E. 12个

二 A2 型题

1. 小儿，体重 8kg，身长 68cm，前囟 1cm，有乳牙 3 颗。其可能达到的发育水平是
   A. 会爬　　B. 会走
   C. 会说再见　　D. 会说自己的名字
   E. 会自己进食
2. 小儿，5 岁，身高 103cm，体重 18kg，牙齿 20 颗。其发育状况为
   A. 肥胖　　B. 发育迟缓
   C. 营养不良　　D. 身材高大
   E. 在正常范围内
3. 小儿出生时体重为 3.2kg，生后 3 个月的体重约为
   A. 5.0kg　　B. 6.0kg
   C. 5.3kg　　D. 7.0kg
   E. 7.4kg
4. 健康小儿，前囟约 2cm × 2cm，开始出牙，身长 65cm，体重 7kg，可辨认熟人和陌生人，可独坐片刻，发出单音节。其月龄是
   A. 1~2 个月　　B. 3~4 个月
   C. 6 个月　　D. 8~9 个月
   E. 12 个月
5. 小儿，男，6 个月，护理体检中发育异常的是
   A. 头围 44cm　　B. 乳牙未萌出
   C. 前囟未闭合　　D. 俯卧时不能抬胸
   E. 两手不会传递玩具
6. 患儿，女，10 岁。小学四年级，因学习成绩不好而就诊。患儿自 6 岁上学后学习成绩一直不理想，常把“b”和“d”、“q”和“p”分不开，学习一直努力，成绩排班级的中下水平，升入四年级后学习非常吃力，连续两次成绩排在全班最后。近来患儿不听课，注意力不集中。情绪低落，有厌学情绪。经查智商为 87，无视听障碍。该患儿考虑是
   A. 正常儿童　　B. 精神发育迟滞
   C. 儿童多动症　　D. 品行障碍
   E. 学习困难
7. 小儿，男，母乳喂养，体重 8kg，身长 72cm，坐稳并能左右转身，能发简单的“爸爸”“妈妈”的音节，刚开始爬行。其月龄可能是
   A. 3~5 个月　　B. 6~7 个月

C. 8~9 个月　　D. 10~11 个月

E. 12 个月

8. 小儿，男，母乳喂养，体重 9kg，身长 75cm，能听懂自己的名字。其月（年）龄可能是

A. 8~10 个月　　B. 10~12 个月

C. 1 岁　　D. 1 岁 6 个月

E. 2 岁

9. 小儿，男，2 岁。神志清楚，尿便正常。查体：头围 48cm，胸围 49cm，身高 85cm。该小儿的体重是

A. 6kg　　B. 8kg

C. 10kg　　D. 12kg

E. 14kg

10. 小儿生长发育正常，头围 46cm，胸围 46cm，牙齿 8 颗。其可能的月龄为

A. 8 个月　　B. 10 个月

C. 12 个月　　D. 16 个月

E. 18 个月

11. 小儿，女，1 岁。为了解其生长发育的程度对其进行体格检查。其中，测量头围 46cm，其胸围是

A. 34cm　　B. 38cm

C. 40cm　　D. 46cm

E. 50cm

12. 婴儿，体重 7.5kg，身长 68cm，乳牙 2 颗，开始学叫妈妈，其月龄为

A. 4~5 个月　　B. 5~6 个月

C. 7~8 个月　　D. 8~9 个月

E. 9~10 个月

13. 小儿，女，出生 7 天。出生时体重 3kg，医生诊断为生理性体重下降。下列哪项不属于生理性体重下降的特点

A. 发生于生后 1 周内

B. 由于母乳不足

C. 由于水分丢失及胎粪排出所致

D. 体重下降达出生时体重的 10%~15%

E. 体重在生后 10 天之内恢复

14. 小儿，男，5 岁。营养发育中等，平时少病。其标准体重、身长最可能是

A. 15kg，100cm　　B. 16kg，110cm

C. 16kg，100cm　　D. 18kg，115cm

E. 18kg，110cm

15. 小儿，身长 75cm，体重 9kg，头围 46cm，胸围与头围大致相等。其可能的年龄是

A. 5 岁　　B. 4 岁

C. 3 岁　　D. 2 岁

E. 1 岁

16. 小儿，男，4 个月。来院进行发育检查，结果正常。母亲询问何时开始会爬，正确的回答是

A. 3 个月　　B. 6 个月

C. 7 个月　　D. 8 个月

E. 10 个月

17. 小儿，女，4 个月，出生体重为 3.5kg。预计其体重应为

A. 4.8kg　　B. 6.3kg

C. 6.8kg　　D. 7.0kg

E. 12.8kg

18. 正常小儿 2 周岁时，体重约为出生体重的

A. 1 倍　　B. 2 倍

C. 3 倍　　D. 4 倍

E. 5 倍

三 A3/A4 型题

（1~3 题共用题干）

小儿，男，营养发育中等，身长 75cm，头围与胸围相等，能听懂自己的名字，能说简单的单词，能尝试独立行走。

1. 该小儿的可能月龄是

A. 4 个月　　B. 6 个月

C. 8 个月　　D. 12 个月

E. 15 个月

2. 按标准体重公式计算，该小儿的体重应是

A. 6.5kg　　B. 9.0kg

C. 1.5kg　　D. 12.5kg

E. 13.5kg

3. 该小儿的头围可能是

A. 34cm　　B. 36cm

C. 40cm　D. 46cm
E. 48cm

（4~5题共用题干）

患儿，男，3岁。因肺炎住院治疗，出现焦虑表现。

4. 该患儿处于的认知发展时期为
A. 前运思期　B. 具体运筹期
C. 形式运筹期　D. 感觉运动期
E. 持续发展期

5. 此期患儿对疾病的认识描述正确的是
A. 认为道德行为与疾病有关
B. 无法找出病因，只能看到目前的状态
C. 能注意到疾病的程度，但无法用术语描述
D. 儿童认识到疾病与器官功能不良有关
E. 对疾病的发生及治疗有一定的见解和控制能力

（6~7题共用题干）

新生儿，出生时胎龄为295天，体重为4100g，出生体重位于同胎龄儿平均体重的第90个百分位以上。

6. 该新生儿属于
A. 早早产儿　B. 早产儿
C. 足月儿　D. 过度足月儿
E. 过期产儿

7. 按体重和胎龄的关系分，属于
A. 正常体重儿　B. 小于胎龄儿
C. 适于胎龄儿　D. 大于胎龄儿
E. 低出生体重儿

（8~13题共用题干）

健康男婴，出生体重为3.5kg，身长50cm，头围34cm，现在6个月，来医院做健康体检。

8. 预计该婴儿的体重应当为
A. 5.5kg　B. 6.0kg
C. 6.6kg　D. 7.0kg
E. 7.7kg

9. 预计该婴儿的身长应当为

A. 55cm　　B. 65cm

C. 75cm　　D. 85cm

E. 112cm

10. 预计该婴儿的头围应当为

A. 58cm　　B. 50cm

C. 48cm　　D. 44cm

E. 34cm

11. 预计该婴儿可以完成的动作是

A. 会坐　　B. 会滚

C. 会爬　　D. 会站

E. 会走

12. 目前该婴儿处于语言准备阶段，预计他刚刚能够

A. 发出“爸爸”“妈妈”的音节　　B. 发出元音

C. 发出辅音　　D. 发出喉音

E. 用哭叫表达意思

13. 在感知觉发育上，预计该婴儿可以

A. 视力达到0.5　　B. 能够注视3m远的小玩具

C. 能够区别语义　　D. 可以区别父母声音

E. 具有空间知觉

（14~17题共用题干）

小儿，男，已萌出乳牙18颗，头围48cm。

14. 估计该小儿年龄最可能是

A. 18个月　　B. 22个月

C. 2岁　　D. 3岁

E. 4岁

15. 估计该小儿胸围测量值最可能为

A. 38cm　　B. 46cm

C. 48cm　　D. 49cm

E. 58cm

16. 该小儿身长的中点位置可能在

A. 脐上　　B. 脐部

C. 脐下　　D. 脐与耻骨联合上缘之间

E. 耻骨联合上缘

17. 该小儿发育指标中正常的是
A. 体重9kg
B. 身长100cm
C. 上臂围13.5cm
D. 腕部骨化中心1个
E. 坐高占身长的53%

（18～20题共用题干）

小儿，男，5个月。来儿童保健门诊做健康检查。护理病史资料：人工喂养，神经心理发育正常，看见母亲能微笑，体重5.6kg。

18. 该小儿细动作的发育状况应是
A. 能两手紧紧握拳
B. 开始有意识地取物
C. 可用拇指、示指拾物
D. 扶腋下能站得直，两手各握一玩具
E. 能将物体从一手传至另一手

19. 该小儿视感知的发育状况应是
A. 能追随跌落的物体
B. 头、眼协调好
C. 可注视远距离的物体
D. 有视深度的感觉
E. 可区别垂直线和横线

20. 该小儿听感知的发育状况应是
A. 头可转向声源
B. 对父母言语有清晰的反应
C. 能区别言语的意义
D. 能听懂自己的名字
E. 可精确地区别不同的声音

（21～24题共用题干）

小儿，女，18个月。父母体健，无遗传病史。家长带小儿来医院进行体检。

21. 为了解该小儿的营养状况，护士首先应做的检查是
A. 测体重
B. 测身长
C. 测坐高
D. 测上、下部量比例
E. 测头围与胸围

22. 该小儿的体检结果为发育正常，那么她的牙齿、胸围、头围应达到的指标是
A. 乳牙8颗，胸围等于头围
B. 乳牙8颗，胸围大于头围
C. 乳牙8颗，胸围小于头围
D. 乳牙12颗，胸围大于头围
E. 乳牙12颗，胸围小于头围

23. 该小儿出生后母乳喂养，至6个月后改为人工喂养，按时添加辅食。既往体健，无创伤及惊厥史。目前该小儿尚未达到的动作发育是
A. 弯腰拾东西
B. 独走

C. 蹲着玩
D. 爬台阶
E. 并足跳

24. 该小儿无遗传、代谢、内分泌疾病，智力发育正常。目前，她适应周围人物的能力及行为尚未达到的指标是
A. 能模仿成人动作，招手“再见”
B. 能表示同意、不同意
C. 能听懂自己的名字
D. 会表示大小便，听懂命令
E. 能画人像，记忆力强

四 B型题

（1~2 题共用备选答案）
A. 被动发展阶段
B. 主动发展阶段
C. 自主发展阶段
D. 巩固发展阶段
E. 稳定发展阶段

1. 3~12 岁内，有明显的主动性，爱探究、好攻击、易激惹、喜欢自我表现的阶段属于
2. 人的行为已基本定型，但随着环境、社会及个人状况不断变化，而调整、完善和充实自己行为的阶段属于

（3~5 题共用备选答案）
A. 连续性
B. 各系统器官发育的不平衡性
C. 顺序性
D. 个体差异
E. 阶段性

3. 人体神经系统发育较早，生殖系统发育较晚，淋巴系统则先快而后回缩，该现象体现了生长发育的
4. 小儿在一定范围内由于受到遗传、营养、环境、教养等因素的影响而产生了生长发育的
5. 婴儿出生后先抬头，后抬胸，再会坐、立、行，体现了生长发育的

（6~7 题共用备选答案）
A. 出生后头 3 个月
B. 出生后 4~6 个月
C. 出生后 7~12 个月
D. 学龄期
E. 青春期

6. 婴儿出生后第一个生长高峰是
7. 婴儿出生后生长速度逐渐减慢的时期是

（8~10题共用备选答案）

A. 身高（长）　B. 体重
C. 前囟　D. 头围
E. 胸围

8. 反映骨骼发育的重要指标是
9. 反映大脑发育的参考指标是
10. 衡量营养状况的重要指标是

（11~12题共用备选答案）

A. 顶骨和额骨对角边接线的长度　B. 顶骨和额骨边缘对边中点连接线的长度
C. 顶骨和额骨相邻两边的长度　D. 由头顶至坐骨结节的长度
E. 由头顶至髂嵴的长度

11. 对婴儿进行体检时，坐高的测量应以哪一长度表示
12. 对婴儿进行体检时，前囟的测量应以哪一长度表示

（13~14题共用备选答案）

A. 沿乳头下缘水平绕胸1周　B. 沿乳头上缘水平绕胸1周
C. 枕后结节到眉弓上2cm绕头1周　D. 眉间到枕后绕头1周
E. 眉弓上方最突出处到枕后结节绕头1周

13. 小儿头围测量方法是
14. 小儿胸围测量方法是

（15~17题共用备选答案）

A. 新生儿　B. 8个月
C. 1岁　D. 2岁
E. 4岁

15. 体重达出生体重3倍的年龄是
16. 能并足跳、能叠6~7块方积木的年龄是
17. 基本上能自己穿、脱简单衣服的年龄是

五 X型题

1. 评价一个12岁半女孩的生长指标，下列哪项是有意义的

A. 身高按年龄×7+70计算　B. 检查牙齿发育

C. 头围　　D. 生殖器官发育情况

E. X 线片，检查成骨

2. 关于小儿身长的指标，下列陈述哪项是正确的

A. 出生时平均为 50cm　　B. 1 周岁以内前半年平均每月增长 1.5cm

C. 1 周岁约为 75cm　　D. 2 周岁约为 85cm

E. 2 岁以后平均每年增长 7cm

3. 影响小儿生长发育的因素包括

A. 遗传特征　　B. 营养

C. 疾病　　D. 环境影响

E. 生长发育的个体差异

4. 正常 10 个月小儿，下列哪些属于正常

A. 头围 48cm　　B. 身长 74cm

C. 体重 8.5kg　　D. 乳牙 4 颗

E. 能推车走几步

5. 在下列小儿生长发育的特点中，哪些是正确的

A. 新生儿生理性体重下降为出生体重的 10% 以内

B. 出生时男婴体重平均大于女婴

C. 男孩乳牙退换时间与女孩相同

D. 男孩的骨骼发育较女孩快

E. 女孩青春期的加速生长比男孩早 2 年

6. 下述小儿体重的测量方法中不正确的是

A. 晨起，空腹排尿后，脱去衣裤鞋袜后进行

B. 早起空腹时

C. 早餐前进行

D. 进食 1 小时后进行

E. 午餐后进行

7. 关于小儿身长发育，下列哪些是正确的

A. 出生时上部量大于下部量，中点在脐上

B. 2~12 岁身长计算公式：年龄 ×7 +70

C. 第 1 年头部生长最快，躯干次之

D. 12 岁时上下部量相等

E. 青春期身高增长主要是躯干的增长

8. 关于小儿颅骨发育，下列哪些是正确的

A. 前囟出生时大小 1.5~2cm　　B. 后囟最迟在 3~4 个月闭合

C. 有的小儿出生时后囟很小或闭合
D. 囟门早闭或过小见于小头畸形
E. 前囟膨隆见于颅内压增高

9. 弗洛伊德的性心理发展包括哪几个阶段
A. 口腔期
B. 肛门期
C. 肠道期
D. 潜伏期
E. 生殖期

10. 皮亚杰的认知发展过程分为哪几个原则阶段
A. 感觉运动期
B. 前运思期
C. 后运动期
D. 具体运思期
E. 形式运思期

11. 科尔伯格的道德发展学说包括
A. 前习俗期
B. 习俗期
C. 前运思期
D. 后习俗期
E. 后运思期

12. 体格生长偏离与什么有关
A. 遗传、代谢
B. 运动量
C. 内分泌疾病
D. 神经心理因素
E. 后天营养

13. 低体重的常见原因包括
A. 喂养不当
B. 先天不足
C. 挑食、偏食
D. 神经心理压抑
E. 蛋白质摄入不足

六 案例分析题

（1~4 题共用题干）

小儿，男，10 个月。体重 7kg，身长 65cm，足月顺产儿。到社区卫生中心进行例行健康体检，儿保科护士向家长询问孩子的日常生活习惯，了解到孩子出生后一直采取人工喂养，家长说现在孩子吃奶很慢，约 1 个小时才能喝完 200ml 的牛奶，平时胃口也不好。

1. 目前该小儿的身体发育状况是
A. 正常
B. 营养不良
C. 中度营养不良
D. 严重营养不良
E. 营养过剩
F. 严重营养过剩

2. 该小儿 4 个月时可以抬头，目前不能坐得很稳，亦不能站起；能够用示指、中指和拇指像镊子般夹东西吃；知道单词的意思，眼睛能追随快速移动的物体。目前该小儿的行为

发育状况是

A. 粗动作发育正常，精细动作发育落后，听觉正常，视觉落后

B. 粗动作发育落后，精细动作发育落后，听觉正常，视觉正常

C. 粗动作发育落后，精细动作发育落后，听觉落后，视觉落后

D. 粗动作发育落后，精细动作发育落后，听觉落后，视觉正常

E. 粗动作发育正常，精细动作发育正常，听觉正常，视觉正常

F. 粗动作发育正常，精细动作发育落后，听觉落后，视觉正常

3. 儿保科护士继续询问家长，了解到平日母亲上班离开家或下班回来时，该小儿都不像其他孩子一般激动兴奋，基本没有什么反应，表现淡漠，也不喜欢和妈妈拥抱，稍有不开心就大声哭泣。护士同时了解到，孩子出生后母亲便离婚，离婚后带着孩子与外婆住在一起，经常托邻居代为照顾。根据婴儿期心理的成长与发展理论，该小儿可能存在的问题是

A. 孩子与母亲的依恋关系没有很好的建立

B. 孩子属于多人照顾，对其信任感的建立不利

C. 在依恋关系上属于矛盾依恋

D. 气质类型上属于难养育型

E. 需要照顾者有极大的耐心照顾

F. 气质特征上属于容易型

4. 护士针对该小儿营养不良的状况，建议家长给孩子添加的辅食是

A. 米汤　　B. 馒头

C. 稠粥　　D. 巧克力

E. 油　　F. 酸奶

G. 红烧牛腩

（5~9 题共用题干）

初中一年级学生，女，13 岁。父母是外来务工人员，该学生在学校因为不会说普通话而感到受排斥，像个局外人。经期不适也因为“不好意思”而忌医，和同学甚至老师的沟通越来越少。近来开始频繁上网，每天会有 4 小时左右泡在网吧，学习成绩明显下滑，对父母的劝说无动于衷，甚至出现逃学现象。

5. 请结合艾瑞克森心理社会发展理论，判断孩子目前所处的阶段是

A. 基本的信任与不信任　　B. 自我整合与绝望

C. 自主与羞愧或怀疑　　D. 自动自发与退缩内疚

E. 勤勉与自卑　　F. 自我认同与角色混淆

G. 亲密与孤立　　H. 繁殖感与停滞

6. 目前孩子可能存在的问题是
   A. 睡眠休息不足
   B. 经期卫生保健
   C. 学业成就低落
   D. 去个性化
   E. 家庭适应障碍
   F. 青少年移民缺乏归属感
7. 关于帮助孩子克服上学恐惧症的办法，下列叙述正确的是
   A. 需要父母和老师达成共识，共同努力
   B. 父母和老师可以用成绩或相同的标准，来衡量孩子在学校的表现
   C. 提供家庭支持，给予激励和鼓励，减少青少年移民的疑惑感
   D. 重新灌输新的价值观，帮助孩子抛弃原先的价值观
   E. 组织与上一代的青少年沟通，互相扶持
   F. 老师了解孩子的心理，应及时排解焦虑
8. 帮助孩子克服对第二性征发育恐惧的方法是
   A. 坦白和科学地回答以满足儿童对人体的好奇和探索
   B. 教会孩子用愉悦的心情来接受身体的改变
   C. 进行爱的伦理观教育
   D. 学校应当慎重教导孩子和异性相处的基本礼节
   E. 养成清洁的习惯
   F. 保护自己，防止被侵害
9. 帮助孩子做好经期保健的方法是
   A. 指导孩子了解有关月经的原理
   B. 指导月经期间卫生用品的使用
   C. 指导女性生殖系统知识
   D. 痛经时冷敷及服用镇痛剂，缓解疼痛
   E. 养成清洁的习惯
   F. 指导月经前数天减少钠盐的摄入

（10～13题共用题干）

患儿，6岁。从4岁开始即出现夜尿增多，经常性夜间尿床。近一年尿床现象加重，有时白天也会尿湿裤子，被确诊为遗尿症。

10. 遗尿症在儿童心理行为异常中，其类别属于
    A. 生物功能行为问题
    B. 运动行为问题
    C. 社会行为问题
    D. 语言问题
    E. 性格行为问题
    F. 人格问题
11. 关于儿童遗尿症，下列叙述错误的是
    A. 正常小儿满月后即能控制膀胱排尿
    B. 2岁后发生不随意排尿，即诊断为遗尿症
    C. 小儿遗尿多发生在白天

D. 遗尿症可分为原发性和继发性两大类

E. 男孩发病率高于女孩

F. 健康欠佳、劳累、过度兴奋、紧张、情绪波动等可使症状加重

12. 关于治疗遗尿症的常用药物，下列叙述正确的是

A. 精氨酸　　B. 去氨加压素

C. 生长抑素　　D. 糖皮质激素

E. 铁剂　　F. 去甲肾上腺素

13. 护士为家长做居家护理指导，下列叙述错误的是

A. 排除遗尿对小儿情绪的影响，给予信心和支持，切忌打骂

B. 对小儿的遗尿行为要咨询有经验者和医生

C. 傍晚前应注意控制饮水量，少给流质饮食，养成睡前排尿的良好习惯

D. 夜间尤其是在经常易发生遗尿的时间之前，及时唤醒排尿

E. 合理安排生活，坚持排尿训练，逐渐缩短排尿间隔时间

F. 必要时给予药物治疗

（14~17 题共用题干）

患儿，2 岁。脾气大，要求一得不到满足就会大哭不止，直到呼吸停止，甚至憋得双唇发绀。近期越发频繁，从三五天一次变成一天发作好几次，有时还会伴有四肢抖动。

14. 患儿最可能出现的问题是

A. 攻击性行为　　B. 破坏性行为

C. 屏气发作　　D. 活动过多

E. 过分依赖　　F. 说谎

15. 关于屏气发作，下列叙述正确的是

A. 屏气发作是呼吸运动暂停的一种异常行为

B. 情绪因素或物理刺激均可诱发

C. 常在发怒、悲伤、剧烈叫喊等情绪急剧变化时出现，多见于 6 岁以上儿童

D. 发作次数不定，轻者几天一次，重者一天数次

E. 随着年龄的增长，发作次数逐渐增加

F. 患儿性格多温顺、胆小

16. 需要与屏气发作相鉴别的疾病是

A. 癫痫　　B. 破伤风

C. 多动症　　D. 高热惊厥

E. 缺铁性贫血　　F. 维生素 D 缺乏性手足搐搦症

17. 护士在门诊为家长做健康指导，下列叙述正确的是
   A. 屏气发作时，应将孩子平卧，松解衣领扣，保持呼吸道通畅
   B. 一般随着年龄的增长，症状会逐渐减轻直至消失，无须药物治疗，所以无论发作程度与频次如何，都不需要就医
   C. 发作时拍打足心或后背，使其尽快恢复呼吸
   D. 平时要对孩子进行正确的教育和引导，及时了解孩子的情绪变化，尽量避免情绪方面的刺激
   E. 发作时，家长应抱住孩子的头部，将孩子紧紧搂在怀中，以防止头部外伤
   F. 部分屏气发作与低钾有关，家长可在家中给孩子补充钾片

参考答案与解析

一、A1 型题

1. C【解析】儿童生长发育贯穿整个儿童期，是一个连续过程，但各个阶段生长发育速度不同，体现了生长发育过程的阶段性。生长发育虽遵循一般性规律，但因受到遗传、环境因素的影响，存在相当大的个人差异。影响生长发育的因素包括遗传因素、环境因素。

2. E【解析】头围增长规律：胎儿时期脑发育最快，故新生儿出生时头围相对较大，平均为 33~34cm，1 岁时约 46cm。1 岁以后头围增长明显减慢，2 岁约 48cm，5 岁约 50cm，15 岁 54~58cm，接近成人。头围测量在两岁前最有价值。头围过小见于脑发育不良及小头畸形，头围过大见于脑积水、佝偻病等。

3. A【解析】小儿出生时胸围平均为 32~33cm，比头围小 1~2cm。1 岁时胸围与头围大致相等，约 46cm。1 岁以后胸围超过头围，1 岁后至 12 岁，胸围超过头围的厘米数约等于小儿岁数减 1。胸围反映胸廓、胸背肌肉、皮下脂肪及肺的发育程度。

4. E【解析】上臂围增长规律：生后第 1 年内上臂围增长迅速，1~5 岁增长缓慢。可测量上臂围以普查 5 岁内儿童的营养状况。上臂围大于 13.5cm 为营养良好，12.5~13.5cm 为营养中等，小于 12.5cm 为营养不良。

5. E【解析】颅骨缝出生时尚分离，于 3~4 个月时闭合。前囟为顶骨和额骨边缘形成的菱形间隙，其对边中点连线长度在出生时为 1.5~2.0cm，后随颅骨发育而增大，6 个月后逐渐骨化而变小，1~1.5 岁时闭合。后囟为顶骨与枕骨边缘形成的三角形间隙，出生时即已很小或已闭合，最迟于生后 6~8 周闭合。婴儿出生时无骨化中心，4~6 个月腕部才出现次级骨化中心，10 岁时出全，共 10 个，故 1~9 岁腕部骨化中心的数目约为其岁数加 1。12 岁时身高中点位于耻骨联合上缘，即上、下部量相等。

6. D【解析】女孩从 11~12 岁到 17~18 岁，男孩从 13~14 岁到 18~20 岁称为青春期。

此期体格发育明显加速，体重、身高增长的幅度较大，生殖系统迅速发育，第二性征逐渐明显，是小儿生长发育的第二次高峰。

7. B【解析】根据皮亚杰的认知发展理论，儿童 7 岁时才会对抽象事物慢慢了解。2~7 岁时，患儿认为生病是外来的，是与自己无关的现象，无法找出病因，只能看到目前的状态。7~11 岁时，患儿不能区分病因及致病源，认为道德行为与疾病有关，能注意到疾病的程度，但无法用术语描述。11 岁至成人时，儿童认识到疾病与器官功能不良有关，心理及态度对疾病的发展、恢复有影响，对疾病的发生及治疗有一定的见解和控制能力。

8. B【解析】头围是反映脑发育和颅骨生长的一个重要指标。1 岁以内增长较快，1 岁以后增长明显减慢，头围的测量以 2 岁以内最有价值。

9. C【解析】12~18 个月出牙数为 8~12 颗。

10. A【解析】青春前期体格发育突然加速，生殖系统迅速发育，第二性征逐渐明显，是小儿生长发育的第二次高峰。

11. C【解析】新生儿已有视觉感应功能和瞳孔对光反应，但因视网膜黄斑区发育不全和眼外肌协调较差，视觉不敏锐，只有在 15~20cm 范围内视觉清晰。

12. E【解析】知觉是人对事物各种属性的综合反映，知觉的发育与听、视、触等感觉的发育密切相关。

13. D【解析】皮肤感觉可分为触觉、痛觉、温度觉和深感觉。

14. E【解析】语言发育经过发音、理解和表达 3 个阶段。在发音阶段，新生儿已会哭闹，1~2 个月发喉音，3~4 个月发“啊”“咿”“呜”等元音，6 个月时出现辅音，7~8 个月能无意识地发“爸爸”“妈妈”语音，喜欢学习、模仿成人口形发音。有意识地叫“爸爸”“妈妈”为理解语言阶段的行为。

15. C【解析】婴幼儿时期的记忆特点是时间短、内容少，易记忆带有欢乐、愤怒、恐惧等情绪的事情。

16. E【解析】正常 1 岁半小儿可萌生的乳牙数 12~14 颗。

17. C【解析】新生儿俯卧时能抬头 1~2 秒；3 个月时抬头较稳；4 个月时抬头很稳并能自由转动（选项 A 错误）。8 个月能坐稳。爬应从 3~4 个月时开始训练，7 个月会爬（选项 B 错误）。24 个月时可双足并跳（选项 C 正确）。11 个月可独自站立片刻（选项 D 错误）。15 个月可独自走稳（选项 E 错误）。

18. E【解析】不同年龄儿童机体各系统的生理功能不同，生长速度也不同步。神经系统生长发育较早，生殖系统生长发育至青春期才开始，淋巴系统在幼儿期生长发育迅速，于青春期前达高峰，后逐渐下降到成人水平。

19. E【解析】小儿身高（长）估算公式：2~12 岁身长（高）（cm）= 年龄 ×7 + 75。该小儿的身长 = 3 ×7 + 75 = 96（cm）。

20. D【解析】儿童体重增长为非匀速增长，存在个体差异，故大规模儿童生长发育指标测量所得的数据均值只能供参考。体重估算公式如下。①1~6个月：体重（kg）=出生时体重+月龄×0.7。②7~12个月：体重（kg）=6+月龄×0.25。③1~12岁：体重（kg）=年龄×2+8。12岁以后为青春发育阶段，受内分泌影响，体重增长较快，不能按上述公式推算。

21. C【解析】小儿1岁时胸围与头围大致相等，约46cm。

22. A【解析】小儿生长发育遵循由上到下、由近到远、由粗到细、由低级到高级、由简单到复杂的顺序规律。如婴儿先会抬头，后会抬胸，再会坐、站和走（由上到下）。

23. A【解析】小儿运动发育的规律：先抬头后抬胸，然后会坐，最后是站立、行走（从上到下）。

24. A【解析】后囟为顶骨与枕骨边缘形成的三角形间隙，出生时即已很小或已闭合，最迟于生后6~8周闭合。

25. C【解析】匍匐、爬：8~9个月可用双上肢向前爬；12个月左右爬时手膝并用。

26. A【解析】新生儿期，尤其是生后1周内的新生儿发病率和死亡率最高，故新生儿保健是儿童保健重点。

27. C【解析】人一生有两副牙齿，即乳牙（共20颗）和恒牙（共32颗）。出生时在颌骨中已有骨化的乳牙牙孢，但未萌出，4~10个月（平均6个月）开始萌出乳牙，2~2.5岁时乳牙出齐。

28. B【解析】新生儿出生时味觉已发育完善，对不同的味道如酸、甜、苦、咸等可产生不同的反应；4~5个月对食物味道微小改变很敏感，为味觉发育关键期。此期应适时添加各类辅食，使之适应不同味道。

29. B【解析】前囟为顶骨和额骨边缘形成的菱形间隙，其对边中点连线长度在出生时为1.5~2.0cm，后随颅骨发育而增大，6个月后逐渐骨化而变小，1~1.5岁时闭合。

30. C【解析】前囟检查在儿科非常重要，前囟早闭或过小见于小头畸形；前囟迟闭、过大见于佝偻病、先天性甲状腺功能减退症等。

31. A【解析】新生儿时脊柱仅轻微后凸，3个月左右随抬头动作的发育出现颈椎前凸，此为脊柱第1个弯曲。

32. C【解析】出生时胸围平均为32~33cm，比头围小1~2cm。1岁时胸围与头围大致相等，约46cm。1岁以后胸围超过头围，1岁后至12岁，胸围超过头围的厘米数约等于小儿岁数减1。该小儿胸围为50+5-1=54（cm）。

33. C【解析】6个月后会坐时出现胸椎后凸，为脊柱第2个弯曲。

34. C【解析】新生儿俯卧时能抬头1~2秒；3个月时抬头较稳；4个月时抬头很稳并自由转动。

35. E【解析】儿童意外事故是指由意想不到的原因所造成的损伤或死亡，如窒息、异物吸入、中毒、跌落伤、烧（烫）伤、切割伤、溺水、交通事故等。

36. A【解析】参见A1型题第27题解析。

37. D【解析】性格的形成有遗传影响，但主要受生活环境和教育的影响。性格一旦形成，即相对稳定。小婴儿全部生理需要均依赖成人，逐渐建立对亲人的依赖性和信赖感。幼儿期小儿有一定自主感，但又未脱离对亲人的依赖，常出现违拗言行与依赖行为交替现象。学龄前期小儿生活基本自理，主动性增强，但主动行为失败时出现失望和内疚。

38. E【解析】青春期是由儿童过渡到成年的时期，是儿童生长发育的最后阶段，是一生中决定体格、体质、心理、智力发育和发展的关键时期。

39. A【解析】生后第 1 年头部生长最快，躯干次之。

40. A【解析】新生儿出生体重与胎龄、性别、孕母营养状况有关系。

41. A【解析】新生儿体重生后 3~4 天达最低点，下降范围为 3%~9%，7~10 天恢复至出生体重。

42. B【解析】小儿生长发育遵循由上到下、由近到远、由粗到细、由低级到高级、由简单到复杂的顺序规律。

43. C【解析】影响生长发育的因素：①遗传因素。②外界环境因素。

44. B【解析】从出生至满 1 周岁之前为婴儿期，又称乳儿期。此期为小儿出生后生长发育最迅速的时期，因此，需要提供足够多的营养素及热量。

45. D【解析】神经系统发育最早，生殖系统发育最晚，淋巴系统则先快而后回缩；皮下脂肪发育在年幼时较发达；肌肉组织到学龄期才开始加速。

46. D【解析】参见 A1 型题第 41 题解析。

47. C【解析】新生儿时脊柱仅轻微后凸，3 个月左右随抬头动作的发育出现颈椎前凸，此为脊柱第 1 个弯曲；6 个月后会坐时出现胸椎后凸，为脊柱第 2 个弯曲；1 岁左右开始行走时出现腰椎前凸，为脊柱第 3 个弯曲。

48. B【解析】参见 A1 型题第 27 题解析。

49. E【解析】脂肪组织的发育主要是细胞数目增加和体积增大，细胞数目自胎儿中期开始增加较快，到生后 1 岁末达最高峰，以后渐减速，2~15 岁可增加约 5 倍。脂肪细胞体积扩大的速度也以胎儿后期为快，出生时已增加 1 倍，以后逐渐减慢，到学龄前期脂肪细胞大小变化不大，一直维持到青春期，出生时占体重的 16%。

50. B【解析】参见 A1 型题第 20 题解析。

51. A【解析】连续性和阶段性：小儿生长发育是一个从量变到质变的连续不断的过程，但其速度具有阶段性。生后 6 个月内生长最快，尤其是前 3 个月，出现生后第一个生长高峰，后半年生长速度逐渐减慢，至青春期又迅速加快，出现第二个生长高峰。

52. C【解析】营养充足和合理的营养是保证小儿健康成长极为重要的因素，年龄越小受营养因素的影响越大。

53. C【解析】感知的发育：5~7 个月时目光可随上下移动的物体垂直方向移动，出现眼手协调动作，追随跌落的物体，开始认识母亲和常见物品如奶瓶，喜欢红色等鲜艳明亮的颜色；8~9个月时开始出现视深度的感觉，能看到小物体；18个月时能区别各种形状，喜看图画；2岁时两眼调节好，可区别垂直线和横线；5岁时能区别颜色。

54. D【解析】听觉的发育：1~2岁能听懂简单的吩咐；3岁后能更为精细地区别不同声音；4岁听觉发育完善。听觉的发育对小儿语言的发展有重要意义。

55. A【解析】小儿生长发育遵循由上到下、由近到远、由粗到细、由低级到高级、由简单到复杂的顺序规律。如婴儿先会抬头，后会抬胸，再会坐、站和走（由上到下）。

56. A【解析】胸围反映胸廓、胸背肌肉、皮下脂肪及肺的发育程度。

57. E【解析】学龄期是儿童心理发展出现一个重大转折的年龄阶段。

58. D【解析】新生儿出生时平均身长约为50cm，6个月时达65cm，1周岁时75cm，2周岁时85cm，2岁以后平均每年增长5~7cm。

59. C【解析】学龄前儿童则以具体形象思维为主，具体形象思维即凭具体形象引起的联想来进行思维，不能考虑事物间的逻辑关系和进行演绎推理。

60. B【解析】参见A1型题第39题解析。

61. A【解析】体重为各器官、组织和体液的总重量，是反映儿童体格生长和营养状况的重要指标，也是临床计算儿童用药剂量、补液总量的重要依据。

62. D【解析】视知觉的发育：3~4个月时头眼协调较好；5~7个月目光能追随落地物体，认识母亲和常见物品如奶瓶，喜红色等色彩明亮的颜色；8~9个月能长时间看远处人物的移动；18个月能区别各种形状；2岁可区别垂直线与横线，视力达到4.7；4~6岁视深度已充分发育，视力达到5.0。

63. E【解析】参见A1型题第50题解析。

64. E【解析】婴儿3~4个月时可自行玩手，开始有意识地用双手取物；6~7个月时能用单手抓物，出现换手及捏、敲等探索性动作；9~10个月时可用拇指、示指取物；12~15个月时学会用匙，乱涂画。

65. C【解析】小儿脊髓相对比成人长，脊髓下端在胎儿时位于第2腰椎下缘，4岁时上移至第1腰椎，故对婴幼儿做腰椎穿刺的部位应偏低，避免损伤脊髓。

66. E【解析】上臂围：生后第一年内上臂围的增长迅速，尤其前半年很快。1~5岁增长缓慢。在测量体重、身高不方便的地区，可测量上臂围以普查小于5岁小儿的营养状况。

67. C【解析】学龄期儿童进入正规学习生活阶段，重视自己勤奋学习的成就，如不能发现自己学习潜力将产生自卑。

68. D【解析】生长发育消耗的能量为儿童时期所特殊需要，其需要量与儿童生长速度成正比。

69. E【解析】婴儿期以无意注意为主，随着年龄的增长逐渐出现有意注意。5~6岁后儿童能较好地控制自己注意力。

70. A【解析】运动发育的规律是：先抬头后抬胸，然后会坐，最后是站立、行走（由上到下）；从臂到手，从腿到脚的活动（由近到远）；从全掌抓握到手指摘取（由粗到细）；先画直线后画圈、画人和图形（由简单到复杂）；先会看、听、感觉事物，认识事物，再发展到有记忆、思维、分析、判断能力（由低级到高级）。

71. C【解析】婴儿出生时无骨化中心，4~6 个月时，腕部才出现次级骨化中心，10 岁时出全，共 10 个，故 1~9 岁腕部骨化中心的数目约为其岁数加 1。12 岁时身高中点位于耻骨联合上缘，即上、下部量相等。

二、A2 型题

1. A【解析】首先根据小儿身长 68cm，估计该小儿年龄超过 6 个月，再根据 7~12 个月小儿的体重公式推算，8 个月的小儿体重大约是 8kg。根据乳牙的数目估计月龄在 7~9 个月之间，该小儿的年龄大概在 8~9 个月左右，这个年龄阶段的孩子能够做到的是会爬。

2. E【解析】正常 5 岁小儿的身高为：身高（长）（cm）= 年龄 ×7 +75 =5 ×7 +75 =110，正常体重为：体重（kg）= 年龄 ×2 +8 =5 ×2 +8 =18，出生后 4~10 个月（平均 6 个月）开始萌出乳牙，3 岁前出齐。综上所述，该患儿的发育状况在正常范围内。

3. C【解析】1~6 月小儿体重：体重（kg）= 出生体重 + 月龄 ×0.7 =3.2 +3 ×0.7 =5.3。

4. C【解析】根据小儿粗动作的发展规律，即“二抬四翻六会坐，七滚八爬周会走”，可判断答案为 C。且根据身长 65cm 及开始出牙的时间等，也可推出小儿为 6 月龄。

5. D【解析】小儿在 4 个月左右在俯卧位时能用两手支持抬起胸部，6 个月时能独坐一会，故选项 D 为异常表现，其他选项均为发育正常的 6 个月婴儿可能出现的情况。

6. E【解析】学习困难或称学习障碍，是由于小儿在精神心理发育过程中某种心理功能发生障碍，如认识、理解、记忆、语言、动作、阅读、书写、表达、计算等能力有障碍，使学习成绩明显落后。

7. C【解析】婴儿在 7~9 个月的时候会有意识地模仿发音，如“爸爸”“妈妈”等，在 8~9 个月时会爬。根据 7~12 个月小儿的体重公式推算，8 个月的小儿体重大约是 8kg。因此，该小儿月龄应是 8~9 个月。

8. C【解析】3 个月出现定向反应即头转向声源；6 个月可区别父母声音，唤其名有反应，8 个月开始区别语言的意义，两眼迅速看向声源，听懂自己的名字。4~5 个月儿童的体重为出生时体重的 2 倍（约 6kg），1 周岁时增至出生时的 3 倍（9.5~10.5kg），出生时身长平均为 50cm，1 岁时 75cm，2 岁时 87cm，综上所述该患儿可能的年龄为 1 岁。

9. D【解析】2~12 岁小儿体重（kg）= 年龄 ×2 +8 =2 ×2 +8 =12。

10. C【解析】1 岁时胸围与头围大致相等，约 46cm。

11. D【解析】参见 A2 型题第 10 题解析。

12. C【解析】小儿7~8个月能发“爸爸、妈妈”等语音，根据身长68cm估计该小儿年龄超过6个月，根据7~12个月小儿的体重公式推算，7个月小儿体重大约是7.75kg，根据乳牙的数目估计该小儿月龄在7~9个月之间。综上所述，该小儿的月龄大概在7~8个月。

13. D【解析】新生儿生理性体重下降：新生儿在出生后数日内，因进食少、水分丢失、胎粪排出，出现体重下降，但一般不超过10%，生后10天左右恢复到出生时体重。

14. E【解析】2~12岁小儿体重（kg）=年龄×2+8=5×2+8=18，2~12岁小儿身高（长）（cm）=年龄×7+75=5×7+75=110。

15. E【解析】参见A2型题第10题解析。

16. D【解析】7~8个月时已能用手支撑胸腹，使上身离开床面或桌面，有时能在原地转动身体；8~9个月时可用上肢向前爬。

17. B【解析】1~6月小儿体重（kg）=出生体重+月龄×0.7=3.5+4×0.7=6.3。

18. D【解析】1周岁时体重增至出生时的3倍（9.5~10.5kg），是生长发育的第一次高峰。2岁时体重约为出生时的4倍（12~13kg），2岁后到青春前期体重增长减慢，每年增长2~3kg。

三、A3/A4型题

1. D【解析】参见A2型题第10题解析。

2. B【解析】7~12月小儿体重=6+月龄×0.25=6+12×0.25=9。

3. D【解析】参见A1型题第2题解析。

4. A【解析】前运思期（2~7岁）：儿童能用语言符号、象征性游戏等手段来表达外部事物。以自我为中心、单维、不可逆，缺乏正确的逻辑推理能力。

5. B【解析】参见A1型题第7题解析。

6. E【解析】过期产儿指胎龄≥42周（≥294天）的新生儿。

7. D【解析】大于胎龄儿是指出生体重在同龄儿平均体重的第90个百分位以上的新生儿。

8. E【解析】1~6月小儿体重（kg）=出生体重+月龄×0.7=3.5+6×0.7=7.7。

9. B【解析】参见A1型题第58题解析。

10. D【解析】胎儿时期脑发育最快，故新生儿出生时头围相对较大，平均为33~34cm，1岁时约46cm。出生6个月男孩的头围一般在41.1~45.7cm，女孩的头围一般在39.8~44.7cm。

11. A【解析】婴儿3个月扶坐时腰仍呈弧形；5个月时靠着坐腰能伸直；6个月时能双手向前撑住独坐；8个月时能坐稳并能左右转身。

12. C【解析】6个月时能发辅音。

13. D【解析】3个月出现定向反应即头转向声源；6个月可区别父母声音，唤其名有反应，8 个月开始区别语言的意义，两眼迅速看向声源，听懂自己的名字；1~2 岁能听懂简单的吩咐。

14. C【解析】人一生有两副牙齿，即乳牙（共 20 颗）和恒牙（共 32 颗）。出生时在颌骨中已有骨化的乳牙牙孢，但未萌出，4~10 个月（平均 6 个月）开始萌出乳牙，2~2.5 岁时乳牙出齐。胎儿时期脑发育居各系统的领先地位，故出生时头围相对较大，平均为 32~34cm，1 岁时约 46cm，2 岁时约 48cm，5 岁时约 50cm，15 岁时头围接近成人为 54~58cm。综上所述，患儿可能为 2 岁。

15. D【解析】出生时胸围平均为 32cm，比头围小 1~2cm。1 岁时胸围与头围大致相等，约 46cm。1 岁以后胸围超过头围，1 岁后至 12 岁，胸围超过头围的厘米数约等于小儿年龄减 1。该患儿胸围 $=48+2-1=49$（cm）。

16. C【解析】身高（长）可分为上部量及下部量。从头顶至耻骨联合上缘的长度为上部量，从耻骨联合上缘至足底的长度为下部量。新生儿的上部量占身长的 60%，下部量占身长的 40%，中点在脐以上。2 岁时中点在脐下，6 岁时中点移至脐与耻骨联合上缘之间，12 岁时上、下部量相等，中点在耻骨联合上缘。

17. C【解析】2~12 岁小儿体重（kg）= 年龄 $\times 2+8=2\times 2+8=12$，估算公式 2~12 岁小儿身高（长）可按下列公式估算：身高（长）（cm）= 年龄 $\times 7+75=2\times 7+75=89$，上臂围大于 13.5cm 为营养良好；12.5~13.5cm 为营养中等；小于 12.5cm 为营养不良。出生时坐高占身长的 67%，以后下肢增长比躯干快，坐高占身长的百分数逐渐下降，6~7 岁时小于 60%。出生时腕部无骨化中心，10 岁时出全，共 10 个，故 1~9 岁腕部骨化中心的数目约为其岁数加 1。

18. D【解析】新生儿时两手紧握拳；3~4 个月时握持反射消失，开始有意识地用双手取物；5 个月扶腋下能站得直，两手各握一玩具，能伸手取物；6~7 个月出现换手与捏、敲等探索性动作；10~11 个月拇、示指对指取物，喜撕纸；12~15 个月学会用勺，乱涂画；18 个月能叠 2~3 块方积木；2 岁叠 6~7 块方积木，会翻书；3 岁时会洗手、洗脸、系纽扣、脱穿简单衣服。

19. A【解析】参见 A1 型题第 62 题解析。

20. A【解析】3 个月出现定向反应即头转向声源；6 个月可区别父母声音，唤其名有反应；8 个月开始区别语言的意义，两眼迅速看向声源，听懂自己的名字；1~2 岁能听懂简单的吩咐。

21. A【解析】体格发育指标可反映儿童营养状况水平。常用的体格测量项目有体重、身高、头围、胸围及皮脂厚度等。

22. D【解析】出生时在颌骨中已有骨化的乳牙牙孢，但未萌出，4~10 个月（平均 6 个月）开始萌出乳牙，2~2.5 岁时乳牙出齐。出生时胸围平均为 32cm，比头围小 1~2cm。

1 岁时胸围与头围大致相等，约 46cm。1 岁以后胸围超过头围，1 岁后至 12 岁，胸围超过头围的厘米数约等于小儿年龄减 1。

23. E【解析】小儿 8 个月时可扶站片刻，背、腰、臀部能伸直；10 个月左右能扶走；11 个月时能独站片刻；15 个月时可独自走稳；18 个月时已能跑及倒退走；2 岁时能并足跳；2 岁半时能独足跳 1~2 次；3 岁时双足交替走下楼梯；5 岁时能跳绳。

24. E【解析】绘人测验适用于 5~9.5 岁儿童。要求被测儿童根据自己的想象绘一全身正面人像，然后根据身体部位及各部比例和表达方式进行计分，方法简单，10~15 分钟可完成，不需语言交往，可用于不同语言的地区。

四、B 型题

1. B【解析】主动发展阶段：有明显的主动性，爱探究、好攻击、易激惹、喜欢自我表现。

2. D【解析】巩固发展阶段：人的行为已基本定型，但随着环境、社会及个人状况不断变化，而调整、完善和充实自己行为的阶段。

3. B【解析】各系统器官发育的不平衡性：不同年龄儿童机体各系统的生理功能不同，生长速度也不同步。神经系统生长发育较早，生殖系统生长发育至青春期才开始，淋巴系统在幼儿期生长发育迅速，于青春期前达高峰，后逐渐下降到成人水平。

4. D【解析】生长发育的个体差异性：生长发育虽遵循一般性规律，但因受到遗传、环境因素的影响，存在相当大的个体差异，每个人生长的“轨迹”不完全相同。因此，生长发育的正常值不是绝对的，而是有一定的正常范围。在判断小儿发育是否正常时必须考虑各种因素对个体的影响，并进行连续动态的观察，才能对小儿发育情况做出正确的判断和评价。

5. C【解析】生长发育的顺序性：生长发育遵循由上到下、由近到远、由粗到细、由低级到高级、由简单到复杂的规律。四肢的增长速度快于躯干，逐渐变为头小躯干粗，四肢长。婴儿头占身高的 1/4，到成年头占身高的 1/8。运动发育的规律是：先抬头后抬胸，然后会坐，最后是站立、行走（由上到下）；从臂到手，从腿到脚的活动（由近到远）；从全掌抓握到手指摘取（由粗到细）；先画直线后画圈、画人和图形（由简单到复杂）；先会看、听、感觉事物，认识事物，再发展到有记忆、思维、分析、判断能力（由低级到高级）。

6~7 A、C【解析】第 1 年内婴儿前 3 个月体重的增加值约等于后 9 个月内体重的增加值，即 12 月龄时婴儿体重约为出生时的 3 倍，是生后体重增长最快的时期，系第一个生长高峰。出生前半年（1~6 个月）平均每月增长 600~800g，后半年（7~12 个月）平均每月增长 300~400g。

8. A【解析】身高（长）是指头顶到足底的全身长度，是反映骨骼发育的重要指标。

9. D【解析】头围是反映脑和颅骨的生长情况的重要指标。

10. B【解析】体重为各器官、组织和体液的总重量，是反映儿童体格生长和营养状况的重要指标，也是临床计算儿童用药剂量、补液总量的重要依据。

11. D【解析】由头顶至坐骨结节的长度称坐高。3 岁以下小儿仰卧位测量，称顶臀长。

12. B【解析】前囟为顶骨和额骨边缘形成的菱形间隙，其对边中点连线长度在出生时为 1.5~2.0cm，后随颅骨发育而增大，6 个月后逐渐骨化而变小，1~1.5 岁时闭合。

13. E【解析】经眉弓上方、枕后结节绕头一周的长度为头围。

14. A【解析】沿乳头下缘水平绕胸一周的长度为胸围。

15. C【解析】4~5 个月儿童的体重为出生时体重的 2 倍（约 6kg），1 周岁时增至出生时的 3 倍（9.5~10.5kg），2 岁时体重约为出生时的 4 倍（12~13kg），2 岁后到青春前期体重增长减慢，每年增长 2~3kg。

16. D【解析】小儿 15 个月时可独自走稳；18 个月时已能跑及倒退走；2 岁时能并足跳；2 岁半时能独足跳 1~2 次；3 岁时双足交替走下楼梯；5 岁时能跳绳。

17. E【解析】小儿 2 岁时可逐页翻书，可叠 6~7 块方积木；3 岁时在成人的帮助下会穿衣服，能画圆圈及直线；4 岁时能独自穿、脱简单的衣服。

五、X 型题

1. BD【解析】小儿 12 岁左右出第二恒磨牙，18 岁以后出第三恒磨牙（智齿），但也有人终生不出此牙。恒牙一般 20~30 岁出齐。青春期年龄范围一般为 10~20 岁，此期体格发育突然加速，生殖系统迅速发育，第二性征逐渐明显，是小儿生长发育的第二次高峰。

2. ACDE【解析】新生儿出生时平均身长约为 50cm，6 个月时达 65cm，1 周岁时 75cm，2 周岁时 85cm，2 岁以后平均每年增长 5~7cm。2~12 岁小儿身高（长）可按下列公式估算：身高（长）（cm）= 年龄 ×7 + 75。

3. ABCD【解析】影响生长发育的因素如下。①遗传因素：儿童生长发育的特征、潜力趋向、限度等都受父母遗传因素的影响，如身高、体重、心理活动特征、性格特点、对致敏原的敏感性、对疾病的敏感性等。②外界环境因素：孕母情况、营养、疾病、家庭和社会环境。

4. BCDE【解析】胎儿时期脑发育居各系统的领先地位，故出生时头围相对较大，平均为 32~34cm，1 岁时约 46cm（选项 A 错误）。新生儿出生时平均身长约为 50cm，6 个月时达 65cm，1 周岁时 75cm，2 周岁时 85cm，2 岁以后平均每年增长 5~7cm（选项 B 正确）。7~12 月小儿体重（kg）= 6 + 月龄 ×0.25 = 6 + 10 ×0.25 = 8.5（选项 C 正确）。出生时在颌骨中已有骨化的乳牙牙孢，但未萌出，4~10 个月（平均 6 个月）开始萌出乳牙，2~2.5 岁时乳牙出齐（选项 D 正确）。小儿 9 个月试独站；10 个月能扶走；11 个月能独站片刻（选项 E 正确）。

5. ABCE【解析】女孩的骨骼发育较男孩快，选项 D 错误。

6. BCDE【解析】体重测量方法在晨起空腹排尿后或进食后 2 小时测量，脱去衣、帽、鞋、袜，只剩单衣、裤。小婴儿用盘式杠杆秤测量，准确读数至10g；1~3岁小儿用坐式杠杆秤测量，准确读数至50g；3岁以上用载重100kg的站式杠杆秤测量，准确读数不超过100g。测量过程中需注意保暖及安全。

7. ACD【解析】出生时上部量>下部量，中点在脐上（选项A正确）；随着下肢长骨增长，中点下移，2岁时在脐下；6岁时在脐与耻骨联合上缘之间；12岁时恰位于耻骨联合上缘，上部量与下部量相等（选项D正确）。出生后第1年头部生长最快，躯干次之，而青春期身高增长则以下肢为主，故小儿各期头、躯干和下肢所占身长（高）的比例不同（选项C正确）。新生儿出生时身长（高）平均为50cm；1周岁时达到75cm；2周岁时达到85cm；2~12岁身高（cm）=年龄×7+75（选项B错误）。青春期身高和体重增加最为迅速，下肢首先迅速发育，然后是躯干，而头部发育则不明显（选项E错误）。

8. ACDE【解析】前囟为顶骨和额骨边缘形成的菱形间隙，其对边中点连线长度在出生时为1.5~2.0cm，后随颅骨发育而增大，6个月后逐渐骨化而变小，1~1.5岁时闭合。前囟检查在儿科非常重要，前囟早闭或过小见于小头畸形；前囟迟闭、过大见于佝偻病、先天性甲状腺功能减退症等；前囟饱满常提示颅内压增高，见于脑积水、脑炎、脑膜炎、脑肿瘤等疾病；前囟凹陷则见于极度消瘦或脱水者。后囟为顶骨与枕骨边缘形成的三角形间隙，出生时即已很小或已闭合，最迟于生后6~8周闭合。

9. ABDE【解析】弗洛伊德的性心理发展理论：①口腔期（0~1岁）。②肛门期（1~3岁）。③性蕾期（3~6岁）。④潜伏期（6~12岁）。⑤生殖期（12岁以后）。

10. ABDE【解析】皮亚杰的认知发展理论：①感觉运动期（0~2岁）。②前运思期（2~7岁）。③具体运思期（7~11岁）。④形式运思期（12岁以上）。

11. ABD【解析】科尔伯格的道德发展理论：①前习俗期（1~6岁）。②习俗期（6~12岁）。③后习俗期（12岁以上）。

12. ACDE【解析】体格生长偏离与遗传、代谢、后天营养、内分泌疾病和神经心理因素有关。

13. ACDE【解析】低体重常见原因为喂养不当，未按时添加辅食、进食过少，有挑食偏食、精神紧张等导致能量和蛋白质摄入不足等。

六、案例分析题

1. B【解析】7~12月小儿体重（kg）=6+月龄×0.25=6+10×0.25=8.5，该患儿7kg，为营养不良，营养不良程度为（8.5−7）/7=21%，轻度营养不良为体重低于正常平均值15%~25%。

2. B【解析】3~4个月时握持反射消失，开始有意识地用双手取物，6~7个月出现换手与捏、敲等探索性动作；10~11个月拇、示指对指取物，喜撕纸；新生儿俯卧时能抬头1~2秒；3个月时抬头较稳；4个月时抬头很稳并自由转动，婴儿3个月扶坐时背脊呈弧形，6个月双手向前撑住独坐，8 个月坐稳并能左右转身。9 个月试独站。9 个月的婴儿已能听懂简单的词义，18 个月能说 15~20 个词，能指认并说出家庭主要成员的称谓。

3. ABDE【解析】该患儿母亲下班，不兴奋，没什么反应，存在的问题为孩子与母亲的依恋关系没有很好的建立；患儿由母亲、外婆及邻居照顾，存在的问题为多人照顾，对其信任感的建立不利；患儿稍有不开心就大声哭泣，存在的问题为难养育；该患儿需要极大的耐心照顾。

4. BCE【解析】7~9 个月婴儿可添加的辅食有粥、烂面、烤馒头片、饼干、豆腐、全蛋、肉末、菜末、水果。

5. F【解析】青春期（12~18 岁）主要的心理—社会发展问题是角色认同与角色混淆。

6. BCDF【解析】该患儿父母是外来务工人员，有青少年移民缺乏归属感的问题；经期不适，该患者频繁上网、泡网吧，存在去个性化问题；该患儿学习成绩明显下降，存在学习成就低落的问题。

7. ACF【解析】患儿克服学习恐惧，需要父母和老师达成共识，共同努力，提供家庭支持，给予激励和鼓励，减少青少年移民的疑惑感。老师了解孩子的心理，应及时排解焦虑。

8. ABCEF【解析】对第二性征发育恐惧的方法：①养成清洁的习惯。②保护自己，防止被侵害。③进行爱的伦理观教育。④坦白和科学地回答以满足儿童对人体的好奇和探索。⑤教会孩子用愉悦的心情来接受身体的改变。

9. ABCEF【解析】经期不能冷敷，慎用药物。

10. A【解析】遗尿症属于生理功能行为问题。

11. ABC【解析】正常小儿自 2~3 岁起已能控制膀胱排尿，如在 5 岁后还发生不随意排尿即为遗尿症，多数发生在夜间熟睡时称夜间遗尿症，白天发生较少见。

12. B【解析】遗尿症药物治疗大多有副作用，效果仅 50% 左右，停药后易复发，故用药要慎重。一般可用盐酸丙米嗪、去氨加压素，除药物外，还可用针灸推拿、中药进行治疗。

13. ACDEF【解析】对小儿的遗尿行为要咨询有经验的医生。

14. C【解析】屏气发作又称呼吸暂停症，表现为呼吸运动暂停的一种异常性格行为，多发于 6~18 个月婴幼儿，5 岁前会逐渐自然消失。呼吸暂停发作常在恐惧、悲伤、发怒、剧痛、剧烈叫喊等情绪急剧变化时。表现为过度换气，哭喊后随即呼吸暂停，两唇青紫；重者明显发绀，全身强直，甚至抽动，持续 0.5~1 分钟，其后肌肉松弛而清醒，一日可发作数次。

15. ABD【解析】屏气发作又称呼吸暂停症，表现为呼吸运动暂停的一种异常性格行为，多发于 6~18 个月婴幼儿，5 岁前会逐渐自然消失。应重视营造好的家庭氛围，加强家庭教养，解除引起精神紧张和冲突的因素，避免用粗暴方式对待患儿，减少发脾气、哭闹机会。一般不需药物治疗。

16. A【解析】屏气发作需与癫痫鉴别，应重视营造好的家庭氛围，加强家庭教养，解除引起精神紧张和冲突的因素，避免用粗暴方式对待患儿，减少发脾气、哭闹机会。一般不需药物治疗。

17. ACD【解析】屏气发作时，应将孩子平卧，松解衣领扣，拍打足心或后背，使其尽快恢复呼吸，保持呼吸道通畅。应重视营造好的家庭氛围，加强家庭教养，解除引起精神紧张和冲突的因素，避免用粗暴方式对待患儿，减少发脾气、哭闹机会。一般不需药物治疗。

第三章 儿童保健

一 A1型题

1. 脊髓灰质炎减毒活疫苗的接种剂次为
   A. 1次
   B. 2次
   C. 3次
   D. 4次
   E. 5次
2. 主动免疫的常用制剂不包括
   A. 细菌菌体
   B. 类毒素疫苗
   C. 灭活疫苗
   D. 细菌多糖体
   E. 抗菌血清
3. 新生儿保健的重点应放在
   A. 生后第1小时
   B. 生后10天内
   C. 生后1周
   D. 生后第一天
   E. 生后半个月内
4. 婴儿期保健护理的重点是
   A. 合理喂养
   B. 注意清洁卫生
   C. 早期教育
   D. 预防疾病
   E. 提供运动的空间和机会，促进动作的发展
5. 培养幼儿良好生活习惯不包括
   A. 睡眠习惯
   B. 个人卫生习惯
   C. 学习习惯
   D. 饮食习惯
   E. 排便习惯
6. 学龄前儿童常见的心理行为问题为
   A. 违拗
   B. 发脾气
   C. 出走
   D. 吮拇指、咬指甲
   E. 自杀
7. 青春期保健的最大特点是
   A. 体格生长平稳
   B. 神经发育不成熟

C. 内分泌调节稳定
D. 认知、心理社会和行为发展日趋成熟
E. 思想稳定

8. 5 个月婴儿未完成计划免疫初种的疫苗是
A. 卡介苗
B. 脊髓灰质炎疫苗
C. 麻疹减毒活疫苗
D. 百白破混合制剂
E. 乙型肝炎疫苗

9. 百白破混合疫苗初次免疫时，正确的接种方法是
A. 注射 1 次
B. 每周 1 次，注射 3 次
C. 每周 1 次，注射 2 次
D. 每月 1 次，注射 3 次
E. 每月 1 次，注射 2 次

10. 关于婴儿抚触，叙述错误的是
A. 抚触时间 20~30 分钟
B. 避免在饥饿和进食 1 小时内进行
C. 抚触者双手要温暖
D. 抚触前修剪指甲、锉平
E. 进行抚触动作时，动作开始要轻柔，慢慢增加力度

11. 关于婴儿抚触的顺序，叙述正确的是
A. 手部→胸部→腹部→四肢→头部→背部
B. 头部→腹部→胸部→四肢→手足→背部
C. 头部→胸部→腹部→四肢→手足→背部
D. 背部→胸部→腹部→四肢→手足→头部
E. 头部→胸部→腹部→背部→手足→四肢

12. 培养良好卫生习惯的最适年龄阶段是
A. 婴儿期
B. 幼儿期
C. 学龄前期
D. 学龄期
E. 青春期

13. 新生儿期应该进行的预防接种有
A. 卡介苗
B. 乙肝疫苗
C. 脊髓灰质炎疫苗
D. 卡介苗和乙肝疫苗
E. 卡介苗和脊髓灰质炎疫苗

14. 我国卫健委规定小儿在 1 岁内需要接种的是
A. 卡介苗、脊髓灰质炎疫苗、流行性脑脊髓炎疫苗、流感疫苗、腮腺炎疫苗
B. 卡介苗、脊髓灰质炎疫苗、麻疹疫苗、风疹疫苗、甲型肝炎疫苗
C. 卡介苗、脊髓灰质炎疫苗、麻疹疫苗、百白破混合制剂、风疹疫苗
D. 卡介苗、脊髓灰质炎疫苗、麻疹疫苗、百白破混合制剂、乙肝疫苗
E. 卡介苗、脊髓灰质炎疫苗、麻疹疫苗、百白破混合制剂、甲肝疫苗

15. 接种活疫苗、菌苗时，错误的是
A. 只用75%酒精消毒
B. 剩余药液不能超过2小时
C. 碘酊消毒后用75%酒精脱碘
D. 最后剩余的菌苗、疫苗应烧毁
E. 不要随意服用抗生素

16. 关于新生儿期的保健原则，叙述错误的是
A. 保暖
B. 合理喂养
C. 培养良好的睡眠习惯
D. 预防感染
E. 进行脐带、皮肤等的日常护理

17. 3岁以上小儿的淋浴室温和水温应保持在
A. 18~20℃，35~36℃
B. 16~18℃，35~36℃
C. 20~22℃，36~37℃
D. 22~24℃，36~37℃
E. 24~26℃，37~38℃

18. 1~3个月内婴儿常见的意外事故是
A. 窒息
B. 异物进入体内
C. 中毒
D. 外伤
E. 溺水

19. 婴儿期预防接种正确的是
A. 2~3个月接种卡介苗
B. 2个月开始口服脊髓灰质炎疫苗
C. 4~5个月注射麻疹疫苗
D. 6~8个月注射百白破混合疫苗
E. 8~10个月注射乙脑疫苗

20. 以下哪一项不是学龄期儿童的保健重点
A. 合理营养
B. 体格锻炼
C. 培养良好习惯
D. 预防疾病
E. 完成计划免疫

21. 以下内容哪项不是幼儿期的保健重点
A. 保证均衡营养
B. 提倡母乳喂养
C. 合理安排小儿生活和培养良好习惯
D. 进行生长发育系统监测
E. 完成计划免疫

22. 乙脑减毒活疫苗初次免疫时需
A. 注射1次
B. 每月1次，注射2次
C. 每月1次，注射3次
D. 注射2次
E. 每周1次，注射3次

23. 以下哪项不是主动免疫制剂
A. 乙型脑炎疫苗
B. 破伤风类毒素

C. 丙种球蛋白　　D. 狂犬疫苗
E. 卡介苗

24. 关于疫苗接种的操作，正确的是
A. 所有小儿都应按时按量接种疫苗　　B. 发热、腹泻的患儿不能接种疫苗
C. 脊髓灰质炎糖丸可以用温开水服用　　D. 接种前应用碘伏消毒注射部位的皮肤
E. 过敏性皮疹属于接种疫苗的正常反应

25. 小儿能在父母指导下自己刷牙的年龄是
A. 3 岁　　B. 4 岁
C. 5 岁　　D. 6 岁
E. 7 岁

26. 接种疫苗后出现的过敏性皮疹中，最多见的为
A. 猩红热样红斑　　B. 麻疹样红斑
C. 荨麻疹　　D. 固定性红斑
E. 风疹

27. 属于减毒活疫苗的是
A. 卡介苗、百日咳疫苗　　B. 卡介苗、破伤风疫苗
C. 麻疹疫苗、脊髓灰质炎疫苗　　D. 脊髓灰质炎疫苗、乙型脑炎疫苗
E. 乙型脑炎疫苗、狂犬病疫苗

28. 属于三合一疫苗的是
A. 百白破疫苗　　B. 麻疹疫苗
C. 脊髓灰质炎疫苗　　D. 霍乱菌苗
E. 卡介苗

29. 乙肝疫苗的接种次数为
A. 1 次　　B. 2 次
C. 3 次　　D. 4 次
E. 5 次

30. 复种脊髓灰质炎疫苗的年龄是
A. 1 岁　　B. 2 岁
C. 3 岁　　D. 4 岁
E. 5 岁

31. 下列哪项不属于人工被动免疫制剂
A. 抗毒素　　B. 抗菌血清
C. 白喉类毒素　　D. 抗病毒血清
E. 丙种球蛋白

32. 初种百白破疫苗的年龄是

A. 出生
B. 3 个月
C. 4~6 个月
D. 8 个月以上
E. 12 个月以上

33. 3 个月婴儿接种百日咳、白喉、破伤风混合疫苗，其接种方法是

A. 注射 1 次
B. 每周 1 次，注射 2 次
C. 每周 1 次，注射 3 次
D. 每月 1 次，注射 2 次
E. 每月 1 次，注射 3 次

34. 活疫苗不可在注射丙种球蛋白或胎盘球蛋白的多长时间内应用

A. 1 周
B. 2 周
C. 3 周
D. 4 周
E. 5 周

35. 关于国家计划免疫的疫苗种类，不包括

A. 卡介苗
B. 脊髓灰质炎减毒活疫苗
C. 轮状病毒疫苗
D. 百白破三联混合制剂
E. 乙脑疫苗

36. 正确接种乙肝疫苗的时间（月）顺序是

A. 1、2、3
B. 0、1、6
C. 0、1、2
D. 2、3、4
E. 3、4、5

37. 接种活疫苗时，局部皮肤消毒应用

A. 0.5% 碘伏
B. 2% 碘伏
C. 2% 碘酊
D. 75% 酒精
E. 2% 碘酊 +75% 酒精

二 A2 型题

1. 患儿，男，8 岁。因“低热、干咳、疲乏、食欲缺乏 3 周”入院。患儿于 3 周前无明显诱因出现低热，最高体温 38.1℃，夜间易出汗，咳嗽、无痰。患儿祖父为开放性结核病患者，患儿未接种卡介苗。针对该患儿的主要护理措施，不正确的是

A. 监测体温
B. 保证营养摄入
C. 指导合理用药
D. 注意消毒隔离
E. 绝对卧床休息

2. 患儿，女，出生 15 天。母乳喂养，每天 8~10 次，体重 3.2kg。家长询问小儿室内应保持

的温度，护士回答正确的是

A. 16～18℃　　B. 20～22℃

C. 22～24℃　　D. 24～26℃

E. 28℃

3. 患儿，男，出生20天。母乳喂养，每天8～10次，体重3.8kg。为了防止室内空气干燥，家长询问护士室内的湿度应是多少，护士回答正确的是

A. 30%～40%　　B. 40%～50%

C. 55%～65%　　D. 65%～70%

E. 70%以上

4. 小儿，3岁。进食花生米时不慎呛咳，随即出现呼吸困难、面色发绀，护士应采取的措施是

A. 给予吸氧　　B. 人工呼吸

C. 用吸痰器清理呼吸道　　D. 将患儿平卧，头偏向一侧

E. 做好协助气管取异物的准备

5. 小儿，3岁。常将硬币、纽扣等小物件放入口中。护士采取的措施正确的是

A. 告诉小儿这样很危险

B. 教育家长将硬币、纽扣等小物件放在小儿取不到的地方

C. 告诉家长纠正小儿的不良行为

D. 教育家长家里不要存放硬币、纽扣等小物件

E. 教育小儿不要乱拿东西

6. 小儿，7岁。需复种的计划免疫制剂，以下哪项是错误的

A. 卡介苗　　B. 麻疹疫苗

C. 乙型脑炎疫苗　　D. 脊髓灰质炎疫苗

E. 百白破混合制剂

7. 小儿，6个月。按照计划免疫程序规律，应当接种

A. 麻疹第一针　　B. 卡介苗第一针

C. 乙肝第三针　　D. 百白破第二针

E. 脊髓灰质炎第二次

8. 小儿，6个月。进行免疫接种后第2天，接种部位出现4cm红肿，伴淋巴结轻度肿大。属于

A. 局部弱反应　　B. 局部中等反应

C. 局部强反应　　D. 全身弱反应

E. 全身中等反应

9. 健康男婴，出生2个月。来门诊接受预防接种，应当接种的是

A. 卡介苗　　B. 百白破三联混合制剂第一次

C. 脊髓灰质炎减毒活疫苗第一次　　D. 麻疹疫苗第一次

E. 乙肝疫苗第二次

10. 小儿，女，3 个月。某日上午接种百白破疫苗，当晚体温 38.5℃，伴有呕吐、腹泻等不适症状。护士应采取的措施为

A. 物理降温　　B. 立即注射肾上腺素

C. 吸氧　　D. 给予休息、多饮水

E. 生理盐水灌肠

三 A3/A4 型题

（1~2 题共用题干）

患儿，男，7 岁。平素体健，接种疫苗 30 分钟后面色苍白、四肢湿冷、脉细速、呼吸困难。

1. 此患儿最有可能发生了

A. 晕针　　B. 低血糖

C. 过敏性休克　　D. 过敏性皮炎

E. 感染中毒性休克

2. 此时应采取的最关键措施是

A. 保暖　　B. 平卧位

C. 饮糖水　　D. 保持安静

E. 静脉注射 1∶1000 肾上腺素

四 B 型题

（1~2 题共用备选答案）

A. 乙肝疫苗　　B. 卡介苗

C. 脊髓灰质炎疫苗　　D. 百日咳疫苗

E. 麻疹疫苗

1. 属于基因工程疫苗的是

2. 属于灭活疫苗的是

（3~6 题共用备选答案）

A. 口服　　B. 皮内注射

C. 皮下注射　　D. 肌内注射

E. 静脉注射

3. 卡介苗的接种方法是
4. 百白破混合疫苗的接种方法是
5. 麻疹疫苗的接种方法是
6. 脊髓灰质炎疫苗的接种方法是

（7~11 题共用备选答案）

A. 接种后全身中等反应
B. 接种后局部中等反应
C. 接种后过敏性休克
D. 接种后局部弱反应
E. 接种后局部强反应

7. 小儿，5 个月。接种百白破混合疫苗 1 天后体温 37.6℃，上臂外侧出现红肿热痛。应考虑
8. 小儿，7 岁。复种麻疹减毒活疫苗后，上臂外侧出现红肿热痛，并伴淋巴结肿大，红肿直径 5cm 以上。属于
9. 小儿，7 岁。复种麻疹减毒活疫苗后第 9 天出现体温升高（体温 38℃），并伴有头晕、恶心、全身不适。应考虑
10. 小儿，4 个月。第 2 次接种百白破混合疫苗后，上臂外侧出现红肿热痛并伴淋巴结肿大，红肿直径 2.8cm。应考虑
11. 小儿，3 岁。接种乙脑疫苗，5 分钟后突然出现烦躁不安、面色苍白、口周发青、四肢湿冷、呼吸困难、脉细弱。应考虑

（12~14 题共用备选答案）

A. 麻疹疫苗
B. 乙脑疫苗
C. 脊髓灰质炎疫苗
D. 百白破疫苗
E. 乙肝疫苗

12. 6 个月小儿应接种
13. 8 个月以上小儿应接种
14. 1 岁以上小儿应接种

（15~18 题共用备选答案）

A. 过敏性休克
B. 全身反应
C. 晕针
D. 全身感染
E. 过敏性皮疹

小儿接种疫苗后出现上述不良反应

15. 应立即注射肾上腺素的是

16. 应服用抗组胺类药物的是
17. 应给予休息、多饮水的是
18. 应针刺人中穴的是

五 X 型题

1. 我国规定 1 岁内必须完成的基础免疫有
   A. 麻疹疫苗　B. 乙型肝炎疫苗
   C. 卡介苗　D. 流行性感冒疫苗
   E. 百白破三联疫苗
2. 婴儿期保健应包括
   A. 指导合理喂养　B. 按期预防接种
   C. 预防异物吸入、窒息等意外发生　D. 培养良好的生活习惯
   E. 促进动作、语言发育
3. 婴儿期重点预防的疾病有
   A. 佝偻病　B. 营养不良
   C. 营养性缺铁性贫血　D. 病毒性心肌炎
   E. 先天性心脏病
4. 关于婴儿期的保健原则，下述观念正确的是
   A. 保暖　B. 提倡母乳喂养，合理添加辅食
   C. 定期健康检查和体格测量　D. 预防疾病，防止意外
   E. 完成基础计划免疫
5. 对未能接受主动免疫的儿童，与传染病患者接触后可注射丙种免疫球蛋白进行被动免疫。目前主要用于
   A. 预防麻疹　B. 预防破伤风
   C. 预防腮腺炎　D. 预防水痘
   E. 预防乙型肝炎
6. 减毒活疫苗的接种原则中，哪些是错误的
   A. 初次免疫只需接种 1 次，以后不需接种
   B. 初次免疫只需接种 1 次，因免疫持久性长，可于 5 年后复种
   C. 初次免疫只需接种 1 次，因免疫持久性长、性质不同，复种年龄不同
   D. 初次免疫接种，每年加强 1 次
   E. 初次免疫接种 2~3 次，各疫苗复种年龄不同
7. 关于减毒活疫苗的品种，下列叙述正确的是
   A. 乙型脑炎疫苗　B. 狂犬病疫苗

C. 脊髓灰质炎疫苗
D. 麻疹疫苗
E. 卡介苗

8. 关于婴儿期常见的健康问题，下列叙述正确的是
A. 儿童糖尿病
B. 营养不良
C. 肥胖症
D. 缺铁性贫血
E. 婴儿湿疹

9. 适宜学龄期儿童体育锻炼的项目是
A. 体操
B. 赛跑
C. 球类运动
D. 游泳
E. 玩过家家

10. 学龄期儿童常见的意外伤害有
A. 车祸
B. 溺水
C. 活动时擦伤
D. 窒息
E. 扭伤

11. 关于预防接种后的反应，下列叙述正确的是
A. 嗜睡
B. 过敏性休克
C. 晕针
D. 过敏性皮疹
E. 全身感染

六 案例分析题

（1~4 题共用题干）

足月顺产儿，女，6 个月。家长带到社区卫生中心接种疫苗。

1. 关于疫苗接种的禁忌情况，下列叙述正确的是
A. 患自身免疫性疾病及免疫缺陷者
B. 患有先天性心脏病
C. 使用糖皮质激素治疗期间
D. 红臀
E. 腹泻
F. 发热

2. 6 个月的小儿应该接种的疫苗是
A. 乙脑疫苗
B. 脊髓灰质炎减毒活疫苗糖丸（OPV）
C. 百白破混合制剂
D. 麻疹疫苗
E. 乙肝疫苗
F. 脊髓灰质炎灭活疫苗（IPV）

3. 进行预防接种时的护理要点有
A. 严格查对
B. 药物有凝块或冻结可以使用
C. 严格无菌操作，在空气中放置不能超过 2 小时
D. 安抚小儿，消除恐惧

E. 最好在饭后进行接种，避免晕针

F. 接种前询问家长是否有相关禁忌证

4. 此次接种乙肝疫苗后，需再次加强注射的时间是

A. 1~2 年　　B. 2~3 年

C. 3~5 年　　D. 6~8 年

E. 9~10 年　　F. 10~12 年

(5~8 题共用题干)

小儿，男，8 个月。护士刚刚为其接种了麻疹减毒活疫苗。

5. 关于接种手臂使用的皮肤消毒剂，下列叙述正确的是

A. 生理盐水　　B. 75% 酒精

C. 2% 碘酊　　D. 复合碘医用消毒棉签

E. 安尔碘　　F. 氯己定

6. 该小儿接受疫苗接种后，注射处周围皮肤出现了直径约 4cm 红晕，体温 38℃。此时接种后出现的反应是

A. 正常现象，没有反应　　B. 接种后发生了弱反应

C. 接种后发生了中等反应　　D. 接种后发生了强反应

E. 接种后发生了异常反应　　F. 接种后发生了严重不良反应

7. 护士为家长做卫生宣教，关于接种后的护理，下列叙述正确的是

A. 继续观察 24 小时

B. 可能还会继续出现头晕、恶心、呕吐、腹泻症状

C. 无须特别处理，照常活动

D. 多饮水

E. 接种后可以用温水毛巾湿敷局部皮肤红肿处

F. 立即到医院诊治

8. 关于接种后的常见异常反应，下列叙述正确的是

A. 呼吸困难　　B. 手脚湿冷

C. 晕针　　D. 荨麻疹

E. 心动过速　　F. 过敏性休克

参考答案与解析

一、A1 型题

1. C【解析】脊髓灰质炎疫苗接种方法：一般用剂量为 1g 的口服糖丸剂型，于婴儿

2 月龄、3 月龄及 4 月龄时各服 1 丸，4 岁再服 1 丸，在有资质的疫苗接种人员的监督下，直接含服或以凉开水溶化后服用。

2. E【解析】主动免疫制剂统称疫苗，按其生物性质可分为灭活疫苗、减毒活疫苗、类毒素疫苗、组分疫苗及基因工程疫苗。被动免疫制剂包括抗毒素、抗血清、特异性免疫球蛋白。

3. C【解析】新生儿期，尤其是生后 1 周内的新生儿发病率和死亡率最高，故新生儿保健是儿童保健重点。

4. A【解析】婴儿期保健重点是合理喂养。

5. C【解析】婴儿期保健护理重点如下。①合理喂养。②加强日常护理：注意清洁卫生；保证充足睡眠；有条件者每日进行日光浴和沐浴；坚持户外活动；注意乳牙发育。③早期训练：大小便；促进视、听等感知发育；提供运动的空间和机会，促进动作的发展；加强语言的培养。④防止异物吸入、窒息、中毒、跌伤、溺水等意外发生。⑤预防疾病和促进健康。选项 C，加强早期教育属于幼儿期保健重点。

6. D【解析】学龄前期儿童常见的心理行为问题有吮拇指和咬指甲、遗尿、手淫、攻击性和破坏性行为等。幼儿期主要心理行为问题包括违拗、发脾气和破坏性行为等。青春期最常见的心理行为问题为多种原因引起的出走、自杀及对自我形象不满而出现的心理问题。

7. D【解析】青春期体格发育突然加速，生殖系统迅速发育，第二性征逐渐明显，是小儿生长发育的第二次高峰。此期女孩出现月经，男孩出现遗精，但个体差异较大。此阶段由于神经内分泌的调节功能不够稳定，且与社会接触增多，受外界环境的影响不断加大，常可引起心理、行为、精神方面的问题。

8. C【解析】卡介苗和乙肝疫苗于出生时完成初种，脊髓灰质炎疫苗 2 月龄初种，百白破 3 月龄初种，麻疹减毒活疫苗 8 月龄接种。

9. D【解析】百白破疫苗分别在小儿 3 月龄、4 月龄、5 月龄经上臂外侧三角肌肌内注射接种。

10. A【解析】根据婴儿状态决定抚触时间，避免在饥饿和进食后 1 小时内进行，最好在婴儿沐浴后进行，时间 10~15 分钟。

11. E【解析】抚触每日早晚各 1 次，每次 5~10 分钟，在婴儿面部、胸部、腹部、背部及四肢有规律地轻揉，其力度以婴儿舒适为宜。

12. B【解析】幼儿期应培养幼儿自行进食，重视幼儿运动能力的发展和语言的交流，提高自我生活能力，养成良好的卫生习惯，加强品德教育。

13. D【解析】新生儿出生即接种卡介苗和乙肝疫苗。

14. D【解析】按照我国国家卫生健康委员会的规定，婴儿必须在 1 岁内完成的基础免疫有 1 次卡介苗、3 次乙型肝炎病毒疫苗、3 次脊髓灰质炎三价混合疫苗、3 次百白破混合制剂、1 次麻疹减毒疫苗。

15. C【解析】接种疫苗严格遵守无菌制度，每人一副无菌注射器、一个无菌针头，准确抽取所需剂量。抽吸后如有剩余药液，需用无菌干纱布覆盖安瓿口，在空气中放置不能超过2小时；接种后剩余药液应废弃，活菌苗应烧毁。接种时用2%碘酊及75%酒精消毒皮肤，待干后注射；接种活疫苗时，只用75%酒精消毒，以免影响接种效果。

16. C【解析】新生儿期保健原则：①保暖。②合理喂养。③加强护理，预防感染。④日常护理。⑤预防疾病和意外。⑥早期教养。

17. A【解析】淋浴每日1次，每次冲淋身体20~40秒，室温保持在18℃以上；水温35~36℃，适应后可渐降至26~28℃，喷头在儿童头顶40cm以内，从上肢到胸背、下肢，不可冲淋头部，适用于3岁以上儿童，较擦浴效果好。

18. A【解析】新生儿期，尤其是生后1周内的新生儿发病率和死亡率最高，注意喂养姿势、喂养后的体位，预防乳汁吸入和窒息。保暖时避免烫伤，预防意外伤害的发生。

19. B【解析】儿童疫苗接种时间见表3-1。

表3-1　儿童疫苗接种时间

年龄	接种疫苗
出生	卡介苗、乙肝疫苗
1月龄	乙肝疫苗
2月龄	脊髓灰质炎三价混合疫苗
3月龄	脊髓灰质炎三价混合疫苗、百白破混合制剂
4月龄	脊髓灰质炎二价混合疫苗、百白破混合制剂
5月龄	百白破混合制剂
6月龄	乙肝疫苗
8月龄	麻疹疫苗
1.5~2岁	百白破混合制剂复种
4岁	脊髓灰质炎三价混合疫苗复种
7岁	麻疹疫苗复种、百白破混合制剂复种

20. E【解析】学龄前期护理的重点是培养良好的生活习惯和道德品质，加强安全管理，防止意外事故的发生，做好学龄前期教育。

21. B【解析】幼儿期保健特点：①营养与喂养。②日常护理。③早期教育。④预防疾病和意外，继续加强预防接种和防病工作。⑤防治常见的心理行为问题。

22. D【解析】乙脑减毒活疫苗注射2次，8月龄和2周岁分别注射1次。

23. C【解析】参见A1型题第2题解析。

24. B【解析】预防接种的禁忌：一般禁忌证如急性传染病、活动性肺结核、风湿病、较重的心脏病、高血压病、肝肾疾病；有过敏史者；慢性疾病急性发作等。特殊禁忌证：①患自身免疫性疾病、免疫缺陷病者。②有明确过敏史者禁接种白喉类毒素、破伤风类毒素、麻疹疫苗（特别是鸡蛋过敏者）、脊髓灰质炎糖丸疫苗（牛奶或奶制品过敏）、乙型肝炎疫苗（酵母过敏或疫苗中任何成分过敏）。③患有结核病、急性传染病、肾炎、心脏病、湿疹及其他皮肤病者不予接种卡介苗。④如在接受免疫抑制药治疗期间、发热、腹泻和急性传染病期，严禁服用脊髓灰质炎活疫苗糖丸。⑤因百日咳菌苗偶可造成神经系统严重并发症，故本人及家庭成员患癫痫、神经系统疾病、有惊厥史者禁用百日咳疫苗。⑥近1个月内注射过丙种球蛋白者，不能接种活疫苗。

25. A【解析】幼儿期口腔保健：幼儿早期，家长帮其用软布轻轻清洁齿面，逐渐改用软毛牙刷；3岁后在父母的监督和指导下自己刷牙，早晚各1次。

26. C【解析】过敏性皮疹以荨麻疹最为多见，一般于接种后几小时至几天内出现，服用抗组胺药物后即可痊愈。

27. C【解析】用人工定向变异方法，或从自然界筛选出毒力减弱或基本无毒的活微生物制成活疫苗或减毒活疫苗。常用活疫苗有卡介苗、麻疹疫苗、脊髓灰质炎疫苗等。

28. A【解析】百白破疫苗是指百日咳、白喉、破伤风三合一疫苗，它是由百日咳疫苗、精制白喉和破伤风类毒素按适量比例配制而成，可分全细胞吸附和无细胞吸附两种，是预防百日咳、白喉、破伤风三种疾病的有效措施。

29. C【解析】参见A1型题第14题解析。

30. D【解析】参见A1型题第19题解析。

31. C【解析】被动免疫是未接受主动免疫的易感者在接触传染病后，可给予相应的抗体，使之立即获得免疫力。其抗体持续时间短，一般约3周。常用制剂有抗毒素、抗血清、特异性疫球蛋白、细胞因子制剂、单克隆抗体制剂等。

32. B【解析】参见A1型题第19题解析。

33. E【解析】百白破疫苗接种方法：吸附百白破混合制剂0.5ml，于臀部外上1/4或上臂三角肌肌内注射，儿童3月龄、4月龄及5月龄时各接种1剂次，18~24月龄及7岁时各复种一次。

34. D【解析】近一个月内注射过免疫球蛋白者不能接种活疫苗。

35. C【解析】按照我国国家卫生健康委员会的规定，婴儿必须在1岁内完成的基础免疫有1次卡介苗、3次乙型肝炎病毒疫苗、3次脊髓灰质炎三价混合疫苗、3次百白破混合制剂、1次麻疹减毒疫苗。根据流行季节和地区或家长的意愿还可进行乙脑疫苗、流行性脑脊髓膜炎疫苗、甲型肝炎病毒疫苗、水痘疫苗、腮腺炎疫苗、风疹疫苗、流感疫苗、流感嗜血杆菌疫苗、肺炎疫苗、轮状病毒疫苗等的接种。

36. B【解析】参见A1型题第19题解析。

37. D【解析】参见 A1 型题第 15 题解析。

二、A2 型题

1. E【解析】患儿应卧床休息，减少体力消耗，保证充足睡眠。在病情稳定期注意休息，但不过分强调绝对卧床，可适当进行室内外活动，以增强其抵抗力，但应避免受凉而引起上呼吸道感染。

2. C【解析】新生儿室条件：阳光充足、空气流通、温湿度适宜，室内最好备有空调和空气净化设备，一般足月儿在穿衣、盖被的情况下，室温维持在 22~24℃，相对湿度 55%~65%。

3. C【解析】参见 A2 型题第 2 题解析。

4. E【解析】患儿是因为进食花生米时不慎呛咳，随即出现呼吸困难，面色发绀，神志不清。说明豆粒已经呛入气管，应该做好协助气管取异物的准备。

5. B【解析】不给儿童玩体积小、锐利、带有毒性物质的玩具及物品，以免塞入耳、鼻或放入口中误吞，造成耳、鼻、气管及食管异物，刺伤、割伤及中毒等。

6~7 D、C【解析】参见 A1 型题第 19 题解析。

8. B【解析】局部反应接种后数小时至 24 小时左右，注射局部会出现红、肿、热、痛，红肿直径小于 2.5cm 为弱反应，2.6~5cm 为中等反应，大于 5cm 为强反应。轻者只要注意适当休息，多饮开水，注意保暖，加强营养，局部反应通常 1~2 天后反应就会消失，接种活疫苗后局部反应出现较晚、持续时间长。重者可以用毛巾热敷、口服解热镇静药或卧床休息。

9. C【解析】参见 A1 型题第 19 题解析。

10. D【解析】多在接种后 24 小时内出现低度、中度发热。接种活疫苗需经过一定潜伏期才有体温上升。体温 37.5℃左右为弱反应，37.6~38.5℃为中等反应，38.6℃以上为强反应。同时，常伴头晕、恶心、呕吐、腹痛、腹泻、全身不适等反应。全身反应可对症处理，注意休息，多饮水。

三、A3/A4 型题

1. C【解析】过敏性休克：注射后数分钟或 0.5~2 小时出现烦躁不安、面色苍白、口周青紫、四肢湿冷、呼吸困难、脉细速、恶心呕吐、惊厥、大小便失禁以致昏迷。

2. E【解析】过敏性休克时应使患儿平卧，头稍低，注意保暖，并立即皮下或静脉注射 1∶1000 肾上腺素 0.5~1ml，必要时可重复注射，有条件时给氧气吸入，病情稍稳定后，应尽快转至医院抢救。

四、B 型题

1. A【解析】乙肝疫苗属基因工程疫苗，接种乙肝疫苗很少有不良反应。

2. D【解析】灭活疫苗：选用免疫原性好的细菌、病毒、立克次体、螺旋体等，经人工培养，再用物理或化学方法将其杀灭制成疫苗，包括百日咳疫苗。

3. B【解析】卡介苗接种方法：冻干皮内注射用卡介苗 0.1ml 上臂三角肌外侧皮内注射，出生 24 小时后接种 1 次即可。

4. D【解析】参见 A1 型题第 33 题解析。

5. C【解析】麻疹疫苗接种方法：冻干麻疹减毒活疫苗按标签所示用量加灭菌注射用水待完全溶解后使用。上臂外侧三角肌附着处皮肤用 75% 酒精消毒，待干后皮下注射 0.2ml。

6. A【解析】脊髓灰质炎疫苗接种方法：一般用剂量为 1g 的口服糖丸剂型，于婴儿 2 月龄、3 月龄及 4 月龄时各服 1 丸，4 岁再服 1 丸，在有资质的疫苗接种人员的监督下，直接含服或以凉开水溶化后服用。

7~11 A、E、A、B、C【解析】局部反应接种后数小时至 24 小时左右，注射局部会出现红、肿、热、痛，红肿直径小于 2.5cm 为弱反应，2.6~5cm 为中等反应，大于 5cm 为强反应。全身反应接种后 24 小时内出现不同程度的体温升高，多为中、低度发热，持续 1~2 天，体温 37.5℃左右为弱反应，37.5~38.5℃为中等反应，38.6℃及以上为强反应。

12~14 E、A、D【解析】参见 A1 型题第 19 题解析。

15. A【解析】过敏性休克时应使患儿平卧，头稍低，注意保暖，并立即皮下或静脉注射 1∶1000 肾上腺素 0.5~1ml，必要时可重复注射，有条件时给氧气吸入，病情稍稳定后，应尽快转至医院抢救。

16. E【解析】过敏性皮疹：荨麻疹最为多见，一般于接种后几小时至几天内出现，服用抗组胺药物后即可痊愈。

17. B【解析】全身反应可对症处理，注意休息，多饮水。

18. C【解析】晕针：个别儿童可因空腹、疲劳、室内闷热、紧张或恐惧等原因，在接种时或接种后几分钟内出现头晕、心悸、面色苍白、出冷汗、手足冰凉或发木等。此时应立即使患儿平卧，头稍低，保持安静，饮少量温开水或糖水，短时间内即可恢复正常。若数分钟仍不恢复者，可针刺人中穴、合谷穴，也可皮下注射 1∶1000 肾上腺素，每次 0.01~0.03ml/kg。

五、X 型题

1. ABCE【解析】参见 A1 型题第 15 题解析。

2. ABCE【解析】婴儿期保健重点：提倡母乳喂养，合理添加辅食，指导断奶、定期做健康检查和体格测量；预防疾病、防止意外，促进生长发育，完成基础计划免疫。

3. ABC【解析】婴儿期保健：预防疾病和促进健康；家长按时完成计划免疫，预防急性传染病的发生。增强儿童体质，避免交叉感染，减少感染性疾病的发病率。定期为婴儿做健康检查和体格测量，进行生长发育监测，预防如佝偻病、营养不良、肥胖症和营养性缺铁性贫血等疾病的发生，并及时给予矫正。

4. BCDE【解析】参见 X 型题第 2 题解析。

5. AB【解析】被动免疫时，抗体留在机体中的时间短暂，一般约 3 周，故只能作为应急预防和治疗。例如给未注射麻疹疫苗的麻疹易感儿注射丙种球蛋白，以预防麻疹；受伤时注射破伤风抗毒素，以预防破伤风。

6. ABDE【解析】活疫苗接种到人体后，可生长繁殖，但不引起疾病，产生免疫力持久且效果好，因此，接种量小，次数少，但不可在注射丙种球蛋白或胎盘球蛋白的 3 周内应用，以免免疫作用受抑制。

7. ACDE【解析】减毒活疫苗：用人工定向变异方法，或从自然界筛选出毒力减弱或基本无毒的活微生物制成活疫苗或减毒活疫苗。常用活疫苗有卡介苗、麻疹疫苗、脊髓灰质炎疫苗等。乙脑疫苗可分为灭活和减毒活疫苗两种，是预防流行性乙型脑炎（简称乙脑）的有效措施。

8. BCDE【解析】定期为婴儿做健康检查和体格测量，进行生长发育监测，预防如佝偻病、营养不良、肥胖症和营养性缺铁性贫血等疾病的发生，并及时给予矫正。婴儿期常见的健康问题还包括婴儿腹泻、腹痛、营养物（如牛奶）过敏、湿疹、尿布疹和脂溢性皮炎等，保健人员应根据具体情况给予健康指导。

9. ABCD【解析】①户外活动。②皮肤锻炼：皮肤按摩、温水浴、擦浴、淋浴、游泳。③体操运动：主动操、被动操。④游戏锻炼：婴幼儿可采取活动性游戏方式，赛跑、追逐、球类游戏等。

10. ABCE【解析】窒息是生后 3 个月内婴儿常见的意外事故，故应防止因被褥、母亲身体堵住婴儿口鼻或奶液、呕吐物呛入气管等造成的窒息。

11. BCDE【解析】预防接种后的反应如下。①一般反应：局部反应、全身反应。②异常反应：过敏性休克、晕针、过敏性皮疹、全身感染。

六、案例分析题

1. ABCEF【解析】参见 A1 型题第 24 题解析。

2. E【解析】参见 B 型题第 12 题解析。

3. ACDEF【解析】接种过程中的注意事项如下。①安排适当的接种环境：接种场所应空气流通，室温适宜；接种人员态度和蔼，做好解释、宣传工作，消除紧张、恐惧心理。②正确准备生物制品检查制品标签，并做好登记；检查安瓿有无裂痕，药液有无发霉、异物、凝块、变色或冻结等；按规定方法稀释、溶解、摇匀后使用。③严格查对仔细核对儿童姓名、年龄及疫苗名称；严格按规定的剂量接种；按各种制品要求的间隔时间接种，一般接种活疫苗后需隔 4 周，接种灭活疫苗后需隔 2 周，再接种其他疫苗。④做好局部消毒用 2% 碘酊和 75% 酒精，或 0. 5% 碘伏消毒皮肤；接种活疫苗时只用 75% 酒精，以免疫苗被碘酊杀死，影响接种效果。⑤严格无菌观念，要做到每人 1 副无菌注射器、1 个无菌针头；抽吸后安瓿内如有剩余药液，需用无菌干纱布覆盖安瓿口，在空气中放置不能超过 2 小时；接种后剩余药液应废弃，活疫苗应烧毁。

4. C【解析】接种乙肝疫苗后，需 3~5 年再加强注射。

5. B【解析】做好局部消毒用 2% 碘酊和 75% 酒精，或 0. 5% 碘伏消毒皮肤；接种活疫苗时只用75%酒精，以免疫苗被碘酊杀死，影响接种效果。

6. C【解析】参见A2型题第8题解析。

7. ABD【解析】处理接种后的反应：①局部反应接种后数小时至24小时左右，注射局部会出现红、肿、热、痛，红肿直径小于2.5cm为弱反应，2.6~5cm为中等反应，大于5cm为强反应。反应持续2~3天不等，接种活疫苗时局部反应出现晚、持续时间长。处理一般局部反应，可用干净毛巾热敷，若红肿继续扩大，同时出现较重的全身反应，应到医院诊治。②全身反应接种后24小时内出现不同程度的体温升高，多为中、低度发热，持续1~2天，体温37.5℃左右为弱反应，37.5~38.5℃为中等反应，38.6℃及以上为强反应。有时还伴有头晕、恶心、呕吐、腹痛、腹泻、全身不适等反应。一般可对症处理，给予休息，多饮水，若高热持续不退，应到医院就诊。

8. CDF【解析】参见X型题第11题解析。

第四章　儿童营养与喂养

一 A1 型题

1. 下列哪项属于小儿所特有的能量需要
   A. 基础代谢
   B. 食物的特殊动力作用
   C. 活动
   D. 生长发育
   E. 排泄
2. 构成血红蛋白、肌蛋白、细胞色素和其他酶系统主要成分的元素是
   A. 钙
   B. 磷
   C. 铁
   D. 铜
   E. 锌
3. 免疫成分含量最高的是
   A. 婴儿配方奶
   B. 初乳
   C. 过渡乳
   D. 成熟乳
   E. 晚乳
4. 母乳中含量较多的脂肪酸为
   A. 亚麻酸
   B. 花生四烯酸
   C. 亚油酸
   D. 油酸
   E. 饱和脂肪酸
5. 4~6 个月婴儿食物中铁的来源为
   A. 菜汤
   B. 蛋黄
   C. 配方米粉
   D. 肝脏
   E. 水果
6. 给婴儿引入第一种食物的原则是
   A. 增加能量，补充蛋白质
   B. 增加能量、水分
   C. 易于消化，不易过敏，补充铁，补充营养
   D. 补充蛋白质、维生素
   E. 补充维生素、铁

7. 将牛奶进行稀释的主要目的是
   A. 减少热量
   B. 降低脂肪的浓度
   C. 降低酪蛋白的浓度，使酪蛋白凝块变小
   D. 减少热量与降低脂肪的浓度
   E. 减少乳清蛋白含量
8. 婴儿蛋白质的推荐摄入量为
   A. 1.5~3g/(kg·d)　　B. 1~2g/(kg·d)
   C. 1~1.5g/(kg·d)　　D. 2~3.5g/(kg·d)
   E. 3~4g/(kg·d)
9. 指导母乳喂养，正确的方法是
   A. 一般采取卧位
   B. 使患儿口含乳头及大部分乳晕
   C. 母亲用两手指托住乳房，防止堵住婴儿鼻孔
   D. 勿使一侧乳房排空后再喂另一侧
   E. 喂后使婴儿左侧卧位，防止溢奶
10. 使用乳瓶喂奶，奶头孔大小应选择乳瓶倒置时乳汁流出的速度是
   A. 1~2 滴/秒　　B. 2~3 滴/秒
   C. 3~4 滴/秒　　D. 滴状连续滴出
   E. 呈线性流出
11. 添加辅食的方式，正确的是
   A. 由多到少　　B. 由粗到细
   C. 由软到硬　　D. 由稠到稀
   E. 根据孩子耐受性只添加一种
12. 7~9 个月婴儿不可添加的辅食有
   A. 饼干　　B. 烂面条
   C. 稠粥　　D. 水果
   E. 碎肉
13. 添加蛋黄的月龄是
   A. 1~3 个月　　B. 4~6 个月
   C. 7~9 个月　　D. 10~11 个月
   E. 11~12 个月
14. 幼儿园为幼儿准备膳食，正确的是
   A. 蛋白质仍以优质蛋白为主

B. 软硬程度同成人

C. 为使小儿集中精力进食，花色尽量单一

D. 按需进食

E. 每日 6 餐

15. 下列哪个时期钙的沉积高于生命的任何时期

A. 学龄期　　B. 青春期

C. 学龄前期　　D. 幼儿期

E. 婴儿期

16. 学龄儿童膳食安排不合理的是

A. 以植物蛋白为主，以增强记忆力　　B. 保证早餐营养价值

C. 提倡课间加餐　　D. 食物种类同成人

E. 软硬同成人

17. 婴幼儿期基础代谢的能量需要占总能量的

A. 20%~30%　　B. 30%~40%

C. 40%~50%　　D. 50%~60%

E. 60%~70%

18. 儿童活动所需能量与其活动量大小及持续时间密切相关，当能量摄入不足时，儿童首先表现为

A. 精神萎靡　　B. 活动减少

C. 消瘦　　D. 呼吸急促

E. 肌力减退

19. 用于儿童生长发育和组织修复的是

A. 维生素　　B. 脂肪

C. 碳水化合物　　D. 蛋白质

E. 膳食纤维

20. 新生儿出生时，因储存量低且不能自身合成，故需一次性注射补充的维生素是

A. 维生素 A　　B. B 族维生素

C. 维生素 C　　D. 维生素 D

E. 维生素 K

21. 婴儿在（　　）时添加辅食

A. 3 个月　　B. 4 个月

C. 5 个月　　D. 6 个月

E. 7 个月

22. 婴儿应逐渐停止夜间哺乳的月份是
    A. 2~3 个月后
    B. 3~4 个月后
    C. 4~5 个月后
    D. 5~6 个月后
    E. 6~7 个月后
23. 初乳适于新生儿喂哺，其主要因素是
    A. 乳蛋白多
    B. 不饱和脂肪酸多
    C. 抗体含量高
    D. 铁含量高
    E. 钙磷比例适宜为 2∶1
24. 幼儿进食特点，以下说法错误的是
    A. 家庭成员进食习惯的影响
    B. 食物摄取量减少
    C. 进食技能的培养
    D. 心理需求发生转变
    E. 随意进食
25. 母乳喂养的方法中，下列不正确的是
    A. 母亲取坐位哺乳
    B. 哺乳时只将母亲乳头送入婴儿口中即可
    C. 先给小儿换尿布，然后清洗母亲双手和乳头
    D. 吸空一侧乳房再吸另一侧
    E. 哺乳完毕后将小儿竖抱并轻拍其后背，使吸入空气排出
26. 下列各组辅食中，4 个月小儿能接受的是
    A. 果汁、饼干
    B. 豆腐、碎菜
    C. 蛋黄、菜泥
    D. 鸡蛋、肉末
    E. 各种软食

二 A2 型题

1. 护士向产妇介绍母乳喂养时，描述正确的是
   A. 母乳中含有较少的乳清蛋白
   B. 母乳脂肪颗粒小，易于消化
   C. 甲型乳糖是母乳的主要成分
   D. 母乳中矿物质比牛乳含量高
   E. 母乳中含有较多的免疫因子
2. 小儿，5 个月。母乳喂养，生长发育良好。现母乳量略有不足，正确的做法是
   A. 改为人工喂养
   B. 改为部分母乳喂养
   C. 改为混合喂养
   D. 继续母乳喂养，并开始添加辅食
   E. 改为人工喂养，并开始添加辅食
3. 小儿，15 个月。完全用牛奶喂养，很可能引起
   A. 血清清蛋白降低
   B. 缺铁性贫血

C. 体重增长缓慢　　D. 高血压
E. 血尿素氮增高

4. 患儿，女，2 个月。因哺喂后发生呛咳，首先应采取的措施是
A. 竖抱起并拍背　　B. 应用抗生素
C. 胸部 X 线平片检查　　D. 插胃管哺乳
E. 物理降温

5. 小儿，男，6 个月。做护理体检时，其发育异常的表现是
A. 头围 44cm　　B. 乳牙未萌出
C. 前囟未闭合　　D. 俯卧时不能抬胸
E. 两手不会传递玩具

6. 婴儿，5 个月。体重 6kg，按乳量计算，在人工喂养时每日需要的牛乳量约为
A. 500ml　　B. 550ml
C. 600ml　　D. 660ml
E. 700ml

三 A3/A4 型题

（1～3 题共用题干）

新生儿，男，出生第 1 天。体重 2900g，身长 51cm，面色红润，哭声响亮，一般情况良好，现采用母乳喂养。

1. 该新生儿的开始喂乳时间是
A. 生后即可喂母乳　　B. 生后 6 小时喂母乳
C. 生后 12 小时喂母乳　　D. 生后 18 小时喂母乳
E. 生后 24 小时喂母乳

2. 母亲喂乳时最佳的体位是
A. 平卧位　　B. 坐位
C. 右侧卧位　　D. 左侧卧位
E. 立位

3. 哺乳结束后，应竖抱婴儿、轻拍其背部，目的是
A. 促进消化和吸收　　B. 增强食欲
C. 避免哭闹　　D. 促进断乳
E. 防止溢乳

（4～7 题共用题干）

新生儿，男，产后 1 小时。作为护士对家长进行健康宣教。

4. 母乳喂养有很多优点，除了
   A. 清蛋白较多　　B. 含饱和脂肪酸多
   C. 乙型乳糖为主　　D. 钙磷比例合适
   E. 含脂肪酶
5. 有关母乳喂养指导，不正确的是
   A. 母乳喂养是最佳方式　　B. 出生后即可让小儿试吸吮母乳头
   C. 规定喂母乳的间隔时间和哺喂时间　　D. 乳母要保持充足的睡眠
   E. 哺乳期间应多进汤水
6. 指导母乳喂养正确的方法是
   A. 一般采取卧位
   B. 使患儿口含乳头及大部分乳晕
   C. 母亲用两手指托住乳房防止堵住婴儿鼻孔
   D. 勿使一侧乳房排空后再喂另一侧
   E. 喂后使婴儿左侧卧位防止溢奶
7. 一般断乳的时间为
   A. 4~6个月　　B. 6~8个月
   C. 8~10个月　　D. 10~12个月
   E. 18个月

（8~11题共用题干）

患儿，男，2个月。病情好转出院，主管护士对家长进行喂养指导。

8. 因患儿住院，母亲焦虑而没有母乳分泌，嘱咐家长喂婴儿
   A. 鲜牛奶　　B. 酸牛乳
   C. 蒸发乳　　D. 羊乳
   E. 婴儿配方奶
9. 患儿出院体重6kg，嘱家长每日保证婴儿获得的能量及8%糖奶量为
   A. 406kJ（110kcal），150ml　　B. 628kJ（150kcal），110ml
   C. 2303kJ（550kcal），620ml　　D. 2763kJ（660kcal），660ml
   E. 3224kJ（770kcal），800ml
10. 指导人工喂养方法，错误的是
   A. 奶头孔的大小应以奶瓶盛水倒置时液体呈滴状连续滴出为宜
   B. 哺喂前先将乳汁滴在成人手背面测试温度
   C. 每次配乳所用食具、用具等均应洗净、消毒

D. 使奶头充满乳汁，以避免小儿在吸奶同时吸入空气

E. 哺喂完毕竖抱并轻拍小儿后背，促使其将吞咽的空气排出

11. 该婴儿可以添加的辅食是

A. 水果汁、菜汁

B. 粥、肝泥

C. 菜泥

D. 米糊

E. 米汤、蛋黄

（12~14 题共用题干）

小儿，女，10 个月。家长因担心女儿营养摄入不足，到儿童保健中心咨询。保健门诊的护士为其做健康宣教。

12. 告诉家长婴儿时期每天需要的能量为

A. 230kJ/kg（55kcal/kg）

B. 627kJ/kg（150kcal/kg）

C. 836kJ/kg（200kcal/kg）

D. 4600kJ/kg（1100kcal/kg）

E. 6270kJ/kg（1500kcal/kg）

13. 每天膳食中蛋白质、脂肪、碳水化合物提供热量的比值为

A. （50%~60%）：15% ：（35%~50%）

B. （35%~50%）：15% ：（50%~60%）

C. （8%~15%）：（35%~50%）：（55%~65%）

D. 15% ：（50%~60%）：（35%~50%）

E. （50%~60%）：（35%~50%）：15%

14. 该小儿每天需要的水量为

A. 100ml/kg

B. 125ml/kg

C. 150ml/kg

D. 175ml/kg

E. 200ml/kg

（15~18 题共用题干）

健康足月婴儿，女，7 个月。体重 7kg，母乳喂养。母亲突患急性乳腺炎，来门诊咨询。

15. 正常小儿适宜的断奶时间为

A. 出生后 6~8 个月

B. 出生后 10~12 个月

C. 1.5 岁

D. 1.5~2 岁

E. 2~2.5 岁

16. 为保证继续哺乳，母亲应

A. 积极治疗，按时哺乳

B. 积极治疗，暂停哺乳

C. 将乳汁挤出后喂给小儿　　D. 人工喂养，但定时将乳汁挤出
E. 采用混合喂养法

17. 如采用人工喂养，该小儿每日需要 8% 糖牛奶的量为
A. 660ml　　B. 320ml
C. 780ml　　D. 880ml
E. 1200ml

18. 如采用人工喂养，该小儿每日除 8% 糖牛奶外，还需要喂水的量为
A. 660ml　　B. 270ml
C. 780ml　　D. 880ml
E. 1200ml

（19~21 题共用题干）

足月新生儿，剖宫产，出生体重 3kg，身长 50cm，哭声响亮，面色红润。

19. 该新生儿最适合的喂养方式是
A. 牛乳　　B. 母乳
C. 羊乳　　D. 配方奶
E. 乳儿糕

20. 母亲患有哪项疾病为母乳喂养的禁忌证
A. 乙型肝炎　　B. 侏儒症
C. 轻度先天性心脏病　　D. 胆囊结石
E. HIV 感染

21. 该婴儿出生后添加饼干、全蛋的适宜时间是
A. 4~6 个月　　B. 5~7 个月
C. 6~8 个月　　D. 7~9 个月
E. 9~10 个月

四 B 型题

（1~3 题共用备选答案）

A. 产后 4 天以内分泌的乳汁
B. 产后 5~14 天以内分泌的乳汁
C. 产后 14 天至 9 个月以内分泌的乳汁
D. 产后 10 个月以内分泌的乳汁
E. 产后 10 个月以后分泌的乳汁

1. 初乳是指

2. 成熟乳是指
3. 晚乳是指

（4~6 题共用备选答案）
A. 水果汁、菜汤、鱼肝油制剂
B. 米汤、米糊、稀粥
C. 蛋黄、鱼泥、豆腐、动物血、菜泥、水果泥
D. 粥、烂面、饼干、蛋、鱼、肝泥、肉末
E. 稠粥、软饭、挂面、馒头、面包、豆制品、碎肉、油
4. 1~3 个月的辅助食品为
5. 7~9 个月的辅助食品为
6. 10~12 个月的辅助食品为

（7~9 题共用备选答案）
A. 母乳　　B. 鲜牛奶
C. 8% 糖牛奶　　D. 全脂奶粉
E. 羊乳
7. 钙磷比为 2∶1 的乳品是
8. 按体积比 1∶4 加水冲调即成全乳的乳品是
9. 缺乏叶酸的乳品是

五 X 型题

1. 儿童能量消耗包括
A. 基础代谢　　B. 生长所需
C. 活动消耗　　D. 智力发展所需
E. 食物的热力作用
2. 食物中的常量营养素有
A. 蛋白质　　B. 维生素
C. 脂肪　　D. 碳水化合物
E. 水分
3. 优质蛋白主要来源于
A. 瘦肉　　B. 大豆蛋白质
C. 乳类　　D. 新鲜蔬菜
E. 小麦

4. 食物中必需脂肪酸缺乏，会影响人体的正常功能，可表现为
   A. 眩晕、嗜睡　B. 伤口愈合不良
   C. 生长停滞　D. 心肌收缩力降低
   E. 免疫功能下降
5. 关于母乳喂养，下列叙述正确的是
   A. 一般生后 15 分钟至 2 小时内尽早开奶
   B. 开奶前不喂任何其他食物和饮料
   C. 一般每次哺乳需 15~20 分钟
   D. 严格按每 3 小时喂 1 次奶
   E. 一般生后 10~12 个月断奶
6. 下列属于体格发育评估指标的是
   A. 体重　B. 牙齿数量
   C. 头围　D. 胸围
   E. 皮下脂肪厚度

六 案例分析题

（1~4 题共用题干）

婴儿，男，生后 5 个月。足月顺产，出生体重 3kg，纯母乳喂养，吸吮良好，好哭多动，目前体重 5kg。

1. 请问该婴儿目前每日生长发育所需的能量是
   A. 167~209kJ（40~50kcal）/kg　B. 209~260kJ（50~62kcal）/kg
   C. 260~320kJ（62~76kcal）/kg　D. 320~380kJ（76~91kcal）/kg
   E. 380~422kJ（91~101kcal）/kg　F. 422~465kJ（101~111kcal）/kg
2. 该婴儿目前应添加的辅食有
   A. 米粉　B. 菜泥
   C. 蛋黄　D. 水果泥
   E. 肉末　F. 豆制品
3. 该婴儿好哭多动，其所需能量应该高出同龄安静婴儿的倍数是
   A. 1~2 倍　B. 2~3 倍
   C. 3~4 倍　D. 4~5 倍
   E. 5~6 倍　F. 6~7 倍
4. 若该婴儿较长时期的总能量供给过多，可引起的健康问题是
   A. 肥胖　B. 睡眠时间长

C. 流涎　　D. 食欲差
E. 生长发育迟缓　　F. 体重不增

（5~8 题共用题干）

患儿，9 个月。纯母乳喂养，偶尔喂食米汤，未添加其他辅食。最近发现食欲不好，面色苍白，体重增加缓慢，遂前来就诊。

5. 目前该患儿在喂养方面可能存在的问题是
A. 溢乳　　B. 食物引入不当
C. 进食困难　　D. 能量及营养素摄入不足
E. 换乳困难　　F. 心理行为影响

6. 关于该患儿添加辅食应遵循的要求，下列叙述正确的是
A. 由稠到稀
B. 由粗到细
C. 由一种到多种
D. 逐渐过渡到固体食物
E. 选择既易于消化吸收又满足生长需要的食物
F. 选择不易引起过敏的食物

7. 护士指导婴儿家长断奶，关于婴儿完全断奶的时间，下列叙述正确的是
A. 8~10 个月　　B. 10~12 个月
C. 12~14 个月　　D. 14~16 个月
E. 16~18 个月　　F. 18~20 个月

8. 为改善该患儿的营养状况，可以添加的食物是
A. 蛋白　　B. 菜泥
C. 海鲜　　D. 肉类
E. 豆制品　　F. 鱼

参考答案与解析

一、A1 型题

1. D【解析】人对能量的需要包括基础代谢、食物的特殊动力作用、活动、排泄，而生长发育所需的能量是小儿时期的特殊需要，与儿童生长的速度成正比，随年龄增长而逐渐减少。

2. C【解析】铁为血红蛋白与肌红蛋白、细胞色素以及一些呼吸酶的成分，维持正常的免疫功能。

3. B【解析】母乳中含有大量免疫物质，特别是初乳中含量更高。①母乳中含丰富的SIgA和少量的IgG、IgM和一些特异性抗体。②母乳中含有大量免疫活性细胞，如巨噬细胞、淋巴细胞。③母乳中含有乳铁蛋白、双歧因子，可以抑制细菌生长。④母乳中的溶菌酶能水解细菌胞壁中的乙酰基多糖，使之破坏并增强抗体的杀菌效能。⑤母乳中的催乳素可以促进新生儿免疫成熟。

4. C【解析】母乳含不饱和脂肪酸较多，除了亚油酸和α-亚麻酸外，还含有花生四烯酸和DHA，有利于婴儿神经系统的发育；母乳中含脂肪酶，有助于对脂肪的消化吸收。

5. C【解析】4~6个月婴儿可以引入的食物包括含铁配方米粉、配方奶、蛋黄、菜泥、水果泥。

6. C【解析】婴儿引入第一种其他食物的原则应是可补充铁营养、易于消化又不易过敏的食物。

7. C【解析】牛乳中蛋白质以酪蛋白为主，乳凝块较大，不易消化。将牛奶通过加水稀释，可以降低酪蛋白的浓度，使酪蛋白凝块变小，减轻消化道负担。

8. A【解析】婴儿蛋白质的摄入量为1.5~3g/(kg·d)最佳。

9. B【解析】母乳喂养方法：哺乳前先给婴儿换尿布，清洗双手，清洁乳头、乳晕，随后轻轻按摩乳头。乳母一般采用坐位，一手怀抱婴儿，使其头、肩部枕在母亲哺乳侧肘弯部；另一手的拇指和其余四指分别放在乳房上、下方，掌托住乳房，使婴儿含住大部分乳晕及乳头且能用鼻呼吸。两侧乳房应交替进行哺乳，每次最好使一侧乳房吸空后再吸另一侧。哺乳结束后，应将婴儿竖抱起，用手掌轻拍背部，使吸吮时吞入胃中的空气排出，以防发生溢乳。然后将婴儿保持右侧卧位，以防呕吐造成窒息。

10. D【解析】人工喂养选用适宜的奶嘴，奶嘴的软硬度和奶嘴孔的大小应适宜，孔的大小以奶瓶倒置时奶液成滴状连续滴出为宜。

11. C【解析】辅食添加方式根据小儿营养需要及消化能力循序渐进，适应一种食品后再增加一种，从少到多、从稀到稠、从细到粗，逐步过渡到固体食物。

12. E【解析】7~9个月婴儿可添加的辅食有粥、烂面、烤馒头片、饼干、豆腐、全蛋、肉末、菜末、水果。

13. B【解析】参见A1型题第5题解析。

14. A【解析】学龄前期儿童膳食安排：学龄前期儿童处于生长发育阶段，对各种营养素的需要量较成人高。《中国居民膳食营养素参考摄入量》推荐：蛋白质供能应占能量的14%~15%，脂肪占30%~35%，碳水化合物占50%~60%，其中优质蛋白质应占50%。膳食以谷类食物为主，做到粗、细粮和荤、蔬菜的合理搭配，一日三餐两点为宜。多吃蔬菜和水果，每日饮奶，吃一个鸡蛋，常吃豆制品，经常适量吃鱼、禽、瘦肉。不挑食、不偏食，养成良好的饮食习惯。

15. E【解析】婴儿期钙的沉积高于生命的任何时期，2 岁以下每日钙在骨骼增加约 200mg。

16. A【解析】学龄儿童的食物种类同成人，强调早餐能量和营养素要充足，提倡课间加餐。

17. D【解析】婴幼儿期基础代谢的能量需要占总能量的 50%~60%，婴儿每日平均约需 230kJ/(kg·d)［55kcal/(kg·d)］，以后随年龄增长体表面积增加而逐渐减少，12 岁时需要量接近成人，每日约需 126kJ/kg（30kcal/kg）。

18. B【解析】儿童活动消耗需要能量与其身体大小、活动量大小、活动类型及活动持续时间有关，占总能量的 10%~15%。正常活动所需能量个体相差很大，并随着年龄增长而增加。当能量摄入不足时，儿童首先表现活动减少。

19. D【解析】蛋白质是生命的物质基础，它应满足生长发育的需要，也是组成多种激素、载体、酶及免疫因子等的物质基础。占摄入总能量的 8%~15%，食物中的蛋白质主要用于儿童的生长发育和组织的修复。

20. E【解析】母乳中维生素 K 的含量为牛乳的 1/4，且初生时肠道正常菌群尚未建立，不能合成维生素 K，故新生儿出生时均应一次性肌内注射维生素 K_1 0. 5~1mg（早产儿应连续肌内注射 3 天），以预防维生素 K 缺乏所致的出血性疾病。

21. B【解析】4~6 个月婴儿尤其强调母乳喂养，4 个月以上婴儿及时添加辅食。

22. D【解析】5~6 个月后婴儿应逐渐停止夜间哺乳。

23. C【解析】初乳量少，每日 10~40ml，呈淡黄色，质略稠，含蛋白质高而脂肪少。初乳中含有丰富的 SIgA、乳铁蛋白、维生素 A、牛磺酸和矿物质，并含有初乳小球（充满脂肪颗粒的巨噬细胞及其他免疫活性细胞），因此，初乳对新生儿的生长发育和抗感染起到非常重要的作用。

24. E【解析】幼儿进食的特点：①食物摄取量减少。②心理需求发生转变。③家庭成员进食习惯的影响。④进食技能的培养。

25. B【解析】参见 A1 型题第 9 题解析。

26. C【解析】参见 A1 型题第 5 题解析。

二、A2 型题

1. B【解析】母乳中蛋白质的总量虽较牛乳少，但以乳清蛋白为主，在胃内形成的凝块细小，酪蛋白含量较少。母乳中乳清蛋白与酪蛋白比例为 4∶1，有利于消化吸收。

2. D【解析】正常乳母在产后 6 个月内平均每日泌乳量随时间而增加，6 个月后平均每日泌乳量随时间而减少，且营养成分逐渐减少，4~6 个月婴儿可添加的辅食有含铁配方米粉、配方奶、蛋黄、菜泥、水果泥。

3. B【解析】给予小儿单纯牛乳、谷物等低铁食品喂养，而未及时添加含铁丰富的辅食，容易造成铁摄入不足，这是引起小儿缺铁性贫血的主要原因。

4. A【解析】患儿是由于喂乳引起呛咳，因此可竖着抱起拍背，防止溢乳后再引起呛咳。

5. D【解析】新生儿俯卧时能抬头 1~2 秒；3 个月时抬头较稳；4 个月时抬头很稳并自由转动。

6. D【解析】该婴儿体重 6kg，每日需要的总能量为 460kJ/kg（110kcal/kg）×6kg = 2760kJ（660kcal），每 100ml 牛乳中含能量约 280kJ（67kcal），加 8% 糖（1 克糖所含的热量约 4 卡路里）所得能量为 67 + 4 × 8 ≈ 100（kcal）。计算每日所需牛乳量（X）：100 : 100 = X : 660，X = 100 × 660/100 ≈ 660（ml）。

三、A3/A4 型题

1. A【解析】母乳喂养时间：现主张尽早开奶（产后 15 分钟至 2 小时），可减轻生理性黄疸，同时减轻生理性体重下降和低血糖的发生。

2. B【解析】乳母一般采用坐位，一手怀抱婴儿，使其头、肩部枕在母亲哺乳侧肘弯部；另一手的拇指和其余四指分别放在乳房上、下方，掌托住乳房，使婴儿含住大部分乳晕及乳头且能用鼻呼吸。

3. E【解析】哺乳结束后，应将婴儿竖抱起，用手掌轻拍背部，使吸吮时吞入胃中的空气排出，以防发生溢乳。

4. B【解析】乳汁中脂肪的性质与乳母膳食有关，如母亲摄入糖或动物性脂肪过多，乳汁中饱和脂肪酸的含量则增加。

5. C【解析】①开奶时间：提倡尽早开奶。正常分娩、母婴健康状况良好时，新生儿可在出生后 15~30 分钟内开奶。尽早开奶可减轻生理性黄疸、生理性体重下降和低血糖的发生。②授乳次数：两个月以内婴儿应按需哺乳，而不应严格规定授乳次数和间隔时间，以婴儿吃饱为宜。③哺乳时间：每次哺乳时，一般在开始哺乳的 2~3 分钟内乳汁分泌极快（占乳汁的 50%），4 分钟时吸入量占全部乳量的 80%~90%，以后乳汁渐少。因此新生儿每次哺乳时间 15 分钟左右即可。④促进乳汁分泌。⑤掌握正确的喂哺技巧。⑥保持心情愉快：泌乳受情绪影响很大。轻松、和谐的家庭环境，乳母心情愉快，可促进泌乳。⑦保证合理的营养：乳母的膳食及营养状况是影响泌乳的重要因素。乳母的营养对乳汁的量和质影响都很大。因此，乳母饮食应富含宏量营养素、维生素及矿物质等。

6. B【解析】参见 A1 型题第 9 题解析。

7. D【解析】在出生后 4~6 个月时要开始引入半固体食物，以后应逐渐减少母乳喂哺次数，一般于 10~12 月龄就可完全断乳。

8. E【解析】配方奶粉：以牛乳为基础的改造奶制品，使之宏量营养素成分尽量“接近”人乳，适合婴儿的消化能力和肾功能。

9. D【解析】参见 A2 型题第 6 题解析。

10. B【解析】人工喂养的注意事项：①选用适宜的奶嘴。奶嘴的软硬度和奶嘴孔的大小应适宜，孔的大小以奶瓶倒置时奶液成滴状连续滴出为宜。②测试乳液的温度。乳液的温度应与体温接近。喂哺前先将乳液滴于手腕掌侧测试温度，若无过热感，表明温度适宜。③避免空气吸入。喂奶时奶瓶应呈斜位，奶嘴与奶瓶的前半部应充满乳汁，防止婴儿在吸奶同时吸入过多的空气。喂哺完毕应竖抱婴儿轻拍背部，促进其将咽下的空气排出，之后将婴儿置于右侧卧位睡觉。④保持奶具清洁、卫生。每次配乳所用的奶具应彻底洗干净、消毒。乳液应即配即用。

11. A【解析】1~3 个月婴儿可以添加的辅食包括鲜果汁、青菜汁、鱼肝油制剂。

12. A【解析】参见 A1 型题第 17 题解析。

13. C【解析】幼儿每日膳食三大营养素热量中，蛋白质占 8%~15%，脂肪占 35%~50%，碳水化合物占 55%~65%。

14. C【解析】婴儿每日需能量 460kJ/kg，需水量每日 150ml/kg。

15. B【解析】参见 A3/A4 型题第 7 题解析。

16. D【解析】该母亲突患急性乳腺炎，为保证以后继续哺乳，小儿可暂时采用人工喂养，但需要应定时将乳汁挤出弃掉，直至炎症消失，以防止乳汁淤积而加重炎症。

17. C【解析】该婴儿体重 7kg，每日需总能量为 460kJ/kg（110kcal/kg）×7kg = 3020kJ（770kcal），每 100ml 牛乳中含能量约 280kJ（67kcal），加 8% 糖（1 克糖所含的热量约 4 卡路里）所得能量为 $67+4\times 8=99$（kcal）。计算每日所需牛乳量（X）：100∶100 = X∶770，$X=100\times 770/100\approx 780$（ml）。

18. B【解析】婴儿每日需能量按 460kJ/kg，需水量每日 150ml/kg。该婴儿总需水量为 150ml/kg×7kg = 1050ml，其中牛乳量为 780ml，水量为 $1050-780=270$（ml）。

19. B【解析】母乳是婴儿最理想的天然食品，如母乳充足，可将其作为唯一的食品哺喂至婴儿 4~6 个月。

20. E【解析】母乳喂养禁忌证：乳母患急慢性传染病，消耗性疾病，或重症心、肝、肾疾病、精神分裂症等暂停或不宜母乳喂哺，该母亲可以继续喂养婴儿。

21. D【解析】参见 A1 型题第 12 题解析。

四、B 型题

1~3 A、C、E【解析】产后不同时期，乳汁成分有所不同，4~5 天内分泌的乳汁称为初乳；5~14 天为过渡乳；14 天至 9 个月为成熟乳；10 个月以后为晚乳。

4~6 A、D、E【解析】不同月龄添加的辅食见表 4-1。

表4-1　辅食添加的顺序

月龄	食物性状	添加的辅食
1~3个月	汁状食物	鲜果汁、青菜汁、鱼肝油制剂
4~6个月	泥状食物	米糊及含铁配方米粉、蛋黄、菜泥、果泥、鱼泥
7~9个月	末状食物	粥、烂面、馒头片、饼干、鱼、蛋、肉末、肝泥、动物血、豆腐和水果等
10~12个月	软碎食物	稠粥、软饭、挂面、馒头、面包、碎菜、碎肉、豆制品

7. A【解析】母乳中钙含量虽低于牛乳，但钙、磷比例适当（2∶1），利于钙的吸收。

8. D【解析】全脂奶粉是将鲜牛乳经高温灭菌、真空浓缩、喷雾干燥制成，加热使酪蛋白变性而易于消化，且干粉便于运输、贮存。使用时加水冲调，配制比例按容积1∶4（1容积奶粉+4容积水）配成全乳。

9. E【解析】羊乳：乳清蛋白含量较牛乳高，含亚油酸及花生四烯酸较多，蛋白质凝块较牛乳细而软，脂肪颗粒大小与人乳相仿，羊乳比牛乳易消化吸收。羊乳缺乏叶酸和维生素B_{12}，长期哺给婴儿易患巨幼细胞贫血。

五、X型题

1. ABCE【解析】儿童对能量的需要主要受基础代谢率、食物的热力作用、活动消耗、生长所需和排泄消耗5个方面的影响。

2. ACD【解析】儿童所需能量主要来自食物中的宏量营养素。宏量营养素在体内产能分别是蛋白质、脂肪、碳水化合物。

3. AB【解析】优质蛋白主要来源于奶类、蛋类、鱼虾类、瘦肉和大豆及制品。

4. BCDE【解析】必需脂肪酸缺乏的症状：①皮肤症状与失水。②生长发育速率降低。③肠胃道及肝、肾异常。④血小板功能失常。⑤易感染。

5. ABCE【解析】母乳喂养时间和次数：提倡尽早开奶（产后15分钟至2小时内），可减轻生理性黄疸，同时减轻生理性体重下降和低血糖的发生。0~2个月小婴儿每日多次、按需哺乳，使乳头受到多次刺激，乳汁分泌增加。2个月后可根据睡眠规律，每2~3小时喂1次，以后随月龄的增长添加辅食并逐渐减少哺乳的次数。每次哺乳的时间15~20分钟。

6. ACDE【解析】小儿体格生长通常选用易于测量、有较好人群代表性的指标来表示。常用的指标有体重、身高（长）、坐高（顶臀长）、头围、胸围、上臂围、皮下脂肪厚度等。

六、案例分析题

1. B【解析】参见A1型题第17题解析。

2. ABCD【解析】参见B型题第4题解析。

3. C【解析】好哭、多动的婴幼儿比同龄性格安静的孩子所需的能量高3~4倍，且活动消耗所需能量随年龄增长而增加。

4. A【解析】小儿单纯性肥胖是指长期能量摄入超过人体的消耗，导致体内脂肪蓄积过多，体重超过正常范围的营养障碍性疾病。

5. BCDE【解析】该患儿 9 个月，仍母乳喂养，偶尔喂食米汤，未添加其他辅食，引入食物过晚，难以适应食物的味道，该患儿在喂养中常出现的问题，除能量及营养素摄入不足外，还有食物引入不当、进食困难、换乳困难。

6. CDEF【解析】食物转换的原则应遵循：①从少量到多量，如蛋黄从 1/4 只开始到 1 只。②从稀到稠，即流质—半流质—固体。③从细到粗，如青菜汁—菜泥—碎菜。④从一种到多种。

7. B【解析】在出生后 4~6 个月时要开始引入半固体食物，以后应逐渐减少母乳喂哺次数，一般于 10~12 月龄就可完全断乳。

8. BDEF【解析】参见 A1 型题第 12 题解析。

第五章　住院患儿的护理

一 A1 型题

1. 对于婴儿住院时的护理，叙述不正确的是

A. 呼唤患儿的全名
B. 尽量保持患儿住院前的生活习惯
C. 给予抚摸、拥抱、微笑
D. 提供适当的感知觉刺激
E. 协助进行动作训练

2. 关于抗生素的应用，叙述不正确的是

A. 抗生素主要对细菌感染性疾病效果好
B. 病原体对抗生素不会产生耐药性
C. 联合应用抗生素时应有明确的适应证
D. 注意抗生素的毒副作用
E. 长期使用抗生素易造成菌群失调

3. 对哭闹不休的婴幼儿口服给药时应

A. 将口服药加入牛奶中喂入
B. 以打针威胁其咽下
C. 捏住双侧鼻孔，在其张口呼吸时将药喂入
D. 将口服药放入患儿喜爱的食物内，同时哺喂
E. 可用小勺留在口中压住舌尖，直到患儿将药物咽下

4. 婴幼儿呼吸道感染、咳嗽明显时应

A. 少用祛痰药、多用镇咳药
B. 多用祛痰药、少用镇咳药
C. 同时使用祛痰药和镇咳药
D. 常规使用可待因
E. 不使用祛痰药和镇咳药

5. 关于肾上腺皮质激素的应用，叙述正确的是

A. 口服和注射用药较局部用药好，全可代替局部治疗
B. 肾上腺皮质激素在临床上主要用于替代疗法
C. 长期应用肾上腺皮质激素的患儿，在停药时应逐渐减量直至停用
D. 结核患儿可用肾上腺皮质激素减轻症状
E. 患水痘小儿对肾上腺皮质激素无禁忌

6. 外周静脉置入中心静脉导管的适应证不包括

A. 早产儿　B. 长期静脉输液的患儿

C. 胃肠外营养　D. 刺激外周静脉的药物

E. 普通住院患儿

7. 外周静脉置入中心静脉导管的首选静脉是

A. 手背静脉　B. 头静脉

C. 肘正中静脉　D. 贵要静脉

E. 颈静脉

8. 关于光照疗法的叙述，错误的是

A. 光疗前清洁、消毒光疗箱　B. 调节箱温至30~32℃，湿度55%~65%

C. 管与患儿的距离为20~30cm　D. 给患儿带黑色眼罩，保护视网膜

E. 采用单面照射时，患儿应每4小时翻身1次

9. 小儿最常用的给药方法是

A. 口服给药法　B. 肌内注射法

C. 静脉滴注　D. 静脉推注

E. 灌肠法

10. 水的丢失多于电解质的丢失，细胞内脱水明显。此种情况属于

A. 等渗性脱水　B. 高渗性脱水

C. 低渗性脱水　D. 代谢性酸中毒

E. 低钾血症

11. 导致低钾血症的原因不包括

A. 钾摄入不足　B. 呕吐、腹泻

C. 长期应用排钾利尿药　D. 钾分布异常

E. 钙剂使用过多

12. 高渗性脱水常见的原因是

A. 大面积烧伤　B. 高热

C. 抽放大量腹水　D. 小肠梗阻

E. 大量呕吐

13. 不符合高渗性脱水特征的是

A. 细胞外液渗透压升高　B. 细胞内水分向细胞外渗出

C. ADH分泌减少　D. 尿少

E. 尿比重增高

14. 低渗性脱水常见的原因是

A. 频繁呕吐　B. 严重腹泻

C. 高热　　D. 大面积烧伤

E. 长期胃肠减压

15. 小儿腹泻发生低钙血症的原因，应除外

A. 排便丢失钙　　B. 合并活动性佝偻病

C. 酸中毒使离子钙减少　　D. 输液后血钙被稀释

E. 进食少，吸收不良

16. 婴幼儿腹泻引起的高渗性脱水，第1天补液宜选用的液体是

A. 等张含钠液　　B. 1/2张含钠液

C. 2/3张含钠液　　D. 1/4张含钠液

E. 1/3张含钠液

17. 患儿在腹泻脱水补液过程中出现乏力、腹胀、肠鸣音减弱、腱反射消失、心率加快、心音低钝、血压下降，应考虑

A. 低镁血症　　B. 低氯血症

C. 低钙血症　　D. 低钾血症

E. 酸中毒

二 A2型题

1. 患儿，男，1岁。因腹泻、脱水入院。经补液脱水基本纠正，但患儿精神萎靡、四肢无力、心音低钝、腹胀、腱反射减弱。该患儿应考虑为

A. 低血糖症　　B. 低钙血症

C. 低镁血症　　D. 低钾血症

E. 酸中毒

2. 患儿，男，9个月。腹泻2天，排便每日15~16次，蛋花汤样，精神萎靡，眼泪少，尿少，呼吸快，唇红，血钠138mmol/L，皮肤弹性差。诊断为

A. 轻度等渗脱水，酸中毒　　B. 中度低渗脱水，酸中毒

C. 重度低渗脱水，酸中毒　　D. 中度等渗脱水，酸中毒

E. 重度等渗脱水，酸中毒

3. 患儿，男，10个月。腹泻3天，排便每日16~20次，蛋花汤样，伴低热，偶有呕吐，6小时无尿。查体：精神萎靡，口干，眼窝及前囟凹陷，皮肤弹性差，四肢凉，血清钠128mmol/L。该患儿脱水的性质是

A. 低渗性脱水　　B. 等渗性脱水

C. 高渗性脱水　　D. 中度脱水

E. 重度脱水

4. 患儿，女，9岁。高热数日。实验室检查结果显示：血清钠150mmol/L，血红蛋白160g/L，

尿比重 1.030。该患儿正确的诊断是

A. 低渗性脱水
B. 等渗性脱水
C. 高渗性脱水
D. 水中毒
E. 水肿

三 A3/A4 型题

（1~3 题共用题干）

患儿，男，10 个月。平时发育、营养正常，人工喂养。3 天来腹泻，排便每日 20 余次，蛋花汤样粪便，伴低热，偶有呕吐，1 天来尿少，6 小时来无尿。查体：精神萎靡，口干，眼窝及前囟凹陷，皮肤弹性差，四肢凉，血压 64/40mmHg，血清钠 134mmol/L。

1. 该患儿的临床诊断是

A. 婴幼儿腹泻
B. 婴幼儿腹泻轻型
C. 婴幼儿腹泻重型
D. 消化不良轻型
E. 消化不良重型

2. 该患儿脱水的程度是

A. 轻度脱水
B. 中度脱水
C. 重度脱水
D. 低渗脱水
E. 高渗脱水

3. 该患儿脱水的性质是

A. 低渗性脱水
B. 等渗性脱水
C. 高渗性脱水
D. 中度脱水
E. 重度脱水

四 B 型题

（1~3 题共用备选答案）

A. <5%
B. 5%~10%
C. >10%
D. 10%~15%
E. 15%~30%

1. 轻度脱水，失水占体重百分比为
2. 中度脱水，失水占体重百分比为
3. 重度脱水，失水占体重百分比为

（4~6 题共用备选答案）

A. 等张含钠液
B. 1/2 张含钠液
C. 1/3 张含钠液
D. 2/3 张含钠液
E. 1/5~1/3 张含钠液

4. 等渗性脱水应补充
5. 低渗性脱水应补充
6. 高渗性脱水应补充

（7~9 题共用备选答案）

A. 50~90ml/kg
B. 90~120ml/kg
C. 120~150ml/kg
D. 150~180ml/kg
E. 180~200ml/kg

7. 轻度脱水患儿入院第 1 天应供给的液体总量为（在禁食情况下）
8. 中度脱水患儿入院第 1 天应供给的液体总量为（在禁食情况下）
9. 重度脱水患儿入院第 1 天应供给的液体总量为（在禁食情况下）

五 X 型题

1. 中度脱水可出现的症状是
   A. 皮肤苍白
   B. 眼窝凹陷
   C. 无眼泪
   D. 尿极少
   E. 四肢厥冷
2. 以下属于高钾血症的临床表现是
   A. 精神萎靡
   B. 心肌收缩无力
   C. 心音低钝
   D. 心率增快
   E. 恶心、呕吐
3. 属于等渗液的溶液有
   A. 4∶3∶2 溶液
   B. 1.4% 碳酸氢钠溶液
   C. 0.9% 氯化钠溶液
   D. 2∶1 含钠液
   E. 2∶3∶1 溶液
4. 给小儿用药时，尤其要特别考虑的是
   A. 小儿性别
   B. 给药的剂量
   C. 药物的适应证
   D. 给药的途径
   E. 药物的不良反应

5. 关于小儿用药的特点，下列叙述正确的是
   A. 新生儿使用氯霉素，易发生“灰婴综合征”
   B. 小儿对吗啡类药物不敏感，但对苯巴比妥类药物很敏感
   C. 小儿处于不同年龄阶段对药物的反应不同
   D. 小儿对影响水盐代谢和酸碱代谢的药物特别敏感
   E. 婴幼儿腹泻容易造成脱水，应及时使用止泻药

6. 小儿口服补液盐的组成成分是
   A. 氯化钠　　B. 碳酸氢钠
   C. 葡萄糖　　D. 氯化钙
   E. 氯化钾

7. 关于小儿补液治疗应遵循的原则，下列叙述正确的是
   A. 先盐后糖　　B. 先慢后快
   C. 先浓后淡　　D. 见尿补钾
   E. 见惊补镁

六 案例分析题

（1~4 题共用题干）

患儿，男，1 岁。7 天前出现腹泻，粪便呈稀水样，8~10 次/天，无黏液脓血，伴呕吐，每日 2~3 次。病初患儿有发热，体温波动在 38~39℃，给予口服药物治疗，未见明显好转。近日出现尿少，伴口渴，门诊拟诊“小儿腹泻病”收入院。入院后查体：患儿意识清楚，精神萎靡，皮肤弹性差，眼窝凹陷，口唇呈樱桃红色，呼吸 30 次/分，心率 130 次/分。实验室检查：白细胞 13×10^9/L，中性粒细胞比率 0.66，血清钠 135mmol/L，血 HCO_3^- 10mg/L，血 pH 7.25，渗透压 290mmol/L，BE -12mmol/L。

1. 根据临床表现，判断该患儿脱水的状况为
   A. 低渗性中度脱水　　B. 等渗性中度脱水
   C. 高渗性中度脱水　　D. 低渗性轻度脱水
   E. 高渗性轻度脱水　　F. 低渗性重度脱水

2. 患儿口唇呈樱桃红色，其可能的原因是
   A. 呼吸性酸中毒　　B. 呼吸性碱中毒
   C. 代谢性酸中毒　　D. 代谢性碱中毒
   E. 代偿性酸中毒　　F. 代偿性碱中毒

3. 导致代谢性酸中毒的常见原因是
   A. 因呕吐、腹泻，丢失大量碱性物质

B. 摄入热量不足引起体内脂肪分解增加，产生大量酮体

C. 血容量减少，血液浓缩，血流缓慢，使组织灌注不良、缺氧和乳酸堆积

D. 活动量过大，丢失大量碱性液体

E. 肾血流量不足，尿量减少，引起酸性代谢产物堆积

F. 氯化钙、氯化镁等酸性物质摄入过多

4. 关于患儿补液过程的护理注意事项，下列叙述正确的是

A. 按医嘱安排 8 小时液体总量

B. 遵循补液原则

C. 严格掌握输液速度

D. 密切观察生命体征，警惕心衰及肺水肿发生

E. 观察脱水是否改善及尿量情况

F. 观察酸中毒表现、低血钾表现等

（5~9 题共用题干）

患儿，女，2 个月。因 T 38.7℃，咳嗽，烦躁不安，故家长抱患儿来门诊就诊。

5. 适合该患儿使用的退热方法是

A. 口服阿司匹林

B. 口服复方解热镇痛片（APC）

C. 适当解开包被

D. 前额用凉毛巾湿敷

E. 酒精擦浴

F. 温水擦浴

6. 对于患儿咳嗽，恰当的治疗处理方法是

A. 使用茶碱类药物

B. 使用镇咳药，如可待因

C. 多喝水

D. 雾化吸入，稀释痰液

E. 吸入小剂量糖皮质激素

F. 使用平喘药

7. 医师为患儿听诊，发现其呼吸音粗，为患儿开具了静脉输液药物及口服药。家长带患儿到治疗室输液，护士准备采取头皮静脉输液法输液。关于头皮静脉输液应优先选择的血管，下列叙述正确的是

A. 额浅静脉

B. 枕后静脉

C. 颞浅静脉

D. 颈内静脉

E. 颈外静脉

F. 前额正中静脉

8. 关于头皮静脉穿刺误入动脉的表现，下列叙述正确的是

A. 回血呈冲击状

B. 颜色鲜红

C. 用注射器推入生理盐水，血管会发白

D. 有反应的患儿会出现痛苦的哭叫

E. 液体滴速一般正常

F. 穿刺血管迅速发展为条索状，穿刺部位即刻出现红肿

9. 家长给患儿喂药时，不应该采取的做法是

A. 用小勺将药液从口角处顺口颊方向慢慢倒入

B. 可用拇指与示指轻捏患儿双颊，使之吞咽

C. 可用小勺轻压患儿舌头一侧，直到患儿将药液咽下

D. 患儿若不合作，可捏住患儿双侧鼻孔，促使其咽下

E. 可用滴管将药液滴入患儿口中

F. 若药液味道较苦，可放白砂糖于药液中

（10~13 题共用题干）

患儿，男，1 个月。因呕吐、呼吸急促、皮肤发灰、四肢无力来急诊就医。患儿足月顺产，纯母乳喂养，既往体健，近期在服用速溶金钙（半包/日）、伊可新（维生素 AD，1 粒/日）。因患儿眼部分泌物较多，双眼点氯霉素眼药水 2 周（5~6 次/日）。3 天前接种过乙肝疫苗，接种当日未发现异常。

10. 患儿出现呕吐、呼吸急促、皮肤发灰、四肢无力，最可能的原因是

A. 钙中毒

B. 维生素 D 中毒

C. 维生素 A 中毒

D. 氯霉素中毒

E. 乙肝疫苗接种反应

F. 小儿肺炎

11. 氯霉素引起该患儿上述表现的原理是

A. 患儿肝内葡萄糖醛酸基转移酶缺乏，肾脏排泄能力也差，导致氯霉素在体内蓄积

B. 患儿肝内苯丙氨酸羟化酶缺乏，导致氯霉素在体内蓄积

C. 患儿体内谷氨酸脱羧酶缺乏，导致氯霉素在体内蓄积

D. 患儿体内硫酸酯酶功能不成熟，导致氯霉素不能充分代谢，在体内蓄积

E. 患儿体内 β-半乳糖脑苷酶功能不成熟，导致氯霉素在体内蓄积

F. 患儿对氯霉素过敏，导致过敏性休克

12. 经治疗患儿逐渐好转，继续给予口服药治疗。家长给患儿喂药时，可将药物溶于

A. 乳汁

B. 糖水

C. 温开水

D. 牛奶

E. 稀米汤

F. 稀菜汁

13. 家长给患儿喂药时，应注意的是

A. 药物不可混于奶中哺喂

B. 不要在患儿哭闹时强行喂药

C. 患儿虚弱，喂药时最好让患儿完全平卧

D. 喂药时，若患儿不吞咽，可轻捏患儿双鼻孔

E. 喂药后，应立即喂奶，以减少味觉的刺激

F. 喂药后，若患儿将药物吐出，应适当补服

（14~18题共用题干）

患儿，男，1岁2个月。因出现昏迷、呼叫无反应，于凌晨3点急送来医院急诊救治。经检查患儿四肢厥冷，皮肤发花，双眼不能闭合，呼吸深快，唇微呈樱桃红色。经询问病史，患儿腹泻、呕吐6天，家长未予重视。2天前病情加重，腹泻达10次左右，量多。昨日白天和夜间共排尿2次，每次20~30ml。急查血气分析：pH 7.27，HCO_3^- 18mmol/L，Na^+ 137mmol/L。

14. 患儿目前最主要的问题是

A. 中度脱水　　B. 重度脱水

C. 代谢性酸中毒　　D. 代谢性碱中毒

E. 高渗性脱水　　F. 等渗性脱水

15. 目前应采取的主要措施是

A. 尽快以2∶1等张含钠液扩容

B. 直接静脉推注5%碳酸氢钠以纠正酸中毒

C. 立即口服补液盐溶液

D. 加强监护、注意病情变化

E. 立即输入2/3张含钠液补充累积损失量

F. 输液速度要慢，减少心脏负荷

16. 通常情况下，小儿发生代谢性酸中毒的常见原因是

A. 热量摄入不足，脂肪分解增加，产生大量酮体

B. 血容量减少，组织灌注不良，缺氧和乳酸堆积

C. 尿量减少，酸性代谢产物堆积

D. 氯化钙、氯化镁等摄入过少

E. 呕吐、腹泻，丢失大量碱性物质

F. 输液速度过快，血液被稀释

17. 该患儿在补液过程中突然发生手足抽搐，护士此时应首先考虑该患儿出现的问题是

A. 低钠血症　　B. 低钾血症

C. 低钙血症　　D. 低磷血症

E. 低氯血症　　F. 高钾血症

18. 为缓解患儿抽搐，护士执行医嘱用药，此时首先应给予的处理方法恰当的是

A. 静脉滴注0.3%氯化钾溶液　　B. 缓慢静脉推注10%的葡萄糖酸钙

C. 深部肌内注射 25% 硫酸镁　　D. 使用 5% 碳酸氢钠，碱化细胞外液

E. 使用呋塞米，利尿排钾　　F. 口服速溶金钙

（19~21 题共用题干）

患儿，男，3 岁 1 个月。因“急性支气管炎”住院治疗。

19. 为预防意外事故发生，病房内应采取的措施是

A. 病房大门安有门禁，进出后能自动上锁

B. 电源开关位置不宜过高

C. 药柜位置要高，应加锁

D. 保温瓶应放在患儿够不到的地方

E. 输液用物应及时整理，以防遗落在病床上

F. 口服药杯、碗等用后应及时收回、妥善放置，防止摔坏割伤患儿

20. 为防止患儿坠床，应采取的具体措施是

A. 病床四周设有床档，除床档安插销外，还应在床栏下方设有保护栓

B. 病床应确保稳当牢固，不随便移动

C. 治疗与检查后应及时拉上床档

D. 短时离开时（1 分钟内），可暂不拉床档

E. 床档打开时，应有专人在床旁陪护患儿

F. 若患儿病床在护士的视线范围内，可暂不拉床档

21. 患儿入院第 2 天，使用静脉留置针静脉输入抗生素治疗。为确保患儿输液期间安全，应采取的措施是

A. 若患儿答应不拉拽输液管路可不做约束，以使患儿舒适

B. 注意观察输液部位有无红肿，预防静脉炎发生

C. 注意调节输液速度，防止过快，以免增加心脏负荷

D. 注意观察患儿，尤其注意有无药物变态反应

E. 静脉留置针和输液管路应妥善固定，并经常查看

F. 妥善约束患儿，防止患儿拔针或拉拽输液管路

（22~27 题共用题干）

患儿，女，8 个月。因腹泻、呕吐 3 天收入院。排便 7~10 次/天，呈蛋花汤样。查体：体温 38℃，呼吸 30 次/分，脉搏 120 次/分，前囟、眼窝凹陷，哭时泪少，腹软，肠鸣音弱，尿量减少，心、肺听诊未见异常。实验室检查：血钠 139mmol/L。

22. 患儿的脱水程度与脱水性质为

A. 轻度脱水　　B. 中度脱水

C. 重度脱水　　D. 等渗性脱水

E. 低渗性脱水　　F. 高渗性脱水

23. 关于该患儿的补液方案，下列叙述正确的是

A. 按 50~100ml/kg 补充累积损失量

B. 按 10~40ml/kg 补充生理需要量

C. 应采用 2/3 张液补充继续损失量

D. 应采用 1/4 张液补充生理需要量

E. 累积损失量应于 8~12 小时内补液完成

F. 补充继续损失量时，输液速度约为每小时 5ml/kg 体重

24. 在为患儿补液的过程中，护士正确的做法是

A. 第 1 天的补液总量应分布在 24 小时内输完

B. 在第 1 小时内，应按每小时 20ml/kg 的速度输入等张含钠液

C. 严格掌握输液速度，先快后慢

D. 密切观察生命体征变化及脱水改善情况

E. 记录 24 小时出入量

F. 第 2 天的补液方案与第 1 天相同

25. 患儿入院当日傍晚，出现嗜睡、四肢无力、腱反射减弱，听诊心音低钝、心率增快。该患儿的表现提示其最可能出现的问题是

A. 低钙血症　　B. 低钾血症

C. 代谢性酸中毒　　D. 代谢性碱中毒

E. 呼吸性酸中毒　　F. 呼吸性碱中毒

26. 为患儿补钾时的注意事项是

A. 原则为见尿补钾，一般补钾需持续 4~6 天

B. 每日根据补钾总量计算滴速，静脉滴注时间不应超过 2 小时

C. 必要时静脉推注经稀释的氯化钾溶液

D. 静脉滴注氯化钾溶液，浓度不可超过 0. 3%

E. 补钾期间严密监测血钾浓度

F. 补钾期间，注意观察患儿心电图的改变

27. 根据患儿目前身心状况，其主要的健康问题/护理诊断是

A. 腹泻　　B. 气体交换受损

C. 体温过高　　D. 营养失调

E. 皮肤黏膜受损　　F. 体液不足

参考答案与解析

一、A1 型题

1. A【解析】婴儿阶段，护理人员应多与患儿接触，呼唤其乳名，满足患儿的生理需要。在护理中尽量保持患儿住院前的生活习惯，如把患儿喜欢的玩具或物品放在床头或身旁。对小婴儿要多给予抚摸、拥抱、微笑，提供适当的颜色、声音等感知觉的刺激，协助其进行全身或局部的动作训练，维持患儿正常的发育。

2. B【解析】抗生素是小儿临床最常用的药物之一，主要对细菌感染性疾病有较好的效果。首先要掌握不同抗生素的抗菌谱，其次考虑到抗生素的吸收、分布等特性，根据其药物的性质确定治疗方案。抗生素联合应用时，应有明确的适应证。应注意防止病原体对抗生素产生耐药性。抗生素亦存在一些毒副作用，如链霉素能损害听神经等。较长时间应用抗生素，容易造成肠道菌群失调，甚至引起真菌和耐药性细菌的感染。

3. E【解析】药物不可与食物放在一起喂，以免引起拒食。婴儿喂药应在喂奶前或两次喂奶间进行，不可将药物混于奶中哺喂，以免服药时呕吐而引起误吸。可用小勺留在口中压住舌尖，直到患儿将药物咽下。

4. B【解析】婴幼儿咳嗽时，婴幼儿不首先使用镇咳药，多用祛痰药口服或雾化吸入，使分泌物稀释，配合体位引流排痰，易于咳出。

5. C【解析】肾上腺皮质激素：严格掌握适应证，在诊断未明确时一般不用，以免掩盖病情，不可随意减量或停药，防止出现反弹现象。长期应用肾上腺皮质激素的患者，在停药时应逐渐减量直至停用。短疗程有抗炎、抗毒、抗过敏等作用；长疗程用于治疗肾病综合征、血液病、自身免疫性疾病等。使用中需重视不良反应：①降低免疫力使感染扩散，诊断不明时避免滥用。②长期应用抑制骨骼生长，影响水、盐、蛋白质、脂肪、糖代谢，降低机体免疫力，引起血压增高和库欣综合征。③长期使用导致肾上腺萎缩。④水痘患儿禁用激素，防止病情加重。

6. E【解析】经外周静脉导入中心静脉置管目的是减少化疗药物等刺激性溶液及营养液等高渗性溶液对外周静脉的刺激，减少反复输液、采血等对患儿外周静脉的损伤，为静脉穿刺困难的患儿提供中、长期静脉输液治疗，对普通患儿不适用。

7. D【解析】外周导入中心静脉置管选择穿刺部位，贵要静脉、肘正中静脉、头静脉以及大隐静脉都可作为穿刺静脉，一般首选贵要静脉。

8. C【解析】光照疗法准备：遮光眼罩、长条尿布、胶布、光疗箱（一般采用波长 425~475nm 的蓝色荧光灯）、光疗灯或光疗毯，光疗箱需预热至适中温度。灯管与患儿皮肤距离 33~50cm，以 160~320W 为宜。

9. A【解析】口服给药法是小儿最常用的给药方法，对小儿身心影响小，口服给药经济方便，且可减少注射给患儿带来的不良刺激，因此，只要条件允许，尽量采取口服给药。

10. B【解析】高渗性脱水：水的丢失多于电解质的丢失，血浆渗透压高于正常，血清钠浓度 >150mmol/L，血浆渗透压高于 310mOsm/L。

11. E【解析】低钾血症病因如下。①钾摄入不足：长期不进食或进食少。②消化道丢失过多：频繁呕吐、腹泻，丢失钾盐。③肾脏排钾过多：长期应用排钾利尿药，肾小管性酸中毒、酸中毒等致钾从细胞内释出，随即从肾排出。④钾分布异常：在脱水未纠正前，由于血液浓缩、酸中毒时钾由细胞内向细胞外转移以及尿少而致钾排出量减少等原因，钾总量虽减少，但血清钾浓度多正常。输液后，随着脱水、酸中毒被纠正，排尿后钾排出增加，以及输入的葡萄糖合成糖原时可使钾从细胞外向细胞内转移，导致血钾浓度降低。⑤各种原因的碱中毒。

12. B【解析】高渗性脱水多见于腹泻伴有高热、补水不足（如昏迷、发热、呼吸增快、光疗或红外线辐射保暖、早产儿等）或补充大量电解质液体等。

13. C【解析】高渗性脱水因细胞外液渗透压高，使体内抗利尿激素增多，肾脏重吸收水分增多，导致尿量减少。

14. C【解析】低渗性脱水的常见原因是频繁呕吐、严重腹泻、长期胃肠减压、肠瘘或大面积烧伤、创面大量渗液等因素导致体液丧失。同时饮入大量水或静脉输入葡萄糖溶液未补充电解质者，导致细胞外液稀释，血清钠降低称为低渗性脱水。

15. C【解析】腹泻患儿进食少，吸收不良，从大便丢失钙、镁，可使体内钙、镁减少，此症在活动性佝偻病和营养不良患儿更多见。但是脱水、酸中毒时由于血液浓缩、离子钙增多等原因，不出现低钙的症状，待脱水、酸中毒纠正后则出现低钙症状（手足搐搦和惊厥）。极少数久泻和营养不良患儿输液后出现震颤、抽搐。

16. E【解析】根据脱水性质选择不同张力的混合液，一般等渗性脱水用 1/2 张含钠液、低渗性脱水用 2/3 张含钠液、高渗性脱水用 1/3 张含钠液。

17. D【解析】低钾血症临床表现如下。①神经、肌肉兴奋性减低：精神萎靡、肌无力、腱反射减弱或消失、腹胀、肠鸣音减弱或消失，严重时出现肌肉弛缓性瘫痪。②心脏受损：心率增快、心肌收缩力下降、心音低钝、血压降低，心电图可见 T 波低平、双向或倒置，ST 段下降，QT 间期延长，出现 U 波、心律失常，严重者可发生猝死。③肾脏受损：浓缩功能降低，出现多尿、夜尿、口渴、多饮等；肾小管排 H^+ 和回吸收 HCO_3^- 增加，回吸收 Cl^- 减少，发生低钾、低氯性碱中毒伴反常性酸性尿。

二、A2 型题

1. D【解析】参见 A1 型题第 17 题解析。

2. D【解析】根据患儿精神萎靡、泪少、尿少，可判断为中度脱水，呼吸快、唇红为酸中毒的表现，血钠 138mmol/L 可判断为等渗脱水。

3. A【解析】低渗性脱水临床上除一般脱水体征外，易出现周围循环衰竭，表现为皮肤发花，四肢厥冷、血压下降、尿少或无尿等休克症状。细胞内液减少不明显，起初可无口渴表现，严重低钠者可引起脑水肿，出现嗜睡、惊厥、昏迷等。

4. C【解析】高渗性脱水实验室检查，血清钠高于145mmol/L有诊断意义。血红蛋白量、血细胞比容可升高；尿比重高。女性血红蛋白正常值为110~150g/L，尿比重1.015~1.025。

三、A3/A4型题

1. C【解析】腹泻，蛋花汤样大便，无尿。查体：精神萎靡，口干，眼窝及前囟凹陷，皮肤弹性差，四肢凉，血压64/40mmHg，血清钠134mmol/L，该患儿的临床诊断是婴幼儿腹泻重型。

2. C【解析】重度脱水临床表现为前囟、眼窝明显凹陷，口腔黏膜极干燥，皮肤弹性极差，萎靡、嗜睡，周围循环衰竭明显，代谢性酸中毒严重。

3. B【解析】等渗性脱水水和电解质呈比例丢失，血浆渗透压正常，血清钠浓度为130~150mmol/L，丢失的主要是细胞外液，细胞内液无明显变化，出现一般脱水症状。常由腹泻、呕吐、持续胃肠减压、短期饥饿引起。

四、B型题

1~3 A、B、C【解析】轻度脱水的失水占体重百分比<5%，中度占5%~10%，重度>10%。

4~6 B、D、E【解析】根据脱水性质选择不同张力的混合液，一般等渗性脱水用1/2张含钠液、低渗性脱水用2/3张含钠液、高渗性脱水用1/5~1/3张含钠液。

7~9 B、C、D【解析】在禁食情况下，轻度脱水患儿入院第1天应供给的液体总量为90~120ml/kg，中度为120~150ml/kg，重度为150~180ml/kg。

五、X型题

1. AB【解析】中度脱水的临床表现：失水占体重百分比为5%~10%，口渴程度（++），前囟、眼窝凹陷，口腔黏膜干燥，皮肤弹性差，眼泪少，烦躁，尿量明显减少，周围循环衰竭不明显，代谢性酸中毒。

2. ABCE【解析】高钾血症临床表现如下。①神经肌肉系统：兴奋性降低，表现精神萎靡，嗜睡，手足感觉异常，肌腱反射消失，严重者出现弛缓性瘫痪，尿潴留甚至呼吸肌麻痹。②心血管系统：心肌收缩无力，心音低钝，心率缓慢，心律失常，甚至心搏骤停；心电图显示T波高尖，呈帐篷状，P波消失，QRS波增宽，心室纤颤及心脏骤停。③消化系统症状：常有恶心、呕吐、腹痛等。

3. BCD【解析】0.9%氯化钠为等渗溶液，用于补充水分及钠盐。1.4%碳酸氢钠为等渗，1.9%乳酸钠为等渗，其作用都是用于扩充血容量。1/2张含钠液，相当于生理盐水。

4. BCDE【解析】儿童疾病常反复多变，因此应了解小儿用药特点、作用机制、不良反应、适应证，以及精确的计算剂量和适当的用药方法，根据医嘱合理给药，严格执行查对制度，并注意观察药物的不良反应。

5. ACD【解析】儿童用药特点：①儿童肝肾功能及某些酶系发育不完善，对药物的代谢及解毒功能较差。儿童肝酶系统发育不成熟，延长了药物的半衰期，增加了药物的血液浓度及毒性作用。如氯霉素在体内可与肝内葡萄糖醛酸结合后排出，但新生儿和早产儿肝葡萄糖醛酸含量少，使体内呈游离态的氯霉素较多而导致氯霉素中毒，产生“灰婴综合征”。庆大霉素、巴比妥类药物等也可因儿童肾功能不成熟，延长了药物在体内的滞留时间，从而增加了药物的毒副作用。②儿童血-脑脊液屏障不完善，药物容易通过血-脑脊液屏障到达神经中枢。③儿童年龄不同，对药物反应不一，药物的毒副作用也有所差异。④胎儿、乳儿可因母亲用药而受到影响。⑤儿童易发生电解质紊乱。

6. ABCE【解析】口服补液盐成分：氯化钠、氯化钾、碳酸氢钠（或枸橼酸钠）和葡萄糖。

7. ACD【解析】液体疗法的目的是纠正水、电解质和酸碱平衡紊乱，以恢复机体的正常生理功能。应根据患儿病史、临床表现及电解质、血气分析等结果综合分析水、电解质紊乱的程度和性质，从而确定补液总量、液体性质和补液速度，同时遵循“先盐后糖、先浓后淡、先快后慢、见尿补钾、抽搐补钙”的补液原则。

六、案例分析题

1. B【解析】中度脱水的临床表现：失水占体重百分比为 5%~10%，口渴程度（++），前囟、眼窝凹陷，口腔黏膜干燥，皮肤弹性差，眼泪少，烦躁，尿量明显减少，周围循环衰竭不明显，代谢性酸中毒。等渗性脱水水和电解质呈比例丢失，血浆渗透压正常，血清钠浓度为 130~150mmol/L，丢失的主要是细胞外液，细胞内液无明显变化，出现一般脱水症状。常由于腹泻、呕吐、持续胃肠减压、短期饥饿引起。

2. C【解析】代谢性酸中毒可出现呼吸深长，口唇呈樱桃红色，精神萎靡、疲乏、嗜睡或烦躁。

3. ABCEF【解析】代谢性酸中毒病因：①体内碱性液体从消化道或肾丢失过多。腹泻、呕吐、肾小管性酸中毒等。②酸性代谢产物堆积体内。摄入不足引起脂肪分解增加，产生大量酮体；血容量减少，血液浓缩，血流缓慢，组织缺氧致乳酸堆积；肾血流量不足，尿量减少，排酸减少等。③氯化钙、氯化镁等酸性物质摄入过多。④静脉输入过多的不含 HCO_3^- 的含钠液。

4. BCDEF【解析】补液过程中的注意事项：①严格按照无菌操作原则进行静脉穿刺，做好固定，年幼儿应给予适当约束，以免针头脱落。②严格遵循临床补液原则。③观察静脉滴注是否通畅，有无堵塞、肿胀及漏出血管外等。④严格遵循补钾的原则。⑤严密监测病情变化。⑥观察补液效果。⑦准确记录 24 小时出入量。

5. CDF【解析】发热是儿科感染性疾病常见症状，体温高于 38.5℃时，给予物理降温、多饮水等措施之后仍高热不退者，可使用化学药物，婴儿不宜使用阿司匹林，以免发生Reye综合征。6个月以下婴儿慎用、新生儿禁用退热药，否则易致虚脱或体温不升。婴幼儿禁用复方解热止痛片（APC），因其可引起白细胞减少、再生障碍性贫血、过敏、消化道反应等，大量服用可引起出汗过多、体温骤降而导致虚脱。发热者行物理降温，禁用药物降温或酒精擦浴。体温低于36℃者加强保暖，必要时入婴儿暖箱或远红外线辐射床保暖。

6. CD【解析】婴幼儿咳嗽时，婴幼儿不首先使用镇咳药，多用祛痰药口服或雾化吸入，使分泌物稀释、易于咳出。哮喘患儿常用氨茶碱平喘，但新生儿、小婴儿慎用，茶碱类易引起精神兴奋、烦躁不安、惊厥。

7. ACF【解析】婴幼儿头皮静脉极为丰富，分支较多，表浅易见，不滑动易固定，用头皮静脉输液便于保暖，不影响患儿肢体活动及其他诊疗和护理工作，常选用额浅静脉、颞浅静脉及前额正中静脉等。

8. ABCD【解析】穿刺针误入动脉，回血迅速，血液呈鲜红色，用力挤压头皮针近端输液管局部皮肤迅速呈树枝状、苍白。患儿可出现痛苦面貌或尖叫，应立即拔针，按压5~10分钟，以免形成血肿。

9. D【解析】患儿若不合作，不可强行喂水、喂药，以免误吸入呼吸道，引起窒息或吸入性肺炎。

10. D【解析】氯霉素中毒表现：①骨髓抑制。②早产儿和新生儿循环衰竭（灰婴综合征）。③神经炎和中毒性精神病。④肝脏中毒。临床表现恶心、食欲缺乏、腹胀、腹泻、视力障碍、手足震颤、共济失调等症状；偶有发生视神经萎缩乃至失明者，部分可恢复视力；偶见神经性耳聋。

11. A【解析】氯霉素在体内可与肝内葡萄糖醛酸结合后排出，但新生儿和早产儿肝葡萄糖醛酸含量少，使体内呈游离态的氯霉素较多而导致氯霉素中毒，产生“灰婴综合征”。

12. C【解析】家长给患儿喂药时，可将药物溶于温开水中，不可将药溶于乳汁、糖水、牛奶、稀米汤、稀菜水等食物中。

13. ABF【解析】婴儿喂药应在喂奶前或两次喂奶间进行，不可将药物混于奶中哺喂，以免服药时呕吐而引起误吸。不可强行喂水、喂药，以免误吸入呼吸道，引起窒息或吸入性肺炎。喂药后，若患儿将药物吐出，应适当补服。

14. BCF【解析】重度脱水临床表现为前囟、眼窝明显凹陷，口腔黏膜极干燥，皮肤弹性极差，萎靡、嗜睡，周围循环衰竭明显，代谢性酸中毒严重。中度代谢性酸中毒可出现呼吸深长，口唇呈樱桃红色，精神萎靡、疲乏、嗜睡或烦躁。等渗性脱水：水和电解质成比例丢失，血浆渗透压正常，血清钠浓度为130~150mmol/L，丢失的主要是细胞外液，细胞内液无明显变化，出现一般脱水症状。常由于腹泻、呕吐、持续胃肠减压、短期饥饿引起。

15. AD【解析】根据脱水性质选择不同张力的混合液，一般等渗性脱水用1/2张含钠液、低渗性脱水用2/3张含钠液、高渗性脱水用1/3张含钠液，观察病情变化。

16. ABCE【解析】代谢性酸中毒由体内 H^+ 增多或 HCO_3^- 减少引起，常见原因：体内碱性物质丢失过多，如腹泻、呕吐、肠瘘；酸性物质产生过多或排出障碍，如饥饿、糖尿病引起的酮症酸中毒，缺氧、休克引起的乳酸性酸中毒，抽搐、心脏骤停等引起的有机酸过多，以及肾衰竭引起的泌 H^+ 障碍等；酸性物质摄入过多，如应用氯化铵、氯化钙、氯化镁、精氨酸等酸性药物等。

17. C【解析】低钙血症症状可轻重不同，与血钙浓度不一定平行，多出现于出生后5~10天。主要表现为烦躁不安、肌肉抽动及震颤，手腕内屈，踝部伸直，可有惊跳及惊厥等，手足抽搐和喉痉挛在新生儿不常见。

18. B【解析】低钙血症用10%葡萄糖酸钙加入5%~10%葡萄糖中缓慢静脉注射，低镁血症用25%硫酸镁深部肌内注射。

19. ACDEF【解析】电源开关应放在儿童不易接触的位置。

20. ABCE【解析】短时离开时（1分钟内），也应立即拉床档。若患儿病床有专人陪伴，可暂不拉床档。

21. BCDEF【解析】妥善约束患儿，防止患儿拔针或拉拽输液管路。

22. BD【解析】参见案例分析题第1题解析。

23. ADEF【解析】轻度脱水30~50ml/kg，中度脱水50~100ml/kg，于8~12小时将累积损失量补足。根据脱水性质选择不同张力的混合液，一般等渗性脱水用1/2张含钠液、低渗性脱水用2/3张含钠液、高渗性脱水用1/3张含钠液。累积损失量（扣除扩容液量）在8~12小时补完，滴速每小时8~10ml/kg；继续丢失和生理需要量在12~16小时补完，约每小时5ml/kg。

24. ACDE【解析】对重度脱水有明显周围循环障碍者应先快速扩容；20ml/kg等渗含钠液，30~60分钟内快速输入。

25. B【解析】血清钾 <3.5mmol/L时称为低钾血症，临床表现如下。①神经、肌肉兴奋性减低：精神萎靡、肌无力、腱反射减弱或消失、腹胀、肠鸣音减弱或消失，严重时出现肌肉弛缓性瘫痪。②心脏受损：心率增快、心肌收缩力下降、心音低钝、血压降低，心电图可见T波低平、双向或倒置，ST段下降，QT间期延长，出现U波、心律失常，严重者可发生猝死。③肾脏受损：浓缩功能降低，出现多尿、夜尿、口渴、多饮等；肾小管排 H^+ 和回吸收 HCO_3^- 增加，回吸收 Cl^- 减少，发生低钾、低氯性碱中毒伴反常性酸性尿。

26. ADEF【解析】低钾血症治疗主要包括治疗原发病和补充钾盐。轻度缺钾时口服氯化钾，口服困难或严重缺钾者可静脉补充，每天氯化钾剂量为3~4mmol/kg，严重低钾者可给4~6mmol/kg，补液中钾的浓度不超过0.3%，滴注时间不得少于6~8小时，切忌静脉注射，以免引起心肌抑制而致心脏骤停。严格按照“见尿补钾”的原则进行补充，一般持续4~6天，能经口进食时，应将静脉补钾改为口服补钾。补钾时应监测血钾浓度，有条件者给予心电监护。

27. ACDEF【解析】根据患儿目前身心状况，其主要的健康问题/护理诊断如下。①腹泻：与喂养不当、感染等因素有关。②体温过高：与感染有关。③营养失调：低于机体需要量，与腹泻、呕吐丢失热量和营养素未及时补充有关。④皮肤黏膜受损：与大便刺激有关。⑤体液不足：与频繁呕吐等有关。

第六章　新生儿及新生儿疾病患儿的护理

一　A1 型题

1. 新生儿感染性肺炎的首要治疗措施为
   A. 给氧　　B. 控制感染
   C. 合理喂养　　D. 保暖
   E. 尽快清除吸入物
2. 急性呼吸窘迫综合征患儿早期的 X 线影像学表现为
   A. 无异常　　B. 肺纹理增多
   C. 双肺广泛大片致密阴影　　D. 肺部团块状阴影
   E. 肺部斑点状阴影
3. 下列疾病中，临床症状主要表现为呕吐的疾病是
   A. 胸骨后疝　　B. 膈疝
   C. 后外侧疝　　D. 食管裂孔疝
   E. 胸腹裂孔疝
4. 被工地上带有泥土的锈钉刺伤容易引起破伤风，是因为
   A. 泥土内含有破伤风杆菌
   B. 泥土内含有氯化钙，能促使组织坏死，有利厌氧菌繁殖
   C. 尖锐器刺得深
   D. 混有其他需氧化脓性细菌
   E. 带有异物
5. 引起新生儿窒息的因素不包括
   A. 母亲患糖尿病　　B. 急产
   C. 脐带绕颈　　D. 早产儿
   E. 胎粪吸入
6. 对判断新生儿缺氧缺血性脑病的预后有一定参考价值的检查是
   A. 神经元特异性烯醇化酶　　B. 脑电图
   C. 头颅 B 超　　D. CT 扫描
   E. 磁共振

7. 引起新生儿缺氧缺血性脑病的主要原因是
   A. 围生期窒息
   B. 反复呼吸暂停
   C. 严重的呼吸系统疾病
   D. 右向左分流型先心病
   E. 严重的心动过缓
8. 怀疑新生儿为脑室周围-脑室内出血时，首选的检查手段为
   A. 脑脊液检查
   B. CT 扫描
   C. 头颅 B 超
   D. 脑电图
   E. 磁共振
9. 关于肺表面活性物质的生理功能，叙述错误的是
   A. 增加肺泡表面张力
   B. 保持功能残气量
   C. 防止呼气末肺泡萎陷
   D. 稳定肺泡内压
   E. 减少液体自毛细血管向肺泡渗出
10. 新生儿败血症的辅助检查不包括
   A. 血常规
   B. 尿常规
   C. 血培养
   D. 病原菌抗体检测
   E. 直接涂片找菌
11. 与新生儿寒冷损伤综合征无关的是
   A. 体表面积相对较大
   B. 棕色脂肪少
   C. 皮下脂肪中饱和脂肪酸较多
   D. 体温调节中枢不成熟
   E. 免疫功能低下
12. 与新生儿胃食管反流无关的是
   A. 下端食管括约肌肌细胞缺如
   B. 食管蠕动功能障碍
   C. 食管裂孔疝
   D. 食管闭锁术后
   E. 食物摄入过多
13. 属于早产儿的是
   A. 胎龄满 24 周的新生儿
   B. 胎龄满 27 周的新生儿
   C. 胎龄满 28 周的新生儿
   D. 胎龄满 37 周的新生儿
   E. 胎龄满 38 周的新生儿
14. 超低出生体重儿是指
   A. 出生 1 小时内体重不足 2500g
   B. 出生 1 小时内体重不足 2000g
   C. 出生 1 小时内体重不足 1500g
   D. 出生 1 小时内体重不足 1000g
   E. 出生 1 小时内体重不足 500g
15. 大于胎龄儿是指
   A. 出生体重在同龄胎儿平均体重第 80 个百分位以上者

B. 出生体重在同龄胎儿平均体重第85个百分位以上者
C. 出生体重在同龄胎儿平均体重第90个百分位以上者
D. 出生体重在同龄胎儿平均体重第95个百分位以上者
E. 出生体重在同龄胎儿平均体重第99个百分位以上者

16. 不属于高危新生儿的是
A. 母亲患有糖尿病的新生儿
B. 体重为4000g的新生儿
C. 分娩过程使用镇静药物的新生儿
D. 出生时Apgar评分<7分的新生儿
E. 母亲酗酒的新生儿

17. 新生儿体温调节的特点是
A. 能量储备较多
B. 以寒战等物理产热为主
C. 皮肤体表面积小，不易散热
D. 以棕色脂肪化学产热为主
E. 体温调节中枢发育较成熟

18. 新生儿免疫系统的特点是
A. 特异性免疫较成熟
B. 非特异性免疫不成熟
C. 皮肤黏膜屏障功能好
D. 血中补体含量高
E. 趋化因子丰富

19. 早产儿的特点是
A. 足底纹理少
B. 出生体重>2500g
C. 乳腺有结节
D. 皮肤毳毛少
E. 哭声轻柔，有一定肌肉张力

20. 判定新生儿轻度窒息是指生后1分钟的Apgar评分为
A. 0~1分
B. 2~3分
C. 4~7分
D. 5~8分
E. 8~10分

21. 新生儿窒息时，医护人员采取首要的复苏步骤是
A. 清理呼吸道
B. 建立呼吸
C. 维持正常循环
D. 药物治疗
E. 评价和保温

22. 不属于中度新生儿缺氧缺血性脑病临床表现的是
A. 嗜睡，反应迟钝
B. 拥抱反射活跃
C. 肌张力减低
D. 瞳孔缩小
E. 前囟张力正常或稍高

23. 新生儿颅内出血的常见临床表现不包括
A. 凝视、斜视
B. 脑性尖叫

C. 体温下降　　D. 呼吸不规则
E. 惊厥

24. 对新生儿颅内出血，叙述错误的是
A. 症状轻重与出血部位及出血量有关　　B. 一般出生后 1~2 天内出现症状
C. 意识表现为过度兴奋或抑制　　D. 颅内压增高
E. 肌张力正常

25. 新生儿胆红素的代谢特点不包括
A. 胆红素产生过多　　B. 肝细胞摄取游离胆红素能力差
C. 肝酶系统发育不完善　　D. 肠壁吸收胆红素增加
E. 肾功能不完善

26. 足月新生儿生理性黄疸的特点中，叙述不正确的是
A. 生后 2~3 天出现黄染　　B. 2 周内黄疸消退
C. 肝功能正常　　D. 食欲正常
E. 血清胆红素 $<257\mu mol/L$

27. 当新生儿黄疸的血清胆红素 $>342\mu mol/L$ 时，可引起的严重并发症为
A. 视网膜病变　　B. 胆红素脑病
C. 新生儿败血症　　D. 新生儿肝炎
E. 新生儿低血糖

28. 新生儿胆红素脑病早期的主要临床特征是
A. 体温升高、体重减轻　　B. 呼吸困难、发绀明显
C. 肢体痉挛、角弓反张　　D. 前囟隆起、骨缝分离
E. 拒乳、嗜睡、肌张力低

29. 胆红素脑病后遗症期的表现应除外
A. 骨骼畸形　　B. 听力下降
C. 手足徐动　　D. 智力落后
E. 牙釉质发育不良

30. 新生儿 ABO 血型不合是指
A. 母亲为 A 型，婴儿是 O 型　　B. 母亲为 B 型，婴儿是 O 型
C. 母亲为 AB 型，婴儿是 O 型　　D. 母亲为 O 型，婴儿是 A 型或 B 型
E. 母亲为 O 型，婴儿是 AB 型

31. 生后 24 小时内出现黄疸者，应首先考虑
A. 新生儿肝炎　　B. 胆道闭锁
C. 新生儿溶血病　　D. 败血症
E. 母乳性黄疸

32. 新生儿肺透明膜病的特点是
A. 生后即出现呼吸困难
B. 呼吸窘迫进行性加重
C. 鼻翼翕动，出现青紫
D. 吸气时胸廓凹陷
E. 呼气性呻吟

33. 新生儿肺透明膜病的治疗原则不包括
A. 纠正缺氧
B. 纠正酸中毒
C. 降低颅内压
D. 使用表面活性物质替代治疗
E. 对症处理

34. 宫内感染性肺炎的症状常出现在生后
A. 4~6 小时
B. 6~12 小时
C. 12~24 小时
D. 3~5 天
E. 1 周

35. 金黄色葡萄球菌肺炎可选用的治疗药物为
A. 青霉素
B. 红霉素
C. 阿米卡星
D. 利巴韦林
E. 头孢菌素

36. 新生儿寒冷损伤综合征首先出现的部位是
A. 面颊
B. 上肢内侧
C. 大腿外侧
D. 小腿
E. 臀部

37. 新生儿寒冷损伤综合征的复温原则是
A. 逐步复温，循序渐进
B. 短时间内快速复温
C. 维持患儿体温低于正常体温
D. 维持患儿体温高于正常体温
E. 首选温水浴复温

38. 新生儿破伤风的潜伏期大多数为
A. 1~2 天
B. 2~3 天
C. 3~14 天
D. 7~14 天
E. 14~28 天

39. 新生儿破伤风最先受累的肌肉为
A. 呼吸肌
B. 咀嚼肌
C. 喉肌
D. 咽肌
E. 肛门括约肌

40. 中和破伤风痉挛毒素的药物为
A. 破伤风抗毒素
B. 地西泮

C. 青霉素　　D. 甲硝唑
E. 苯巴比妥

41. 新生儿破伤风的治疗原则不包括
A. 控制痉挛　　B. 控制感染
C. 降低颅内压　　D. 保证营养
E. 对症治疗

42. 胃食管反流最易发生在
A. 早产儿　　B. 足月儿
C. 足月小样儿　　D. 小于胎龄儿
E. 巨大儿

43. 新生儿最常见的低血糖为
A. 先天性　　B. 一过性
C. 顽固性　　D. 代谢性
E. 医源性

44. 新生儿低血糖可与其他疾病相鉴别的临床表现为
A. 反应差或烦躁　　B. 哭声异常、肌张力低
C. 易激惹、惊厥　　D. 补充葡萄糖后症状消失
E. 呼吸暂停

45. 难以纠正的新生儿低血糖见于
A. 败血症　　B. 新生儿寒冷损伤综合征
C. 窒息　　D. 早产儿
E. 先天性内分泌疾病

46. 无症状新生儿低血糖的治疗措施为
A. 口服葡萄糖　　B. 静脉输注葡萄糖
C. 氢化可的松静脉滴注　　D. 胰高血糖素肌内注射
E. 泼尼松口服

47. 需要静脉滴注氢化可的松的新生儿低血糖状况为
A. 无症状低血糖　　B. 无症状低血糖进食葡萄糖无效
C. 有症状低血糖　　D. 持续或反复低血糖
E. 一过性低血糖

48. 关于新生儿的保暖措施，错误的是
A. 出生后立即擦干身体，用温暖的毛巾包裹
B. 可采用戴帽的方法减少头部散热
C. 可应用暖箱等设备保暖

D. 室温控制在18~20℃

E. 可采用母亲“袋鼠”式怀抱法保温

49. 早产儿首要的护理措施是

A. 保暖
B. 合理喂养
C. 预防感染
D. 密切观察病情
E. 健康教育

50. 早产儿入暖箱的箱温调节依据为

A. 体温和皮肤红润度
B. 吸吮和吞咽能力
C. 呼吸频率和心率
D. 肌张力和神经反射
E. 体重和病情

51. 新生儿窒息复苏胸外按压的深度为

A. 胸廓前后径1/6
B. 胸廓前后径1/5
C. 胸廓前后径1/4
D. 胸廓前后径1/3
E. 胸廓前后径1/2

52. 新生儿窒息患儿要注意保暖，维持肛温在

A. 35.5~36℃
B. 36~36.5℃
C. 36.5~37℃
D. 37~37.5℃
E. 37.5~38℃

53. 为新生儿窒息患儿建立静脉通路，首选

A. 头皮静脉
B. 脐静脉
C. 贵要静脉
D. 手背静脉
E. 足背静脉

54. 新生儿缺氧缺血性脑病的治疗原则不包括

A. 支持疗法
B. 控制惊厥
C. 控制入量
D. 治疗脑水肿
E. 及时复苏

55. 新生儿缺氧缺血性脑病的治疗，叙述错误的是

A. 呋塞米肌内注射
B. 呋塞米静脉推注
C. 首选苯巴比妥控制惊厥
D. 顽固性抽搐者加用地西泮
E. 严重脑水肿可用甘露醇

56. 新生儿缺氧缺血性脑病的护理，正确的是

A. 持续高流量给氧
B. 患儿取俯卧位
C. 缺氧严重时可考虑气管插管
D. 频繁吸痰
E. 实施光照疗法

57. 新生儿颅内出血患儿出院时健康教育的重点是

A. 血压测量的方法
B. 体重、身长的测量方法
C. 服用铁剂的方法和注意事项
D. 进行功能训练和智力开发的方法和意义
E. 补充维生素 D 的方法

58. 新生儿颅内出血进行时，最先的治疗措施为

A. 及时注射维生素 K
B. 及时吸氧
C. 保持安静
D. 注意保暖
E. 补充营养

59. 新生儿黄疸最常采用的治疗措施是

A. 抗生素
B. 蓝光疗法
C. 换血疗法
D. 输血或白蛋白
E. 暂不处理，继续观察

60. 胆红素脑病多发生在出生后

A. 4 小时内
B. 12 小时内
C. 24 小时内
D. 1~2 天
E. 4~7 天

61. 新生儿肺透明膜病患儿使用肺表面活性物质时正确的体位是

A. 平卧—右侧卧—左侧卧
B. 平卧—左侧卧—右侧卧
C. 平卧—左侧卧—平卧—右侧卧
D. 平卧—左侧卧—再平卧
E. 平卧—右侧卧—再平卧

62. 当新生儿肺炎患儿出现体温过高时，正确的做法是

A. 首先给予口服降温药物
B. 首先给予肌内注射降温药物
C. 首先给予物理降温及多喂温开水
D. 继续观察病情变化
E. 冰帽降温

63. 新生儿败血症应用抗菌药物时，一般需使用

A. 3~5 天
B. 5~7 天
C. 7~10 天
D. 10~14 天
E. 14~28 天

64. 新生儿败血症体温过高时应

A. 调节室内温度，松解包被
B. 按医嘱给予退热剂
C. 冰敷大血管
D. 进行冷盐水灌肠
E. 进行酒精擦浴

65. 对破伤风患儿所采取的措施中，不正确的是

A. 降低噪声
B. 光线充足

C. 鼻饲喂养　　D. 口腔护理

E. 头罩给氧

66. 对新生儿低血糖的护理措施，错误的是

A. 出生后的进食者尽早喂养　　B. 可给予5%葡萄糖

C. 定期监测血糖　　D. 注意有无震颤、多汗等

E. 早产儿尽早建立静脉通路

67. 新生儿寒冷损伤综合征患儿体温正常6小时后，监测体温的频率为

A. 半小时1次　　B. 1小时1次

C. 2小时1次　　D. 4小时1次

E. 6小时1次

68. 对缺氧缺血性脑病脑功能恢复有作用的干预措施，除外的是

A. 早期动作训练　　B. 治疗师的干预

C. 早期治疗　　D. 父母给予的抚触

E. 绝对卧床至康复

69. 关于未成熟儿的外观特征，叙述错误的是

A. 足底纹理少　　B. 哭声低弱

C. 颈肌较软　　D. 头发分条清楚

E. 阴囊少皱襞

70. 新生儿颅内出血的主要病因是

A. 脑血管畸形　　B. 血压波动过大

C. 机械通气不当　　D. 脑缺血、缺氧或产伤

E. 高渗性液体输入过快

71. 新生儿寒冷损伤综合征的主要致病因素是

A. 饥饿　　B. 腹泻

C. 寒冷　　D. 贫血

E. 黄疸

72. 新生儿寒冷损伤综合征关键的护理措施是

A. 预防出血　　B. 预防感染

C. 供给足够能量　　D. 供给足够水分

E. 逐渐复温，循序渐进

73. 出生体重4200g属于

A. 超低出生体重儿　　B. 极低出生体重儿

C. 低出生体重儿　　D. 正常体重儿

E. 巨大儿

74. 早产儿出现生理性黄疸时，血清胆红素浓度不超过

A. 342μmol/L（20.0mg/dl）
B. 256μmol/L（15.0mg/dl）
C. 221μmol/L（12.9mg/dl）
D. 85μmol/L（5.0mg/dl）
E. 26μmol/L（1.5mg/dl）

75. 黄疸患儿合并胆红素脑病时，血清胆红素浓度至少超过

A. 342μmol/L（20.0mg/dl）
B. 257μmol/L（15.0mg/dl）
C. 221μmol/L（12.9mg/dl）
D. 85μmol/L（5.0mg/dl）
E. 26μmol/L（1.5mg/dl）

76. 早产儿生理性黄疸自然消退的时间是（　　）天

A. 1~7
B. 7~14
C. 14~21
D. 21~28
E. 28~35

77. 新生儿易患革兰阴性菌感染的原因是体内缺乏

A. 补体
B. IgG
C. IgE
D. IgM
E. IgA

78. 能够通过胎盘的免疫抗体是

A. IgE
B. IgD
C. IgM
D. IgG
E. SIgA

79. 新生儿生理性体重下降常发生在

A. 14 天之内
B. 28 天之内
C. 10 天之内
D. 20 天之内
E. 7 天之内

80. 正常新生儿的特点是

A. 体温调节能力差，产热主要靠棕色脂肪
B. 神经系统的巴氏征、克氏征均为阴性
C. 具有一定免疫力，不易患呼吸道、消化道感染
D. 出生时血液中红细胞数较高，白细胞数较低
E. 呼吸运动呈胸式呼吸

81. 下列关于新生儿的外观特点，错误的是

A. 皮下脂肪丰满，胎毛多
B. 皮肤红润，肌肉有一定张力
C. 耳壳软骨发育良好
D. 指甲达到或超过指尖
E. 乳房扪到结节

82. 正常新生儿的呼吸频率为

A. 30~35 次/分　　B. 35~40 次/分
C. 40~45 次/分　　D. 45~50 次/分
E. 50~55 次/分

83. 不属于新生儿特殊生理状况的是

A. 生理性体重下降　　B. 乳腺肿大
C. 假月经　　D. 马牙
E. 脱水热

84. 新生儿寒冷损伤综合征，肛温 <30℃时，在采取复温措施后，体温恢复正常的时间是

A. 1~2 小时　　B. 4~8 小时
C. 8~12 小时　　D. 12~24 小时
E. 24~48 小时

85. 新生儿颅内出血时患儿的体位是

A. 抬高头及肩　　B. 抬高腿部
C. 抬高臀部　　D. 平卧
E. 头低足高位

86. 新生儿出生后第 3 天出现黄疸，首先应考虑的疾病是

A. 新生儿肝炎　　B. 新生儿溶血症
C. 生理性黄疸　　D. 新生儿败血症
E. 新生儿寒冷损伤综合征

87. 预防新生儿胆红素脑病的首选护理措施是

A. 按医嘱进行换血疗法　　B. 按医嘱进行蓝光疗法
C. 按医嘱给患儿输入血浆和清蛋白　　D. 按医嘱给患儿吸氧
E. 按医嘱给患儿静脉输入抗生素

88. 新生儿败血症在我国最常见的病原菌是

A. 金黄色葡萄球菌　　B. 大肠埃希菌
C. 链球菌　　D. 铜绿假单胞菌
E. 轮状病毒

89. 新生儿败血症主要的产后感染途径是

A. 宫内感染　　B. 产道感染
C. 脐部创口感染　　D. 肠道感染
E. 口腔感染

90. 新生儿败血症的临床特征是

A. 高热　　B. 缺乏特异性症状

C. 周围血白细胞总数增多　　D. 皮肤有伤口
E. 易激惹

91. 对新生儿败血症做健康教育，下列错误的一项是
A. 对新生儿居室应定时消毒　　B. 避免新生儿与感染性疾病患者接触
C. 强调新生儿口腔上皮珠不能挑破　　D. 可预防性应用抗生素
E. 新生儿脐部要保持干燥清洁

92. 新生儿寒冷损伤综合征的主要临床表现是
A. 全身冰冷、皮肤硬肿　　B. 食欲缺乏、少动、嗜睡
C. 不吃、不哭、体温不升　　D. 皮肤黄染、少尿
E. 易激惹

93. 新生儿寒冷损伤综合征患儿皮肤受累部位的特点是
A. 暂时性水肿　　B. 局限性水肿
C. 按之似硬象皮样　　D. 皮肤易捏起
E. 按之有热痛感

94. 轻度新生儿寒冷损伤综合征的首选护理措施是
A. 12 小时内复温　　B. 及时给氧
C. 保证热量的供给　　D. 预防和控制感染
E. 对患儿家长进行健康教育

95. 下列关于对新生儿寒冷损伤综合征患儿进行复温的措施中，错误的是
A. 复温措施是护理新生儿寒冷损伤综合征的关键
B. 家庭可因地制宜，采用温水浴
C. 每 4 小时监测 1 次体温，体温正常 6 小时后改为每 6 小时 1 次
D. 轻度患儿可置入已预热至适中温度的暖箱中
E. 重症患儿可置入比肛温高 1~2℃的暖箱内

96. 正常新生儿的呼吸特点是
A. 出生前没有呼吸运动　　B. 呼吸节律规则
C. 呼吸频率较成人慢　　D. 以腹式呼吸为主
E. 呼吸中枢发育完善

97. 新生儿寒冷损伤综合征发病的内因是
A. 体内热量不足，皮下脂肪中饱和脂肪酸含量多
B. 体内热量不足，皮下脂肪中不饱和脂肪酸含量多
C. 体内含棕色脂肪较多，产热不足
D. 早产、寒冷
E. 感染或窒息

98. 新生儿出生体重为（　　）时需使用暖箱

A. 2000g 以下
B. 2000g
C. 2200g
D. 2100g
E. 2500g

99. 蓝光疗法常见的不良反应为

A. 呕吐
B. 腹泻
C. 体温低于正常
D. 食欲缺乏
E. 抽搐

100. 足月新生儿比早产儿更易出现

A. 新生儿寒冷损伤综合征
B. 黄疸
C. 乳腺肿大
D. 出血
E. 感染

101. 新生儿呼吸窘迫综合征（新生儿肺透明膜病）的主要症状是

A. 持续低体温
B. 不哭，不吃，反应低下
C. 出生后进行性呼吸困难、发绀
D. 肝脾大
E. 抽搐，面肌痉挛

102. 诱发新生儿呼吸窘迫综合征（新生儿肺透明膜病）的主要因素是

A. 低血糖
B. 急产
C. 窒息
D. 早产
E. 低血钾

103. 下列哪一项不是新生儿溶血症的临床表现

A. 黄疸
B. 贫血
C. 肝脾大
D. 胎儿水肿
E. 心力衰竭

104. 新生儿肺透明膜病出现进行性呼吸困难的时间是

A. 出生后即出现
B. 出生后 6 小时内
C. 出生后 48 小时内
D. 出生后 24 小时内
E. 出生后 12 小时内

105. 低出生体重儿是指

A. 出生体重小于 1500g 者
B. 出生体重小于 2500g 者
C. 出生体重小于 3000g 者
D. 早产儿
E. 小于胎龄儿

106. 对于早产儿的护理，下列哪项不正确

A. 每天详细记录出入量，准确测量体重

B. 保持呼吸道通畅，避免颈部弯曲、呼吸道梗阻

C. 早产儿以喂早产儿配方乳为宜

D. 维持体温稳定

E. 每次接触早产儿前后要洗手或用快速消毒液擦拭手部

107. 关于新生儿疾病的护理，下列哪项不正确

A. 掌握新生儿各种疾病特点　B. 按新生儿疾病特点给予特殊治疗和护理

C. 病室的环境管理　D. 新生儿皮肤清洁护理

E. 病室外环境的管理

108. 对新生儿颅内出血的护理，下列哪项是错误的

A. 保持安静，一切治疗护理操作要轻、稳、准

B. 头肩部抬高 15°~30°，以减轻脑水肿

C. 注意保暖，必要时给氧

D. 经常翻身，防止肺部淤血

E. 体温过高时应予物理降温

109. 进行心肺复苏可采取的措施不包括

A. 建立通畅气道　B. 人工呼吸

C. 心脏按压　D. 应用复苏药物

E. 人工冬眠

110. 关于正常足月儿排出胎粪的时间，下列哪项是正确的

A. 出生后 10~12 小时开始排，2~3 天内排完

B. 出生后 24 小时开始排，2~3 天内排完

C. 出生后 10~12 小时开始排，1~2 天内排完

D. 出生后 8~24 小时排完

E. 出生后 8~10 小时开始排，2~3 天内排完

111. 下列哪项是新生儿生理性黄疸的特点

A. 血清胆红素 >256μmol/L　B. 生后 2~3 天出现黄疸

C. 黄疸于第 10 天加重　D. 黄疸持续时间 >4 周

E. 黄疸退而复现

112. 关于新生儿的气道护理，下列哪项是错误的

A. 室内温度 22~24℃，相对湿度 55%~65%

B. 拍击胸背时，可半握空拳从外周向肺门轮流反复拍击

C. 鼻咽部吸引时先吸引口腔，换管后再吸引鼻腔

D. 吸引时观察患儿有无发生哽噎、喘息、心动过缓和发绀

E. 气道护理时患儿头部过度后仰

113. 新生儿寒冷损伤综合征患儿硬肿发生的顺序，正确的是
A. 面颊、小腿、大腿外侧、整个下肢、臀部、上肢、全身
B. 小腿、面颊、上肢、大腿外侧、整个下肢、臀部、全身
C. 大腿外侧、小腿、臀部、上肢、面颊、整个下肢、全身
D. 小腿、大腿外侧、整个下肢、臀部、面颊、上肢、全身
E. 小腿、大腿外侧、臀部、整个下肢、面颊、上肢、全身

114. 新生儿缺氧缺血性脑病为控制惊厥首选的药物是
A. 苯巴比妥钠
B. 地西泮
C. 苯妥英钠
D. 水合氯醛
E. 异丙嗪

115. 新生儿破伤风患儿，排在首位的护理问题是
A. 有窒息的危险
B. 喂养困难
C. 有受伤的危险
D. 体温过高
E. 皮肤完整性受损

116. 新生儿破伤风临床表现的主要特征是
A. 吸吮困难
B. 神志清醒
C. 苦笑面容
D. 惊厥
E. 尿潴留

117. 新生儿生理性黄疸的主要原因是
A. 新生儿胆管狭窄
B. 新生儿胆汁黏稠
C. 新生儿胆囊小
D. 生后过多的红细胞破坏
E. 肝生成胆红素能力强

118. 下列哪项不属于早产儿的生理特点
A. 易发生胎粪延迟排出
B. 易发生食管反流和溢乳
C. 棕色脂肪少
D. 呼吸频率 40 次/分左右
E. 生理性黄疸较重，持续时间长

119. 要维持早产儿的体温稳定，下列哪项护理措施不当
A. 根据早产儿的体重、成熟度及病情给予不同的保暖措施
B. 一般体重小于 2000g 者应尽早置婴儿暖箱保暖
C. 体重大于 2000g、在箱外保暖者，应给予戴帽保暖
D. 暴露操作可在常温条件下进行
E. 维持室温在 24～26℃

120. 新生儿高血糖是指
A. 全血血糖 >5.0mmol/L
B. 全血血糖 >6.0mmol/L

C. 全血血糖 >7.0mmol/L　　D. 全血血糖 >8.0mmol/L
E. 全血血糖 >9.0mmol/L

121. 引起胆红素脑病的血清胆红素浓度一般超过
A. 171μmol/L（10mg/dl）　　B. 205μmol/L（12mg/dl）
C. 257μmol/L（15mg/dl）　　D. 342μmol/L（20mg/dl）
E. 428μmol/L（25mg/dl）

122. 以下关于正常足月新生儿，叙述正确的是
A. 呼吸以胸式呼吸为主
B. 生后 12 小时开始排胎便
C. 出生时血液中胎儿血红蛋白占 30%
D. 出生后 5~7 个月卵圆孔永久关闭
E. 肾小球的浓缩功能较完善

123. 关于超低出生体重儿的叙述，正确的是
A. 出生体重不足 4000g　　B. 出生体重不足 3000g
C. 出生体重不足 2000g　　D. 出生体重不足 1500g
E. 出生体重不足 1000g

124. 新生儿低血糖症是指全血血糖低于
A. 0.6mmol/L（10mg/dl）　　B. 1.1mmol/L（20mg/dl）
C. 1.7mmol/L（30mg/dl）　　D. 2.2mmol/L（40mg/dl）
E. 2.8mmol/L（50mg/dl）

125. 新生儿败血症产后感染的症状一般发生于
A. 生后 1 天以内　　B. 生后 2 天以内
C. 生后 7 天以内　　D. 生后 3 天以后
E. 生后 4 天以后

126. 新生儿胃食管反流的护理措施，不正确的是
A. 采用体位治疗　　B. 少量多餐
C. 防止窒息　　D. 早产儿可采用胃管喂养
E. 要保证药物进入

127. 非感染性病理性黄疸中，最常见的病因是
A. 药物性黄疸　　B. 新生儿溶血病
C. 先天性胆道闭锁　　D. 胎粪延迟排出
E. 母乳性黄疸

128. 新生儿肺炎通过羊水感染，常见的致病菌是
A. 肠道病毒　　B. 链球菌

C. 大肠埃希菌　　D. 铜绿假单胞菌
E. 肺炎球菌

129. 新生儿肺透明膜病患儿进行氧疗时，常选用的供氧模式为
A. 间歇给氧　　B. 持续正压给氧（CPAP）
C. 间歇正压通气（IPPV）　　D. 呼气末正压通气（PEEP）
E. 间歇指令通气（IMV）

130. 新生儿肺透明膜病的病因是
A. 肺泡发育不成熟　　B. 缺少肺泡上皮细胞
C. 肺泡张力过高　　D. 代谢性酸中毒
E. 缺少肺泡表面活性物质

131. 新生儿体温调节功能差，体温的维持主要依靠
A. 适宜的环境温度　　B. 棕色脂肪的产热作用
C. 足够的母乳摄入　　D. 自发的肢体活动
E. 肌肉的收缩产热

132. 新生儿颅内出血，预后较好的是
A. 早产儿　　B. 小于胎龄儿
C. 大量脑室内出血　　D. 顶枕部脑实质出血
E. 蛛网膜下腔出血

133. 为窒息新生儿进行ABCDE复苏时，贯穿整个复苏过程的是
A. 清理呼吸道　　B. 建立呼吸
C. 维持正常循环　　D. 药物治疗
E. 评价和保温

134. 预防新生儿败血症并发化脓性脑膜炎的措施不包括
A. 积极控制感染
B. 彻底清除感染病灶
C. 及时配合医师进行诊断性腰穿，确定脑脊液感染情况
D. 密切观察患儿有无前囟饱满、两眼凝视等症状
E. 按医嘱静脉输入抗生素

135. 新生儿败血症最常见的并发症是
A. 化脓性脑膜炎　　B. 骨髓炎
C. 肝脓肿　　D. 肺炎
E. 关节炎

136. 关于新生儿胎粪吸入性肺炎，描述错误的是
A. 多见于早产儿　　B. 有胎儿缺氧

C. 可有呼吸困难　　D. 可有呼吸性酸中毒
E. 可有低氧血症

137. 关于新生儿败血症使用抗菌疗法，描述错误的是
A. 病原不明时针对革兰阳性和阴性杆菌
B. 药敏结果显示所选药物属不敏感的，虽临床疗效好也应换药
C. 开始用药宜选静脉途径
D. 一般疗程 7~14 天
E. 新生儿 7 天前和 7 天后用药剂量不同

138. 新生儿时期肺炎最严重的类型是
A. 金黄色葡萄球菌肺炎　　B. 大肠埃希菌肺炎
C. 羊水吸入性肺炎　　D. 胎粪吸入性肺炎
E. 乳汁吸入性肺炎

139. 正常足月新生儿排尿的时间一般是在出生后
A. 12 小时内　　B. 24 小时内
C. 30~36 小时　　D. 36~40 小时
E. 40~48 小时

140. 新生儿静息状态下的心率为
A. 155~160 次/分　　B. 150~155 次/分
C. 120~140 次/分　　D. 105~110 次/分
E. 100~105 次/分

141. 新生儿复苏抢救时采用复苏器加压给氧的通气频率是
A. 10~20 次/分　　B. 20~30 次/分
C. 30~40 次/分　　D. 40~50 次/分
E. 50~60 次/分

142. 新生儿病理性黄疸出现的时间为
A. 出生后 24 小时内　　B. 出生后 2~3 天
C. 出生后 5~7 天　　D. 出生后 10~14 天
E. 出生后 3~4 周

143. 光照疗法正确的做法是
A. 患儿需用薄被包裹入箱　　B. 单面光疗优于双面光疗
C. 光疗时给患儿戴黑色护眼罩　　D. 光疗前用酒精消毒光疗箱
E. 持续照射不超过 12 小时

二 A2 型题

1. 新生儿，女，生后72小时。体重3.6kg。面部出现黄疸，吸吮力强，尿便正常，血清胆红素测定值为103μmol/L（6mg/dl）。如5天后测得该新生儿的血清胆红素快速下降，则考虑为
   A. 病理性黄疸　　B. 间接胆红素过高
   C. 直接胆红素过高　　D. 生理性黄疸
   E. 胆红素脑病
2. 足月新生儿，出生6天。生后第3天出现皮肤黄染，无发热，精神状态好。心肺(-)，脐(-)，血清胆红素171μmol/L。正确的处理是
   A. 蓝光疗法　　B. 给予苯巴比妥
   C. 输入白蛋白　　D. 应用抗生素
   E. 暂不需要处理
3. 患儿，男，胎龄35周。因胎动减少行剖宫产。出生后4小时出现进行性呼吸困难、呼气性呻吟、全身青紫。最可能的诊断是
   A. 新生儿颅内出血　　B. 新生儿胆红素脑病
   C. 新生儿肺透明膜病　　D. 新生儿肺炎
   E. 新生儿败血症
4. 新生儿，出生5天。近2天来拒奶、不哭、少动。查体：体温29℃，面颊、四肢皮肤暗红色，僵硬。最适宜的处理方法是
   A. 立即放入37~38℃的暖箱中
   B. 放入37~38℃的温水中行温水浴
   C. 放入30~32℃暖箱中
   D. 立即放入比其体温高1~2℃的暖箱中，每小时提高0.5~1℃
   E. 在一般病室中自然复温
5. 新生儿，出生3天。出现皮肤黄染，精神、食欲正常，血清胆红素170μmol/L。其黄疸可能为
   A. 新生儿溶血症　　B. 新生儿颅内出血
   C. 新生儿胆管闭锁　　D. 新生儿破伤风
   E. 新生儿生理性黄疸
6. 新生儿，出生5天黄疸迅速加重，脐部有化脓感染，全身中毒症状明显。实验室检查：血白细胞总数增多，中性粒细胞比例升高。可能的诊断是
   A. 先天性胆管闭锁　　B. 生理性黄疸
   C. 颅内出血　　D. 新生儿溶血病
   E. 新生儿败血症

7. 小儿，女，胎龄 37 周。出生体重 2600g，身长 47cm，查体均正常。该婴儿属于
A. 足月儿　B. 早产儿
C. 过期产儿　D. 足月小样儿
E. 极低出生体重儿

8. 新生儿，女，胎龄 40 周。出生体重 2100g，身长 45cm，皮肤红润，胎毛少，耳郭成形，足底纹路多。该新生儿属于
A. 早产儿　B. 足月儿
C. 过期产儿　D. 足月小样儿
E. 极低出生体重儿

9. 新生儿，男，足月产，出生 4 天。出生后第 3 天被发现乳腺肿大，应采取的护理措施是
A. 立即告知医生，及时诊疗　B. 将内容物挤出，以免病情恶化
C. 按医嘱预防性使用抗生素　D. 对患儿乳房进行消毒
E. 无须处理，并告知家长正确认识

10. 患儿，女，早产儿，出生 5 天。生后第 3 天出现皮肤黄染，精神尚佳，食欲佳。最适合的护理措施是
A. 换血疗法　B. 光照疗法
C. 吸氧　D. 抗感染
E. 观察黄疸进展情况

11. 患儿，男，足月顺产，出生 7 天。2 天来拒奶，反应差。查体：体温 36.0℃，精神萎靡，面色灰，脐部红肿且有少量脓性分泌物。血白细胞 $22 \times 10^9/L$，中性粒细胞 0.65。最可能患的疾病是
A. 新生儿黄疸　B. 新生儿溶血症
C. 新生儿肝炎　D. 新生儿败血症
E. 新生儿颅内出血

12. 患儿，女，足月顺产，出生 10 天。生后第 8 天开始食欲差，少哭，皮肤发灰，父母带其立即就医。查体：体温 39.9℃，皮肤有脓性创口。诊断为新生儿败血症。下列护理措施中，错误的是
A. 给患儿进行温水擦浴　B. 清除创口，松解包被
C. 保证营养供给　D. 立即给患儿喂服退热药
E. 立即抽血做细菌培养

13. 患儿，生后 4 小时出现呼吸困难，呈进行性加重，呼气性呻吟，出现鼻翼扇动，吸气时胸廓凹陷。该患儿最可能的诊断是
A. 新生儿窒息　B. 新生儿缺氧缺血性脑病

C. 新生儿颅内出血　　D. 新生儿肺透明膜病
E. 感染性肺炎

14. 足月新生儿，出生 6 天。生后第 3 天出现皮肤黄染，无发热，精神状态好，心肺检查无异常。黄疸消退的时间为
A. 4 周内　　B. 3 周内
C. 2 周内　　D. 10 天内
E. 1 周内

15. 早产儿，男，肛温 <30℃，腋-肛温差小于 0。护士为该患儿进行复温，下列措施不正确的是
A. 在 6~12 小时内恢复正常体温
B. 在 12~24 小时内恢复正常体温
C. 一般应将患儿置于箱温比肛温高 1~2℃的暖箱中进行外加热
D. 每小时提高箱温 1~1.5℃
E. 箱温不超过 34℃

16. 患儿，女。患有 Rh 溶血，出现嗜睡、尖声哭叫、肌张力下降，胆红素上升至 342μmol/L。该患儿可能发生了
A. 颅内出血　　B. 呼吸衰竭
C. 胆红素脑病　　D. 新生儿化脓性脑膜炎
E. 低血糖

17. 患儿，生后 6 天。反应差，哭声低，小腿及大腿出现硬肿。测体温 33℃，腋-肛温差为正值。将该患儿放置的暖箱温度应调节预热到
A. 25℃　　B. 28℃
C. 30℃　　D. 35℃
E. 38℃

18. 新生儿，女，出生 10 天，胎龄 34 周。体温 34℃，腋-肛温差为正值。恢复正常体温的时间最好是在
A. 1~2 小时　　B. 4~6 小时
C. 6~12 小时　　D. 12~24 小时
E. 24~36 小时

19. 新生儿，胎龄 38 周，出生体重 2700g。其出生体重在同胎龄儿平均体重的 15 百分位。该新生儿是
A. 早产儿、大于胎龄儿　　B. 早产儿、适于胎龄儿
C. 足月儿、小于胎龄儿　　D. 足月儿、适于胎龄儿
E. 足月儿、大于胎龄儿

20. 早产儿，生后3天。食欲差，哭声低，测体温34.5℃，下肢出现硬肿，皮肤发凉，心音低钝，心率100次/分。其首优的护理诊断为
A. 营养不良　B. 体温过低
C. 有感染的危险　D. 有窒息的危险
E. 体液不足
21. 足月儿，因臀位经吸引器助产，生后1天出现嗜睡，呼吸不规则，肌张力低下。最可能的诊断是
A. 新生儿化脓性脑膜炎　B. 新生儿破伤风
C. 新生儿颅内出血　D. 新生儿吸入性肺炎
E. 新生儿败血症
22. 足月新生儿，出生7天。出生后3天开始面部及巩膜黄染，渐波及躯干，吃奶及精神好，红细胞计数 5.0×10^{12}/L，血红蛋白150g/L，Rtc 0.005，TBil 171μmol/L，ALT 30U。首先考虑为
A. 新生儿溶血病　B. 新生儿败血症
C. 新生儿肝炎　D. 先天性胆道闭锁
E. 生理性黄疸
23. 新生儿，胎龄43周。体形瘦长，出生时无呼吸，肌力低下，皮肤苍白，全身有混浊羊水。该患儿分娩后复苏的第一步应是
A. 直视下，气管插管吸引　B. 口罩或面罩法人工通气
C. 气管内插管人工呼吸　D. 面罩吸纯氧
E. 脐静脉插管
24. 新生儿，胎龄34周，出生4天。出生后第2天开始出现食欲缺乏，吸吮无力，哭声低微。查体：体温29℃，精神萎靡，皮肤冰凉，下肢及臀部皮肤硬肿。下列护理措施中，错误的是
A. 进行保护性隔离，预防感染的发生
B. 采用鼻胃管喂养
C. 必要时给予患儿吸氧
D. 协助医师将患儿置入35℃暖箱中保暖
E. 严密观察病情，防止多器官功能衰竭的发生
25. 新生儿，女，出生6天。家长换尿布时发现阴道分泌物为粉红色的黏液。护士应该解释出现这种黏液的原因是
A. 阴道腺未成熟　B. 阴道黏膜炎症
C. 受母体雌激素影响而出现假月经　D. 真菌感染
E. 处女膜破裂

三 A3/A4 型题

（1~2 题共用题干）

患儿，男，孕37周出生，生后1小时，吸引器助产。出生时羊水被胎粪污染，皮肤苍白，心率100次/分，呼吸20次/分，肌张力松弛，拍打足底有皱眉动作。

1. 该患儿最可能发生
   A. 新生儿窒息　B. 新生儿败血症
   C. 新生儿低血糖　D. 新生儿寒冷损伤综合征
   E. 新生儿破伤风
2. 若患儿生后1分钟的Apgar评分为6分，提示
   A. 正常　B. 轻度窒息
   C. 中度窒息　D. 重度窒息
   E. 极重度窒息

（3~5 题共用题干）

患儿，女，孕33周早产儿，自然分娩。第二产程4小时，生后有窒息史。第2天出现烦躁不安，拒乳，突然尖叫、呕吐、阵发性青紫，面部抽动，拥抱反射消失。

3. 可能性较大的情况为
   A. 新生儿脑膜炎　B. 新生儿败血症
   C. 新生儿肺炎　D. 新生儿颅内出血
   E. 新生儿破伤风
4. 产伤性颅内出血最常见的类型是
   A. 脑室周围-脑室内出血　B. 原发性蛛网膜下腔出血
   C. 脑实质出血　D. 小脑出血
   E. 硬膜下出血
5. 引起早产儿颅内出血最常见的原因是
   A. 缺血缺氧　B. 分娩时产伤
   C. 快速输入高渗液体　D. 血管畸形
   E. 感染

（6~7 题共用题干）

患儿，女，足月顺产。出生2天后发现皮肤、巩膜黄染而就医。父亲血型为AB型，Rh阳性；母亲血型为O型，Rh阳性；血清胆红素为290μmol/L。

6. 考虑可能性较大的诊断是
   A. 新生儿ABO溶血病　B. 新生儿Rh溶血病

C. 新生儿母乳性黄疸　　D. 新生儿肝炎
E. 新生儿胆道闭锁

7. 新生儿溶血病的临床表现不包括
A. 贫血　　B. 黄疸
C. 肝脾大　　D. 体温低
E. 组织水肿

（8~10 题共用题干）

患儿，男，早产儿，出生 1 天。有窒息史，嗜睡，反应差，肌张力低，惊厥。查体：前囟张力稍高，拥抱、吸吮反射减弱，初步诊断为新生儿缺氧缺血性脑病。

8. 欲行 CT 检查，最合适的检查时间是
A. 出生后 1~3 天　　B. 出生后 2~5 天
C. 出生后 1 周左右　　D. 出生后 10 天左右
E. 出生后 2 周左右

9. 控制惊厥的首选药物是
A. 氯丙嗪　　B. 地西泮
C. 丙戊酸　　D. 苯巴比妥
E. 水合氯醛

10. 该患儿病情稳定后，促进脑功能恢复的护理是
A. 固定肢体在功能位　　B. 维持氧饱和度的稳定
C. 保证足够的热量供给　　D. 减少探视次数
E. 动作训练和感知刺激的干预措施

（11~13 题共用题干）

患儿，男，臀位产。生后 5 小时出现呕吐，呈喷射性，伴尖声哭叫、唇稍发绀、体温不升。查体：前囟饱满，心肺正常，拥抱反射消失。疑为新生儿颅内出血。

11. 为明确诊断，首先应选择的检查方法是
A. 腰穿　　B. X 线胸片
C. 头颅 B 超　　D. 开颅探查
E. 血培养

12. 首优的护理诊断为
A. 知识缺乏　　B. 营养失调
C. 自主呼吸紊乱　　D. 家长的焦虑
E. 潜在并发症：颅内压增高

13. 护理措施不正确的是

A. 侧卧位
B. 头偏向一侧
C. 每日沐浴
D. 避免头皮穿刺输液
E. 选用留置针输液

（14~16 题共用题干）

患儿，女，生后 3 天。皮肤、巩膜出现黄染，精神、食欲尚好，粪便黄色糊状，查血清胆红素浓度 128μmol/L，血常规无异常，小儿血型为 O 型，其母为 B 型。

14. 该女婴最可能是

A. 溶血性黄疸
B. 阻塞性黄疸
C. 先天性黄疸
D. 肝细胞性黄疸
E. 生理性黄疸

15. 此时最佳的处理措施为

A. 给予肝酶诱导剂
B. 立即蓝光照射
C. 观察黄疸变化
D. 给保肝药物
E. 输白蛋白

16. 对该女婴最主要的观察重点是

A. 尿量
B. 瞳孔
C. 体温变化
D. 体重
E. 皮肤、巩膜黄染的程度

（17~20 题共用题干）

患儿，在家接生。出生后 8 天出现口张不大，吸吮困难，牙关紧闭、苦笑面容，双拳紧握、上肢屈曲、下肢伸直，呈角弓反张，阵发性痉挛。

17. 该患儿属于

A. 新生儿颅内出血
B. 新生儿破伤风
C. 新生儿败血症
D. 新生儿硬肿症
E. 新生儿胆红素脑病（核黄疸）

18. 护士对患儿的护理，不正确的是

A. 应用留置针，避免反复穿刺
B. 保持病室安静，避光隔音
C. 在患儿手心放一纱布卷，以保护掌心皮肤不受损伤
D. 每 30 分钟测一次体温
E. 保持呼吸道通畅

19. 对患儿的脐部护理，不正确的是

A. 保持脐部清洁干燥

B. 用破伤风抗毒素 3000U 做脐周封闭

C. 近端用 3% 过氧化氢清洗

D. 重新消毒后涂以碘酒

E. 残留脐带的远端可保留

20. 预防该病的主要措施是

A. 断脐后消毒纱布

B. 早期使用破伤风抗毒素

C. 及时大量使用青霉素

D. 早期使用破伤风免疫球蛋白

E. 普及新法接生，严格无菌操作

（21~22 题共用题干）

患儿，男，生后 7 天。因反复奶后呕吐、溢乳、呛咳入院治疗。

21. 该男婴可能的临床诊断为

A. 新生儿败血症

B. 新生儿破伤风

C. 新生儿脐炎

D. 新生儿颅内出血

E. 新生儿胃食管反流

22. 关于体位治疗该病的叙述错误的是

A. 轻者仅进食时或进食后 1 小时采用体位治疗

B. 轻者可保持直立位或 50°的仰卧位

C. 重者体位为床头抬高 20°

D. 严重者需 24 小时采取体位治疗

E. 重者取俯卧位，头偏一侧

（23~25 题共用题干）

女婴，胎龄 40 周出生。出生体重 2900g，身长 50cm，皮肤红润，胎毛少，足底纹理较多。

23. 该新生儿最可能是

A. 早产儿

B. 足月儿

C. 足月小样儿

D. 过期产儿

E. 大于胎龄儿

24. 该女婴母乳喂养，吸吮好，哺乳后安睡，生后 4 天体重下降 7% 。查体：反应好，面色红润，心肺(-)。该女婴体重下降可能的原因是

A. 进乳量多，进水量少

B. 进水多，进乳量少

C. 败血症

D. 呆小病

E. 生理性体重下降

25. 该女婴生后6天出现阴道血性分泌物，该现象最有可能是

A. 假月经
B. 阴道–直肠瘘
C. 尿道–阴道瘘
D. 会阴损伤
E. 血友病

（26~27题共用题干）

患儿，女，为早产儿。生后4小时出现进行性呼吸困难，呼吸频率大于60次/分，发绀伴呼气性呻吟，患儿末梢循环不良，肌张力低下。两肺可听到细小水泡音，胸骨左缘可闻及收缩期杂音。X线检查：支气管充气征。

26. 最可能的诊断是

A. 新生儿肺透明膜病
B. 新生儿缺氧缺血性脑病
C. 新生儿颅内出血
D. 新生儿肺炎
E. 新生儿败血症

27. 其首优的护理诊断是

A. 营养失调：低于机体需要量
B. 有感染的危险
C. 有受伤的危险
D. 自主呼吸受损
E. 体温调节无效

（28~30题共用题干）

早产儿，出生后16小时。第二产程延长，吸引器助产，出生时窒息2分钟，复苏后嗜睡，尖叫。查体：体温36℃，口周略青，前囟饱满，心肺(–)。

28. 该患儿的临床诊断为

A. 新生儿化脓性脑膜炎
B. 新生儿破伤风
C. 新生儿脐炎
D. 新生儿颅内出血
E. 新生儿败血症

29. 该患儿首优的护理诊断为

A. 有窒息的危险
B. 有受伤的危险
C. 有感染的危险
D. 营养不良
E. 潜在并发症：脑疝

30. 该患儿不适宜的护理措施是

A. 保持安静，尽量避免惊扰
B. 烦躁不安、惊厥时可用镇静药
C. 抗生素预防感染
D. 可使用维生素 K_1 以控制出血
E. 降低颅内压

（31~32 题共用题干）

足月新生儿，男，生后第 3 天。母乳喂养，生后 24 小时出现黄疸，皮肤黄染渐加重。查体：血红蛋白 110g/L，胆红素上升至 230μmol/L，母血型为 O 型，子血型为 B 型。

31. 该患儿最有可能的诊断为

A. 胆道闭锁
B. 新生儿生理性黄疸
C. Rh 溶血症
D. 新生儿 ABO 血型不合溶血症
E. 新生儿败血症

32. 该患儿护理措施不包括

A. 给予光照疗法
B. 观察病情变化
C. 保暖
D. 停止母乳喂养
E. 预防感染

（33~37 题共用题干）

新生儿，胎龄 33 周，出生 5 天，顺产。出生后第 3 天开始出现哭声弱，吸吮无力，双下肢硬肿，精神软，皮肤黄染，体温 32℃。

33. 该患儿最主要的护理诊断是

A. 营养失调
B. 知识缺乏
C. 皮肤完整性受损
D. 体温过低
E. 有感染的危险

34. 该患儿首要的护理措施是

A. 供给足够的营养及水分
B. 纠正酸中毒
C. 给氧
D. 预防感染
E. 保暖，复温

35. 对该患儿的护理，不正确的是

A. 6~12 小时内体温恢复正常
B. 密切监测体温
C. 严格执行无菌操作，预防感染
D. 早期喂养要耐心，多喂奶，提供足够的热量
E. 立即放入 30℃暖箱内保暖

36. 该患儿突然出现心率下降，从鼻腔涌出血性分泌物，肺部闻及湿啰音，最可能出现了

A. 休克
B. 败血症
C. 心力衰竭
D. 肺炎
E. 肺出血

37. 目前对该患儿最有效的措施是

A. 快速补液，纠正休克
B. 静脉注射 20% 甘露醇
C. 吸氧
D. 输新鲜全血
E. 气管插管人工呼吸

（38~42 题共用题干）

新生儿，男，胎龄36周。母亲因胎动减少入院行剖宫产，出生体重2550g，心率98次/分，呼吸正常，唇周、面部发绀，身体红润，弹足底会皱眉，四肢松弛。

38. 该患儿出生时的 Apgar 评分为

A. 4分
B. 5分
C. 6分
D. 7分
E. 8分

39. 该患儿属于

A. 正常新生儿
B. 轻度窒息
C. 中度窒息
D. 重度窒息
E. 极重度窒息

40. 目前该患儿首要的护理诊断是

A. 营养失调
B. 自主呼吸障碍
C. 体液不足
D. 有感染的危险
E. 皮肤完整性受损

41. 若该患儿在出生后4小时出现进行性呼吸困难、呼气性呻吟、全身青紫，最可能的诊断是

A. 新生儿肺透明膜病
B. 新生儿颅内出血
C. 新生儿胆红素脑病
D. 新生儿肺炎
E. 新生儿败血症

42. 若该患儿在出生后8小时病情恶化，心搏、呼吸骤停。首选的复苏步骤是

A. 评估病情
B. 注射肾上腺素
C. 立即行胸外按压
D. 复苏器加压给氧
E. 摆好体位，畅通气道

四 B型题

（1~3 题共用备选答案）

A. 18~20℃
B. 24~26℃
C. 26~28℃
D. 30~32℃
E. 38~40℃

1. 病理性黄疸患儿采用光疗时，暖箱温度是
2. 正常新生儿沐浴时，室温是
3. 早产儿室温一般在

（4~6题共用备选答案）

A. 膝胸卧位
B. 头高体位
C. 侧卧位
D. 头稍后仰位
E. 俯卧位

4. 颅内出血患儿应采取的体位是
5. 频繁呕吐的患儿应采取的体位是
6. 患儿复苏时应采取的体位是

（7~8题共用备选答案）

A. 30次/分
B. 40~60次/分
C. 90次/分
D. 100次/分
E. 120次/分

7. 新生儿窒息时，胸外按压的频率为
8. 新生儿窒息时，正压通气的频率为

（9~12题共用备选答案）

A. 地西泮（安定）
B. 苯妥英钠
C. 呋塞米
D. 甘露醇
E. 破伤风抗毒素

9. 新生儿缺氧缺血性脑病控制惊厥，肝功能不全者选用
10. 新生儿缺氧缺血性脑病控制惊厥，顽固性抽搐者加用
11. 控制破伤风痉挛症状，首选
12. 中和破伤风痉挛毒素，首选

（13~15题共用备选答案）

A. 口张不大、吸吮困难
B. 精神欠佳、哭声弱、体温异常
C. 循环衰竭、DIC、中毒性肠麻痹
D. 双拳紧握、上肢屈曲、下肢伸直
E. 精神萎靡、嗜睡、拒乳、不哭、不动

13. 新生儿败血症早期表现为
14. 新生儿败血症后期表现为
15. 新生儿败血症重者表现为

（16~17题共用备选答案）

A. 给氧
B. 控制感染

C. 合理喂养　　D. 保暖

E. 尽快清除吸入物

16. 吸入性肺炎的首要治疗措施为

17. 感染性肺炎的首要治疗措施为

（18~19 题共用备选答案）

A. Rh 溶血病　　B. 新生儿非透明膜病

C. 新生儿破伤风　　D. 新生儿胃食管反流

E. 新生儿败血症

18. 新生儿低血糖葡萄糖消耗增加多见于

19. 新生儿低血糖葡萄糖需要量增加多见于

（20~21 题共用备选答案）

A. 去枕平卧位　　B. 半卧位

C. 头低足高位　　D. 头肩抬高 15°~30°

E. 勤翻身，变换体位

20. 护理急性颅内压增高患儿应选择

21. 护理腰椎穿刺术后的患儿应选择

五 X 型题

1. 早产儿易出现低体温的原因有

A. 生后水的入量少，血液浓缩　　B. 体温调节中枢发育不完善

C. 体表面积相对较大　　D. 皮下脂肪薄

E. 棕色脂肪多

2. 未成熟儿败血症严重者的表现包括

A. 循环衰竭　　B. 弥散性血管凝血

C. 胆红素脑病　　D. 中毒性肠麻痹

E. 黄疸常迅速消退

3. 破伤风患儿定时翻身的目的是预防

A. 压疮　　B. 溢乳

C. 惊厥　　D. 窒息

E. 坠积性肺炎

4. 早产儿发育的支持性护理包括

A. 舒适护理　　B. 减少光线刺激

C. 减少噪声刺激　　D. 谢绝父母参与护理
E. 建立 24 小时照顾

5. 新生儿黄疸的基础护理包括
A. 保暖　　B. 尽早喂养
C. 保持安静　　D. 注意皮肤护理
E. 停止母乳喂养

6. 关于新生儿低血糖症，叙述中正确的有
A. 足月儿出生 3 天内血糖 <1. 67mmol/L（30mg/dl）
B. 足月儿出生 3 天后血糖 <3. 3mmol/L（60mg/dl）
C. 低体重儿 3 天内血糖 <1. 1mmol/L（20mg/dl）
D. 低体重儿 1 周后血糖 <2. 2mmol/L（40mg/dl）
E. 全血血糖 <2. 2mmol/L（40mg/dl）

7. 下列哪些属于新生儿重症监护对象
A. 重度窒息者
B. 急慢性呼吸衰竭
C. 胎龄小于 30 周、生后 48 小时内
D. 胎龄小于 28 周、出生体重小于 1500g 者
E. 高热患儿

8. 可能造成新生儿窒息的原因包括
A. 孕母患有心脏病　　B. 产程中镇静药使用不当
C. 过期产儿　　D. 脐带受压、打结、绕颈
E. 孕母妊娠期有妊娠期高血压疾病

9. 新生儿 Apgar 评分的内容包括
A. 脉率　　B. 心率
C. 呼吸　　D. 皮肤颜色
E. 肌张力和对刺激的反应

10. 新生儿胃食管反流的护理措施，正确的是
A. 少量多餐　　B. 防止窒息
C. 采用体位治疗　　D. 早产儿可采用胃管喂养
E. 要保证药物和液体的进入

11. 引起新生儿病理性黄疸的非感染性原因主要有
A. 新生儿溶血症　　B. 新生儿肝炎
C. 新生儿败血症　　D. 胆道闭锁
E. 母乳性黄疸

12. 轻度新生儿缺氧缺血性脑病的临床表现为
A. 兴奋，易激惹
B. 肌张力减低
C. 呼吸平稳，前囟平
D. 嗜睡、反应迟钝
E. 吸吮反射正常，拥抱反射活跃
13. 有关新生儿肺透明膜病的护理措施，正确的是
A. 保持呼吸道通畅
B. 注意保暖
C. 用鼻饲法或静脉补充营养
D. 头罩用氧应选择与患儿大小相适应的头罩型号
E. 预防感染
14. 病理性黄疸的常见疾病有
A. 新生儿肝炎
B. 新生儿败血症
C. 新生儿溶血病
D. 先天性胆道闭锁
E. 新生儿糖尿病
15. 新生儿复苏过程中，需气管插管和吸引的指征是
A. 胎粪黏稠或声门下有胎粪颗粒需吸净者
B. 需较长时间加压给氧人工呼吸者
C. 应用气囊面罩复苏器效果不好者
D. 肤色转红、哭声响亮者
E. 心率 80~100 次/分
16. 新生儿低血糖的临床表现有
A. 反应差或烦躁
B. 哭声异常
C. 肌张力高
D. 激惹
E. 呼吸暂停
17. 新生儿颅内出血病情观察的主要内容是
A. 意识状态
B. 瞳孔大小
C. 囟门状态
D. 各种反射
E. 喂养情况
18. 新生儿肺透明膜病，尽早应用鼻塞持续气道正压呼吸的目的是
A. 增加功能残气量
B. 防止肺组织萎缩
C. 改善肺内气体分布
D. 改善通气/血流比值
E. 防止肺气泡萎陷和不张
19. 病理性黄疸的表现特点是
A. 黄疸出现早，一般在生后 24 小时内

B. 血清胆红素每日上升不超过 85μmol/L

C. 血清胆红素 205.2~256.5μmol/L

D. 黄疸持续不退或退而复现

E. 血清结合胆红素大于 34μmol/L

20. 新生儿肺炎的护理措施是

A. 保持呼吸道通畅　　B. 雾化吸入每次 30 分钟

C. 合理用氧改善呼吸功能　　D. 维持正常体温

E. 密切观察病情

21. 新生儿低钙血症的护理措施是

A. 静脉滴注 10% 葡萄糖酸钙，用 10% 葡萄糖液至少稀释 1 倍

B. 心率低于 80 次/分时立即停用静脉滴注钙剂

C. 鼓励母乳喂养

D. 口服钙剂时可与牛奶同服

E. 静脉给药全过程要确保静脉通畅

22. 新生儿低钙血症的临床表现是

A. 抽搐发作时可有呼吸暂停　　B. 惊跳、手足搐搦

C. 心率加快、呕吐　　D. 喉痉挛

E. 惊厥后神志不清

六 案例分析题

(1~5 题共用题干)

患儿，女，1 个月 20 天，足月顺产。因“发现全身皮肤、巩膜黄染伴陶土样粪便 40 天”门诊就医。入院查体：皮肤巩膜中至重度黄染，咽部无充血，扁桃体Ⅰ度肿大，腹部稍膨隆，全腹软，触诊肝大质硬，边缘清晰，未见腹壁静脉显露，未见出血倾向。血清胆红素 479μmol/L（28mg/dl），B 超提示肝门部分纤维化，肝、脾大。门诊以“先天性胆道闭锁”收入院。

1. 关于先天性胆道闭锁，下列描述正确的是

A. 出生时即出现黄疸，进行性加重

B. 出生 7~14 天后出现黄疸，进行性加重

C. 巩膜、皮肤由黄转为暗绿色，皮肤瘙痒严重

D. 粪便呈白陶土样，尿色随黄疸加深呈浓茶样

E. 黄疸出现 1~2 个月后逐渐消退

F. 腹部异常膨隆，肝脏显著增大，腹壁静脉显露

2. 患儿入院后完善各项检查，明确诊断。2 周后行肝门–空肠吻合术，术后行持续胃肠减

压。行胃肠减压期间，最常见的水电解质紊乱的类型是

A. 低钠血症　　B. 低钙血症
C. 低镁血症　　D. 低氯血症
E. 低钾血症　　F. 低磷血症

3. 术后第8天，患儿体温39℃，咽部无充血，粪便色浅，皮肤黄染加重，巩膜色黄。该患儿术后可能发生的并发症是

A. 胆管炎　　B. 吻合口瘘
C. 肺血管改变　　D. 肝内胆管扩张
E. 门静脉高压　　F. 胆道阻塞

4. 目前对该患儿应采取的护理措施是

A. 遵医嘱使用足量抗生素及糖皮质激素治疗
B. 胆道减压，按时挤压引流管，保持引流通畅
C. 少食多餐，进食后采取斜坡位，防止食物反流，必要时禁食、禁饮
D. 给予患儿心理支持和辅导
E. 严密监测生命体征，发热时及时给予物理降温
F. 做好口腔护理，发现鹅口疮及时报告医师处理

5. 调整治疗方案4天后，患儿生命体征稳定，黄疸消退，粪便色泽转为正常。术后3周，患儿准备出院。对该患儿及家长的出院指导，下列叙述正确的是

A. 口服小剂量抗生素1~2个月
B. 加强口腔、皮肤护理，预防真菌性感染
C. 少量多餐，餐后竖抱患儿，或左侧斜坡位，减少食物反流
D. 观察病情，如患儿无诱因哭闹、呻吟、发热、腹胀，应及时就医
E. 保持房间空气流通，避免去人流量密集区，防止呼吸道感染
F. 定期复查，监测血常规、肝肾功能及生长发育等指标

（6~10题共用题干）

新生儿，男，出生1小时，胎龄41周。体重2700g，身长47cm，哭声响亮，皮肤红润，四肢屈曲，足底有较深的足纹。查体：心率110次/分，呼吸40次/分，无畸形。

6. 判断该新生儿属于

A. 早产儿　　B. 低出生体重儿
C. 过度足月儿　　D. 正常足月儿
E. 大于胎龄儿　　F. 巨大儿

7. 该新生儿所需的室内适中温度是

A. 16~18℃　　B. 19~21℃

C. 22~24℃　　D. 25~26℃

E. 27~28℃　　F. 29~30℃

8. 新生儿呼吸系统的特点是

A. 呼吸频率40次/分　　B. 胸廓运动较浅

C. 呼吸中枢发育不成熟　　D. 以胸式呼吸为主

E. 呼吸节律不规则　　F. 呼吸主要依赖膈肌运动

9. 正常新生儿家庭访视的次数是

A. 1次　　B. 2次

C. 3次　　D. 4次

E. 5次　　F. 6次

10. 该新生儿的护理措施是

A. 维持体温稳定　　B. 保持呼吸道通畅

C. 预防感染　　D. 生后2小时后吸吮母乳

E. 按时预防接种　　F. 保持室温18~20℃

(11~14题共用题干)

新生儿，女，胎龄33周，自然出生。体重2200g，身长45cm，哭声轻微，四肢肌张力低下，颈肌软弱，足底纹少。查体：心率90次/分，呼吸不规则，有呼吸暂停，乳晕不清，大阴唇未遮盖小阴唇。

11. 判断该新生儿属于

A. 早产儿　　B. 适于胎龄儿

C. 过度足月儿　　D. 正常足月儿

E. 大于胎龄儿　　F. 巨大儿

12. 该新生儿所需的室内适中温度为

A. 16~18℃　　B. 19~21℃

C. 22~24℃　　D. 24~26℃

E. 26~28℃　　F. 28~30℃

13. 该新生儿易发生呼吸暂停的主要原因是

A. 缺乏肺泡表面活性物质　　B. 胸廓运动较浅

C. 呼吸中枢发育不成熟　　D. 肋间肌不发达

E. 膈肌位置高　　F. 肺泡数量相对少

14. 该新生儿的护理措施是

A. 维持体温稳定，维持适中环境温度

B. 维持有效呼吸，缺氧时给予氧气吸入

C. 预防感染，加强皮肤及脐带护理
D. 吸吮能力差时可推迟母乳喂养时间
E. 密切观察病情变化，注意进食及精神变化
F. 预防出血，出生后及时补充维生素C

（15~19题共用题干）

足月新生儿，体重4000g，分娩中有脐带绕颈，出生后1分钟Apgar评分为5分，全身发绀，呼吸表浅，肌张力正常，肛温35℃，生后半小时来医院就诊。

15. 目前该患儿的护理问题是
A. 体温过低　　B. 不能维持自主呼吸
C. 潜在并发症：颅内高压　　D. 有感染的危险
E. 有失用综合征的危险　　F. 家长知识缺乏

16. 依据Apgar评分，该新生儿的窒息程度是
A. 正常　　B. 基本正常
C. 轻度窒息　　D. 中度窒息
E. 重度窒息　　F. 极重度窒息

17. 新生儿出生后进行Apgar评分的时间是
A. 1分钟　　B. 2分钟
C. 3分钟　　D. 4分钟
E. 5分钟　　F. 6分钟

18. Apgar评分评估的主要内容是
A. 呼吸　　B. 心率
C. 血压　　D. 皮肤颜色
E. 肌肉张力　　F. 弹足底或插鼻管反应

19. 该患儿的护理措施是
A. 维持自主呼吸，积极复苏　　B. 加强监护，监测神志、肌张力等
C. 常规鼻导管持续给高浓度氧　　D. 预防感染，注意手卫生
E. 将患儿置于辐射台上保暖　　F. 心率小于60次/分时，行胸外按压心脏

（20~24题共用题干）

新生儿，男，胎龄38周，出生体重4000g，分娩时因胎头过大，曾使用高位产钳和吸引器助产。患儿易激惹、哭声尖、前囟隆起、肌张力高、双目凝视，因“呕吐、呼吸不规则1天”来医院就诊，诊断新生儿颅内出血。

20. 该患儿进行脑脊液检查，符合其检查结果的是
A. 外观混浊，白细胞数明显增多　　B. 颜色呈浅黄色，镜下见皱缩的红细胞

C. 外观毛玻璃样，淋巴细胞增多　D. 外观清，白细胞正常
E. 外观清，白细胞、糖均正常　F. 外观混浊，糖明显减低

21. 引起该患儿发病的主要病因是
A. 寒冷刺激　B. 产伤
C. 感染病灶　D. 营养不良
E. 低血糖　F. 缺氧

22. 为降低该患儿颅内压，首选的药物是
A. 呋塞米　B. 25% 葡萄糖
C. 20% 甘露醇　D. 5% 葡萄糖
E. 地塞米松　F. 胞二磷胆碱

23. 对该患儿病情观察的主要内容是
A. 神志状态　B. 瞳孔大小
C. 囟门状态　D. 各种反射
E. 喂养情况　F. 呼吸情况

24. 该患儿的护理措施是
A. 保持安静，减少噪声　B. 头肩部抬高 15°~30°
C. 保持体温稳定　D. 勤翻身，防止肺部淤血
E. 依据缺氧程度用氧　F. 采用留置针输液

（25~28 题共用题干）

足月新生儿，男，出生 2 天。生后 20 小时出现皮肤黄染，黄疸逐渐加重，患儿精神萎靡，反应差，拒奶。

25. 为确定该患儿的病因，首要的辅助检查是
A. 胆道 B 超　B. 细菌培养
C. 母婴血型　D. 尿常规
E. 血常规　F. 胸部 X 线平片

26. 该患儿采取光照疗法，正确的做法是
A. 患儿需用薄被单包裹入箱　B. 将会阴部用尿布遮盖
C. 给患儿双眼戴护眼罩　D. 光疗前用酒精消毒光疗箱
E. 灯管与皮肤距离 33~50cm　F. 光疗过程中保证水分及营养供给

27. 预防胆红素脑病的护理措施是
A. 密切观察病情　B. 快速输入高渗性药物，防止脑水肿
C. 实施换血疗法　D. 合理安排补液计划
E. 遵医嘱给予白蛋白和肝酶诱导剂　F. 实施光照疗法

28. 该患儿脐静脉插管，换血治疗中的注意事项是
   A. 严格无菌操作，避免感染
   B. 插管动作轻柔，避免静脉壁损伤
   C. 开始换血时以每次 10ml 等量交换
   D. 换血速度每分钟 10ml/kg，快速进行
   E. 每换血 100ml 应测静脉压 1 次
   F. 换血前、换血中需抽取血标本测定胆红推住
   G. 换血中注意保暖
   H. 抽取推注血液不顺时，可用注射器用力推注

（29～33 题共用题干）

足月新生儿，出生 7 天。生后 3 天面部及巩膜黄染，渐波及躯干。目前黄疸较前几日明显，母乳喂养，吃奶及精神好。红细胞 5.0×10^{12}/L，血红蛋白 150g/L，网织红细胞 0.005，血清胆红素 205μmol/L。

29. 该新生儿目前应采取的护理措施是
   A. 使用酶诱导剂　　B. 蓝光治疗
   C. 输注血浆　　D. 换血疗法
   E. 密切观察　　F. 输注白蛋白
30. 该新生儿停母乳 24 小时后黄疸即减轻，应考虑
   A. 新生儿溶血症　　B. 新生儿败血症
   C. 新生儿肝炎　　D. 母乳性黄疸
   E. 先天性胆道闭锁　　F. 新生儿高胆红素血症
31. 该新生儿每日的液体维持量应为
   A. 第 1 天 60～80ml/kg　　B. 第 2 天 80～100ml/kg
   C. 第 3 天 100～140ml/kg　　D. 第 4 天 140～160ml/kg
   E. 第 5 天 160～180ml/kg　　F. 第 6 天以后 190ml/kg
32. 该新生儿的总热能需要为
   A. 出生后第 1 周每天 251～335kJ（60～80kcal）/kg
   B. 生后第 10 天 335～377kJ（80～90kcal）/kg
   C. 生后第 12 天 377～419kJ（90～100kcal）/kg
   D. 生后第 14 天 419～502kJ（100～120kcal）/kg
   E. 生后第 16 天 586～670kJ（140～160kcal）/kg
   F. 第 3 周以后每天 837kJ（200kcal）/kg

33. 该新生儿的主要护理措施是

A. 提倡早期喂养　　B. 保持排便通畅
C. 注意保暖　　D. 控制感染
E. 给予光照疗法　　F. 适当输入血浆

(34~38 题共用题干)

新生儿，女，出生 10 天，足月顺产，母乳喂养。出生后 3 天出现黄疸，近 2 天黄疸加深，拒奶、精神差。查体：肛温 35.5℃，全身皮肤黏膜黄染，心、肺(-)，脐部红肿，有少许分泌物，肝肋下 2.5cm，质软。查血白细胞总数 20×10^9/L，中性粒细胞中杆状核细胞 0.4，有中毒颗粒，C 反应蛋白 80mg/L。

34. 该患儿目前的护理问题是

A. 体温过低　　B. 皮肤完整性受损
C. 潜在并发症：败血症　　D. 低效性呼吸型态
E. 体液不足　　F. 家长知识缺乏

35. 在患儿用药前，应进行的最有意义的检查是

A. 母婴血型　　B. 尿中巨细胞病毒
C. 血小板、血常规　　D. 血培养
E. C 反应蛋白　　F. 胸部 X 线平片

36. 目前患儿易发生的并发症是

A. 脑膜炎　　B. 胆红素脑病
C. 骨髓炎　　D. 腹膜炎
E. 肝硬化　　F. 胸膜炎

37. 该患儿脐部处理的正确方法是

A. 用 3% 过氧化氢溶液清洗脐部分泌物
B. 可用碘伏涂抹脐部
C. 如有脓肿形成，需切开引流
D. 局部用酒精擦拭后用纱布包裹
E. 保持局部清洁、干燥
F. 勤换尿布，避免尿液污染脐部

38. 目前该患儿的护理措施是

A. 局部采取光照治疗　　B. 注意维持体温稳定
C. 保证充足睡眠　　D. 遵医嘱使用抗生素
E. 及时补充高渗液体　　F. 密切观察病情变化

参考答案与解析

一、A1 型题

1. B【解析】感染性肺炎治疗要点：①控制感染，针对病原菌选择合适的抗生素；巨细胞病毒性肺炎可用阿昔洛韦，单纯疱疹病毒性肺炎可选用阿昔洛韦；衣原体肺炎可选用红霉素。②保持呼吸通畅，注意保暖，合理喂养和氧疗。

2. B【解析】急性呼吸窘迫综合征（ARDS）是由肺内原因和/或肺外原因引起的，以顽固性低氧血症为显著特征的临床综合征。ARDS 早期 X 线胸片无异常或出现肺纹理增多、边缘模糊。

3. D【解析】呕吐是胃食管反流最常见的症状，可见于90%以上的患儿。生后第1周即可出现，表现为溢乳、轻度呕吐或喷射性呕吐，呕吐较顽固。

4. B【解析】破伤风杆菌为革兰阳性厌氧菌，广泛分布于土壤、尘埃和人畜粪便中。破伤风杆菌侵入，并在此繁殖并产生破伤风痉挛毒素。

5. B【解析】新生儿窒息的病因如下。①孕母因素：a. 母亲患糖尿病，严重贫血，心、肺、肾等全身疾病；b. 孕母妊娠期有妊娠期高血压疾病、胎盘异常及多胎妊娠等；c. 孕母吸毒、吸烟等；d. 孕母年龄≥35 岁或＜16 岁等。②分娩因素：a. 脐带受压、打结、绕颈、脱垂等造成脐带血流中断；b. 难产、手术助产，如高位产钳、胎头吸引等；c. 产程中麻醉、镇痛药、缩宫药使用不当等。③胎儿因素：a. 早产儿、小于胎龄儿、巨大儿等；b. 严重先天性畸形的新生儿，如呼吸道畸形、先天性心脏病等；c. 羊水或胎粪吸入气道的胎儿；d. 宫内感染所致神经系统受损等。④胎盘因素：前置胎盘、胎盘早剥、胎盘老化等。

6. B【解析】脑电图根据脑损害程度显示不同程度的改变，表现为节律紊乱、低波幅背景波上的棘慢波爆发或持续弥漫性慢活动，对预后有指导意义。

7. A【解析】新生儿缺氧缺血性脑病的病因如下。①缺氧：缺氧是发生新生儿缺氧缺血性脑病的核心，其中围生期窒息是最主要的原因，而窒息主要发生在产前、产时，少数为产后。②缺血。

8. C【解析】头颅B超对颅脑中心部位病变分辨率高，是脑室周围-脑室内出血的特异性诊断手段，应作为首选检查手段。蛛网膜下腔、后颅窝和硬膜外出血时B超不易发现，需做CT扫描和磁共振。脑脊液检查不能定位出血部位。脑电图检查为干扰项，不是新生儿颅内出血的辅助检查手段。

9. A【解析】肺泡表面活性物质缺乏时肺泡壁表面张力增加，肺顺应性降低。

10. B【解析】对于新生儿败血症，外周血检测、血培养、直接涂片找细菌、病原菌抗体检测、急相蛋白和红细胞沉降率检查等有助于明确诊断。

11. E【解析】新生儿寒冷损伤综合征的病因主要与下列因素有关：新生儿体温调节中枢不成熟，体表面积相对较大，皮肤薄，血管丰富，易散热，早产儿棕色脂肪储存不足，容易出现体温下降，皮下脂肪中饱和脂肪酸较多，以及寒冷、感染、低体重、窒息等。

12. E【解析】正常情况下，当吞咽食物时下端食管括约肌反射性舒张，同时食管产生原发性蠕动，促使食物进入胃内。安静状态下，下端食管括约肌保持一定的压力，使下端的食管关闭，防止胃内容物反流到食管。当下端食管括约肌肌细胞缺如、食管蠕动功能障碍时，易发生新生儿胃食管反流。此外，食管裂孔疝、食管闭锁术后、某些激素的影响等也易出现胃食管反流。

13. C【解析】早产儿又称未成熟儿，是指胎龄 28 周至不满 37 足周的活产婴儿。

14. D【解析】低出生体重儿是指出生 1 小时内体重不足 2500g 的新生儿。其中出生体重不足 1500g 者又称极低出生体重儿，出生体重不足 1000g 者又称超低出生体重儿或微小儿。

15. C【解析】大于胎龄儿（LGA）：出生体重在同胎龄儿平均体重第 90 个百分位以上者。

16. B【解析】高危新生儿指已发生或有可能发生危重疾病而需要特殊监护的新生儿：①母亲有异常妊娠史的新生儿，如母亲患有糖尿病、妊娠期阴道流血、各种感染等；孕妇过去有死胎、死产史等。②异常分娩的新生儿、各种难产儿和手术产儿，分娩过程中使用镇静和镇痛药物等。③出生时异常的新生儿、出生时 Apgar 评分 <7 分、脐带绕颈、有各种先天畸形和疾病等。④孕妇有不良生活习惯史，如吸烟、吸毒、酗酒等。⑤曾有新生儿期因疾病死亡史者。⑥正常新生儿以外的各种类型新生儿及有疾病的新生儿。

17. D【解析】体温调节：由于外部环境温度比母亲子宫内低，新生儿出生后 1 小时内体温可降 2.5℃，若环境温度适中，体温逐渐回升，波动在 36～37℃。体温中枢发育不完善，调节能力差。皮下脂肪较薄，体表面积相对较大，容易散热，产热主要靠棕色脂肪的代谢。

18. B【解析】新生儿的特异性和非特异性免疫功能均不够成熟。皮肤黏膜薄嫩，易被擦伤；脐部为开放性伤口，细菌容易繁殖并进入血液；血中补体含量低，缺乏趋化因子，白细胞吞噬能力差。新生儿通过胎盘从母体中获得免疫球蛋白 IgG，因此，不易感染一些传染性疾病，而免疫球蛋白 IgA 和 IgG 不能通过胎盘，易患呼吸道和消化道疾病。

19. A【解析】早产儿体重大多在 2500g 以下，身长不到 47cm，哭声低弱，颈肌软弱，四肢肌张力低下呈伸直状，皮肤薄、红嫩，皮下脂肪少，胎毛多，头发少。耳壳软、耳舟不清楚，指、趾甲未达指、趾端，乳晕不清、无结节或结节 <4mm，足底纹少，足跟光滑，男婴睾丸未降或未全降至阴囊，女婴大阴唇不能盖住小阴唇。

20. C【解析】临床上根据生后 1 分钟的 Apgar 评分，将窒息分为轻、重两度，Apgar 评分 8～10 分为正常，4～7 分为轻度（青紫）窒息，0～3 分为重度（苍白）窒息。

21. A【解析】及时复苏应采用国际公认的ABCDE复苏方案。①A（airway）：开放气道，尽快吸净呼吸道黏液和羊水。②B（breathing）：建立呼吸，增加通气。③C（circulation）：维持正常循环，保证足够心排血量。④D（drug）：药物治疗。⑤E（evaluation）：评价。ABC最为重要，其中A是根本，B是关键。评价和保温贯穿整个复苏过程。按ABCDE步骤循序渐进，不可颠倒。呼吸、心率和血氧饱和度是窒息复苏评估的三大指标，遵循“评估—决策—措施”步骤，循环往复，直到完成复苏。

22. B【解析】中度新生儿缺氧缺血性脑病表现为嗜睡、反应迟钝，肌张力减低，肢体自发动作减少，常伴有惊厥。前囟张力正常或稍高，拥抱、吸吮等原始反射减弱，瞳孔缩小，对光反应迟钝等。症状在出生后72小时最明显，大多数7天内症状消失，预后好。如病情恶化，反复抽搐，10天后症状不消失者预后差。足月儿上肢肌张力减退比下肢严重，而早产儿则表现为下肢肌张力减退比上肢严重。脑电图检查可见癫痫样波或电压改变，影像诊断常发现异常。

23. C【解析】新生儿颅内出血常见症状如下。①意识改变：易激惹、过度兴奋或表情淡漠、嗜睡、昏迷等。②眼部症状：双目凝视、斜视、眼球上转困难、眼球震颤。瞳孔不对称，对光反射消失等。③颅内压增高：脑性尖叫、呕吐、前囟隆起、血压增高、惊厥、角弓反张等。④呼吸改变：呼吸增快或减慢，呼吸不规则或暂停等。⑤肌张力改变：早期增高，以后减低。⑥原始反射：觅食反射、拥抱反射等减弱或消失。⑦其他：黄疸和贫血表现。

24. E【解析】颅内出血的症状体征与出血部位及出血量有关，一般生后1~2天出现症状，少数患儿出现症状时间较晚。常见症状参见A1型题第23题解析。

25. E【解析】新生儿胆红素代谢特点如下。①胆红素生成相对较多。②肝功能不成熟：a. 新生儿生后5天内，肝细胞内摄取胆红素所必需的Y及Z蛋白含量低，使肝细胞对胆红素摄取能力差，5~10天后才达成人水平；b. 新生儿肝细胞内尿苷二磷酸葡萄糖醛酸基转移酶含量极低，且活力不足，形成结合胆红素的功能差，不能将未结合的胆红素有效地转换成结合胆红素，此酶的活性1周后接近正常；c. 新生儿肝细胞对结合胆红素排泄到胆汁内有暂时性缺陷，易致胆汁淤积。③肠-肝循环增加：若胎粪排出延迟，则肠壁吸收胆红素更多。④运转胆红素的能力不足。

26. E【解析】足月新生儿生理性黄疸：黄疸一般在生后2~3天出现，4~5天最明显，10~14天消退，早产儿可延迟至3~4周。患儿一般情况良好，食欲正常，无其他临床症状。通常认为，足月儿胆红素 $<221\mu mol/L$（12.9mg/dl），早产儿 $<256\mu mol/L$（15mg/dl）是生理性黄疸范畴。

27. B【解析】当患儿血清胆红素 $>342\mu mol/L$（20mg/dl）时，游离的间接胆红素可透过血-脑脊液屏障，造成基底核等处的神经细胞损害，出现中枢神经系统症状，发生胆红素脑病（核黄疸）。

28. E【解析】胆红素脑病（核黄疸）多于生后4~7天出现症状，临床将其分为4期。

①警告期：嗜睡、反应低下、吸吮无力、肌张力减低，偶有尖叫和呕吐。持续 12~24 小时。②痉挛期：出现双眼凝视、抽搐、角弓反张、呼吸节律不整，此期持续 12~48 小时。③恢复期：吃奶及反应好转，抽搐次数减少，角弓反张逐渐消失，肌张力逐渐恢复。此期约持续 2 周。④后遗症期：出现核黄疸四联症，手足徐动，眼球运动障碍，听觉障碍，牙釉质发育不良。此外，也可留有脑瘫、智力落后、抽搐、抬头无力和流涎等后遗症。

29. A【解析】参见 A1 型题第 28 题解析。

30. D【解析】ABO 血型系统共有“A”“B”“AB”和“O”型四种，ABO 血型不合溶血病主要发生在母亲是“O”型，胎儿是“A”型或“B”型者。

31. C【解析】新生儿溶血病表现轻重不一，Rh 溶血病症状较重，ABO 溶血病病情较轻。该病主要表现如下。①黄疸：生后 24 小时内出现黄疸，并呈进行性加重，血清胆红素浓度迅速增加。②贫血：ABO 血型不合者血红蛋白多正常，严重贫血见于 Rh 血型不合，严重者发生贫血性心力衰竭。③肝、脾大：由于骨髓外造血活跃，出现肝、脾大。④胆红素脑病。⑤胎儿水肿。

32. B【解析】新生儿肺透明膜病（HMD）又称新生儿呼吸窘迫综合征（NRDS），是由于肺泡表面活性物质缺乏，新生儿出生后不久即出现进行性加重的呼吸窘迫和呼吸衰竭。

33. C【解析】新生儿肺透明膜病的治疗要点：①纠正缺氧。②应用肺表面活性物质。③对症处理：纠正酸中毒和电解质紊乱，纠正循环功能失衡，呼吸性酸中毒以改善通气为主。④支持治疗。⑤防治肺部感染。

34. C【解析】出生前感染的新生儿出生时常有窒息表现，症状出现较早，多在 12~24 小时出现，新生儿复苏后可出现气促、呻吟、发绀、呼吸困难、体温不稳定、反应差等。

35. E【解析】针对病原菌选择合适的抗生素；巨细胞病毒性肺炎可用阿昔洛韦，单纯疱疹病毒性肺炎可选用阿昔洛韦；肺炎双球菌、B 族 β 溶血性链球菌肺炎选用青霉素；金黄色葡萄球菌肺炎可选用头孢菌素。

36. D【解析】新生儿寒冷损伤综合征硬肿发生顺序：小腿—大腿外侧—整个下肢—臀部—面颊—上肢—全身。

37. A【解析】复温是治疗低体温患儿的关键。根据患儿体温下降程度，制定不同的复温方法，目的是在体内产热不足的情况下，通过提高环境温度（减少散热或外加热），以恢复和保持正常体温。复温的原则是逐步复温，循序渐进。

38. C【解析】新生儿破伤风的潜伏期为 3~14 天，但大多为 4~7 天，发病越早，发作期越短、预后越差。

39. B【解析】起病时，患儿神志清醒，往往哭吵不安，因咀嚼肌首先受累，患儿口张不大，吸吮困难，随后牙关紧闭、面肌痉挛，出现苦笑面容。

40. A【解析】破伤风中和毒素：破伤风抗毒素 1 万~2 万 U 立即肌内注射或静脉滴注，3000U 脐周注射，中和未与神经组织结合的毒素，越早用越好。

41. C【解析】破伤风治疗要点：①中和毒素。②控制痉挛。③控制感染。④保证营养。⑤对症治疗处理。

42. A【解析】新生儿胃食管反流是指其下端食管括约肌功能不全，进入胃内的内容物反流入食管。早产儿尤为常见。

43. B【解析】新生儿最常见的低血糖为一过性低血糖。

44. D【解析】大多数低血糖患儿无症状或无特异性症状，表现为反应差或烦躁、喂养困难、哭声异常、肌张力低、激惹、惊厥、呼吸暂停等。经补充葡萄糖后症状消失、血糖恢复正常。

45. E【解析】先天性内分泌和代谢缺陷病常出现持续顽固的低血糖。

46. A【解析】无症状低血糖可给予进食葡萄糖，如无效改为静脉输注葡萄糖。

47. D【解析】对持续或反复低血糖者除静脉输注葡萄糖外，结合病情予氢化可的松静脉滴注、胰高血糖素肌内注射或泼尼松口服。

48. D【解析】因胎脂对新生儿有保护作用，不必洗去，在生后数小时胎脂会逐渐被吸收。用干毛巾吸干羊水，擦干皮肤后，用预先温热好的包被包裹婴儿，以减少辐射、对流及蒸发散热，可采取不同的保暖措施，如用婴儿暖箱、远红外辐射床、热水袋、头戴绒帽，棉被包裹，母亲怀抱或“袋鼠式”怀抱等。然后置于中性温度环境中，以保持体温稳定。室温维持在24~26℃。

49. A【解析】早产儿护理措施：①维持体温稳定。②合理喂养。③维持有效呼吸。④预防感染。⑤密切观察病情。⑥健康教育。其中，首要的护理措施是保暖，维持体温稳定。

50. E【解析】一般体重小于2000g者，尽早置于婴儿暖箱保暖。体重大于2000g在箱外保暖者，应给予戴帽保暖，以降低耗氧量和散热量。暴露操作应在远红外线辐射床保暖下进行；没有条件者，因地制宜，加强保暖，尽量缩短操作时间。维持室温在24~26℃，相对湿度在55%~65%。

51. D【解析】胸外按压心脏：无心搏或30秒正压人工呼吸后心率<60次/分，需胸外按压心脏，一般采用双拇指（环抱法）或中、示指法按压，操作者双拇指并排或重叠于患儿胸骨体下1/3处，其他手指围绕胸廓托在后背同时按压；或仅用中、示两手指并拢按压胸骨体下1/3处，频率为100~120次/分，按压3次通气1次，按压深度为胸廓压下1.5~2cm。

52. C【解析】窒息患儿整个治疗护理过程中，应注意患儿的保温，可将患儿置于远红外保暖床，病情稳定后置暖箱中保暖或热水袋保暖，维持患儿肛温36.5~37℃。

53. B【解析】建立有效的静脉通路首选脐静脉，保证药物及时进入体内；在充分正压呼吸和胸外按压心脏不能恢复正常循环，心率仍<60次/分，可应用1∶10000肾上腺素0.1~0.3ml/kg，静脉或气管注入，必要时可重复。

54. E【解析】缺氧缺血性脑病的治疗要点如下。①支持方法：a. 供氧；b. 纠正酸中毒；c. 维持血压；d. 维持血糖在正常高值；e. 补液：每日补液量控制在60~80ml/kg。②控制惊厥。③治疗脑水肿。

55. A【解析】缺氧缺血性脑病的治疗要点如下。①支持方法。②控制惊厥首选苯巴比妥钠，负荷量为20mg/kg，15~30分钟静脉滴注，若不能控制惊厥，1小时后可加用10mg/kg；12小时后给维持量，每日维持量为3~5mg/kg。肝功能不全者改用苯妥英钠，顽固性抽搐者加用地西泮或水合氯醛。地西泮（安定）的作用时间短、疗效快，在上述药物疗效不明显时可加用，剂量为0.1~0.3mg/kg，静脉滴注，两药合用时应注意抑制呼吸的可能性。③治疗脑水肿：控制输液总量是预防和治疗脑水肿的基础，每日液体总量不超过60~80ml/kg。当颅内压增高时首选利尿药呋塞米静脉注射，严重者可用甘露醇静脉滴注。目前亚低温治疗新生儿缺氧缺血性脑病是一项有前景的治疗，已经应用于临床并得到安全性的肯定，应于发病后6小时内应用，并持续48~72小时。

56. C【解析】新生儿缺氧缺血性脑病的护理措施如下。①一般护理。②病情观察。③遵医嘱用药。④给氧护理：及时清除呼吸道分泌物，保持呼吸道通畅。选择适当给氧方法，维持 $PaO_2>6.65kPa$（50mmHg），$PaCO_2<5.32kPa$（40mmHg）。根据患儿缺氧情况，可给予鼻导管吸氧或头罩吸氧，如缺氧严重，可考虑气管插管及器械辅助通气。⑤亚低温治疗的护理。⑥心理护理。

57. D【解析】新生儿颅内出血的健康指导：①加强围生期保健工作，减少异常分娩所致的产伤和窒息。②住院期间向家长解答病情，讲解颅内出血的严重性，可能会出现的后遗症。③给予家长支持和安慰，减轻其紧张情绪和恐惧心理。④有后遗症时，鼓励、指导家长，尽早为患儿进行功能训练和智力开发，减轻脑损伤影响。教会家长给患儿功能训练的技术，增强战胜疾病的信心。⑤鼓励家长坚持对患儿的治疗和康复训练，定期到医院随访。

58. D【解析】新生儿颅内出血的治疗要点如下。①支持疗法：注意保暖，必要时可入暖箱。保持患儿安静，较少刺激，防止再出血。维持血压，保证热量供给，注意液体平衡，及时纠正酸中毒。可适当吸氧，改善脑缺氧。②止血。③对症治疗。④降低颅内压。⑤脑积水治疗。⑥应用脑代谢激活药。⑦足月儿有症状的硬脑膜下出血，可用腰穿针从前囟边缘进针吸出积血。

59. B【解析】新生儿黄疸的治疗要点如下。①病因治疗。②降低血清胆红素。a. 合理喂养：尽早喂养可以防止新生儿低血糖，诱导建立肠道正常菌群，减少肠肝循环，保持大便通畅，减少肠壁对胆红素的再吸收。b. 光照疗法：未结合胆红素浓度增高超过221μmol/L者应采用蓝光疗法。③保护肝。④降低游离胆红素。⑤肝酶诱导剂的应用。⑥纠正缺氧、酸中毒、电解质紊乱，维持酸碱平衡，注意保暖。⑦控制感染。

60. E【解析】参见A1型题第28题解析。

61. A【解析】遵医嘱气管内滴入表面活性物质，通常于出生后24小时内给药，用药前彻底清除口、鼻腔及气道内的分泌物。抽取药液，将溶解好的PS经气管导管侧面穿刺缓慢注入（患儿分别取仰卧、右侧卧、左侧卧位），然后用复苏囊加压给氧 1~2 分钟，使 PS 在两侧肺内均匀分布，有利于药液更好地弥散。

62. C【解析】肺炎患儿体温过高时采取物理或药物降温，体温过低时给予保暖。

63. D【解析】新生儿败血症选用合适的抗菌药物：早期、联合、足量、静脉应用抗生素，疗程要足，一般应用 10~14 天。

64. A【解析】新生儿败血症维持体温稳定：受感染及环境因素影响，患儿体温易波动。当体温过低或体温不升时，及时给予保暖措施；当体温过高时，给予物理降温及多喂开水。

65. B【解析】参见 A3/A4 型题第 18 题解析。

66. B【解析】新生儿低血糖症的护理措施如下。①保证能量供给，合理喂养：生后能进食者提倡尽早喂养，根据病情给予 10% 葡萄糖注射液或母乳喂养。对早产儿或窒息儿可建立静脉通路，保证葡萄糖输入。②监测：定期监测血糖，静脉输注葡萄糖时及时调整输入量及速度，用输液泵控制并每小时观察记录 1 次，防止治疗过程中发生医源性高血糖症。③密切观察病情：观察患儿生命体征；随时观察患儿反应、肌张力等，观察有无震颤、多汗、呼吸暂停等，并与静脉滴注葡萄糖后的状况作比较；对呼吸暂停者，给予托背、弹足底等处理。有缺氧时，及时、合理给氧。

67. D【解析】早产儿，可放入 30℃暖箱中，根据体温恢复的情况逐渐调整到 30~34℃的范围，每小时监测肛温 1 次，使患儿 6~12 小时恢复正常体温，正常后每 4 小时 1 次。

68. E【解析】缺氧缺血性脑病脑功能恢复早期康复干预：患儿病情稳定，无活动性颅内出血后尽早开始进行婴儿脑功能训练及高压氧治疗等。注意将患儿肢体处于功能位；早期给予动作训练和感知刺激的干预措施，促进脑功能的恢复。向家属耐心解答病情，以取得理解；指导家长掌握恢复期干预措施，以取得家长最佳的配合并坚持定期随访。

69. D【解析】参见 A1 型题第 19 题解析。

70. D【解析】新生儿颅内出血的病因及发病机制如下。①缺氧缺血。②产伤。③新生儿肝功能不成熟，凝血因子不足，也是引起出血的一个原因。④其他：快速输入高渗液体、机械通气不当，血压波动过大，医疗或护理操作时对头部按压过重均可引起颅内出血。还有少数颅内出血者，是由原发性出血性疾病或脑血管畸形引起。

71. C【解析】寒冷、早产、感染和窒息为新生儿寒冷损伤综合征的主要病因。

72. E【解析】新生儿寒冷损伤综合征的治疗要点如下。①复温：复温是治疗低体温患儿的关键。②支持疗法。③纠正器官功能紊乱。④控制感染：有感染者及病情严重者根据血培养和药敏结果选用抗生素及对症处理。⑤观察病情：注意生命体征、硬肿范围及程度、尿量、有无出血症状等。

73. E【解析】巨大儿指出生体重超过 4000g 的新生儿，包括正常和有疾病者。

74. B【解析】通常认为，足月儿胆红素 <221μmol/L（12.9mg/dl），早产儿 <256μmol/L（15mg/dl）是生理性黄疸范畴。

75. A【解析】当患儿血清胆红素 >342μmol/L（20mg/dl）时，游离的间接胆红素可透过血-脑脊液屏障，造成基底核等处的神经细胞损害，出现中枢神经系统症状，发生胆红素脑病（核黄疸）。该病多于生后 4~7 天出现症状。

76. D【解析】新生儿生理性黄疸是由于新生儿胆红素特点引起的，50%~60% 的足月儿和 80% 以上的早产儿可出现生理性黄疸。其特点为：①足月儿 2~3 天出现黄疸。②4~5 天达高峰，5~7 天消退，最迟不超过 2 周内。③早产儿黄疸多于 3~5 天出现，5~7 天达高峰，7~9 天消退，最长可延迟到 3~4 周消退。

77. D【解析】IgM 是抗革兰阴性杆菌的主要抗体，有溶菌作用，因新生儿血液中的含量较低，故新生儿期易被革兰阴性杆菌感染，尤其容易患大肠埃希菌败血症。

78. D【解析】IgG 含量最高，可通过胎盘。孕 32 周的母体内 IgG 含量明显增加，胎儿出生时脐血 IgG 水平甚至可高于母体 IgG 水平 10%，早产儿、小于胎龄儿 IgG 水平低于母亲。

79. E【解析】新生儿出生后数日内，因离开羊水的滋润，丢失水分较多及胎粪排出，出现体重下降，但一般不超过 10%，出生后 3~7 天恢复到出生时体重。

80. A【解析】新生儿体温调节功能尚不完善，皮下脂肪薄，体表面积相对较大，容易散热；产热主要依靠棕色脂肪的代谢。新生儿 Babinski 征、Kernig 征阳性属正常现象。由于胸腔小，肋间肌肉较弱，胸廓运动较浅，主要靠膈肌运动，以腹式呼吸为主。新生儿由于呼吸道管道狭窄，黏膜柔嫩，血管丰富，纤毛运动差，容易出现鼻塞、呼吸道梗阻、感染、呼吸困难等情况。足月儿刚出生时白细胞数较高，为 $(15 \sim 20) \times 10^9$，第 3 天开始下降，5 天后接近婴儿值。

81. A【解析】正常新生儿体重在 2500g 以上，身长在 47cm 以上，哭声响亮，皮肤红润，胎毛少，肌肉有一定张力。耳郭软骨发育好，四肢屈曲，指（趾）甲达到或超过指（趾）端，乳晕清楚，乳头突起，乳房可扪及结节，男婴睾丸下降，女婴大阴唇覆盖小阴唇，整个足底有较深的足纹。

82. C【解析】由于呼吸中枢发育不成熟，呼吸节律不规则，新生儿呼吸浅快，40~45/分，若持续超过 60 次/分称呼吸急促，常由呼吸及其他系统疾病所致。

83. E【解析】新生儿常见几种特殊生理状态：①生理性体重下降。②生理性黄疸。③乳腺肿大出生后 4~7 天，男、女新生儿均可发生乳腺肿大，切勿挤压，以免感染。一般出生后 2~3 周内消退。④“马牙”和“螳螂嘴”。⑤假月经。⑥新生儿红斑和粟粒疹。

84. D【解析】当肛温 <30℃时，多数患儿腋-肛温差 <0，一般均应将患儿置于箱温比肛温高 1~2℃的暖箱中进行外加热。每小时提高箱温 1~1.5℃，箱温不超过 34℃，在 12~24 小时内恢复正常体温，然后根据患儿体温调整暖箱温度。

85. A【解析】新生儿颅内出血需保持绝对静卧，抬高头部，减少噪声，一切必要的治疗和护理操作要轻、稳、准，尽量减少对患儿移动和刺激、减少反复穿刺，防止加重颅内出血。

86. C【解析】参见A1型题第26题解析。

87. B【解析】光照疗法适于治疗各种原因的新生儿高胆红素血症。对于血清胆红素 $>342\mu mol/L$（20mg/dl）以上，需换血者，也应在做换血治疗前后进行光疗。

88. A【解析】随地区不同而不同，我国败血症仍以葡萄球菌、大肠埃希菌感染为主。

89. C【解析】新生儿败血症感染可能发生在产前、产时或产后。产前感染与孕妇有明显的感染有关，尤其是羊膜腔的感染更易引起发病；产时感染与胎儿通过产道时被细菌感染有关，如胎膜早破、产程延长等；产后感染往往与细菌从脐部、皮肤黏膜损伤处、呼吸道、消化道等侵入有关。近年来医源性感染有增多趋势。

90. B【解析】新生儿败血症没有特征性表现。按发病时间分为早发型和晚发型。出生后7天内出现症状者称为早发型败血症；7天后出现者称为晚发型败血症。

91. D【解析】对新生儿败血症的健康教育如下。①对新生儿居室应定时消毒。②避免新生儿与感染性疾病患者接触。③对高危儿加强监测：可能发生败血症的高危新生儿，应严密监测。注意观察新生儿面色、吮奶精神状况及体温变化。④做好皮肤黏膜护理：应特别注意保持口腔皮肤黏膜的清洁，避免感染或损伤。不要挑“马牙”，割口腔脂肪垫，不要用粗糙不洁的布巾擦洗新生儿口腔，以免损伤口腔黏膜。如有感染性病灶，应及时处理并应用适量抗生素预防感染。⑤新生儿脐部要保持干燥清洁。

92. A【解析】新生儿寒冷损伤综合征多发生在冬、春寒冷季节，以出生3日内新生儿或早产儿多见。发病初期表现为体温降低、吮乳差或拒乳、哭声弱等症状；病情加重时发生硬肿和多器官功能损害体征。

93. C【解析】新生儿寒冷损伤综合征硬肿由皮脂硬化和水肿所形成，其特点为皮肤硬肿，紧贴皮下组织，不能移动，有水肿者压之有轻度凹陷。

94. A【解析】复温是低体温患儿治疗的关键。复温原则是逐步复温，循序渐进。对于轻、中度硬肿的患儿可放入30℃暖箱中，根据体温恢复的情况逐渐调整到30~34℃的范围内，6~12小时恢复正常体温。

95. C【解析】正确复温是治疗新生儿寒冷损伤综合征的重要措施。早产儿，可放入30℃暖箱中，根据体温恢复的情况逐渐调整到30~34℃的范围，每小时监测肛温1次，使患儿6~12小时恢复正常体温。肛温 <30℃，腋温-肛温差为负值的重度患儿，先将患儿置于比体温高1~2℃的暖箱中，并逐步提高暖箱的温度，每小时升高0.5~1℃，最高不超过34℃，同时监测肛温、腋温，使患儿体温12~24小时恢复正常。还可辅以恒温水浴疗法，水温39~40℃，脐带用消毒纱布和橡皮膏包扎固定。

96. D【解析】胎儿在宫内不需要肺的呼吸，但有微弱的呼吸运动。胎儿肺内充满液体，足月儿30~35ml/kg，出生时经产道挤压，1/3液体由口鼻排出，其余由肺间质毛细血管和淋巴管吸收，如吸收延迟，则出现湿肺。分娩后新生儿在第一次吸气后紧接着啼哭，肺泡张开。由于呼吸中枢发育不成熟，呼吸节律不规则，新生儿呼吸浅快，40~45 次/分，若持续超过 60 次/分称呼吸急促，常由呼吸及其他系统疾病所致。新生儿胸腔较小，肋间肌较弱，以腹式呼吸为主。

97. A【解析】参见 A1 型题第 11 题解析。

98. A【解析】一般体重小于 2000g 者，尽早置于婴儿暖箱保暖。

99. B【解析】蓝光疗法的不良反应有皮疹、发热、腹泻、核黄素缺乏、低血钙、贫血、青铜症等。

100. C【解析】由于来自母体的雌激素中断，新生儿出生后 3~5 天，乳腺可触到蚕豆或核桃大小的肿块，其原因与母亲内分泌影响有关。多于 2~3 周消退，无须特殊处理，切忌挤压，以免感染。

101. C【解析】新生儿呼吸窘迫综合征（新生儿肺透明膜病）患儿出生时可以正常，也可无窒息表现。在出生后 6 小时内出现呼吸窘迫，表现为呼吸急促（>60 次/分）、鼻翼扇动、呼气性呻吟、发绀及吸气性三凹征，进行性加重的呼吸窘迫是本病的特点，可出现肌张力下降、呼吸暂停甚至出现呼吸衰竭。听诊两肺呼吸音降低，早期无啰音，以后可听到细小的水泡音，心音减弱，胸骨左缘可闻及收缩期杂音。出生后第 2~3 天病情严重，72 小时后明显好转。

102. D【解析】肺透明膜病表现为新生儿出生后不久即出现进行性加重的呼吸窘迫和呼吸衰竭。其病理上有肺透明膜的改变，故称为肺透明膜病，常见于早产儿，胎龄越小，发病率越高，是新生儿期重要的呼吸系统疾病。

103. E【解析】严重溶血可由于红细胞破坏过多，携氧能力下降，引起高排性心力衰竭，但不是新生儿溶血症的主要临床表现。

104. B【解析】参见 A1 型题第 101 题解析。

105. B【解析】参见 A1 型题第 14 题解析。

106. C【解析】早产儿护理措施如下。①维持体温稳定。②合理喂养：目前主张早期、足量喂养。体重在 1500g 以上，无青紫、窒息及呕吐者，于出生后 2 小时开始试喂 5% 糖水，无呛咳者可开始喂奶；提倡母乳喂养，无法母乳喂养者以早产儿配方乳为宜。③维持有效呼吸：保持呼吸道通畅，早产儿仰卧时可在肩下放置小软枕，避免颈部弯曲而致呼吸道梗阻。④预防感染：强化洗手意识，每次接触早产儿前后要洗手或用快速消毒液擦拭手部，严格控制医源性感染。⑤密切观察病情：早产儿病情变化快，常出现呼吸暂停等生命体征的改变，除应用监护仪监测体温、脉搏、呼吸等生命体征外，还应注意观察患儿的进食情况、精神反应、哭声、反射、面色、皮肤颜色、肢体末梢的温度等情况。⑥健康教育。

107. E【解析】新生儿疾病的护理包括病室的环境管理。

108. D【解析】新生儿颅内出血的护理：①严密观察病情，注意生命体征、神志、瞳孔变化。②保持绝对静卧，抬高头部，减少噪声，一切必要的治疗和护理操作要轻、稳、准，尽量减少对患儿移动和刺激、减少反复穿刺，防止加重颅内出血。③合理用氧。④维持体温稳定。⑤健康教育。

109. E【解析】心肺复苏的程序常采用 ABCDEF 方法。C（circulation）：心脏按压，建立循环。A（airway）：通畅气道。B（breathing）：建立呼吸。D（drugs）：应用复苏药物。E（electrocardiograph）：心电图监护。F（defibrillation）：除颤。

110. A【解析】生后 10~12 小时开始排出墨绿色胎粪，2~3 天排完。胎粪由胎儿肠道分泌物、胆汁、咽下的羊水等组成，呈墨绿色。若超过 24 小时还未见胎粪排出，应检查是否有肛门闭锁及其他消化道畸形。

111. B【解析】生理性黄疸的特点：①一般情况良好。②足月儿出生后 2~3 天内出现黄疸，4~5 天达高峰，5~7 天消退，最迟不超过 2 周内；早产儿黄疸多于 3~5 天出现，5~7 天达高峰，7~9 天消退，最长可延迟到 3~4 周消退。③每日血清胆红素升高小于 85μmol/L（5mg/dl）或每小时升高小于 0.85μmol/L（0.5mg/dl）。通常认为，足月儿胆红素 <221μmol/L（12.9mg/dl），早产儿 <256μmol/L（15mg/dl）是生理性黄疸范畴。

112. E【解析】新生儿室应在阳光充足、空气流通的朝南区域。室内最好有空调和空气净化设备，保持室温在 22~24℃，相对湿度在 55%~65%。半握空拳法或使用拍击器，从外周向肺门轮流反复拍击，使胸部产生相应的震动。患儿头部应稍后仰（后仰至中枕位颈部稍伸展）。避免头部过度后仰或前倾，压迫腭下部的软组织，在进行操作时不可将物品遮盖于患儿头部或置于其胸部，以免造成患儿气道受压或通气不良。

113. D【解析】参见 A1 型题第 36 题解析。

114. A【解析】参见 A1 型题第 55 题解析。

115. A【解析】新生儿破伤风护理措施：①控制痉挛，保持呼吸道通畅。②脐部护理。③保证营养早期给予静脉营养以保证能量供给。④防止继发感染和损伤。⑤健康教育。首要的护理问题是有窒息的危险，与呼吸肌、喉肌痉挛有关。

116. A【解析】新生儿破伤风的潜伏期为 3~14 天，但大多为 4~7 天，发病越早，发作期越短、预后越差。起病时，患儿神志清醒，往往哭吵不安，因咀嚼肌首先受累，患儿口张不大，吸吮困难，随后牙关紧闭、面肌痉挛，出现苦笑面容。用压舌板压舌时，用力越大，张口越困难，称“压舌板试验”阳性，有助于本病的早期诊断。

117. D【解析】胎儿期处于氧分压偏低的环境，故生成的红细胞数较多，出生后环境氧分压提高，因红细胞相对较多，所以破坏亦多。

118. D【解析】早产儿的生理特点如下。①呼吸系统：早产儿呼吸中枢发育不成熟，呼吸表浅而不规则常出现呼吸暂停现象。②循环系统。③消化系统：早产儿吸吮能力差，吞咽反射弱，乳汁吸入时容易发生呛乳。胃贲门括约肌较松弛、容量小，易发生胃食管反流和溢乳。此外，由于早产儿的胎粪形成较少和肠蠕动乏力，易发生胎粪排出延迟。早产儿肝脏不成熟，葡萄糖醛酸转移酶不足，生理性黄疸较重，持续时间长，易引起胆红素脑病（核黄疸)。④血液系统：早产儿血小板数量较足月儿略低，贫血常见；维生素 K、铁及维生素 D 储存较足月儿低，更容易发生出血、贫血和佝偻病。⑤泌尿系统：早产儿肾浓缩功能差，肾小管对醛固酮反应低下，肾排钠增多，易发生低钠血症。其血中的碳酸氢盐浓度极低，阴离子间隙较高，肾小管排酸能力受一定的限制，蛋白质入量增多时，易发生代谢性酸中毒。由于肾对糖的回吸收能力较低，当葡萄糖输入过多时，常有尿糖出现。⑥神经系统：早产儿易发生缺氧，而导致缺氧缺血性脑病发生。早产儿脑室管膜下存在发达的胚胎生发层组织，因而易导致颅内出血。⑦免疫系统：早产儿体内的特异性和非特异性免疫发育不够完善，免疫球蛋白含量较低，IgG 和补体缺乏，皮肤屏障功能差，使早产儿对各种感染的抵抗力极弱，易患感染性疾病。⑧体温调节：早产儿体温调节功能差，棕色脂肪少，基础代谢低，产热量少，而体表面积相对大，皮下脂肪少，易散热，同时汗腺发育不成熟和缺乏寒冷发抖反应。

119. D【解析】参见 A1 型题第 50 题解析。

120. C【解析】新生儿高血糖是指新生儿全血葡萄糖水平 >7. 0mmol/L（125mg/dl）或血清葡萄糖水平 >8. 4mmol/L（150mg/dl）。

121. D【解析】参见 A1 型题第 27 题解析。

122. D【解析】正常新生儿由于胸腔小，肋间肌肉较弱，胸廓运动较浅，主要靠膈肌运动，以腹式呼吸为主。生后 10~12 小时开始排出墨绿色胎粪，2~3 天排完。足月儿出生时血红蛋白为 170g/L（正常值为 140~200g/L）。新生儿出生时血液中细胞数较高，血红蛋白中胎儿血红蛋白（HbF）约占 70%，后逐渐被成人血红蛋白（HbA）替代。新生儿肾小球滤过率低，浓缩功能较差，容易发生水肿，排出同样的溶质需比成人多消耗 2 倍的水分。当左心房压力超过右心房时，卵圆孔瓣膜即在功能上关闭，至出生后 5~7 个月解剖上大多关闭。

123. E【解析】参见 A1 型题第 14 题解析。

124. D【解析】新生儿低血糖是指新生儿血清葡萄糖水平 <2. 2mmol/L（40mg/dl），诊断为新生儿低血糖，不论其出生体重、胎龄和生后日龄。

125. C【解析】参见 A1 型题第 90 题解析。

126. D【解析】新生儿胃食管反流的护理措施如下。①保持适宜体位。②合理喂养：a. 少量多餐；b. 胃管喂养，反复出现呼吸暂停的早产儿不主张采用。③用药护理：按医嘱给药并观察药物疗效和不良反应，注意用法剂量，不能吞服时应将药片研碎。

127. B【解析】非感染性病理性黄疸病因：①新生儿溶血病。②先天性胆道阻塞。③母乳性黄疸。④遗传性疾病。⑤药物性黄疸。⑥缺氧、低血糖、酸中毒等也可导致病理性黄疸。其中，新生儿溶血病是非感染性病理性黄疸中最常见的病因。

128. C【解析】胎儿通过羊水感染以革兰阴性杆菌，如大肠埃希菌为主。

129. B【解析】新生儿肺透明膜病供氧及辅助呼吸：气道内正压通气（CPAP）辅助呼吸，使有自主呼吸的患儿在整个呼吸周期都能接受高于大气压的气体，以增加功能残气量，防止肺泡萎陷。如用 CPAP 后，病情仍无好转者，采用间隙正压通气（IPPV）及呼气末正压呼吸（PEEP）。

130. E【解析】参见 A1 型题第 32 题解析。

131. B【解析】新生儿体温调节功能尚不完善，皮下脂肪薄，体表面积相对较大，容易散热；产热主要依靠棕色脂肪的代谢。当室温过高时足月儿能通过皮肤蒸发和出汗散热，但如果体内水分不足，血液浓缩而致发热称“脱水热”；室温过低时可引起硬肿症。

132. E【解析】颅内出血起源于蛛网膜下腔内的桥静脉，典型症状是在生后第 2 天发作惊厥，发作间歇情况良好，大多数预后良好，个别病例可因粘连而出现脑积水后遗症。

133. E【解析】参见 A1 型题第 21 题解析。

134. C【解析】腰穿不是预防措施，是疑似诊断的确诊措施，预防新生儿败血症并发化脓性脑膜炎的措施：①积极控制感染。②彻底清除感染病灶，如脐炎、鹅口疮、脓疱疮、口腔破溃和其他皮肤破损等均应及时处理，防止感染继续蔓延扩散。③严密观察病情变化，观察患儿生命体征、神志、面色、皮肤、前囟、哭声、呕吐情况、有无惊厥等，以及时发现脑膜炎。④按医嘱静脉输入抗生素。

135. A【解析】败血症少数严重者很快发展成循环衰竭、弥散性血管内凝血、中毒性麻痹、酸碱平衡紊乱和胆红素脑病，常并发化脓性脑膜炎。

136. A【解析】羊水、胎粪吸入者多有宫内窘迫和/或出生时的窒息史，胎粪大量吸入者可致死胎或生后不久死亡，多见于足月儿和过期产儿。

137. B【解析】新生儿败血症抗菌治疗时，若临床疗效好，一般继续此治疗方案，不必更换。

138. D【解析】肺炎以胎粪吸入性肺炎病死率最高，由于胎儿缺氧，出生后除肺炎外，常伴缺氧缺血性脑病、颅内出血等多系统损害，故胎粪吸入性肺炎又称胎粪吸入综合征（MAS），足月儿和过期产儿多见。

139. B【解析】足月儿 24 小时排尿，48 小时未排尿者需检查原因。

140. C【解析】胎儿出生后血液循环发生很大变化，脐带结扎，肺血管阻力降低，卵圆孔和动脉导管出现功能性关闭。心率波动较大，100~150 次/分，平均 120~140 次/分，血压平均 9.3/6.7kPa（70/50mmHg）。

141. C【解析】如无自主呼吸、心率 <100 次/分者，应立即用复苏器加压给氧，面罩应密闭口、鼻；通气频率为 30~40 次/分。

142. A【解析】病理性黄疸特点：①生后 24 小时内出现黄疸。②黄疸程度重，血清胆红素 >205.2μmo/L（12mg/dl），或每日上升速度超过 85μmol/L（5mg/dl），或每小时升高大于 0.85μmol/L（0.5mg/dl）。③黄疸经久不退（足月儿 >2 周，早产儿 >4 周）。④黄疸退而复现。⑤血清结合胆红素 >34μmol/L（2mg/dl）。具备其中任何一项者即可诊断为病理性黄疸。

143. C【解析】光照疗法操作步骤：①核对医嘱，做好解释工作。②脱去患儿衣裤，使其全身裸露，用长条尿布遮盖会阴、肛门部，男婴注意保护阴囊。佩戴遮光眼罩，避免光线损伤视网膜。放入已预热好的光疗箱中，记录开始照射的时间。光疗箱附近如有其他患儿，也应遮挡设备，避免对其他患儿造成影响。③光疗中注意使患儿皮肤均匀且广泛地受到照射。单面照射一般每2小时更换体位1次，可以仰卧、侧卧、俯卧等体位交替。俯卧照射时应有专人监护，以免口鼻受压而影响呼吸。④严密监测体温和箱温，每隔2~4小时测体温1次，根据体温调节箱温，维持患儿体温稳定在36~37℃。如光疗时体温超过38.5℃，需暂停光疗。⑤一般光疗12~24小时才能使血清胆红素下降，光疗总时间按照医嘱执行。一般情况下，血清胆红素降至171μmol/L（10mg/dl）时可停止光疗。患儿出箱时应穿好衣服，除去眼罩，安置回病床。记录出箱时间和灯管使用时间，清洁消毒光疗设备。

二、A2型题

1. D【解析】参见A1型题第26题解析。

2. E【解析】该新生儿为足月儿，黄疸于生后2~3天出现，一般情况好，血清胆红素低于205.2μmol/L，为生理性黄疸，因此暂不需要处理。

3. C【解析】参见A1型题第101题解析。

4. D【解析】为硬肿病患儿复温时，当肛温<30℃，腋温-肛温差为负值的重度患儿，先将患儿置于比体温高1~2℃的暖箱中，并逐步提高暖箱的温度，每小时升高0.5~1℃，最高不超过34℃，同时监测肛温、腋温，使患儿体温12~24小时恢复正常。体温恢复正常后，将患儿放置于调至中性温度的暖箱中。

5. E【解析】参见A1型题第26题解析。

6. E【解析】新生儿败血症是指细菌侵入血液循环并生长繁殖，产生毒素而造成的全身感染。无特征性临床表现，早期表现为精神不佳，转而发展为精神萎靡及出现病理性黄疸，少数继发中毒性肠麻痹，可有脐部感染。

7. A【解析】正常足月儿指胎龄满37周、不足42周出生，出生体重在2500~4000g，无畸形或疾病的活产婴儿。

8. D【解析】足月儿指胎龄满37周到未满42周（260~293天）的新生儿。低出生体重儿指出生体重<2500g者。

9. E【解析】乳腺肿大出生后4~7天，男、女新生儿均可发生乳腺肿大，切勿挤压，以免感染。一般出生后2~3周内消退。

10. E【解析】由于胆红素代谢特点，早产儿在生后3~5天即出现黄疸，最迟于3~4周消退，在此期间一般情况良好，食欲正常。该患儿目前尚属生理性黄疸范围，可以不采取治疗措施，但应注意密切观察。

11. D【解析】新生儿败血症早期症状常不典型，一般早期表现为精神不佳、食欲不佳、哭声弱、体温异常等，转而发展为精神萎靡、嗜睡、拒乳、不哭、不动、面色欠佳，早产儿表现为体温不升、呼吸异常。该患儿体温36.0℃，精神萎靡，面色灰，2天来拒奶，反应差，有败血症早期表现。新生儿刚出生时的白细胞计数可高达20×10^9/L，生后数小时增加，至24小时达高峰，然后开始下降，该患儿血白细胞22×10^9/L，明显升高。出生时中性粒细胞较高，占60%~65%，生后4~6天中性粒细胞约占30%。该患儿中性粒细胞65%，明显升高。败血症血常规的白细胞总数增多，有中毒颗粒和核左移，中性粒细胞增多。因此，该患儿临床表现、血常规符合新生儿败血症的可能诊断。

12. D【解析】新生儿败血症的护理措施如下。①一般护理。a. 预防交叉感染：对感染患儿与非感染患儿应采取保护性隔离，避免交叉感染。工作人员在护理患儿前后应加强手的清洁消毒。患儿所用器械、用具、衣物、床褥均应高压消毒处理，避免发生医源性感染。b. 合理喂养：保证营养供给。②维持体温稳定。当体温过高时，可调节环境温度，打开包被等物理的方法或多喂水来降低体温，新生儿不宜用药物、酒精擦浴、冷盐水灌肠等刺激性强的降温方法，否则易出现体温不升。③清除局部感染灶。脐炎、鹅口疮、脓疱疮、口腔破溃和其他皮肤破损等均应及时处理，防止感染继续蔓延扩散。④严密观察病情变化。观察患儿生命体征、神志、面色、皮肤、前囟、哭声、呕吐情况、有无惊厥等，以及时发现脑膜炎、出血倾向、休克、胆红素脑病等表现，应及时通知医生，配合抢救处理。⑤用药护理。在静脉给药前应做血培养和药物敏感试验，以明确病原和针对性地给药。

13. D【解析】新生儿肺透明膜病的临床表现：新生儿出生时可以正常，也可无窒息表现。在出生后6小时内出现呼吸窘迫，表现为呼吸急促（>60次/分）、鼻翼扇动、呼气性呻吟、发绀及吸气性三凹征，进行性加重的呼吸窘迫是本病的特点，可出现肌张力下降、呼吸暂停甚至出现呼吸衰竭。听诊两肺呼吸音降低，早期无啰音，以后可听到细小的水泡音，心音减弱，胸骨左缘可闻及收缩期杂音。出生后第2~3天病情严重，72小时后明显好转。

14. C【解析】参见A1型题第111题解析。

15. A【解析】当肛温<30℃时，多数患儿腋-肛温差<0，一般均应将患儿置于箱温比肛温高1~2℃的暖箱中进行外加热。每小时提高箱温1~1.5℃，箱温不超过34℃，在12~24小时恢复正常体温，然后根据患儿体温调整暖箱温度。

16. C【解析】参见A1型题第27题解析。

17. C【解析】对肛温>30℃，腋温-肛温差（T_{A-R}）为正值的轻、中度硬肿的患儿，提示体温虽低，但棕色脂肪产热较好，此时可通过减少散热复温，温水浴后将患儿用预热的暖衣被包裹，移进预热至30℃的暖箱内。

18. C【解析】早产儿，可放入30℃暖箱中，根据体温恢复的情况逐渐调整到30~34℃的范围，每小时监测肛温1次，使患儿6~12小时恢复正常体温。

19. D【解析】足月儿：指胎龄满37周至不满42周（260~293天）的新生儿。适于胎龄儿（AGA）：出生体重在同胎龄儿平均体重第10~90个百分位者。

20. B【解析】新生儿的体温能维持在36.5~37℃水平，该患儿体温为34.5℃，体温过低。

21. C【解析】参见 A1 型题第 23 题解析。

22. E【解析】参见 A1 型题第 76 题解析。

23. A【解析】患儿为过期产儿，出生时无呼吸，应立即气管插管吸取分泌物，尽快建立呼吸、循环。

24. D【解析】当肛温 <30℃，多数患儿 $T_{A-R}<0$，提示体温很低，棕色脂肪被耗尽，虽少数患儿 $T_{A-R}\geqslant 0$，但体温过低，靠棕色脂肪自身产热难以恢复正常体温，且易造成多器官功能损害，所以只要肛温 <30℃，一般均应将患儿置于箱温比肛温高 1~2℃的暖箱子，中途进行外加温。每小时提高箱温 0.5~1℃（箱温不超过 34℃），在 12~24 小时内恢复正常体温，然后根据患儿体温调整暖箱温度，当肛温 >30℃，$T_{A-R}<0$ 时，仍提示棕色脂肪不产热，故此时也应采用外加温使体温回升。

25. C【解析】有些女婴出生后 5~7 天阴道可见血性分泌物，可持续 1 周，称假月经。

三、A3/A4 型题

1. A【解析】新生儿窒息胎儿因素：①早产儿、小于胎龄儿、巨大儿等。②严重先天性畸形的新生儿，如呼吸道畸形、先天性心脏病等。③羊水或胎粪吸入气道的胎儿。④宫内感染所致神经系统受损等。

2. B【解析】Apgar 评分 8~10 分为正常，4~7 分为轻度窒息，0~3 分为重度窒息。

3. D【解析】颅内出血的症状和体征与出血部位及出血量有关，一般生后 1~2 天内出现。轻者可无症状，大量出血者可在短期内病情恶化而死亡。新生儿颅内出血的常见症状参见 A1 型题第 23 题解析。

4. B【解析】原发性蛛网膜下腔出血（SAH）出血原发部位在蛛网膜下腔，在新生儿十分常见，尤其是早产儿。

5. A【解析】新生儿颅内出血的病因及发病机制如下。①缺氧缺血：产前、产程中及产后各种引起缺氧、缺血的因素均可导致颅内出血的发生，以早产儿多见。②产伤：以足月儿多见，因胎头过大、头盆不称、急产、使用高位产钳和吸引器助产等，使胎儿头部挤压变形而导致大脑镰、小脑天幕撕裂，而引起硬脑膜下出血，大脑表面静脉撕裂常伴有蛛网膜下隙出血。③新生儿肝功能不成熟，凝血因子不足，也是引起出血的一个原因。④其他。

6. A【解析】新生儿溶血病是指母、婴血型不合，母血中血型抗体通过胎盘进入胎儿血液循环，发生同种免疫反应致使胎儿、新生儿红细胞破坏而引起的溶血。ABO 系统和 Rh 系统血型不合引起者最多见。

7. D【解析】参见 A1 型题第 31 题解析。

8. B【解析】缺氧缺血性脑病患儿头颅 CT 检查：可见脑室变窄，双侧大脑半球呈局灶性或弥漫性低密度影，双侧基底核和丘脑呈对称性密度增高等影像变化。头颅 CT 有助于了解脑水肿、颅内出血的部位和性质。对临床治疗有指导意义，最适合的检查时间在生后 2~5 天。

9. D【解析】参见 A1 型题第 55 题解析。

10. E【解析】早期给予缺氧缺血性脑病患儿动作训练和感知刺激，母亲多怀抱患儿，多看五颜六色的玩具，多听轻音乐。向家长耐心细致地解答病情，以取得理解。恢复期指导家长掌握康复干预措施。

11. C【解析】头颅 B 超对颅脑中心部位病变分辨率高，是诊断颅内出血的常用方法。

12. E【解析】新生儿颅内出血的护理诊断如下。①低效性呼吸型态：与颅内出血致颅内压升高压迫呼吸中枢有关。②营养失调–低于机体需要量：与摄入量减少和呕吐有关。③焦虑：与家长担心患儿预后有关。④有窒息的危险：与惊厥、昏迷有关。⑤体温调节无效：与体温调节中枢受损有关。⑥潜在并发症：颅内压增高。由于颅内出血可导致颅内压增高，危及生命，故首优的护理诊断应为潜在并发症：颅内压增高。

13. C【解析】护理中，应保持患儿安静，避免移动和刺激。

14. E【解析】参见 A1 型题第 111 题解析。

15. C【解析】患儿出现生理性黄疸，此时最好的处理是观察黄疸变化。

16. E【解析】生理性黄疸应该首先观察黄疸的变化，判断其程度，该患儿为皮肤、巩膜出现黄疸，应观察其变化程度。

17. B【解析】新生儿破伤风的潜伏期为 3~14 天，但大多为 4~7 天，发病越早，发作期越短、预后越差。起病时，患儿神志清醒，往往哭吵不安，因咀嚼肌首先受累，患儿口张不大，吸吮困难，随后牙关紧闭、面肌痉挛，出现苦笑面容。用压舌板压舌时，用力越大，张口越困难，称“压舌板试验”阳性，有助于本病的早期诊断。患儿可双拳紧握、上肢过度屈曲、下肢伸直，呈角弓反张。强直性痉挛阵阵发作，间歇期肌强直继续存在，轻微刺激可引起痉挛发作。咽肌痉挛使唾液充满口腔；呼吸肌、喉肌痉挛引起呼吸困难、青紫、窒息；膀胱、肛门括约肌痉挛导致尿潴留和便秘。患儿早期多不发热，以后发热因肌肉痉挛或肺部继续感染所致。痉挛发作时患儿神志清楚是本病的特点，任何轻微的刺激即可诱发痉挛发作。经合理治疗 1~4 周后痉挛逐渐减轻，完全恢复需 2~3 个月。

18. D【解析】新生儿破伤风护理措施如下。①控制痉挛，保持呼吸道通畅。a. 药物应用。b. 建立静脉通路：尽可能应用留置针，避免反复穿刺给患儿造成不良刺激，保证止痉药顺利进入体内。c. 病室环境：患儿应单独安置、专人看护，病室要求避光、隔音。d. 用氧：有缺氧、发绀者间歇用氧，但避免鼻导管给氧，因为鼻导管的插入和氧气直接刺激鼻黏膜可使患儿不断受到不良刺激，加剧骨骼肌痉挛。e. 密切观察病情变化。②脐部护理。③保证营养早期给予静脉营养以保证能量供给。④防止继发感染和损伤。a. 口腔护理。b. 皮肤护理：可在患儿手心放一纱布卷，既可以保护掌心皮肤不受损伤，又可保持掌心干燥。定时翻身，预防坠积性肺炎。⑤健康教育。

19. E【解析】新生儿破伤风脐部护理：①用消毒剪刀剪去残留脐带的远端并重新结扎，近端用 3% 过氧化氢或 1∶4000 高锰酸钾溶液清洗后涂以碘酒。保持脐部清洁、干燥。②遵医嘱用破伤风抗毒素3000U做脐周封闭，以中和未进入血液的游离毒素。

20. E【解析】严格执行新法接生完全可以预防新生儿破伤风。一旦接生时消毒不严怀疑感染时，须在24小时内尽快将患儿脐带远端剪去一段，并重新结扎、消毒脐带，同时肌内注射破伤风抗毒素（TAT）1500~3000U，或注射破伤风免疫球蛋白（TIG）75~250U。

21. E【解析】胃食管反流症状如下。①呕吐：呕吐是最常见的症状，可见于90%以上的患儿。生后第1周即可出现，表现为溢乳、轻度呕吐或喷射性呕吐，呕吐较顽固。②体重不增：80%的胃食管反流患儿出现体重不增，以致营养不良，体重常在普通人群的第10个百分位以下。③食管炎：频繁的胃酸反流可致食管炎，患儿表现为不安、易激惹或拒食、流涎，如发生食管糜烂或溃疡，可出现呕吐及便血，导致缺铁性贫血。④肺部并发症：呕吐物被吸入，可致肺部并发症。可引起窒息、呼吸暂停、发绀，可突然死亡。或引起呛咳、夜间痉挛性咳嗽，导致反复发作性气管炎、吸入性肺炎、肺不张等。反流可造成支气管反射性痉挛，反复发作性咳喘。有的患儿呕吐并不严重，夜咳等肺部症状为仅有表现。胃食管反流治愈后，肺部症状随之消失。⑤其他表现：可有精神运动发育迟缓、食管气管瘘、唇腭裂、心脏畸形等。

22. E【解析】新生儿胃食管反流体位治疗为主要治疗方法。轻症患儿进食时或食后1小时保持直立位。重症患儿须24小时持续体位治疗，进食时取直立位，食后取前倾俯卧30°为最佳体位，可减少反流，并防止反流物吸入。

23. B【解析】足月儿指胎龄满37至未满42周（256~293天）的新生儿。正常出生体重儿：指出生体重为2500~4000g的新生儿。正常出生体重儿皮肤红润，胎毛少，足底纹理较多均为足月儿表现。

24. E【解析】出生后第一周内由于摄入不足、排出粪便、蒸发水分，可出现暂时性体重下降（生理性体重下降），减少原体重的3%~9%，常于7~10天内恢复到出生时体重，以后体重开始快速增长。

25. A【解析】参见A2型题第25题解析。

26. A【解析】参见A2型题第13题解析。

27. D【解析】新生儿肺透明膜病护理诊断：①自主呼吸障碍与PS缺乏导致的肺不张、呼吸困难有关。②气体交换受损与肺泡缺乏PS、肺泡萎陷及肺透明膜形成有关。③营养失调：低于机体需要量与摄入量不足有关。④有感染的危险与抵抗力降低有关。其中，自主呼吸障碍为首优的护理诊断。

28. D【解析】颅内出血的症状和体征与出血部位及出血量有关，一般生后1~2天内出现。轻者可无症状，大量出血者可在短期内病情恶化而死亡。常见症状如下。①意识形态改变：激惹、过度兴奋或表情淡漠、嗜睡、昏迷等。②眼症状：凝视、斜视、眼球上转困难、眼震颤等。③颅内压增高表现：脑性尖叫、前囟隆起、惊厥等。④呼吸改变：出现呼吸增快、减慢、不规则或暂停等。⑤肌张力改变：早期肌张力增高，以后减低。⑥瞳孔：不对称、对光反射差。⑦其他：黄疸和贫血。

29. E【解析】新生儿颅内出血常见护理诊断/问题如下。①潜在并发症：颅内压升高。②低效性呼吸型态与呼吸中枢受损有关。③有窒息的危险与惊厥、昏迷有关。④体温调节无效与体温调节中枢受损有关。该患儿为颅内出血，并有前囟饱满，证明颅内压较高，因此该患儿首优的护理诊断为潜在并发症：脑疝。

30. C【解析】新生儿颅内出血的护理措施如下。①一般护理：合理喂养；保持安静，减少不必要的刺激。②保持体温稳定。③保持呼吸通畅，维持正常呼吸型态：密切观察呼吸频率和节律；避免压迫胸部，影响呼吸；改善呼吸功能，备好吸痰用物，及时清除呼吸道分泌物；合理用氧。④密切观察病情变化：遵医嘱给予镇静、脱水药，并注意观察用药疗效及不良反应。⑤对症护理：对颅内压增高者用地塞米松每天0.5~1.0mg/kg，分4次静脉滴注，速度不宜太快。呼吸节律不整，瞳孔不等大时可使用甘露醇每次0.25~0.5g/kg。选用维生素K_1、酚磺乙胺、卡巴克洛等止血。⑥心理护理。

31. D【解析】患儿母亲的血型为O型，婴儿为B型，因为母子ABO血型不合引起的溶血症应该是新生儿ABO型溶血病。Rh溶血症是母血中对胎儿红细胞的免疫抗体IgG通过胎盘进入胎儿血液循环，发生免疫反应而引起的一种溶血性疾病，和题干不符。

32. D【解析】母乳喂养禁忌证：乳母患急慢性传染病，消耗性疾病，或重症心、肝、肾疾病，精神分裂症等暂停或不宜母乳喂哺。该患儿可以继续母乳喂养。

33. D【解析】新生儿的体温能维持在36.5~37℃水平，该患儿体温为32℃，体温过低。

34. E【解析】新生儿黄疸的护理措施如下。①复温：目的是在体内产热不足的情况下，通过提高环境温度（减少散热或外加热）以恢复和保持正常体温。②合理喂养。③保证液体供给，严格控制补液速度。④预防感染。⑤观察病情。⑥健康教育。

35. C【解析】该患儿的护理措施如下。①早产儿，可放入30℃暖箱中，根据体温恢复的情况逐渐调整到30~34℃的范围，每小时监测肛温1次，使患儿6~12小时恢复正常体温。②喂养：患儿黄疸期间常表现为吸吮无力、食欲缺乏，应耐心喂养，按需调整喂养方式，如少量多次、间歇喂养等，促进奶量摄入。③观察生命体征：体温、脉搏、呼吸及有无出血倾向，观察患儿哭声、吸吮力、肌张力变化、精神反应等，有无抽搐，判断有无胆红素脑病（核黄疸）发生。

36. E【解析】肺出血症状比较轻的患者会出现痰里面带一点血丝，严重的患者会出现满口鲜血或者一口一口地吐鲜血。

37. E【解析】该患儿有肺出血的征象，需要气管插管，辅助呼吸。

38. B【解析】Apgar评分是1953年由麻醉医师Apgar博士提出，是国际上公认并被广泛使用的评价新生儿窒息的最简捷、实用的方法。内容包括皮肤颜色、心率、对刺激的反应、肌张力和呼吸5项，每项0~2分，总共10分。分别于出生后1分钟、5分钟、10分钟评价，如需复苏，15分钟、20分钟等每5分钟需再次评价，该患儿心率、唇周、面部发绀、弹足底、四肢松弛各扣一分，得分5分。

39. B【解析】Apgar评分8~10分为正常，4~7分为轻度窒息，0~3分为重度窒息。

40. B【解析】新生儿窒息的护理诊断如下。①气体交换受损：与羊水、气道分泌物吸入导致低氧血症和高碳酸血症有关。②有感染的危险：与吸入羊水或胎粪以及免疫功能低下有关。③体温过低：与缺氧、环境温度低下有关。④潜在并发症：缺氧缺血性脑病、颅内出血。⑤恐惧（家长）：与病情危重及预后不良有关。

41. A【解析】参见A2型题第13题解析。

42. E【解析】参见A1型题第21题解析。

四、B型题

1. D【解析】病理性黄疸患儿采用光疗时，暖箱温度为30~32℃。

2. C【解析】正常新生儿水浴除温水浴和擦浴外，还可进行淋浴或游泳，淋浴每日1次，每次冲淋身体20~40秒，室温保持在26~28℃。

3. B【解析】根据早产儿的体重、成熟度及病情，给予不同的保暖措施，加强体温监测。维持室温在24~26℃，相对湿度在55%~65%。

4. B【解析】新生儿颅内出血要保持绝对静卧，抬高头部，减少噪声，一切必要的治疗和护理操作要轻、稳、准，尽量减少对患儿移动和刺激、减少反复穿刺，防止加重颅内出血。

5. C【解析】频繁呕吐患儿取侧卧位，以免呕吐物堵塞呼吸道。

6. D【解析】新生儿窒息立即复苏：①置于远红外线或其他方法预热的保暖台上。②用温热干毛巾搓干头部及全身，减少散热。③摆好体位，肩部用布卷垫高2~2.5cm，使颈部轻微仰伸。

7. C【解析】气管插管正压通气30秒后，心率<60次/分或心率为60~80次/分不再增加，应同时进行胸外心脏按压。可采用双拇指法：操作者双拇指并排或重叠于患儿胸骨体下1/3处，以另一只手或硬垫支撑患儿背部；按压频率为90次/分（每按压3次，正压通气1次，每个动作周期包括3次按压和1次人工呼吸，双人配合，耗时约2秒），压下深度为1.5~2cm。

8. B【解析】正压通气：经触觉刺激未建立自主呼吸或心率<100次/分，应立即用复苏器加压给氧；面罩应全部遮盖下巴尖端、口鼻，但不盖住眼睛；通气频率为40~60次/分，呼吸比为1∶2，压力以可见胸动和听诊呼吸音正常为宜。

9. B【解析】新生儿缺氧缺血性脑病控制惊厥首选苯巴比妥，肝功能不全者改用苯妥英钠，顽固性抽搐者加用地西泮或水合氯醛。

10. D【解析】参见B型题第9题解析。

11. A【解析】破伤风控制痉挛常需较大剂量药物才能生效。首选地西泮，其次为苯巴比妥、10%水合氯醛等。各药可以替代、联合使用。

12. E【解析】破伤风中和毒素选用破伤风抗毒素 1 万~2 万 U 立即肌内注射或静脉滴注，3000U 脐周注射，中和未与神经组织结合的毒素，越早用越好。

13. B【解析】新生儿败血症无特征性表现，早期精神、食欲欠佳，哭声弱，体温异常，转而精神萎靡、嗜睡，不吃不哭不动，面色欠佳及出现病理性黄疸、呼吸异常，少数严重者发展为循环衰竭、DIC、中毒性肠麻痹等。选项 A 和选项 D 均为新生儿破伤风的症状。

14~15 E、C【解析】参见 B 型题第 18 题解析。

16. E【解析】吸入性肺炎的治疗要点：①尽快清除吸入物，保持呼吸道通畅。②给氧。③纠正酸中毒，维持正常循环。④合理使用抗生素。⑤气胸治疗。⑥NO 吸入治疗。

17. B【解析】感染性肺炎的治疗要点：①控制感染。②保持呼吸通畅，注意保暖，合理喂养和氧疗。

18. A【解析】葡萄糖消耗量增加多见于糖尿病母亲婴儿、Rh 溶血病、Beckwith 综合征、窒息缺氧及婴儿胰岛细胞增生症等，均由高胰岛素血症所致。

19. E【解析】葡萄糖产生过少和需要量增加：①早产儿、小于胎龄儿主要与肝糖原、脂肪、蛋白储存不足和糖异生功能低下有关。②败血症、寒冷损伤综合征、先天性心脏病，主要由于能量摄入不足、代谢率高而糖的需要量增加、糖异生作用低下所致。③先天性内分泌和代谢缺陷病常出现持续顽固的低血糖。④生后喂养延迟 6~8 小时，有约 20% 的婴儿血糖水平降至 2.2mmol/L（40mg/dl）以下。

20. D【解析】护理急性颅内压增高患儿应头肩抬高 15°~30°。

21. A【解析】护理腰椎穿刺术后的患儿应去枕平卧位进行。

五、X 型题

1. BCD【解析】参见 A1 型题第 131 题解析。

2. ABCD【解析】败血症早期症状常不典型，尤其是早产儿，表现为精神不佳、食欲不佳、哭声弱、体温异常等，转而发展为精神萎靡、嗜睡、不吃、不哭、不动、面色欠佳及出现病理性黄疸、呼吸异常。少数严重者很快发展成循环衰竭、弥散性血管内凝血、中毒性麻痹、酸碱平衡紊乱和胆红素脑病，常并发化脓性脑膜炎。

3. AE【解析】破伤风患儿皮肤护理：由于患儿处于骨骼肌痉挛状态，易发热、出汗，适当打开包被降温、及时擦干汗渍、保持患儿皮肤清洁干爽。定期翻身，预防压疮及坠积性肺炎。

4. ABCE【解析】早产儿的发育支持性护理：①减少噪声的刺激，营造安静的环境。②减少光线的刺激。③舒适护理。④建立 24 小时照顾。⑤鼓励父母参与护理。

5. ABCD【解析】新生儿黄疸的一般护理：①保暖。②尽早喂养。③保持室内安静。④皮肤护理。

6. ACDE【解析】新生儿低血糖症指足月儿出生 3 天内全血血糖 < 1.67mmol/L（30mg/dl），3 天后 < 2.2mmol/L（40mm/dl）；低体重儿出生 3 天内 < 1.1mmol/L（20mg/dl），1 周

后<2. 2mmol/1（40mg/dl）。目前认为凡全血血糖<2. 2mmol/L（40mg/dl）可诊断为新生儿低血糖症。

7. ABCD【解析】新生儿重症监护对象：①出生时 Apgar 评分≤3 分，10 分钟≤6 分，生后 1 小时有疾病表现者。②需要进行呼吸管理的新生儿，如急慢性呼吸衰竭，需要氧疗、应用辅助通气及拔管后 24 小时内的患儿。③病情不稳定、需要急救的新生儿，如重症休克、反复惊厥、重度窒息、严重的呼吸暂停者。④极低出生体重儿和超低出生体重儿。⑤大手术后，尤其是 24 小时内的患儿，如先天性心脏病、食管气管瘘、膈疝等。⑥严重器官功能衰竭及需要全胃肠外营养、需换血者。

8. ABDE【解析】新生儿窒息的病因如下。①孕母因素：母亲患糖尿病，严重贫血，心、肺、肾等全身疾病；孕母妊娠期有妊娠期高血压疾病、胎盘异常及多胎妊娠等；孕母吸毒、吸烟等；孕母年龄≥35 岁或<16 岁等。②分娩因素：脐带受压、打结、绕颈、脱垂等造成脐带血流中断；难产、手术助产，如高位产钳、胎头吸引等；产程中麻醉、镇痛药、缩宫药使用不当等。③胎儿因素：早产儿、小于胎龄儿、巨大儿等；严重先天性畸形的新生儿，如呼吸道畸形、先天性心脏病等；羊水或胎粪吸入气道的胎儿；宫内感染所致神经系统受损等。④胎盘因素：前置胎盘、胎盘早剥、胎盘老化等。

9. BCDE【解析】参见 A3 型题第 38 题解析。

10. ABCE【解析】参见 A1 型题第 126 题解析。

11. ADE【解析】病理性黄疸非感染性原因：①新生儿溶血病。②先天性胆道阻塞。③母乳性黄疸。④遗传性疾病。⑤药物性黄疸。⑥缺氧、低血糖、酸中毒等。

12. ACE【解析】轻度缺氧缺血性脑病表现为兴奋、易激惹，肢体及下颏可出现颤动，拥抱反射活跃，肌张力正常或增强，呼吸平稳，一般不出现惊厥。症状一般在出生 24 小时内明显，于 3~5 天后逐渐减轻至消失，预后良好，很少留有神经系统后遗症。脑电图正常，影像诊断不一定是阳性。

13. ABDE【解析】新生儿肺透明膜病的护理措施如下。①保持呼吸道通畅：及时清除口、鼻、咽部分泌物，必要时给予雾化吸入后吸痰，保持呼吸道通畅。②供氧及辅助呼吸：使 PaO_2 维持在 50~70mmHg，SaO_2 维持在 85%~95%，注意避免氧中毒。a. 头罩用氧：应该选择与患儿相适应的头罩型号。b. 气管插管用氧：整个装置保持密闭状态，防止漏气，保持呼吸道通畅。c. 机械通气的护理：妥善固定气管插管以避免脱管，每班测量并记录置管长度，检查接头有无松脱漏气、管道有无扭转受压。③保暖：维持中性环境温度，相对湿度在 55%~65%，使患儿皮肤温度保持在 36~37℃，减少耗氧量。④应用肺泡表面活性物质的护理：遵医嘱气管内滴入表面活性物质，通常于出生后 24 小时内给药，用药前彻底清除口、鼻及气道内的分泌物。⑤喂养：准确记录患儿 24 小时出入量，保证营养供给，不能吸乳吞咽者可用鼻饲法或补充静脉高营养液。⑥预防感染：做好口腔护理，对气管插管患儿可采用 1% 碳酸氢钠漱口水进行擦拭，每 4 小时 1 次。

14. ABCD【解析】病理性黄疸的病因如下。①感染性：新生儿肝炎；新生儿败血症及其他感染。②非感染性：新生儿溶血病；先天性胆道阻塞；母乳性黄疸；遗传性疾病；药物性黄疸；缺氧、低血糖、酸中毒等。

15. ABC【解析】新生儿复苏过程中，需气管插管和吸引的指征：①重度窒息需较长时间加压给氧人工呼吸者。②羊水胎粪污染，新生儿出生后无活力者。③气囊、面罩通气效果不佳或者心率<60次/分，经胸外按压心脏后心率不增快者。④需要气管内给药。⑤<1500g极低出生体重儿重度窒息时。⑥早产儿，注入表面活性物质，拟诊膈疝时。

16. ABDE【解析】新生儿低血糖无症状或无特异性症状，表现为反应差或烦躁、喂养困难、哭声异常、肌张力低、激惹、惊厥、呼吸暂停等。经补充葡萄糖后症状消失、血糖恢复正常。

17. ABCD【解析】新生儿颅内出血主要观察生命体征变化，观察患儿神志、瞳孔、呼吸、肌张力及囟门张力等改变，定时测量头围，发现异常及时通知医生并做好抢救准备，仔细、耐心观察惊厥发生的时间、性质，准确记录阳性体征并与医师取得联系。遵医嘱给予镇静、脱水药，并注意观察用药疗效及不良反应。

18. ACDE【解析】气道内正压通气（CPAP）辅助呼吸，使有自主呼吸的患儿在整个呼吸周期都能接受高于大气压的气体，以增加功能残气量，防止肺泡萎陷。

19. ACDE【解析】病理性黄疸的特点：①生后24小时内出现黄疸。②黄疸程度重，血清胆红素>205.2μmol/L（12mg/dl），或每日上升速度超过85μmol/L（5mg/dl），或每小时升高大于0.85μmol/L（0.5mg/dl）。③黄疸经久不退（足月儿>2周，早产儿>4周）。④黄疸退而复现。⑤血清结合胆红素>34μmol/L（2mg/dl）。具备其中任何一项者即可诊断为病理性黄疸。

20. ACDE【解析】新生儿肺炎的护理措施如下。①一般护理：维持正常体温；合理喂养；保持室内空气新鲜。②保持呼吸道通畅：胎头娩出后及时有效地清除呼吸道分泌物及吸入物。分泌物黏稠者可行超声雾化吸入，稀释痰液，每次不超过20分钟，以免引起肺水肿。③合理用氧，改善呼吸功能；④密切观察病情。⑤合理用药。⑥遵医嘱收集痰标本及血标本进行培养。

21. ABCE【解析】新生儿低钙血症护理措施如下。①遵医嘱补钙：10%葡萄糖酸钙静脉注射或静脉滴注时均要用5%~10%葡萄糖液稀释至少1倍，推注要缓慢，经稀释后药液推注速度<1ml/min，并予以心电监护，以免注入过快引起呕吐和心脏停搏及导致死亡等毒性反应。如心率<80次/分，应停用。②静脉用药整个过程应确保输液通畅，避免药物外溢造成局部组织坏死。一旦发现药物外溢，应立即拔针停止注射，局部用25%~50%硫酸镁湿敷。③口服补钙时，应在两次喂奶期间给药，禁忌与牛奶搅拌在一起，以免影响钙吸收。④备好吸引器、氧气、气管插管、气管切开等急救物品，一旦发生喉痉挛等紧急情况，便于争分夺秒组织抢救。⑤健康教育：介绍育儿知识，鼓励母乳喂养。

22. ABCD【解析】新生儿低钙血症症状可轻重不同，与血钙浓度不一定平行，多出现于出生后5~10天。主要表现为烦躁不安、肌肉抽动及震颤，手腕内屈，踝部伸直，可有惊跳及惊厥等，手足抽搐和喉痉挛在新生儿不常见。惊厥发作时常伴有呼吸暂停和发绀。早产儿出生后3天内易出现血钙降低，但通常无明显体征，可能与其发育不完善有关。血钙和尿钙检查有助于诊断。

六、案例分析题

1. BCDF【解析】胆道闭锁目前已证实本症多数是由于宫内病毒感染所导致的出生后进行性胆管炎、胆管纤维化和胆管闭锁。多在出生后2周开始出现黄疸进行性加重，粪色由浅黄色转为白色，肝进行性增大，边硬而光滑。

2. E【解析】常见的电解质紊乱有低钠、低钾、低钙血症。患儿可因胃肠减压等因素导致低钾血症。

3. A【解析】胆管炎是先天性胆道闭锁的术后常见并发症，发生在术后1个月内的胆管炎，称早期胆管炎，危害最大。因为此时单管上皮未与肠黏膜上皮愈合，发生炎症后原开放的胆管极易闭塞。患儿表现为不明原因的烦躁、拒食、腹胀，排出胆汁量减少，大便颜色变淡，发热，黄疸加深，白细胞增多等。

4. ABCEF【解析】目前对该患儿应采取的护理措施：首先应采取胆道减压，按时挤压引流管，保持引流通畅。饮食方面应少食多餐，进食后采取斜坡位，防止食物反流，必要时禁食禁饮。做好口腔护理，发现鹅口疮应及时报告医师处理。严密监测生命体征，发热时及时给予物理降温。遵医嘱使用足量抗生素及糖皮质激素治疗。患儿是1个月20天的婴儿，给予患儿心理支持和辅导意义不大。

5. BCDEF【解析】该患儿生命体征稳定，黄疸消退，大便色泽转为正常，不宜继续长期使用抗生素。出院健康指导：①加强口腔、皮肤护理，预防真菌性感染。②少量多餐，餐后竖抱患儿，或左侧斜坡位，减少食物反流。③保持房间空气流通，避免去人流量密集区，防止呼吸道感染。④观察病情，如患儿无诱因哭闹、呻吟、发热、腹胀，应及时就医。⑤定期复查，监测血常规、肝肾功能及生长发育指标等。

6. D【解析】正常新生儿体重在2500g以上，身长在47cm以上，哭声响亮，皮肤红润，胎毛少，肌肉有一定张力。耳郭软骨发育好，四肢屈曲，指（趾）甲达到或超过指（趾）端，乳晕清楚，乳头突起，乳房可扪及结节，男婴睾丸下降，女婴大阴唇覆盖小阴唇，整个足底有较深的足纹。

7. C【解析】新生儿室条件：阳光充足、空气流通、温湿度适宜，室内最好备有空调和空气净化设备，一般足月儿在穿衣、盖被的情况下，室温维持在22~24℃，相对湿度55%~65%。

8. ABCEF【解析】新生儿呼吸系统的特点：胎儿在宫内不需要肺的呼吸，但有微弱的呼吸运动。胎儿肺内充满液体，足月儿30~35ml/kg，出生时经产道挤压，1/3液体由口鼻排出，其余由肺间质毛细血管和淋巴管吸收，如吸收延迟，则出现湿肺。分娩后新生儿在第一次吸气后紧接着啼哭，肺泡张开。由于呼吸中枢发育不成熟，呼吸节律不规则，新生儿呼吸浅快，40~45次/分，若持续超过60次/分称呼吸急促，常由呼吸及其他系统疾病所致。新生儿胸腔较小，肋间肌较弱，以腹式呼吸为主。

9. D【解析】家庭访视包括：新生儿出院回家后1~2天的初访，生后5~7天的周访，生后10~14天的半月访和27~28天的满月访。

10. ABCE【解析】新生儿的护理措施如下。①保持呼吸道通畅。②维持体温恒定：室内最好有空调和空气净化设备，保持室温在22~24℃，相对湿度在55%~65%。③预防感染。④合理喂养：正常足月儿提倡早哺乳，一般出生后半个小时即可让母亲怀抱新生儿使其吮吸，以促进乳汁分泌，并可防止低血糖。⑤确保安全。⑥健康教育。

11. A【解析】早产儿又称未成熟儿，是指胎龄28周至不满37足周的活产婴儿。早产儿体重大多在2500g以下，身长不到47cm，哭声低弱，颈肌软弱，四肢肌张力低下呈伸直状，皮肤薄、红嫩，皮下脂肪少，胎毛多，头发少。耳壳软、耳舟不清楚，指、趾甲未达指、趾端，乳晕不清、无结节或结节<4mm，足底纹少，足跟光滑，男婴睾丸未降或未全降至阴囊，女婴大阴唇不能盖住小阴唇。

12. D【解析】早产儿应与足月儿分开护理。室温一般在24~26℃，晨间护理时应达27~28℃，相对湿度55%~65%。

13. C【解析】早产儿呼吸中枢未成熟，呼吸不规则，可发生呼吸暂停。

14. ABCE【解析】早产儿的护理措施如下。①维持体温稳定。②合理喂养：吮吸能力差和吞咽不协调者可用间歇鼻饲喂养或持续鼻饲喂养。生后两周开始补充维生素D，由每天100IU，逐步增加至每天300~400IU。8周后补充铁剂。此外，还应补充维生素A、B族维生素、维生素C、维生素E。③维持有效呼吸。④预防感染。⑤密切观察病情。⑥健康教育。

15. ABDF【解析】该患儿脐带绕颈，评分5分，可能为轻度窒息，护理问题如下。①自主呼吸障碍：与羊水、气道分泌物吸入导致低氧血症和高碳酸血症有关。②有感染的危险：与吸入羊水或胎粪以及免疫功能低下有关。③体温过低：与缺氧、环境温度低下有关。④潜在并发症：缺氧缺血性脑病、颅内出血。⑤恐惧（家长）：与病情危重及预后不良有关。

16. C【解析】参见A3/A4型题第39题解析。

17. A【解析】生后1分钟评分可反映窒息严重程度，是复苏的重要依据；5分钟及10分钟评分有助于判断复苏效果和预后。

18. ABDEF【解析】参见A3/A4型题第38题解析。

19. ABDE【解析】该窒息患儿的护理措施如下。①快速评估。②积极复苏，窒息轻者用开放式面罩给氧（注意漏斗下面边缘应靠近鼻孔），重者用鼻导管密闭式面罩给氧，氧浓度40%~50%。气管插管正压通气30秒后，心率<60次/分或心率为60~80次/分不再增加，应同时进行胸外心脏按压。③加强监护：患儿取侧卧位、床旁备吸引器等物品，监护的主要内容为患儿的神志、肌张力、体温、呼吸、心率、血氧饱和度、血压、尿量和窒息所致各系

统症状，合理给氧，观察用药反应，认真填写护理记录。④整个治疗护理过程中应注意患儿的保暖，可将患儿置于远红外线辐射床上，病情稳定后置暖箱中保暖，维持患儿肛温为36.5～37℃。⑤预防感染，注意操作过程中的手卫生。

20. B【解析】颅内出血脑脊液检查：脑脊液压力升高，呈浅黄色，镜下可见皱缩红细胞，出血后数天之内可出现低糖脑脊液症，持续最长可达1个月，淋巴细胞数可轻度增多。由于脑脊液检查是有创性检查，目前临床已很少应用。

21. B【解析】新生儿颅内出血的病因：①产伤性颅内出血。②缺氧缺血性颅内出血。③早产。④其他。该患儿分娩时因胎头过大，曾使用高位产钳和吸引器助产，因此该患儿颅内出血主要病因是产伤。

22. A【解析】降低颅内压可用呋塞米（速尿）静脉推注，也可选用地塞米松，中枢性呼吸衰竭者可用小剂量20%甘露醇注射液，早期慎用甘露醇，以免加重出血。

23. ABCDF【解析】新生儿颅内出血密切观察病情变化：观察生命体征变化，观察患儿神志、瞳孔、呼吸、肌张力及囟门张力等改变，定时测量头围，发现异常及时通知医生并做好抢救准备，仔细、耐心观察惊厥发生的时间、性质，准确记录阳性体征并与医师取得联系。

24. ABCEF【解析】参见A1型题第108题解析。

25. C【解析】该患儿生后20小时出现皮肤黄染，黄疸进行性加重，符合新生儿溶血症表现，首要的辅助检查是母婴血型检查。

26. BCEF【解析】光照疗法操作步骤：①核对医嘱，做好解释工作。②脱去患儿衣裤，使其全身裸露，用长条尿布遮盖会阴、肛门部，男婴注意保护阴囊。佩戴遮光眼罩，避免光线损伤视网膜。放入已预热好的光疗箱中，记录开始照射的时间。光疗箱附近如有其他患儿，也应遮挡设备，避免对其他患儿造成影响。③光疗中注意使患儿皮肤均匀且广泛地受到照射。单面照射一般每2小时更换体位1次，可以仰卧、侧卧、俯卧等体位交替。俯卧照射时应有专人监护，以免口鼻受压而影响呼吸。④严密监测体温和箱温，每隔2～4小时测体温1次，根据体温调节箱温，维持患儿体温稳定在36～37℃。如光疗时体温超过38.5℃，需暂停光疗。⑤一般光疗12～24小时才能使血清胆红素下降，光疗总时间按照医嘱执行。一般情况下，血清胆红素降至171μmol/L（10mg/dl）时可停止光疗。患儿出箱时应穿好衣服，除去眼罩，安置回病床。记录出箱时间和灯管使用时间，清洁消毒光疗设备。

27. ACDEF【解析】预防胆红素脑病的护理措施如下。①遵医嘱输血浆每次25ml或白蛋白1g/kg，使未结合胆红素与白蛋白结合，以防胆红素脑病的发生。②密切观察病情，预防胆红素脑病光照疗法和换血疗法：早期新生儿胆红素过高可致胆红素脑病，对新生儿生命和健康有很大威胁，必须积极预防，以减少新生儿死亡率和智残儿童的发病率。③切忌快速输入高渗性药物，以免胆红素通过血脑屏障进入脑组织。

28. ABCFG【解析】①换血过程中注意患儿保暖，密切观察患儿全身情况及反应、皮肤颜色等，监测生命体征，详细记录每次入量、出量、累计出入量、心率、呼吸、静脉压、用药等，做好心电监护。②在手术室或经消毒处理的环境中进行，预热远红外线辐射床，室温保持在26~28℃。③开始换血时以每次10ml进行等量交换，如患儿心功能良好，逐渐增加到每次20ml，换血速度以2~4ml/(kg·min)匀速进行，病重体弱者应小量、慢速进行。④换血前、换血中、换血结束时均需抽取血标本测定血清胆红素浓度，并根据需要检查相关生化项目，以判断换血效果及病情变化。

29. E【解析】该足月新生儿各项数据正常，情况良好，目前主要采取密切观察措施。

30. D【解析】母乳性黄疸指母乳喂养的新生儿在出生后3个月仍然有黄疸现象，排除其他原因引起者。婴儿一般状态良好，不需要任何治疗。停止母乳喂养24~48小时，黄疸程度可得到明显缓解。

31. ABC【解析】新生儿体液总量占体重的70%~80%。每日体液维持量：第一天为60~80ml/kg，第二天80~100ml/kg，第三天以后100~140ml/kg；足月儿每日钠需要量为1~2mmol/(kg·d)，初生婴儿一般不需补钾，10日后钾的日需量为1~2mmol/(kg·d)。

32. ABCD【解析】新生儿总能量的需要为：出生后第一周每天210~314kJ（50~75kcal)/kg，以后逐渐增至每日419~502kJ（100~120kcal)/kg。

33. ABCD【解析】参见案例分析题第29题解析。

34. CF【解析】新生儿黄疸的护理诊断如下。①潜在并发症：败血症、胆红素脑病。②知识缺乏（家长）：缺乏关于新生儿黄疸护理的基本知识。

35. D【解析】细菌培养是确诊新生儿败血症的依据，但血培养阳性率较低，应在抗生素使用前进行，抽血时严格消毒。局部病灶的细菌培养结果对病原诊断有参考价值。因新生儿抵抗力低下以及培养技术等原因，培养结果阴性也不能排除败血症。

36. B【解析】参见案例分析题第34题解析。

37. ABCEF【解析】脐部护理：①用消毒剪刀剪去残留脐带的远端并重新结扎，近端用3%过氧化氢或1:4000高锰酸钾溶液清洗后涂以碘酒。保持脐部清洁、干燥。②遵医嘱用破伤风抗毒素3000U做脐周封闭，以中和未进入血液的游离毒素。

38. BDF【解析】目前该患儿的护理措施是注意维持体温稳定，密切观察病情变化，并遵医嘱使用抗生素。

第七章　营养障碍性疾病患儿的护理

一 A1 型题

1. 蛋白质-能量营养不良最常见的病因是
   A. 先天不足　　B. 摄入不足
   C. 长期发热　　D. 活动量大
   E. 睡眠不足
2. 蛋白质-能量营养不良患儿由于长期能量供应不足，导致自身组织消耗等表现，但除外
   A. 低血糖　　B. 脂肪肝
   C. 低蛋白水肿　　D. 细胞外液成高渗状态
   E. 组织器官功能低下
3. 儿童肥胖症的辅助检查结果，错误的是
   A. 血清甘油三酯增多　　B. 胆固醇增多
   C. 低胰岛素血症　　D. 脂肪肝
   E. 体重指数超过标准
4. 维生素 D 中毒主要是由于过量维生素 D 引起
   A. 高镁血症　　B. 高钙血症
   C. 高钾血症　　D. 高磷血症
   E. 高钠血症
5. 护士在儿童保健门诊讲解引起锌缺乏症的主要原因是
   A. 长期吃谷类食物　　B. 长期吃动物性食物
   C. 外伤　　D. 腹泻
   E. 失血
6. 营养不良患儿的治疗原则，错误的是
   A. 调整饮食　　B. 祛除病因
   C. 输成分血　　D. 控制感染
   E. 治疗并发症
7. 营养不良患儿最早出现的临床表现是
   A. 身高不增　　B. 体重下降

C. 体温降低　　D. 体重不增
E. 腹部皮下脂肪减少

8. 营养不良伴下列哪种情况可静脉输注白蛋白
A. 食欲很差　　B. 吞咽困难
C. 吸吮力弱　　D. 完全不能进食者
E. 低蛋白血症

9. 肥胖最常见的年龄阶段为
A. 新生儿期、婴儿期、学龄前期　　B. 婴儿期、2~3岁、青春期
C. 幼儿期、5~6岁、学龄期　　D. 婴儿期、5~6岁、青春期
E. 5~6岁、学龄期、青春期

10. 不属于肥胖症患儿治疗原则的是
A. 控制饮食　　B. 加强运动
C. 药物　　D. 限制外出
E. 心理治疗

11. 4个月的佝偻病患儿可出现
A. 颅骨软化　　B. 方颅
C. 鸡胸　　D. 脊柱侧弯
E. 串珠肋

12. 为预防小儿维生素D缺乏性佝偻病的发生，服用维生素D的剂量是
A. 每日100U　　B. 每日200U
C. 每日400U　　D. 每日1000U
E. 每日4000U

13. 新生儿口服维生素D预防佝偻病，开始于出生后
A. 1周　　B. 2周
C. 3周　　D. 4周
E. 5周

14. 婴儿期引起无热惊厥最常见的原因是
A. 高血钙　　B. 高血钾
C. 低血钠　　D. 低血钾
E. 低血钙

15. 维生素D缺乏性手足搐搦症的常见致死原因为
A. 惊厥　　B. 手足搐搦
C. 喉痉挛　　D. 肺水肿
E. 脑水肿

16. 维生素 D 缺乏性手足搐搦症的治疗原则为
A. 补维生素 D、补钙、止惊
B. 补钙、止惊、补维生素 D
C. 补维生素 D、止惊、补钙
D. 止惊、补维生素 D、补钙
E. 止惊、补钙、补维生素 D

17. 幼儿和较大儿童患维生素 D 缺乏性手足搐搦症最多见的典型症状是
A. 手足搐搦
B. 惊厥
C. 喉痉挛
D. 面神经征阳性
E. 腓反射阳性

18. 婴儿发生溢乳的原因是
A. 胃排空快
B. 胃容量小
C. 胃较垂直
D. 幽门括约肌发育好，贲门肌发育差
E. 幽门括约肌发育差，贲门肌发育好

19. 锌缺乏的临床表现不包括
A. 异食癖
B. 矮小，瘦弱
C. 多食
D. 性功能低下
E. 皮肤干燥，炎症，伤口不易愈合

20. 对营养不良患儿护理不当的是
A. 根据营养不良的程度、消化功能来调整饮食的量及种类
B. 改善食欲，促进消化
C. 与感染性疾病患儿分室居住
D. 计算补液量宜偏高
E. 积极治疗原发病

21. 肥胖患儿控制饮食，错误的是
A. 遵循逐渐减少的原则
B. 低脂肪
C. 优质高蛋白
D. 低糖
E. 青春期控制蛋白质摄入

22. 针对维生素 D 缺乏性佝偻病进行健康教育，错误的是
A. 孕母注意户外活动补充维生素 D 和钙剂
B. 坚持母乳喂养
C. 尽早户外活动
D. 出生后 28 天每日给予维生素 D 400~800IU
E. 及早添加辅助食品

23. 维生素 D 缺乏性手足搐搦症的患儿发生惊厥，首先要做到
A. 应用止惊剂
B. 应用钙剂

C. 应用呼吸兴奋剂　　D. 保持呼吸道通畅
E. 吸氧

24. 维生素 D 缺乏性手足搐搦症发生喉痉挛时，防止窒息的措施，错误的是
A. 立即吸氧　　B. 将舌体轻轻拉出口外
C. 头后仰　　D. 清理呼吸道分泌物
E. 上下牙间放牙垫，防止舌咬伤

25. 锌缺乏症的护理措施，错误的是
A. 供给含锌较多的食物如谷类　　B. 提倡母乳喂养
C. 合理添加辅助食品　　D. 养成良好饮食习惯
E. 避免交互感染

26. 评估佝偻病激期临床表现的主要依据是
A. 枕秃　　B. 精神症状
C. 夜惊、多汗　　D. 骨骼改变
E. 发育迟缓

27. 小儿单纯性肥胖症推荐的饮食结构是
A. 高脂肪、高糖、高蛋白饮食　　B. 低脂肪、低糖、高蛋白饮食
C. 低脂肪、高糖、高蛋白饮食　　D. 低脂肪、高蛋白、高纤维素饮食
E. 以维生素和矿物质为主

28. 人体最重要的供能营养素是
A. 矿物质　　B. 脂肪
C. 蛋白质　　D. 维生素
E. 碳水化合物

29. 引起营养不良最常见的病因是
A. 先天不足　　B. 缺乏锻炼
C. 疾病影响　　D. 免疫缺陷
E. 喂养不当

30. 营养不良患儿常伴有多种维生素缺乏症，其中以哪种常见
A. 维生素 A　　B. 维生素 E
C. 维生素 C　　D. 维生素 D
E. B 族维生素

31. 中度营养不良的表现是
A. 体重减轻 40% 以上　　B. 全身皮下脂肪消失
C. 皮肤弹性差、面色苍白　　D. 肌肉萎缩
E. 烦躁与抑制交替

32. Ⅲ度营养不良患儿腹壁皮下脂肪厚度应是

A. 0.7~0.8cm　　B. 0.5~0.6cm

C. 0.3~0.4cm　　D. 0.1~0.2cm

E. 基本消失

33. 护理重度营养不良患儿，应特别注意观察可能发生下列哪种情况

A. 重度贫血　　B. 低血钠

C. 低血钾　　D. 低血糖

E. 继发感染

34. 8个月佝偻病患儿可出现的表现是

A. 颅缝增宽　　B. 膝内翻

C. O形腿　　D. 方颅

E. 颅骨软化

35. 佝偻病患儿由于骨软化和肌肉牵拉可引起

A. 鸡胸　　B. O形腿

C. 肋膈沟　　D. 脊柱侧弯

E. 肋骨串珠

36. 佝偻病激期骨骼X线改变，错误的是

A. 骨骺软骨增宽　　B. 骨干弯曲

C. 骨质疏松　　D. 干骺端临时钙化带增宽

E. 骨骺与干骺端的距离加大

37. 评估佝偻病激期临床表现的主要依据是

A. 枕秃　　B. 精神症状

C. 夜惊、多汗　　D. 骨骼改变

E. 发育迟缓

38. 维生素D缺乏性手足搐搦症的发病机制主要是

A. 甲状腺反应迟钝　　B. 肾上腺皮质反应迟钝

C. 脑垂体反应迟钝　　D. 甲状旁腺反应迟钝

E. 肾上腺髓质反应迟钝

39. 发热、感染和饥饿时易引发维生素D缺乏性手足搐搦症的原因是

A. 神经肌肉兴奋性增高

B. 组织细胞分解释放磷，使血磷升高，血钙下降

C. 血糖下降

D. 脑细胞代谢异常

E. 代谢性酸中毒使血钙离子下降

40. 维生素D缺乏性手足搐搦症惊厥发作控制后，下列处理原则哪项是正确的

A. 立即肌内注射维生素D　　B. 迅速给服大剂量维生素D

C. 快速静脉推注10%葡萄糖酸钙　　D. 缓慢静脉注射10%葡萄糖酸钙

E. 大量维生素D和钙剂同时使用

41. 小儿营养不良血清学检查的特征性改变是

A. 血清清蛋白浓度降低　　B. 血糖降低

C. 血清酶活性降低　　D. 血清胆固醇降低

E. 血糖升高

42. 维生素D缺乏性手足搐搦症的临床表现中，下列哪项最常见

A. 无热惊厥　　B. 手足抽搐

C. 喉痉挛　　D. 窒息

E. 精神萎靡

43. 夜盲症是由于缺乏

A. 维生素A　　B. 维生素E

C. B族维生素　　D. 维生素C

E. 维生素D

44. 维生素A缺乏症出现皮肤干燥、脱屑、毛囊角化，多见于

A. 头面部　　B. 手足

C. 四肢　　D. 四肢伸侧、肩部

E. 背部

45. 维生素D缺乏性佝偻病患儿出现枕秃多见于

A. 1~2个月　　B. 3个月以内

C. 3~6个月　　D. 1岁左右

E. 3岁以后

46. 维生素D缺乏性佝偻病的病因不包括

A. 维生素D摄入不足　　B. 日光照射不足

C. 围生期维生素D不足　　D. 生长过速

E. 蛋白质摄入不足

47. 锌缺乏症患儿空腹血清锌浓度低于

A. 9.47μmol/L　　B. 10.47μmol/L

C. 11.47μmol/L　　D. 12.47μmol/L

E. 13.47μmol/L

48. 对维生素A缺乏症小儿的护理，不正确的是

A. 注意保护性隔离，预防感染

B. 有角膜软化、溃疡者可用0.25%的氯霉素滴眼液
C. 眼部护理时动作要轻柔，切勿压迫眼球
D. 可长期大量补充维生素 A
E. 进食富含维生素 A 的食品

49. 护士对维生素 B_2 缺乏症小儿的家长进行健康教育，下列哪项叙述不正确
A. 指导孕母、乳母加强营养
B. 合理喂养小儿，合理安排膳食
C. 饮食越精细越好
D. 养成小儿不挑食的良好习惯
E. 补充维生素 B_2

50. 维生素 D 缺乏性手足搐搦症患儿的血总钙浓度少于多少时会出现惊厥、喉痉挛等症状
A. 2.25mmol/L
B. 1.75mmol/L
C. 1.0mmol/L
D. 1.5mmol/L
E. 2.0mmol/L

51. 小儿单纯性肥胖症的临床表现应为
A. 皮脂积聚呈向心性
B. 脂肪积累以腰部及下腹部为显著
C. 皮下脂肪增多，分布均匀
D. 皮脂积聚以四肢为主
E. 皮脂积聚以面部为主

52. 维生素 D 缺乏性佝偻病主要见于
A. 1 岁以下小儿
B. 2 岁以下小儿
C. 3 岁以下小儿
D. 5 岁以下小儿
E. 8 岁以下小儿

53. 营养不良常见于
A. 1 岁以下小儿
B. 2 岁以下小儿
C. 3 岁以下小儿
D. 5 岁以下小儿
E. 8 岁以下小儿

54. 营养不良时，患儿皮下脂肪消失的顺序为
A. 腹部、面部、躯干、臀部、四肢
B. 面部、腹部、躯干、四肢、臀部
C. 四肢、躯干、臀部、腹部、面部
D. 腹部、躯干、臀部、四肢、面部
E. 躯干、四肢、面部、臀部、腹部

55. 富含锌的食物包括
A. 新鲜蔬菜
B. 新鲜水果
C. 粗粮、米、面
D. 大豆及豆制品
E. 肝、鱼、瘦肉

56. 预防佝偻病发生的措施，错误的是
A. 母孕期应多晒太阳
B. 母孕期末 3 个月应补充维生素 D

C. 坚持母乳喂养
D. 婴儿在生后2个月起补充维生素D
E. 按时辅食

57. 人体维生素D的主要来源是
A. 乳类中的维生素D
B. 蛋黄中的维生素D
C. 猪肝中的维生素D
D. 植物中的维生素
E. 皮肤中的7-脱氢胆固醇

58. 下列选项中不属于佝偻病激期骨骼改变的是
A. 颅骨软化
B. 鸡胸
C. 前囟迟闭
D. 枕秃
E. 肋骨串珠

59. 维生素D缺乏性手足搐搦症的直接原因是
A. 维生素D缺乏
B. 血磷明显降低
C. 碱性磷酸酶增高
D. 血清离子钙降低
E. 钙磷乘积降低

60. 口服维生素D治疗佝偻病，改为预防量前应持续
A. 1个月
B. 2个月
C. 3个月
D. 6个月
E. 到骨骼体征消失

61. 婴幼儿营养不良时，检测皮下脂肪厚度最常用的部位是
A. 大腿内侧
B. 上臂外侧
C. 面颊部
D. 腹部脐旁乳头线上
E. 脐旁胸骨旁线上

62. Ⅲ度营养不良患儿出现营养不良性水肿的主要原因是
A. 肾衰竭
B. 心功能不全
C. 血浆蛋白浓度降低
D. 血清钠浓度低
E. 肝硬化

63. 营养不良患儿皮下脂肪最先减少的部位是
A. 面部
B. 腹部
C. 躯干
D. 臀部
E. 四肢

64. 维生素D缺乏性佝偻病患儿，初期可出现的症状是
A. 枕秃
B. 漏斗胸
C. 鸡胸
D. 方颅
E. O形腿或X形腿

二 A2 型题

1. 患儿，女，2 岁。诊断营养不良，最易发生的并发症是
   A. 营养性贫血　　B. 牙龈水肿
   C. 鼻出血　　D. 口腔炎
   E. 肺炎
2. 患儿，男，8 个月。诊断为维生素 D 缺乏性佝偻病，下列哪项是属于骨样组织堆积形成的表现
   A. 肋膈沟　　B. 鸡胸
   C. O 形腿　　D. 颅骨软化
   E. 手镯、脚镯征
3. 患儿，4 个月。主因夜惊、夜啼、睡眠不安，烦躁易激惹，到保健门诊就医。初步诊断为维生素 D 缺乏性佝偻病。该患儿可能处在哪一期
   A. 初期　　B. 活动期
   C. 激期　　D. 恢复期
   E. 后遗症期
4. 患儿，女，10 个月。诊断重症佝偻病合并肺炎，给予肌内注射维生素 D
   A. 2500~7500μg　　B. 7500~15000μg
   C. 15000~20000μg　　D. 20000~25000μg
   E. 25000~30000μg
5. 患儿，女，6 个月。因维生素 D 缺乏性手足搐搦症入院，治疗期间错误的是
   A. 惊厥发作时缓慢推注 10% 葡萄糖酸钙
   B. 惊厥发作时快速滴注葡萄糖酸钙
   C. 喉痉挛发作控制后给 10% 氯化钙 5ml，用糖水稀释 3~5 倍后口服
   D. 连服 1~2 天 10% 氯化钙后改服 10% 葡萄糖酸钙
   E. 1 周后补充维生素 D
6. 患儿，女，6 个月。诊断为营养不良，为促进其消化，改善食欲，方法不当的是给予
   A. 胰蛋白酶、胰酶
   B. 口服维生素 D
   C. 蛋白同化类固醇制剂如苯丙酸诺龙肌内注射
   D. 锌制剂
   E. 口服 B 族维生素
7. 患儿，男，5 岁。诊断为肥胖症，护理措施不正确的是
   A. 每日摄入的热量必须满足机体消耗的总热量

B. 提倡少量多餐，选择体积大、饱腹感明显而热能低的食品

C. 运动疗法是减轻肥胖者体重的重要手段

D. 帮助患儿对自身形象建立信心

E. 实施生长发育监测，定期门诊观察

8. 患儿，女，6 个月。初步诊断佝偻病，建议家长带患儿户外活动，下述正确的是

A. 1 周活动 1 次　　B. 从 1 小时开始

C. 夏季避免阳光直射　　D. 尽量只暴露头面部

E. 冬季在室内活动

9. 患儿，女，5 个月。诊断为重症佝偻病，医嘱肌内注射维生素 D，下列做法错误的是

A. 选用较粗的针头　　B. 每次更换注射部位

C. 深部肌内注射　　D. 末次注射 1 个月后改为口服预防量

E. 注射后 2~3 日加服钙剂

10. 新生儿，男，出生体重 3360g，身长 50cm，顺产。一般情况良好，现采用母乳喂养。哺乳结束后，竖抱婴儿、轻拍其背部的目的是

A. 预防感染　　B. 增强食欲

C. 镇静　　D. 促进消化

E. 防止溢乳

11. 新生儿，男，出生 10 天。足月顺产，母乳喂养，为预防佝偻病，家长来医院咨询。护士的指导不正确的是

A. 坚持母乳喂养　　B. 坚持日光浴

C. 夏季可暂停或减量服用维生素 D　　D. 1 个月开始加蛋黄、鱼泥等

E. 2 周开始鱼肝油

12. 患儿，女，1 岁。因食欲差来门诊就诊。因母乳少，长期以米糊稀饭喂养，未添加其他辅食，诊断为轻度营养不良。患儿最先出现的临床表现是

A. 皮下脂肪减少　　B. 皮肤干燥

C. 身长低于正常　　D. 体重不增或减轻

E. 肌张力低下

13. 患儿，男，2 岁。诊断为重度营养不良，因迁延性腹泻入院。今晨起突发神志不清、面色苍白、出冷汗。首先应采取的措施为

A. 静脉注射毛花苷 C　　B. 静脉注射甘露醇

C. 静脉注射洛贝林　　D. 静脉注射葡萄糖酸钙

E. 静脉注射高渗葡萄糖

14. 患儿，男，5 岁。活动时常感疲劳，呼吸浅快，体重 32kg。可考虑为

A. 超重　　B. 轻度肥胖

C. 中度肥胖　　D. 重度肥胖

E. 营养正常

15. 患儿，男，10 个月。多汗，夜惊。查体：可见方颅，前囟大，肋骨串珠。血钙、血磷降低，碱性磷酸酶升高。该患儿最可能为

A. 维生素 D 缺乏性佝偻病初期　　B. 维生素 D 缺乏性佝偻病激期

C. 维生素 D 缺乏性佝偻病恢复期　　D. 维生素 D 缺乏性佝偻病后遗症期

E. 维生素 D 缺乏性佝偻病中期

16. 患儿，男，4 岁。查体：有鸡胸及轻度 O 形腿。血钙及血磷正常。该患儿可能是

A. 佝偻病初期　　B. 佝偻病激期

C. 佝偻病恢复期　　D. 佝偻病后遗症期

E. 软骨营养不良

17. 冬季出生健康儿，现刚满 2 周。需给予维生素 D 预防佝偻病，其预防量每日应该是

A. 400U　　B. 1000U

C. 1500U　　D. 2000U

E. 2500U

18. 患儿，女，9 个月。1 天前突然出现无热惊厥，反复发作 3 次。查体：可见方颅、枕秃，神经系统无异常。实验室检查血钙 1.7mmol/L。其母孕期有腿抽筋史，则该患儿最可能为

A. 低血糖症　　B. 中枢神经系统感染

C. 颅内出血　　D. 维生素 D 缺乏性手足搐搦症

E. 婴儿痉挛症

19. 患儿，男，5 个月。玩耍中突然出现四肢抽动，两眼上窜，持续约数秒后缓解，每天发作 3~5 次。查体：体温 36.6℃，颅骨软化，枕秃(+)。为明确诊断，应做哪项检查

A. 脑电图　　B. 脑脊液

C. 血钙、磷、碱性磷酸酶　　D. 血糖

E. 血镁

20. 患儿，男，11 个月。至今扶起时站立不稳，经检查诊断为佝偻病活动期，下列护理哪项不正确

A. 鼓励母亲多抱患儿到户外晒太阳

B. 增加富含维生素 D、钙、磷和蛋白质的食物

C. 补充钙剂

D. 护理操作时避免重压和强力牵拉

E. 加强站立和行走锻炼

21. 患儿，男，2 岁。营养不良迁延不愈。清晨护士巡视时发现患儿面色苍白，四肢厥冷，

神志不清，脉搏减慢。应首先考虑

A. 呼吸衰竭　　B. 心力衰竭
C. 感染性休克　　D. 低血糖症
E. 低血钙症

22. 护士指导维生素D缺乏性手足搐搦症的患儿家长惊厥、喉痉挛发作时的处理方法，下列说法错误的是

A. 立即使患儿平卧　　B. 松开患儿衣领
C. 使患儿头偏向一侧　　D. 摇晃患儿，以促其清醒
E. 呼叫医护人员

23. 患儿，男，8个月。体重6.0kg，腹部皮褶厚度0.3cm，精神不振，爱哭闹。该患儿首优的护理诊断是

A. 生长发育迟缓　　B. 有感染的危险
C. 自我形象紊乱　　D. 有受伤的危险
E. 营养失调：低于机体需要量

24. 患儿，女，2岁。诊断为重度营养不良。晨起突然出现出汗、肢冷、脉弱、血压下降等休克表现及呼吸暂停。该患儿可能出现

A. 低钙血症　　B. 低钾血症
C. 低血糖症　　D. 高渗性脱水
E. 低渗性脱水

25. 患儿，男，8个月。体重6.5kg，身长70cm，腹部皮下脂肪0.5cm，精神不振，爱哭闹。判断该患儿最可能是

A. 佝偻病　　B. 轻度营养不良
C. 中度营养不良　　D. 重度营养不良
E. 中度脱水

26. 患儿，男，7.5个月时早产，出生后1个月来门诊作健康咨询。患儿行母乳喂养，其母孕后期有小腿抽筋。患儿除有时睡眠不安外，无其他症状。查体：一般状态好，未见异常体征。血清钙2.2mmol/L。需采取的措施是

A. 肌内注射维生素D 30万U　　B. 口服维生素D 1万U
C. 喂维生素D强化牛奶　　D. 口服维生素D每日800U
E. 口服活性钙

三 A3/A4型题

（1~2题共用题干）

患儿，男，1岁。腹泻3月余。患儿发病以来食欲差。查体：烦躁不安，明显消瘦，肌

肉松弛，体重7.2kg。诊断为营养不良。

1. 该患儿属于

A. 正常体重　　B. 轻度营养不良

C. 中度营养不良　　D. 重度营养不良

E. 极重度营养不良

2. 此患儿辅助检查中最突出的变化是

A. 血清清蛋白浓度降低

B. 胰岛素样生长因子1（IGF-1）水平下降

C. 血清酶活性、血糖、血浆胆固醇水平降低

D. 各种电解质、维生素及微量元素缺乏

E. 生长激素分泌反而增多

（3~4题共用题干）

患儿，女，1岁。腹泻3月余。患儿发病以来食欲较差。查体：精神差，消瘦，肌肉松弛，体重6.9kg。诊断为中度营养不良。

3. 为该患儿每日供给的热量应

A. 由少量逐渐增至稍低于正常需要量

B. 由少量迅速增至稍超过正常需要量

C. 由少量逐渐增至超过正常需要量

D. 由少量逐渐增至正常需要量

E. 由少量迅速增至正常需要量

4. 为该患儿每日供给的蛋白质应

A. 从每日1.5~2.0g/kg开始，逐步增加到每日3.0~4.5g/kg

B. 从每日1.5~2.0g/kg开始，逐步增加到每日4.0~5.5g/kg

C. 从每日1.5~2.0g/kg开始，逐步增加到每日5.0~5.5g/kg

D. 从每日1.5~2.0g/kg开始，逐步增加到每日6.0~6.5g/kg

E. 从每日1.5~2.0g/kg开始，逐步增加到每日6.5~7.0g/kg

（5~8题共用题干）

患儿，男，4个月。主因夜惊、夜啼、睡眠不安，烦躁易激惹，到保健门诊就医。初步诊断为维生素D缺乏性佝偻病。

5. 该患儿属于佝偻病哪一期

A. 初期　　B. 激期

C. 并发症期
D. 恢复期
E. 后遗症期

6. 此期给予口服维生素 D
A. 每日 400~800U
B. 每日 1000~2000U
C. 每日 2000~3000U
D. 每日 2000~4000U
E. 每日 4000~5000U

7. 连服 1 个月后改预防量为
A. 每日 4000U
B. 每日 2000U
C. 每日 1000U
D. 每日 500U
E. 每日 400U

8. 口服维生素 D 预防量至少应到
A. 1 岁
B. 2 岁
C. 3 岁
D. 4 岁
E. 5 岁

（9~11 题共用题干）

患儿，男，4 个月。人工喂养，因惊厥入院。患儿每日惊厥 5~6 次，每次约半分钟。入院查血钙 1.7mol/L，诊断手足搐搦症，患儿入院后再次惊厥。

9. 对该患儿正确的护理措施是
A. 抱起患儿紧急送到抢救室
B. 约束患儿肢体防止撞伤
C. 口腔内放压舌板以防舌咬伤
D. 针刺人中穴止惊
E. 将患儿放于平卧位大声呼唤患儿

10. 对该患儿紧急处理时应选择
A. 苯巴比妥钠肌内注射
B. 快速静脉推注 10% 葡萄糖酸钙
C. 快速静脉注射 20% 甘露醇
D. 给予维生素 D 30 万 U 肌内注射
E. 快速静脉注射地西泮

11. 该患儿使用氯化钙治疗，正确的是
A. 口服 10% 氯化钙前用生理盐水稀释
B. 10% 氯化钙肌内注射
C. 10% 氯化钙静脉注射
D. 与牛奶同服减少对胃肠道的刺激
E. 连续服用 3~5 天改为葡萄糖酸钙口服

(12~13 题共用题干)

患儿，男，7 岁。体重 33kg，重度肥胖，参加减肥夏令营。

12. 作为指导护士，建议患儿每天可按理想体重所需热量减少

A. 5%　　B. 10%

C. 15%　　D. 20%

E. 30%

13. 指导患儿每天至少坚持活动

A. 0.5 小时　　B. 1 小时

C. 2 小时　　D. 3 小时

E. 4 小时

(14~16 题共用题干)

患儿，男，1 岁。患肺炎伴腹泻 2 周，进食少，近 3 天嗜睡、乏力、头竖不直。查体：体重 7kg，表情淡漠，唇裂，面色灰白，呼吸不规则，约 30 次/分，双肺呼吸音粗，可闻及干、湿啰音，心率 92 次/分，律齐，心音低钝，腹胀，肠鸣音减弱，皮肤弹性减退，皮下脂肪厚 0.4cm，膝反射未引出。

14. 目前危及该患儿生命的紧急情况为

A. 低血糖症　　B. 低钠血症

C. 低钙血症　　D. 低钾血症

E. 酸中毒

15. 首先应进行的检查是

A. 血糖测定　　B. 动脉血气分析

C. 心电图　　D. 脑电图

E. 血生化

16. 若该患儿的检查结果为：血 pH 7.31，血清钠 130mmol/L，血清钾 1.75mmol/L，血清钙 2.5mmol/L，U 波低平。此时应采用的最佳治疗方案是

A. 口服氯化钾　　B. 静脉滴注碳酸氢钠

C. 静脉注射高渗葡萄糖　　D. 静脉注射葡萄糖酸钙

E. 静脉滴注 0.3% 氯化钾

四 B 型题

(1~2 题共用备选答案)

A. 维生素 A　　B. B 族维生素

C. 锌　　D. 碘

E. 维生素 D

1. 新生儿甲状腺功能低下是由于缺乏
2. 异食癖、食欲缺乏是由于缺乏

（3~4 题共用备选答案）

A. 面颊部—腹部—躯干—臀部—四肢

B. 腹部—躯干—臀部—四肢—面颊部

C. 呈向心性

D. 以面部为主

E. 均匀分布

3. 小儿单纯性肥胖症表现为皮下脂肪增多，其分布特点是
4. 营养不良患儿皮下脂肪消减的顺序是

（5~8 题共用备选答案）

A. 血清钙正常，血清磷偏低，碱性磷酸酶增高，长骨钙化预备带模糊

B. 血清钙、磷接近正常，碱性磷酸酶增高，长骨钙化预备带重新出现

C. 血清钙、磷、碱性磷酸酶均正常，有 O 形腿

D. 血清钙、磷低，碱性磷酸酶增高，长骨钙化预备带消失

E. 血清钙、磷、碱性磷酸酶均正常，长骨钙化预备带正常

5. 佝偻病初期
6. 佝偻病激期
7. 佝偻病后遗症期

五 X 型题

1. 维生素 D 缺乏性佝偻病的病因包括

A. 日光照射不足　　B. 生长过快

C. 维生素 D 摄入不足　　D. 反复呼吸道感染

E. 疾病和药物的影响

2. 维生素 D 缺乏性手足搐搦症的隐匿体征包括

A. 面神经征　　B. 克尼格征

C. 布鲁津斯基征　　D. 巴宾斯基征

E. 腓反射

3. 小儿肥胖可发生于任何年龄，常见于

A. 婴儿期　B. 幼儿期

C. 学龄期　D. 青春期

E. 5~6 岁

4. 小儿肥胖的治疗措施中，主要的是

A. 消除心理障碍　B. 饮食疗法

C. 运动疗法　D. 药物治疗

E. 手术治疗

5. 维生素 A 缺乏症的临床表现主要为

A. 暗适应力降低　B. 角膜干燥

C. 皮肤干燥、脱屑　D. 毛发枯黄易脱落

E. 出血症状

6. 维生素 D 缺乏性手足搐搦症的典型临床表现为

A. 惊厥　B. 高热

C. 喉痉挛　D. 夜间啼哭

E. 手足抽搐

7. 下列关于小儿单纯性肥胖的说法，正确的是

A. 体重超过同性别、同身高正常小儿体重均值的 30%~49% 者为中度肥胖

B. 常有高胰岛素血症

C. 培养良好的饮食习惯，杜绝过饱

D. 应多采用低脂肪、低碳水化合物和低蛋白食谱

E. 查体可见患儿皮下脂肪丰满，但分布均匀

8. 预防维生素 D 缺乏性佝偻病发生的措施，正确的是

A. 合理喂养，按时辅食

B. 婴儿在生后 2 周起应补充维生素 D

C. 母亲孕期应多进行户外活动和晒太阳

D. 提倡母乳喂养

E. 母亲孕期应多食富含维生素 D、钙、磷和蛋白质的食物

9. 维生素 D 缺乏性手足搐搦症的惊厥特点为

A. 发作时间数秒至数分钟　B. 1 天内可发作数次

C. 发作时大多意识丧失　D. 醒后活泼如常

E. 常伴有发热

10. 小儿单纯性肥胖的病因是

A. 遗传因素　B. 活动过少

C. 摄食过多　　D. 精神因素

E. 内分泌失调

11. 碘缺乏的临床表现是

A. 胎儿期缺碘可引起早产、死产、先天畸形

B. 新生儿缺碘可引起甲状腺功能低下

C. 儿童缺碘可引起聋哑和失明

D. 青春期缺碘可引起地方性克汀病

E. 轻度缺碘可出现亚临床克汀病

六 案例分析题

（1～4 题共用题干）

患儿，男，6 个月，胎龄 37 周，顺产。因近日夜间多汗、易惊、持续哭闹就诊。辅助检查：胸部 X 线平片检查正常，血清 25-（OH）D 降低，血清钙下降，枕秃明显。临床诊断佝偻病（早期）。

1. 发生佝偻病的患儿，体内缺乏的是

A. 维生素 A　　B. 维生素 K

C. 维生素 D　　D. 维生素 C

E. B 族维生素　　F. 维生素 E

2. 获得维生素 D 的主要来源是

A. 鱼肝油　　B. 动物肝脏

C. 蔬菜　　D. 皮肤经常接受日照

E. 蛋黄　　F. 水果

3. 该患儿每日口服维生素 D 的剂量应为

A. 100～200U　　B. 200～300U

C. 300～500U　　D. 500～800U

E. 800～1000U　　F. 2000～4000U

4. 维生素 D 的作用是

A. 调节钙磷代谢　　B. 是一种有效的抗氧化剂

C. 有利于骨骼矿化　　D. 维持血液钙浓度

E. 促进凝血酶原合成　　F. 促进肠道对钙的吸收

（5～8 题共用题干）

患儿，女，10 个月。一直牛乳喂养，未添加辅食，因夜间睡眠不安、多汗、易激惹就

诊。查体：体温36.5℃，脉搏110次/分，呼吸32次/分，体重9kg，身长70cm，发育营养尚可，前囟2cm×1.5cm，未出牙，可见方颅、佝偻病手镯和脚镯，肌张力正常，神经系统未见异常。腕部正位X线片显示骨骺端钙化带模糊不清，呈杯口状改变。血常规示血红蛋白115g/L，红细胞4.3×10^{12}/L，白细胞10×10^{9}/L。粪便及尿常规未见异常。PTH升高，血钙降低，血磷降低，血碱性磷酸酶增高。诊断维生素D缺乏性佝偻病。

5. 该患儿的佝偻病分期属于
   A. 初期　B. 激期
   C. 急性期　D. 恢复期
   E. 晚期　F. 后遗症期

6. 本病发生的病因是
   A. 日光照射不足　B. 遗传因素
   C. 摄入不足　D. 生长速度过快
   E. 疾病影响　F. 体内贮存不足

7. 关于为患儿补充维生素D的方法，下列叙述错误的是
   A. 以口服维生素D为主　B. 每日剂量2000~4000U
   C. 用药2周后改为预防量　D. 治疗1个月后复查结果
   E. 无法口服时可肌内注射维生素D　F. 根据临床和X线骨片改善情况调整治疗

8. 针对该患儿的护理措施，下列叙述正确的是
   A. 加强户外活动　B. 补充维生素D
   C. 预防感染　D. 训练早行走
   E. 加强体格锻炼　F. 加强健康教育

（9~12题共用题干）

患儿，男，12岁。因“活动后气紧、发绀1周”就诊。3岁开始食欲佳，食量大，平时喜食甜食、肉食。近1个月来活动后易累，食欲较前增加，食量大，体重增长加快，尿便正常。既往身体健康，无特殊疾病。查体：身高110cm，体重55kg，体温36.7℃，脉搏90次/分，呼吸20次/分，血压120/80mmHg，三头肌皮褶厚度超过14mm。

9. 根据病例资料，判断该患儿的体重状况是
   A. 体重正常　B. 体重超重
   C. 轻度肥胖　D. 中度肥胖
   E. 重度肥胖　F. 极重度肥胖

10. 重度肥胖患儿的相关辅助检查中，可能存在异常的是
   A. 血胆固醇增高　B. 血清清蛋白增高

C. 血生长激素水平增高　　D. 肝脏超声检查见脂肪肝
E. 高胰岛素血症　　F. 血生长激素水平减低

11. 关于肥胖症儿童的饮食管理，下列叙述错误的是
A. 能量摄入应低于需要量　　B. 给予低脂肪饮食
C. 给予低糖饮食　　D. 给予低蛋白饮食
E. 给予富含膳食纤维的饮食　　F. 少量多餐，不宜过饱

12. 关于儿童肥胖症的运动疗法，下列叙述正确的是
A. 适量运动能促进脂肪分解　　B. 可以增强胰岛素分泌
C. 运动量应循序渐进　　D. 以运动后不感到疲劳为宜
E. 可以促进肌肉发育　　F. 选择有效又易于坚持的运动

（13~17 题共用题干）

患儿，女，9 岁。体重 38kg，身高 140cm，平时喜欢吃肥肉和甜食，不爱运动，无其他继发性疾病，诊断单纯性肥胖。

13. 该患儿的肥胖程度属于
A. 体重超重　　B. 肥胖 0 级
C. 轻度肥胖　　D. 中度肥胖
E. 重度肥胖　　F. 极重度肥胖

14. 单纯性肥胖儿童不适宜采取的方法是
A. 极严重时给予药物治疗　　B. 增加活动量
C. 膳食管理　　D. 夏令营活动
E. 强制节食　　F. 心理支持

15. 该患儿可能出现的并发症是
A. 高钙血症　　B. 高钠血症
C. 高血氨症　　D. 高血压
E. 冠心病　　F. 性晚熟

16. 该患儿目前主要的护理诊断有
A. 有感染的危险　　B. 自我形象紊乱
C. 营养失调：低于机体需要量　　D. 营养失调：高于机体需要量
E. 活动无耐力　　F. 潜在并发症：心力衰竭

17. 关于对该患儿采取的护理措施，下列叙述正确的是
A. 首选药物治疗　　B. 鼓励患儿少进食，饥饿时可吃零食
C. 饮食以低脂、低糖、高蛋白为宜　　D. 运动量以运动后感觉疲劳为宜
E. 体重减至正常后可停止体育活动　　F. 提供心理支持

(18~21 题共用题干)

患儿，男，1 岁 3 个月。因“便秘 10 余天，反复恶心、呕吐 3 天”入院。入院前 1 个月食欲下降，进食量减少。10 天前出现大便干燥，次数及量均减少，最近 4 天未排便。3 天前反复出现恶心、呕吐，偶有呕吐白色液体。查体：体温 37.2℃，脉搏 118 次/分，呼吸 22 次/分，体重 11kg，阵阵哭闹、烦躁，腹软、稍膨隆，其余查体无特殊。血钙 3.7mmol/L，尿钙(+)，X 线检查可见长骨干骺端钙化带增宽。服用鱼肝油半年，每日 2 粒。

18. 该患儿最可能患的疾病是
    A. 蛋白质-能量营养不良　　B. 急性反流性胃食管炎
    C. 维生素 A 中毒　　D. 急性肠胃炎
    E. 维生素 D 中毒　　F. 佝偻病

19. 该患儿饮食管理措施，正确的是
    A. 补充蛋白质和能量　　B. 限制摄入钙盐和富含钙的食物
    C. 注意补充各种维生素　　D. 暂停摄入各种食物
    E. 增加膳食纤维摄入　　F. 停服鱼肝油

20. 关于该患儿的护理诊断，下列叙述不正确的是
    A. 舒适的改变
    B. 排便型态的改变：便秘
    C. 营养失调：低于机体需要量
    D. 体温过高
    E. 潜在并发症：心脏骤停、坏死性胰腺炎
    F. 体液不足

21. 关于该患儿的药物治疗，下列叙述正确的是
    A. 口服泼尼松　　B. 口服氢氧化铝
    C. 口服蒙脱石散　　D. 肌内注射降钙素
    E. 补充维生素 C　　F. 必要时静脉补液

参考答案与解析

一、A1 型题

1. B【解析】蛋白质-能量营养不良（PEM）又称营养不良，是多种原因引起的能量和/或蛋白质长期摄入不足，不能维持正常新陈代谢而导致自身组织消耗的一种营养缺乏症，多见于 3 岁以下的婴幼儿。

2. D【解析】蛋白质-能量营养不良的发病机制如下。①新陈代谢异常：蛋白质不足→

低蛋白性水肿；脂肪大量消耗→胆固醇↓；肝脏脂肪浸润、变性；糖类摄入不足和消耗增多→血糖↓；ATP合成减少→低渗性脱水、酸中毒、低钾、低钠、低钙和低镁血症；体温偏低。②各系统功能下降。消化系统：腹泻、便秘、食欲缺乏；循环系统：血压偏低、脉细弱。泌尿系统：肾小管重吸收↓→尿量↑、尿比重↓。神经系统：精神抑郁或烦躁、反应迟钝、记忆力减退。免疫功能：易并发各种感染。

3. C【解析】小儿单纯性肥胖的辅助检查：常规检查血压、糖耐量、血糖、腰围。根据肥胖的不同程度，其中某些指标出现异常：①多数肥胖儿血清甘油三酯、胆固醇，低密度脂蛋白、极低密度脂蛋白明显增高，高密度脂蛋白正常。②常有高胰岛素血症，生长激素水平降低，生长激素刺激试验的峰值也较正常儿童为低。③肝脏超声检查常有脂肪肝。④严重患儿血清清蛋白增高。

4. B【解析】当机体大量摄入维生素D，使体内维生素D反馈作用失调，血清1,25-$(OH)_2D_3$的浓度增加，肠道吸收钙、磷增加，血钙浓度过高，经降钙素（CT）调节使血钙沉积于骨骼和其他器官组织，影响脏器功能。

5. A【解析】本题主要分析造成锌缺乏的原因。锌在植物性食物中的含量少于动物性食物，故长期食入谷类食物的小儿易出现锌缺乏。其次，锌吸收减少或丢失过多亦可造成锌缺乏症，如腹泻可减少锌的吸收，反复失血、外伤等使锌随体液丢失。

6. C【解析】蛋白质-能量营养不良的治疗要点：①调整饮食。②促进消化功能。③补充营养物质。④促进蛋白质合成。⑤补充B族维生素，补充元素锌0.5~1mg/(kg·d)。⑥控制感染，纠正并发症。⑦去除病因、治疗原发病。⑧中医治疗：捏脊、针灸、推拿。

7. D【解析】体重不增是营养不良的早期表现，随营养失调加重，体重逐渐减轻，表现为消瘦，皮下脂肪减少以至消失。

8. E【解析】对于食欲很差、吞咽困难、吸吮力弱者可用胃管喂养。病情严重或完全不能进食者，遵医嘱用葡萄糖、氨基酸、脂肪乳等静脉输注。低蛋白水肿者静脉输注白蛋白。

9. D【解析】人体的脂肪细胞数目在胎儿出生前3个月、生后1年及11~13岁3个阶段增多最快。肥胖可发生于任何年龄，常见于婴儿期、5~6岁和青春期。

10. D【解析】饮食疗法和运动疗法是最主要的措施，应减少产热能性食物的摄入，加强运动。同时采取消除心理障碍、配合药物治疗的综合措施。

11. A【解析】早期维生素D缺乏的婴儿未经治疗，继续加重，出现典型骨骼改变和运动功能及智力发育迟缓。头部：3~6个月患儿可有颅骨软化，重者出现乒乓球样感觉。

12. C【解析】为预防小儿维生素D缺乏性佝偻病的发生，小儿应于出生后1~2周开始服用预防量维生素D 400IU/d，直至2周岁。

13. B【解析】早产儿、低出生体重儿、双胞胎生后1周开始补充维生素D 800IU/d，3个月后改预防量400IU/d，足月儿出生2周补充维生素D 400~800IU/d，均补充至2岁。

14. E【解析】低血钙或低血镁表现为手足抽搐、惊厥，可分别给予10%葡萄糖酸钙、

25% 硫酸镁进行治疗。

15. C【解析】维生素 D 缺乏性手足搐搦症可表现为手足搐搦、喉痉挛和惊厥，以惊厥最为常见，以手足搐搦最具特征，单独以喉痉挛出现的最少，但最具危险性。

16. E【解析】维生素 D 缺乏性手足搐搦症的治疗要点：①保证呼吸道通畅。②控制惊厥或喉痉挛。③钙剂治疗。④维生素 D 治疗。

17. A【解析】手足搐搦多见于较大婴儿、幼儿，表现为突发手足痉挛呈弓状，腕部屈曲，手指伸直，拇指贴近掌心呈“助产士手”；足部踝关节伸直、足趾向下弯曲，似“芭蕾舞足”，发作停止后活动自如。

18. D【解析】婴儿胃呈水平位，开始站立行走后，逐渐变为垂直位；贲门括约肌发育较差而幽门括约肌发育较好，且自主神经调节差，易引起幽门痉挛，且婴儿吸吮时常吞咽过多空气，因此易发生溢奶和呕吐。

19. C【解析】锌缺乏症的临床表现如下。①消化功能减退：缺锌影响味蕾细胞更新和唾液磷酸酶的活性，使舌黏膜增生、角化不全，可使味觉敏感度下降，发生食欲缺乏、厌食和异物癖等症状。②生长发育落后：缺锌可妨碍生长激素轴功能以及性腺轴的成熟，表现生长发育过慢、体格矮小、性发育延迟。③免疫功能降低：缺锌会严重损害 T 淋巴细胞免疫功能而发生各种感染。④智力发育延迟：缺锌可使 DNA 和蛋白质合成产生障碍，脑谷氨酸浓度降低，从而引起智力迟缓。⑤其他：如反复口腔溃疡、脱发、地图舌、皮肤粗糙、伤口不易愈合、视黄素结合蛋白减少，小儿出现夜盲、贫血等。

20. D【解析】营养不良时体液平时处于偏低渗状态，呕吐、腹泻时多为低渗性脱水，由于皮下脂肪少，在估计脱水程度时多易估计偏高，故补液按体重计算后，应减少总量的 1/3 为宜，用 2/3 张含钠液补充。

21. E【解析】肥胖患儿饮食疗法：在满足小儿的基本营养及生长发育需要的前提下，为了达到减肥的目的，限制患儿每日摄入的热量，使其低于机体消耗的总能量。鉴于小儿正处于生长发育阶段，以及肥胖治疗的长期性，推荐低脂肪、低糖类和高蛋白食谱。

22. D【解析】参见 A1 型题第 13 题解析。

23. D【解析】惊厥发作时应立即吸氧，喉痉挛者立即将舌头拉出口外，可进行人工呼吸或加压给氧，必要时气管插管。

24. C【解析】防止窒息：应迅速将患儿就地平放，松开衣领，头偏向一侧。

25. A【解析】锌缺乏症的护理措施如下。①饮食治疗：初乳含锌丰富，故提倡母乳喂养。换乳期按时添加含锌丰富的辅食，鼓励患儿多食富含锌的动物性食物如肝、鱼、瘦肉、禽蛋等。纠正不良的饮食习惯，不偏食、不挑食。②避免感染：保持室内空气清新，注意日常护理，防止交互感染。③按医嘱补充锌制剂，观察药物疗效：主要注意对食欲、口腔溃疡、生长发育等的改善情况；还要观察有无锌剂中毒。锌剂的毒性较小，但剂量过大可有恶心、呕吐、腹泻等消化道刺激症状，甚至出现脱水和电解质紊乱。

26. D【解析】佝偻病活动期（激期）：早期维生素 D 缺乏的婴儿未经治疗，继续加重。出现典型骨骼改变以及运动功能和智力发育迟缓。

27. B【解析】鉴于小儿正处于生长发育阶段，以及肥胖治疗的长期性，推荐低脂肪、低糖类和高蛋白食谱。在总热量中，糖类、蛋白质和脂肪的比例一般为 40%~45%、30%~35% 和 20%~25%。

28. E【解析】碳水化合物为供能的主要来源，同时也参与构成体内许多重要物质。

29. E【解析】喂养不当是婴儿发生营养不良的主要病因，如母乳不足又未及时添加其他代乳品。

30. A【解析】营养不良常见于多种维生素缺乏，维生素 A 缺乏症较常见，B 族维生素缺乏致舌炎、口角炎。维生素 D 缺乏的症状不明显，在恢复期生长速度加快时症状比较突出。

31. C【解析】营养不良程度划分见表 7-1。

表 7-1　营养不良的分度标准

指标	轻度（Ⅰ）	中度（Ⅱ）	重度（Ⅲ）
体重低于正常均值百分比	15%~25%	25%~40%	>40%
腹部皮下脂肪厚度	0.8~0.4cm	<0.4cm	消失
身高	正常	低于正常	明显低于正常
消瘦程度	不明显	明显	皮包骨样
皮肤颜色、弹性	正常或稍苍白	苍白、松弛	苍白、无弹性
肌张力、肌肉	基本正常	降低、肌肉松弛	低下、肌肉萎缩
精神状态	正常	萎靡或烦躁	抑制与烦躁交替

32. E【解析】参见 A1 型题第 31 题解析。

33. D【解析】护理重度营养不良患儿，应特别注意低血糖的发生。

34. D【解析】方颅以 7~8 个月婴儿多见，因额、顶骨双侧骨样组织增生呈对称性隆起所致，严重时呈鞍状或十字状颅形，头围也较正常大。

35. C【解析】肋膈沟：膈肌附着部位的肋骨长期受膈肌牵拉而内陷，形成一条沿肋骨走向的横沟，又称郝氏沟。

36. D【解析】佝偻病初期骨骼常无异常改变，X 线检查可正常或钙化带稍模糊。激期可见长骨钙化带消失，干骺端呈毛刷样、杯口样改变，骨骺软骨带增宽（>2mm），骨密度降低，骨皮质变薄；可有骨干弯曲畸形或青枝骨折，骨折可无临床症状。治疗 2~3 周后骨骼 X 线异常表现有所改善，出现不规则的钙化线，以后钙化带致密增厚，骨骺软骨盘<2mm，骨

质密度逐渐恢复正常。后遗症期X线检查示骨骼干骺端病变消失。

37. D【解析】佝偻病最常见于3个月至2岁的婴幼儿，主要表现为生长最快部位的骨骼改变，肌肉松弛及神经兴奋性改变。临床分期中处于激期的患儿主要表现为骨骼改变和运动功能发育迟缓，由于骨骼改变较为明显且易于观察，因此常作为该期评估的主要依据。

38. D【解析】维生素D缺乏性手足搐搦症因血清钙离子降低，神经肌肉兴奋性增高引起。发病机制是甲状旁腺过度应激造成反应迟钝，血钙降低，PTH分泌不足，使骨钙不能游离至血钙，血钙降低，致手足搐搦发作。

39. B【解析】发热、感染、饥饿时，组织细胞分解释放磷，使血磷增加，血钙下降。

40. D【解析】惊厥发作时，遵医嘱立即给予镇静药控制惊厥，静脉注射地西泮的速度每分钟不超过1mg，以免引起呼吸抑制。惊厥控制后，尽快给予10%葡萄糖酸钙5~10ml加入10%葡萄糖5~20ml中，缓慢静脉注射（10分钟以上）或滴注，注意勿皮下或肌内注射钙剂，以免造成局部坏死。

41. A【解析】小儿营养不良是由于多种原因引起的能量和/或蛋白质长期摄入不足，不能维持正常新陈代谢而导致自身组织消耗的营养缺乏性疾病。实验室辅助检查指标中，血清清蛋白浓度降低是其特征性改变。

42. A【解析】维生素D缺乏性手足搐搦症可表现为手足搐搦、喉痉挛和惊厥。以惊厥最为常见，以手足搐搦最具特征，单独以喉痉挛出现的最少，但最具危险性。部分患儿有程度不等的佝偻病活动期的表现。

43. A【解析】临床型维生素A缺乏：多见于婴幼儿，常与营养不良及其他维生素缺乏同时发生。暗光下视物模糊，继之发展为夜盲症是本病最早的表现。

44. D【解析】维生素A缺乏症的皮肤表现：多见于年长儿，病初皮肤干燥、脱屑、有痒感，以后毛囊角化，触摸皮肤时有粗砂样感觉，似“鸡皮疙瘩”。以四肢伸侧、肩部为多，后累及其他部位，重者发展到颈背部甚至面部。毛发干枯，易脱落。指（趾）甲多纹，无光泽，脆薄易折断。

45. C【解析】维生素D缺乏性佝偻病初期（早期）：多见于6个月以内，尤其3个月左右小婴儿，主要为神经兴奋性增高的表现，易激惹、烦躁、睡眠不安、夜惊。常伴多汗，与室温、季节无关，汗多刺激头皮导致婴儿常摇头擦枕，出现枕秃，此期常无骨骼改变，无佝偻病的特异症状，仅作为临床早期诊断的参考依据。

46. E【解析】维生素D缺乏性佝偻病的病因：①围生期维生素D不足。②日光照射不足。③维生素D摄入不足。④生长速度快、需要量增加。⑤疾病及药物影响。

47. C【解析】锌缺乏症的辅助检查如下。①血清锌浓度：正常值低于11.47μmol/L（75μg/dl）。②餐后血清锌浓度反应试验：>15%提示缺锌。③毛发锌：一般不作为缺锌的可靠指标，仅作为慢性缺锌的参考资料。

48. D【解析】维生素A缺乏症的护理措施如下。①一般护理：有角膜软化、溃疡者用

0.25%氯霉素滴眼液、0.5%红霉素或金霉素眼膏，防止继发感染；用1%阿托品散瞳，防止虹膜粘连。加强眼部清洁，每次滴眼药时动作应轻柔，切勿压迫眼球以免角膜穿孔，虹膜、晶状体脱出。注意保护性隔离，预防呼吸道、消化道及其他感染。②补充维生素 A。③保护眼睛，防止视觉障碍。④观察药物疗效：维生素 A 过量可致中毒，应避免长期大剂量服用。

49. C【解析】鉴于小儿正处于生长发育阶段，以及治疗的长期性，正确的食谱应以低脂肪、低碳水化合物和高蛋白为宜。食物碾磨得越精细，维生素的含量就越少。

50. B【解析】维生素 D 缺乏时，血钙下降，而甲状旁腺反应迟钝，不能代偿性分泌增加，则低血钙不能恢复，一般血清总钙量 < 1.75mmol/L（7mg/dl）或钙离子 < 1.0mmol/L（4mg/dl）时即可导致神经-肌肉兴奋性增高，出现手足抽搐、喉痉挛，甚至全身性惊厥的症状。

51. C【解析】小儿单纯性肥胖的临床表现：单纯性肥胖可发生于任何年龄，最常见于婴儿期、5~6 岁和青春期 3 个年龄阶段，男童多于女童。患儿有喜食高脂肪和甜食的习惯。①症状：食欲旺盛；常有疲劳感、活动后气短或腿痛；因体态肥胖，不爱活动，可有心理障碍，如自卑、胆怯、孤僻等。②体征：皮下脂肪丰满，分布均匀，以乳、胸、腹、髋、肩部显著，腹部膨隆下垂，严重者胸腹、臀部及大腿皮肤出现白色或紫色条纹；男性患儿因大腿内侧、会阴部脂肪过多致阴茎隐匿；肥胖小儿智力正常，性发育较早，体格发育较正常儿童快，最终导致身高偏矮；严重肥胖者由于脂肪的过度堆积限制了胸部扩展和膈肌运动，使肺通气量不足，可发生肥胖-换氧不良综合征，出现呼吸浅表、缺氧、气急、发绀、红细胞增多，心脏扩大或充血性心力衰竭，甚至死亡。

52. B【解析】营养性维生素 D 缺乏性佝偻病简称佝偻病，是由于儿童体内维生素 D 不足而导致钙、磷代谢失常，以骨骼的钙化障碍为特征的一种慢性营养缺乏性疾病，多见于 2 岁以内的婴幼儿，是我国儿童保健重点防治的“四大疾病”之一。

53. C【解析】参见 A1 型题第 1 题解析。

54. D【解析】皮下脂肪消耗的顺序：腹部（首先）—躯干—臀部—四肢—面颊（最后）。

55. E【解析】换乳期按时添加含锌丰富的辅食，鼓励患儿多食富含锌的动物性食物，如肝、鱼、瘦肉、禽蛋等。

56. D【解析】维生素 D 缺乏性佝偻病的健康指导：①向患儿家长讲述护理患儿的注意事项，如避免过早、过久地坐、站、走；勤换内衣，勤擦汗；避免重压和强力牵拉。②介绍佝偻病的预防及护理知识：给患儿父母讲述佝偻病的病因、预防及护理方法，示教日光浴、喂服维生素 D 及按摩肌肉纠正畸形的方法。③孕妇及哺乳母亲应接受日光照射，每天应在 1 小时以上。孕妇饮食中应含有丰富的维生素 D、钙、磷。④儿童要多晒太阳，提倡母乳喂养，及时添加富含维生素 D 和钙的辅食；婴儿生后 2 周起，给预防量的维生素 D 制剂 400~800U/d，夏天接受日照多，可间断补充。以上预防措施应持续至 2 岁。早产、多胎及北方冬季日照短者可适当增加预防量。⑤指导维生素 D 的服用方法，告知如何观察服用过量的表现。

57. E【解析】维生素 D 是一组具有生物活性的脂溶性类固醇衍生物，包括维生素 D_2（麦角骨化醇）和维生素 D_3（胆骨化醇）。前者存在于植物中，后者由人或动物皮肤中的 7-脱氢胆固醇经日光中紫外线的光化学作用转变而成，维生素 D 主要源于后者。

58. D【解析】活动期（激期）：早期维生素 D 缺乏的婴儿未经治疗，继续加重，出现典型骨骼改变和运动功能及智力发育迟缓。骨骼改变如下。①头部。3~6 个月患儿可有颅骨软化，重者出现乒乓球样感觉；7~8 个月患儿有方颅或鞍形颅；前囟增宽及闭合延迟，出牙延迟、牙釉质缺乏易患龋齿。②胸部。胸廓畸形多见 1 岁左右小儿，会影响呼吸功能，并发呼吸道感染，甚至肺不张。表现肋骨串珠，以两侧第 7~10 肋最明显，又称佝偻病串珠。郝氏沟，膈肌附着处的肋骨受膈肌牵拉而内陷形成的横沟，鸡胸（胸骨和邻近软骨向前突起）或漏斗胸（胸骨剑突部凹陷）。③四肢。多见 6 个月以上小儿，表现手镯或脚镯（腕、踝部形成钝圆形环状隆起）；1 岁左右形成 O 形腿或 X 形腿。④患儿会坐或站立后，因韧带松弛可致脊柱后突或侧弯。运动功能发育迟缓：由于低血磷使患儿韧带松弛、肌张力低下，表现为头颈软弱无力，坐、立、行走等运动功能落后，腹肌张力低致腹部膨隆，形如蛙腹。神经系统：发育迟缓、条件反射形成缓慢、表情淡漠、语言发育落后。免疫系统：免疫力低下，患儿易发生感染及贫血，尤其以反复呼吸道感染最常见。

59. D【解析】维生素 D 缺乏性手足搐搦症又称佝偻病性手足搐搦症，是由于维生素 D 缺乏导致血钙降低，导致神经肌肉兴奋性增高而出现以惊厥、喉痉挛或手足抽搐为主要症状的病症。多见 6 个月以内的婴儿。

60. A【解析】维生素 D 制剂以口服为主，一般剂量为每日 50~100μg（2000~4000U），或 $1,25-(OH)_2D_3$ 0.5~2.0μg，根据临床表现和 X 线检查骨骼情况，1 个月后改预防量 10μg（400U/d）。

61. D【解析】婴幼儿营养不良时，检测皮下脂肪厚度常测量腹部脐旁乳头线上。

62. C【解析】患儿由于Ⅲ度营养不良，且自身蛋白质不断被消耗，细胞内缺乏合成蛋白质的原料，使血浆蛋白浓度降低，导致血浆渗透压减小，血浆的吸水能力减弱，组织液中水分子回渗到毛细血管中的速率降低，致使水分子在组织液中聚集，造成组织水肿。

63. B【解析】参见 A1 型题第 54 题解析。

64. A【解析】参见 A1 型题第 45 题解析。

二、A2 型题

1. A【解析】蛋白质-能量营养不良的并发症如下。①营养性贫血：营养不良患儿常因缺乏蛋白质及造血物质并发营养性贫血。②多种维生素和微量元素缺乏：因多种维生素缺乏而并发干眼症、口腔炎、末梢神经炎。③感染：可出现皮肤黏膜的出血点、齿龈水肿、鼻出血及上呼吸道感染、肺炎等感染性疾病。④自发性低血糖。

2. E【解析】6个月以上小儿腕、踝部堆积的骨样组织形成钝圆形环状隆起，称佝偻病手镯或脚镯。

3. A【解析】参见A1型题第45题解析。

4. B【解析】维生素D缺乏性佝偻病治疗要点：重症佝偻病有并发症或无口服者，一次肌内注射维生素D_3 7500~15000μg（40~60U）。

5. B【解析】钙剂注射或滴注时可产生全身发热，钙盐能兴奋心脏，如果注射过快，可产生心律失常甚至心搏骤停、恶心、呕吐。

6. B【解析】蛋白质-能量营养不良的治疗要点如下。①调整饮食：根据患儿消化能力给予易消化、有营养、富含维生素的饮食。遵循由少到多、由稀到稠、循序渐进，逐渐补充原则；根据病情和消化功能调整饮食的量及种类。②促进消化功能：给予助消化药物，如胃蛋白酶、胰酶、多酶片等。③补充营养物质：病情重者可输入氨基酸、白蛋白、新鲜血浆、脂肪乳等。口服葡萄糖20~30g后用胰岛素2~3U，1~2周为1个疗程，皮下注射。④促进蛋白质合成：蛋白同化激素如苯丙酸诺龙，每次肌内注射10~25mg，每周1~2次，连续2~3周。⑤补充B族维生素，补充元素锌0.5~1mg/(kg·d)⑥控制感染，纠正并发症。⑦去除病因、治疗原发病。⑧中医治疗：捏脊、针灸、推拿。

7. A【解析】患儿每日摄入的热量必须低于机体消耗的总热量，同时必须满足小儿的基本营养及生长发育需要，以免影响其正常的生长发育。

8. C【解析】佝偻病夏季可在阴凉处活动，尽量暴露皮肤。冬季室内活动要开窗，让紫外线能够透过。

9. E【解析】根据医嘱口服维生素D，重症者一次性大剂量注射维生素D，用前2~3天先服用钙剂，以防发生低钙血症。

10. E【解析】哺乳结束后，应将婴儿竖抱起，用手掌轻拍背部，使吸吮时吞入胃中的空气排出，以防发生溢乳。

11. D【解析】辅食的添加见表4-1。

12. D【解析】营养不良早期特点为体重不增，是最早出现的症状，继之体重下降，皮下脂肪逐渐减少甚至消失。

13. E【解析】重度营养不良患儿在夜间或清晨易发生自发性低血糖，表现为面色苍白、出冷汗、肢冷、脉弱、神志不清、血压下降、呼吸暂停等。出现此种情况需立即报告医生，并备好25%~50%的葡萄糖注射液，配合医生抢救。

14. D【解析】2~12岁小儿体重（kg）= 年龄 × 2 + 8 = 5 × 2 + 8 = 18，该患儿体重为32kg，超过均值的50%，为重度肥胖。

15. B【解析】参见A1型题第58题解析。

16. D【解析】维生素D缺乏性佝偻病后遗症期多见2岁以后小儿，临床症状消失，仅遗留不同程度的骨骼畸形。

17. A【解析】参见 A1 型题第 13 题解析。

18. D【解析】参见 A1 型题第 58 题解析。

19. C【解析】该患者枕秃，颅骨软化，可能为维生素 D 缺乏性手足搐搦症，应该进行的检查如下。①血生化检查：初期血清 25-(OH)D_3下降，PTH 升高，血钙下降，血磷降低，碱性磷酸酶正常或稍高。②X 线检查。

20. E【解析】佝偻病活动期的护理措施：①户外活动指导家长每日带患儿进行一定的户外活动，生后2~3 周即可带婴儿进行户外活动。活动时间每次可从数分钟开始，逐渐延长至 1 小时以上。冬季室内活动时开窗，让紫外线直接照射室内；一般冬季也应保证每日 1~2 小时的户外活动时间。夏季气温太高，应避免太阳直射，可在阴凉处活动，尽量多暴露皮肤。②补充维生素 D 制剂及调整饮食，给予富含维生素 D、钙、磷和蛋白质的饮食，如蛋黄、牛奶、动物肝脏等。③预防感染。④预防骨骼畸形和骨折衣着应柔软、宽松，床铺松软，避免早坐、久坐、早站、久站和早行走，以防发生骨骼畸形。⑤加强体格锻炼。⑥健康教育。

21. D【解析】面色苍白、四肢厥冷、神志不清、脉搏减慢为低血糖的临床表现。

22. D【解析】教会家长惊厥、喉痉挛发作时的处理方法，如使患儿平卧，松开衣领，喉痉挛者需立即将舌头拉出口外，同时将患儿头偏向一侧，清除口、鼻分泌物，保持呼吸道通畅，避免吸入窒息，同时呼叫医护人员。对已出牙的患儿，应在上、下门齿间放置牙垫，避免舌被咬伤，做好气管插管或气管切开的术前准备。

23. E【解析】依据题干，该患儿诊断为中度营养不良（PEM），所以优先的护理诊断应为营养失调——低于机体需要量。

24. C【解析】重度营养不良患儿清晨容易出现低血糖，有出汗、肢冷、脉弱、血压下降等休克表现及呼吸暂停，需立即静脉注射 25% 的葡萄糖溶液进行抢救。

25. B【解析】8 个月小儿正常体重为 $6+0.25\times8=8$（kg），该患儿体重低于正常均值为 $(8-6.5)/8=19\%$，且皮下脂肪厚度处于 0.4~0.8cm，可判断该患儿最可能发生了轻度营养不良。

26. D【解析】参见 A1 型题第 13 题解析。

三、A3/A4 型题

1. D【解析】参见 A1 型题第 31 题解析。

2. A【解析】血清清蛋白降低是营养不良最重要的改变。

3. C【解析】对于中、重度营养不良小儿，热能和营养物质的供给，应由少量逐渐增至超过正常需要量。供给热量从 167~230kJ/kg（40~55kcal/kg）开始，逐步增加到每日 502~711kJ/kg（120~170kcal/kg），待体重恢复，再恢复到正常需要量。

4. A【解析】对于营养不良小儿，蛋白质摄入量从每日 1.5~2.0g/kg 开始，逐步增加到每日3.0~4.5g/kg，食品除乳制品外，可给予豆浆、蛋类、肝泥、肉末、鱼粉等高蛋白食物，有条件者可给酪蛋白水解物、氨基酸混合液或要素饮食。

5. A【解析】参见A1型题第45题解析。

6. D【解析】参见A1型题第60题解析。

7. E【解析】参见A3/A4型题第6题解析。

8. B【解析】参见A1型题第13题解析。

9. D【解析】若患儿再次惊厥，可针刺人中穴止惊。

10. A【解析】手足搐搦症的紧急处理可以选择地西泮肌内注射或缓慢静脉注射，或者苯巴比妥钠肌内注射。

11. E【解析】惊厥、喉痉挛发作控制后或未发作期，给10%氯化钙5~10ml，用糖水稀释3~5倍后口服，每日3次，连服3~5天后改口服10%葡萄糖酸钙。

12. E【解析】重度肥胖患儿每天可按理想体重所需热量减少30%。

13. A【解析】肥胖运动时间每天至少30分钟，做到持之以恒，循序渐进。

14. D【解析】患儿出现嗜睡、乏力，软瘫、膝反射消退，符合低血钾症状。

15. E【解析】低钾血症应该进行血生化检查。

16. E【解析】患儿有低钾血症，此时应静脉滴注补钾，且补钾浓度不宜超过0.3%。

四、B型题

1. D【解析】碘缺乏症是由于自然环境碘缺乏造成机体碘营养不良所表现的一组有关联疾病的总称，包括地方性甲状腺肿、亚临床甲状腺功能减退症、单纯性聋哑、胎儿流产、早产、死产和先天畸形等。

2. C【解析】缺锌影响味蕾细胞更新和唾液磷酸酶的活性，使舌黏膜增生、角化不全，以致味觉敏感度下降，发生食欲缺乏、厌食和异食癖。

3. E【解析】小儿单纯性肥胖症表现为皮下脂肪增多，均匀分布。

4. B【解析】参见A1型题第54题解析。

5~7 A、D、C【解析】参见A1型题第45题解析。

五、X型题

1. ABCE【解析】维生素D缺乏性佝偻病的病因：①维生素D摄入、储存不足。②日光照射不足。③维生素D摄入不足。④生长速度快，需要量增加。⑤疾病及药物影响。

2. AE【解析】维生素D缺乏性手足搐搦症的隐匿体征包括：①面神经征。②腓反射。③陶瑟征。

3. ADE【解析】儿童单纯性肥胖是指能量摄入长期超过消耗，导致体内脂肪蓄积过多，至体重超过同年龄、同身高正常小儿的标准。是以身体脂肪含量过多为主要特征的多病因的、能够合并多种疾患的慢性病，是一种常见的营养失衡现象。单纯性肥胖与生活方式密切相关，是以过度营养、运动不足、行为偏差为特征，全身脂肪组织普遍过度增生、堆积的慢性疾病，可发生于任何年龄，多见于婴儿期、5~6 岁和青春期。

4. BC【解析】小儿单纯性肥胖的治疗措施：①加强日常护理，进行饮食调整。②饮食疗法。③运动疗法。④成人使用的药物减肥、手术去脂、禁食或饥饿疗法等不适于儿童。⑤心理护理。饮食治疗和运动疗法是两项主要措施。

5. ABCD【解析】临床型维生素 A 缺乏多见于婴幼儿，常与营养不良及其他维生素缺乏同时发生。①眼部症状：最早为暗适应时间延长，随后在暗光下视力减退，黄昏时视物不清，继之发生夜盲症。但婴幼儿常因不会叙述而不被重视。上述现象持续数周后，开始出现干眼症的表现，外观眼结膜及角膜干燥、失去光泽，自觉痒感，泪减少，眼部检查可见结膜近角膜边缘处干燥起褶皱，角化上皮堆积形成泡沫状白斑，称结膜干燥斑或毕脱斑。继而角膜干燥、混浊、软化，自觉畏光和眼痛，常用手揉搓眼部导致感染。严重时可发生角膜溃疡、坏死，引起穿孔，虹膜、晶状体脱出，导致失明。②皮肤改变：多见于年长儿，初起干燥、脱屑、有痒感，逐渐出现上皮角化增生，角化物充塞毛囊并凸出于皮面，状似“鸡皮疙瘩”，触摸皮肤时有粗砂样感觉，以四肢伸侧、肩部多见，重者发展到颈背部甚至面部。毛发干燥易脱落，指（趾）多纹、无光泽，脆薄易断裂。③生长发育迟缓：维生素 A 缺乏对骨骼特别是长骨的生长有明显影响。严重、长期的维生素 A 缺乏可致体格发育落后，智力发育也受影响。

6. ACE【解析】维生素 D 缺乏性手足搐搦症主要为惊厥、手足搐搦和喉痉挛，并有程度不等的活动期佝偻病表现。

7. ABCE【解析】鉴于小儿正处于生长发育阶段，以及肥胖治疗的长期性，推荐低脂肪、低糖类和高蛋白食谱。

8. ABCDE【解析】参见 A1 型题第 56 题解析。

9. ABCD【解析】惊厥多见于婴儿，表现为突然发生全身性肌肉痉挛，四肢抽动，两眼上翻，面肌颤动，神志不清，发作时间为数秒至数分钟，发作时间长者伴口周发绀。发作停止后意识恢复，精神萎靡而入睡，醒后活泼如常。发作次数可数日一次或一日数次，多者可一日数十次。一般无发热，发作轻时仅有短暂的眼球上翻和面肌抽动，神志清楚。

10. ABCD【解析】单纯性肥胖的病因如下。①能量摄入过多。②活动量过少。③遗传因素。④其他：进食过快或饱食中枢和饥饿中枢调节失衡可致多食；精神创伤及心理异常等因素亦可致儿童过量进食。

11. ABDE【解析】缺碘的主要危害是影响脑发育，主要表现为儿童智力损害和体格发育障碍。胎儿期缺碘可致死胎、早产及先天畸形；新生儿期缺碘则表现为甲状腺功能减退症；儿童期和青春期缺碘则引起地方性甲状腺肿、甲状腺功能减退症和智力低下。儿童期长期轻度缺碘可出现亚临床型甲状腺功能减退症，常伴有体格生长落后。

六、案例分析题

1. C【解析】参见 X 型题第 1 题解析。

2. ABDE【解析】参见 A2 型题第 20 题解析。

3. F【解析】参见 A1 型题第 60 题解析。

4. ACDF【解析】维生素 D 的生理功能：①促进小肠黏膜细胞合成钙结合蛋白，增加钙、磷的吸收，促使骨钙沉积。②增加肾近曲小管对钙、磷的重吸收，特别是磷的重吸收，提高血钙磷浓度，有利于骨的矿化作用。③促进成骨细胞增生和破骨细胞分化，直接影响钙磷在骨的沉积和重吸收。此外，维生素 D 也是激素前体，参与多种细胞的增生、分化和免疫功能的调控过程。

5. B【解析】参见 A1 型题第 58 题解析。

6. ACDEF【解析】参见 X 型题第 1 题解析。

7. C【解析】参见 A1 型题第 13 题解析。

8. ABCEF【解析】参见 A2 型题第 20 题解析。

9. E【解析】儿童肥胖的诊断以体重超过同性别、同身高参照人群均值的 10%~19% 者为超重，超过 20% 者为肥胖。其中超过 20%~29% 者为轻度肥胖，超过 30%~49% 者为中度肥胖，超过 50% 者为重度肥胖。2~12 岁小儿体重（kg）= 年龄 ×2 + 8 = 12 ×2 + 8 = 32。(55 − 32)/32 = 72%，为重度肥胖。

10. ABDEF【解析】多数肥胖儿血清甘油三酯、胆固醇、低密度脂蛋白、极低密度脂蛋白明显增高，高密度脂蛋白正常。常有高胰岛素血症，生长激素水平降低。肝脏超声检查常有脂肪肝。

11. D【解析】参见 A1 型题第 21 题解析。

12. ACDEF【解析】运动疗法：适当的运动能促使脂肪分解，减少胰岛素分泌，使脂肪合成减少，蛋白质合成增加，促进肌肉发育。可选择既有效又易于坚持的运动，如慢跑、散步、游泳等，逐渐增加活动量和活动时间。活动量以运动后轻松愉快、不感到疲劳为原则。运动时间每天至少 30 分钟，做到持之以恒，循序渐进。

13. D【解析】儿童肥胖的诊断以体重超过同性别、同身高参照人群均值的 10%~19% 者为超重，超过 20% 者为肥胖。其中超过 20%~29% 者为轻度肥胖，超过 30%~49% 者为中度肥胖，超过 50% 者为重度肥胖。2~12 岁小儿体重（kg）= 年龄 ×2 + 8 = 9 ×2 + 8 = 26。(38 − 26)/26 = 46%，为中度肥胖。

14. E【解析】肥胖症患儿需要养成良好的饮食习惯，避免不吃早餐和晚餐过饱，应不吃夜宵和高热量快餐，少量多餐，细嚼慢咽等。

15. DE【解析】肥胖不仅影响儿童健康，且与成年期的高血压、糖尿病、冠心病、痛风等密切相关。

16. BD【解析】肥胖症常见护理诊断/问题如下。①营养失调：高于机体需要量与摄入高能量食物过多和/或运动过少有关。②自我形象紊乱与肥胖引起自身形体改变有关。③社交障碍与肥胖造成心理障碍有关。④潜在并发症：高血压、高血脂、糖尿病、痛风。⑤知识缺乏：患儿及家长缺乏科学的营养知识。

17. CF【解析】肥胖症护理措施：①饮食管理在满足小儿基本营养及生长发育需要的前提下，限制患儿每日摄入的能量，使其低于机体消耗的总能量。②运动疗法。③行为干预和心理支持。④健康教育。

18. E【解析】维生素 D 中毒的早期症状为厌食、恶心、呕吐、倦怠、烦躁不安、低热、顽固性便秘，体重下降。重症可出现惊厥、血压升高、心律不齐、烦渴、尿频、夜尿，甚至脱水、酸中毒；尿中出现蛋白质、红细胞、管型等改变，继而发生慢性肾衰竭。早期血钙升高 >3mmol/L（12mg/dl），尿钙强阳性，尿常规检查示尿蛋白阳性。X 线检查可见长骨干骺端钙化带增宽（>1mm）、致密，骨干皮质增厚，骨质疏松或骨硬化；颅骨增厚，呈现环形密度增深带；重症时脑、心、肾、大血管、皮肤有钙化灶。还可出现肾功能障碍及水、电解质、酸碱平衡紊乱。

19. BEF【解析】①要立即停用鱼肝油，限制钙盐和富含钙的食物摄入。②膳食纤维中的醛糖酸残基可与钙结合，干扰钙的吸收，可增加膳食纤维的摄入。③口服氢氧化铝或依地酸二钠减少肠钙吸收，使钙从肠道排出；口服泼尼松抑制肠内钙结合蛋白生成而降低肠钙的吸收；亦可使用降钙素。注意保持水、电解质的平衡。少晒太阳，必要时按医生的嘱咐服药，增加钙的排泄，减少钙的吸收。

20. CF【解析】维生素 D 中毒的护理诊断如下。①舒适的改变。②排便型态的改变：便秘。③体温升高。④潜在并发症：心脏骤停、坏死性胰腺炎等。

21. ABDF【解析】参见案例分析题第 19 题解析。

第八章　消化系统疾病患儿的护理

一 A1 型题

1. 关于非感染性小儿腹泻的发病机制，描述错误的是
   A. 多因饮食不当引起
   B. 食物不能被消化吸收而堆积于小肠上部
   C. 食物不能被消化吸收而堆积于小肠下部
   D. 肠道下部细菌上移和繁殖
   E. 肠道内食物腐败和发酵
2. 可能引起急性坏死性小肠结肠炎的病原体是
   A. 空肠弯曲菌　　B. 大肠埃希菌
   C. 鼠伤寒沙门菌　　D. C 型产气荚膜梭状芽孢杆菌
   E. 白色念珠菌
3. 急性坏死性小肠结肠炎腹部 X 线检查，描述不正确的是
   A. 肠袢轻度至中度充气扩张　　B. 可见液平面
   C. 肠间隙变窄　　D. 黏膜皱襞变粗
   E. 部分病例可见肠管僵直
4. 新生儿口腔黏膜较干燥的原因是
   A. 口腔黏膜柔嫩　　B. 涎腺发育不成熟
   C. 胃容量小　　D. 胃排空慢
   E. 胃酸分泌少
5. 新生儿食管的长度为
   A. 8~10cm　　B. 12~14cm
   C. 14~16cm　　D. 16~18cm
   E. 18~20cm
6. 1 岁时胃容量为
   A. 30~60ml　　B. 90~150ml
   C. 200~250ml　　D. 250~300ml
   E. 300~350ml

7. 小儿容易发生肠扭转和肠套叠的原因，正确的是

A. 肠道的长度长
B. 吸收面积大
C. 肠系膜长、活动度大
D. 肠乳糖酶活性低
E. 肠蠕动协调能力差

8. 关于小儿肝脏发育的描述，不正确的是

A. 年龄越小，肝相对越小
B. 肝细胞发育不完善
C. 婴幼儿在右肋缘下 1~2cm 易触及
D. 肝脏解毒能力较差
E. 6 岁后肋缘下不能触及

9. 关于母乳喂养儿的粪便，描述正确的是

A. 墨绿色，黏稠，无臭味
B. 金黄色，糊状，无臭味，1~2 次/天
C. 淡黄色，成形，有臭味，2~4 次/天
D. 黄色或金黄色，均匀糊状，无臭味，2~4 次/天
E. 软，黄，半成形

10. 新生儿食管下端贲门肌发育不成熟，常发生胃食管反流，一般在小儿多大时症状可消失

A. 2~4 个月
B. 4~6 个月
C. 6~8 个月
D. 8~10 个月
E. 10~12 个月

11. 婴儿肠道相对较成人长，一般为身长的

A. 1~2 倍
B. 2~3 倍
C. 3~4 倍
D. 5~7 倍
E. 7~10 倍

12. 母乳喂养儿肠道主要的细菌是

A. 肠链球菌
B. 大肠埃希菌
C. 双歧杆菌
D. 变形杆菌
E. 嗜酸杆菌

13. 婴幼儿正常肝脏在

A. 左肋缘下 1~2cm
B. 右肋缘下 1~2cm
C. 左肋缘下 2~3cm
D. 右肋缘下 2~3cm
E. 右肋缘内

14. 不能在肋缘下触及肝脏的年龄应为

A. 2 岁后
B. 3 岁后

C. 4 岁后　　D. 5 岁后

E. 6 岁后

15. 婴幼儿重型腹泻时易发生的酸碱平衡紊乱是

A. 呼吸性酸中毒　　B. 代谢性碱中毒

C. 呼吸性碱中毒　　D. 代谢性酸中毒

E. 混合性酸中毒

16. 肠套叠的临床表现中，一般不会出现

A. 腹痛　　B. 发热

C. 呕吐　　D. 腹块

E. 便血

17. 肠套叠患儿最早出现血便的时间，应于发病后

A. 2 小时　　B. 4 小时

C. 6~12 小时　　D. 8 小时

E. 10 小时

18. 肠套叠时，需采取手术治疗的指征是

A. 无明显腹胀　　B. 无腹膜刺激征

C. 小肠型肠套叠　　D. 无明显脱水及电解质紊乱

E. 病程不超过 48 小时，全身情况良好

19. 用空气灌肠的方法治疗肠套叠，适用于

A. 病程在 24 小时内，全身情况好，无腹胀、高热、中毒症状者

B. 病程在 48 小时内，全身情况好，无腹胀、高热、中毒症状者

C. 病程在 48~72 小时，全身情况好，无腹胀、高热、中毒症状者

D. 病程在 24 小时，伴有腹胀、高热、有中毒症状者

E. 病程在 48 小时，伴有腹胀、高热、有中毒症状者

20. 不属于先天性巨结肠并发症的是

A. 小肠结肠炎　　B. 肠穿孔

C. 败血症　　D. 肠息肉

E. 肺炎

21. 先天性巨结肠手术治疗，正确的是

A. 结肠造瘘术

B. 切除小肠坏死组织

C. 切除无神经节细胞肠段和部分扩张的结肠

D. 幽门环肌切除术

E. 肠管复位术

22. 儿科常用口服补液盐溶液内不含

A. 氯化钠　　B. 氯化钾

C. 氯化钙　　D. 葡萄糖

E. 碳酸氢钠

23. 当腹泻患儿通过补液纠正脱水和酸中毒时突然发生惊厥，可能是

A. 低血钾　　B. 低血钠

C. 低血钙　　D. 低血镁

E. 低血糖

24. 小儿腹泻重度脱水，第 1 天静脉补液总量为

A. 60~90ml/kg　　B. 90~120ml/kg

C. 120~150ml/kg　　D. 150~180ml/kg

E. 180~210ml/kg

25. 护理腹泻患儿时，措施不正确的是

A. 详细记录出入水量　　B. 加强臀部护理

C. 腹胀时应注意有无低钾血症　　D. 急性腹泻早期应使用止泻药

E. 频繁呕吐者应禁食、静脉补液

26. 对急性坏死性小肠结肠炎的治疗，有助于清除肠坏死组织的治疗是

A. 禁食　　B. 应用抗生素

C. 胃肠减压　　D. 应用胰蛋白酶

E. 手术治疗

27. 急性坏死性小肠结肠炎患儿宜采取的卧位是

A. 仰卧位　　B. 俯卧位

C. 坐位　　D. 侧卧位或半卧位

E. 膝胸位

28. 肠套叠患儿手术治疗后，证明胃肠功能恢复正常的是

A. 不再哭闹，安静入睡　　B. 停止呕吐

C. 排气、排便　　D. 腹部肿块消失

E. 腹软，无压痛

29. 对于小儿体液特点的描述，正确的是

A. 年龄越小，体液占体重的比例越高

B. 年龄越小，细胞内液量相对越多

C. 年龄越小，每日水的交换量相对越少

D. 血清钠含量高于成年人

E. 需水量等同于成年人

30. 口服补液盐（ORS）溶液中，钾的浓度为

A. 0.1%
B. 0.15%
C. 0.2%
D. 0.25%
E. 0.3%

31. 2∶1等张含钠液的组成是指

A. 2份生理盐水，1份1.4%碳酸氢钠
B. 2份生理盐水，1份5%碳酸氢钠
C. 2份11.2%乳酸钠，1份生理盐水
D. 2份5%碳酸氢钠，1份生理盐水
E. 2份生理盐水，1份5%葡萄糖

32. 属于等张液体的是

A. 5%碳酸氢钠溶液
B. 0.9%氯化钠溶液
C. 1∶1液
D. 10%葡萄糖溶液
E. 口服补液盐溶液

33. 加水100ml口服补液盐溶液的张力是

A. 1/4张
B. 1/3张
C. 1/2张
D. 等张
E. 2/3张

34. 每100ml口服补液盐中，碳酸氢钠的含量是

A. 0.15g
B. 0.2g
C. 0.25g
D. 0.3g
E. 0.35g

35. 新生儿时期需进行补液时，除急需扩充血容量者外，一般输液速度每小时不应超过

A. 2ml/kg
B. 4ml/kg
C. 6ml/kg
D. 8ml/kg
E. 10ml/kg

36. 肺炎合并腹泻的患儿补液时，补液量应给计算量的

A. 1/4
B. 1/3
C. 1/2
D. 2/3
E. 3/4

37. 患儿腹泻脱水采用液体疗法时，补足累积损失量的时间应为

A. 3~4小时
B. 4~5小时
C. 6~7小时
D. 8~12小时
E. 16小时

38. 由于涎液淀粉酶分泌不足，不宜喂淀粉类食物的时间是

A. 2个月以内
B. 3个月以内

C. 4 个月以内
D. 5 个月以内
E. 6 个月以内

39. 下列有关婴儿肠道的特点，正确的是
A. 长度长、面积大
B. 肠系膜柔软而长，易发生脱肛
C. 直肠较长易发生肠套叠
D. 母乳喂养儿肠道内以双歧杆菌为主
E. 人工喂养儿肠道内以大肠埃希菌为主

40. 正常新生儿开始排便的时间是
A. 生后 6 小时内
B. 生后 12 小时内
C. 生后 24 小时内
D. 生后 36 小时内
E. 生后 48 小时内

41. 鹅口疮的特点是
A. 口腔黏膜出现大小不等的溃疡
B. 口腔黏膜出现大小不等的疱疹
C. 口腔黏膜可见充血水肿
D. 口腔黏膜可见脓性分泌物
E. 口腔黏膜出现白色乳凝块样小片状物

42. 疱疹性口炎的临床表现，不正确的是
A. 发热
B. 口腔黏膜出现单个或成簇的小疱疹
C. 牙龈红肿，触之易出血
D. 患处不痛、不流涎、不影响进食
E. 疱疹破溃后可形成浅表溃疡

43. 秋冬季腹泻的常见病原体是
A. 柯萨奇病毒
B. 轮状病毒
C. 致病性大肠埃希菌
D. 白色念珠菌
E. 金黄色葡萄球菌

44. 符合生理性腹泻特点的是
A. 由辅食所致
B. 生长发育受一定影响
C. 患儿外观虚胖，常有湿疹
D. 多见于 1 岁小儿
E. 食欲较差

45. 轮状病毒肠炎常出现
A. 感染中毒症状
B. 脱水、酸中毒及电解质紊乱
C. 肠穿孔
D. 黏液脓血便
E. 排便有腥臭味

46. 小儿腹泻调整饮食，下列不正确的是
A. 严重脱水患儿禁食 2 天
B. 严重呕吐者暂时禁食 4~6 小时
C. 母乳喂养者暂停辅食
D. 人工喂养者可给米汤、稀释的牛奶
E. 病毒性肠炎可改为豆制代乳品

47. 腹泻患儿出现代谢性酸中毒的表现是

A. 嗜睡、呼吸浅表、口唇暗红色
B. 精神萎靡、呼吸深快、口唇呈樱桃红色
C. 惊厥
D. 四肢震颤、口唇苍白
E. 呼吸浅慢、低钾血症

48. 下列不属于腹泻患儿低钾血症的是

A. 精神萎靡
B. 心电图出现 U 波
C. 多汗、易惊
D. 肠鸣音减弱
E. 腱反射减弱

49. 在应用 ORS 液的过程中，错误的是

A. 多用于轻中度脱水
B. 服用 ORS 液期间不要饮水
C. 心肾功能不全者不宜用
D. 新生儿不宜用
E. 明显腹胀者不宜用

50. 在静脉补钾时，200ml 生理盐水中最多可加入 10% 氯化钾溶液的量是

A. 4ml
B. 6ml
C. 8ml
D. 10ml
E. 12ml

51. 静脉滴注氯化钾的浓度一般为

A. 0.15%~0.3%
B. 0.4%~0.5%
C. 1%~1.5%
D. 1.5%~2%
E. 2%~3%

52. 下列哪项不属于健康人乳喂养儿的粪便特点

A. 多为均匀糊状
B. 呈黄色或金黄色
C. 偶有细小乳凝块
D. 量多，较臭
E. 较稀薄，不臭，有酸味

53. 鹅口疮是由（　　）感染所致

A. 金黄色葡萄球菌
B. 大肠埃希菌
C. 白色念珠菌
D. 链球菌
E. 柯萨奇病毒

54. 有关小儿口炎的护理，错误的是

A. 鼓励小儿多饮水，进食后漱口
B. 涂药后嘱患儿闭口 10 分钟，然后取出纱布或棉球，立即漱口、饮水或进食
C. 对流涎者，及时清除流出物，保持皮肤清洁干燥
D. 以高能量高蛋白、含丰富维生素的温凉流质或半流质饮食为宜
E. 患儿使用的食具应煮沸消毒或压力灭菌消毒

55. 小儿胃食管反流的最常见症状是
A. 反酸　　B. 胃灼热
C. 呕血和便血　　D. 吞咽疼痛
E. 反复呕吐
56. 引起小儿腹泻的常见病毒是
A. 轮状病毒　　B. 星状病毒
C. 柯萨奇病毒　　D. 肠道腺病毒
E. 杯状病毒
57. 护士对先天性巨结肠患儿家长的健康指导，错误的是
A. 定期随诊，确定是否有吻合口狭窄　　B. 指导家长加强患儿的排便训练
C. 排气后开始每天扩肛　　D. 术后2周左右开始每天扩肛1次
E. 每天扩肛一次，坚持3~6个月
58. 下列哪项不属于小儿鹅口疮的临床特征
A. 口腔黏膜表面出现白色或灰白色乳凝块状物
B. 患处不痛
C. 不流涎
D. 口腔黏膜上可见小疱疹
E. 一般无全身症状，不影响进食
59. 鹅口疮口腔表面的白色乳凝块状物最常见于
A. 颊黏膜　　B. 舌
C. 牙龈　　D. 上腭
E. 咽喉
60. 鹅口疮的患儿哺乳前后清洁口腔，应选用的溶液是
A. 0.1%醋酸溶液　　B. 2%碳酸氢钠溶液
C. 生理盐水　　D. 3%过氧化氢溶液
E. 0.1%依沙吖啶溶液
61. 关于先天性巨结肠的描述，哪项是错误的
A. 本病有遗传倾向
B. 临床表现为胎便排出延迟、顽固性便秘和腹胀
C. 患儿常并发小肠结肠炎、肠穿孔及继发感染
D. 均需手术治疗
E. 患儿常有营养不良、发育迟缓
62. 小儿比成人容易发生脱水，是因为
A. 水代谢旺盛　　B. 体表面积相对较小

C. 消化功能差　　D. 尿量多

E. 细胞外液相对少

63. 小儿腹泻的皮肤护理，不正确的是

A. 婴幼儿选用柔软布类尿布

B. 勤更换尿布

C. 每次便后用温水清洗臀部并吸干

D. 局部皮肤发红处涂以5%鞣酸软膏并按摩片刻

E. 使用塑料布或橡皮布，以免弄脏床单位

64. 肠套叠患儿出现下列哪种情况不宜选用灌肠疗法

A. 病程在48小时以内　　B. 疑有肠坏死的小肠型肠套叠

C. 全身情况良好　　D. 无腹胀

E. 无明显电解质紊乱及脱水

65. 宜选用ORS补液的是

A. 明显腹胀小儿　　B. 休克小儿

C. 心功能不全小儿　　D. 新生儿

E. 轻度脱水小儿

66. 婴儿较年长儿体液总量相对较多，主要增多的是

A. 细胞内液，细胞外液　　B. 间质液

C. 细胞外液　　D. 血浆

E. 细胞内液

67. 轮状病毒肠炎的多发年龄是

A. 新生儿　　B. 6个月以下

C. 6~24个月　　D. 3~5岁

E. 6岁以上

68. 10%葡萄糖200ml、生理盐水300ml、1.4%碳酸氢钠100ml，其混合液的张力是

A. 1/2张　　B. 1/3张

C. 2/3张　　D. 1/4张

E. 等张

69. 先天性巨结肠的病因是

A. 局部肠管畸形扩张

B. 局部肠管畸形狭窄

C. 由于经常便秘引起局部肠管扩张

D. 由于消化功能紊乱，排便不正常

E. 肠壁神经节细胞缺乏，局部痉挛狭窄，近端肠管扩张

70. 腹泻患儿在补充累积损失量时，滴速每小时为

A. 2~4ml/kg　　B. 5~7ml/kg
C. 8~10ml/kg　　D. 11~13ml/kg
E. 14~16ml/kg

71. 小儿涎腺发育，淀粉酶逐渐增多的月龄是

A. 1~2 个月　　B. 3~4 个月
C. 5~6 个月　　D. 7~8 个月
E. 9~10 个月

72. 正常新生儿胃容量为

A. 10~20ml　　B. 20~30ml
C. 30~60ml　　D. 70~80ml
E. 80~100ml

73. 腹泻脱水患儿，在补液后出现眼睑水肿，说明

A. 输入的液体中钠盐过少　　B. 输入的液体中电解质溶液比例过高
C. 输入的液体中葡萄糖液比例过高　　D. 输入的液体总量过多
E. 输液速度过快

74. 关于新生儿的体液平衡，说法错误的是

A. 新生儿体液总量占体重的 80%
B. 刚出生的新生儿血清钾浓度偏高，出生后 1~2 天不必给钾
C. 碳酸氢钠较低，易发生酸中毒
D. 乳酸偏低，故纠正酸中毒用乳酸钠
E. 对钠的排泄能力低，故新生儿不提倡用 ORS 液

75. 对轻型腹泻患儿的首要护理是

A. 管理好粪便与呕吐物　　B. 加强臀部护理
C. 调整饮食　　D. 加强口腔护理
E. 详细记录出入量

76. 判断脱水性质最有效的指标是

A. 体重　　B. 尿量
C. 血钠浓度　　D. 血钾浓度
E. 二氧化碳结合力

77. 小儿急性肠套叠灌肠复位的禁忌证为

A. 时间超过 12 小时伴高热　　B. 时间超过 12 小时伴血便
C. 时间超过 24 小时伴脱水　　D. 时间超过 48 小时伴精神萎靡、休克
E. 时间超过 72 小时伴精神萎靡、休克

78. 小儿腹泻引起周围循环衰竭时，应用哪种溶液扩容

A. 1∶2 液　　B. 2∶1 液

C. 2∶3∶1 液　　D. 4∶3∶2 液

E. 1∶4 液

79. 先天性巨结肠最常见的临床表现是

A. 呕吐　　B. 消瘦

C. 腹痛　　D. 顽固性便秘

E. 发热

80. 关于产毒性细菌引起的肠炎，不正确的是

A. 重症腹泻频繁，呈蛋花汤样或水样

B. 属自限性疾病

C. 电解质紊乱，酸中毒

D. 多发生冬季，以 10~12 月为多

E. 潜伏期 1~2 天，起病急

二 A2 型题

1. 患儿，男，10 个月。阵发性哭闹 5 小时，1 小时前排果酱样血便 1 次。考虑该患儿可能的诊断是

A. 肠扭转　　B. 肠蛔虫病

C. 肠梗阻　　D. 肠套叠

E. 急性阑尾炎

2. 患儿，男，10 个月。因腹泻、频繁呕吐就诊。遵医嘱予以禁食。护士告知家长患儿需禁食的时间为

A. 1~2 小时　　B. 2~4 小时

C. 4~6 小时　　D. 6~8 小时

E. 8~10 小时

3. 患儿，男，1 岁。腹泻 3 天，每天 4~5 次，伴有轻度呕吐，皮肤弹性稍差。护士对家长饮食管理的指导，不正确的是

A. 暂禁食 4~6 小时　　B. 减少食量，停止不当饮食

C. 饮食调整应由少到多、由稀到稠　　D. 可继续母乳喂养，但需暂停辅食

E. 应根据患儿的耐受情况对饮食进行调整

4. 患儿，男，5 个月。因腹泻多日，其臀部皮肤潮红，局部清洗后涂药宜选择

A. 红霉素软膏　　B. 鞣酸软膏

C. 制霉菌素　　D. 硫酸锌软膏

E. 硝酸咪康唑霜

5. 患儿，男，12 个月。发热 3 天，流涎、拒食。体温 39℃，颌下淋巴结肿大，舌面和颊黏膜上有几簇小疱疹，周围有红晕，部分已溃破成浅表溃疡。该病可能是哪种病原体引起

A. 葡萄球菌　　B. 柯萨奇病毒

C. 腺病毒　　D. 白色念珠菌

E. 单纯疱疹病毒

6. 患儿，女，3 个月。口腔颊黏膜及舌表面有白色乳凝块样小片状物，不易拭去，强行擦拭剥离后局部黏膜潮红、粗糙，可有溢血。患儿无发热、流涎、拒食。该病可能是

A. 疱疹性口炎　　B. 疱疹性咽峡炎

C. 鹅口疮　　D. 溃疡性口炎

E. 疱疹性舌炎

7. 患儿，男，8 个月。腹泻 2 天，排便每日 10~12 次，蛋花汤样，精神萎靡，眼泪少，尿少，呼吸快，唇红，血清钠 130mmol/L，皮肤弹性差。可诊断为

A. 轻度等渗性脱水　　B. 中度低渗性脱水

C. 重度低渗性脱水　　D. 中度等渗性脱水

E. 重度等渗性脱水

8. 患儿，男，7 个月。呕吐、腹泻 3 天，烦躁、口渴。前囟明显凹陷，口唇黏膜干燥，皮肤弹性较差，尿少，血清钠 135mmol/L。第一天补液宜用

A. 2∶1 等渗液　　B. 3∶2∶1 液

C. 4∶3∶2 液　　D. 口服补液盐

E. 生理盐水

9. 患儿，女，10 个月。呕吐、腹泻 3 天入院。重度脱水貌，四肢末梢凉，2 小时无尿，血清钠 135mmol/L。补液首选

A. 快速静脉滴注 2∶1 等渗液 20ml/kg

B. 快速静脉滴注 4∶3∶2 液 20ml/kg

C. 快速静脉滴注 3∶2∶1 液 20ml/kg

D. 快速静脉滴注 0.9% 氯化钠溶液 20ml/kg

E. 快速静脉滴注 5% 碳酸氢钠溶液 20ml/kg

10. 患儿，男，11 个月。腹泻、呕吐 4 天。排便 10~15 次/日，蛋花汤样便，伴呕吐，尿量少，皮肤弹性差，四肢凉。首选补液方案是

A. 口服补液

B. 血浆 100ml 静脉滴注

C. 1/2 张含钠液 120ml/kg，8~12 小时滴完

D. 1/3 张含钠液 60ml/kg，快速滴完

E. 2/3 张含钠液 120ml/kg，12 小时滴完

11. 患儿，男，发育不良，有顽固性便秘和腹胀，诊断为先天性巨结肠。护士在为其进行术前护理。下列哪项不正确

A. 清洁肠道，解除便秘

B. 术前两天按医嘱口服抗生素

C. 用清水为患儿灌肠

D. 向家长说明选择治疗方法的目的，解除其心理负担

E. 改善营养

12. 患儿，男，10 个月。因腹泻 2 周造成体重不增，为赶上正常的生长水平，需每天加餐一次，加餐的时间共计

A. 1 周　　B. 2 周

C. 4 周　　D. 6 周

E. 8 周

13. 患儿，男，9 个月。因稀水便 3 天，以腹泻病、中度脱水收入院。给予含钾液体静脉补液以纠正脱水。此患儿补钾静脉滴注的时间应是

A. 2~5 小时　　B. 6~8 小时

C. 9~12 小时　　D. 12~16 小时

E. 16~24 小时

14. 患儿，女，15 个月。呕吐、腹泻 5 天，12 小时无尿。查体：精神萎靡，前囟、眼窝凹陷，哭无泪，皮肤弹性差，四肢厥冷。首先的治疗应是

A. 4∶3∶2 液，150ml/kg，静脉滴注

B. 1.4% 碳酸氢钠，40ml/kg，静脉滴注

C. 2∶1 等张含钠液，20ml/kg，静脉推注

D. 3∶2∶1 液，180ml/kg，静脉滴注

E. 4∶3∶2 液，180ml/kg，静脉滴注

三 A3/A4 型题

（1~3 题共用题干）

患儿，男，10 个月。阵发性哭闹，吃奶后即呕吐，1 小时前排果酱样便 1 次，上腹部可触及压痛性肿块。

1. 该患儿首先应考虑

A. 阑尾炎　　B. 肠扭转

C. 急性肠炎　　D. 腹腔肿瘤

E. 肠套叠

2. 该疾病可能出现的特征性表现是

A. 腹痛　　B. 呕吐

C. 便血　　D. 腹部肿块

E. 腹膜刺激征

3. 若患儿需经手术治疗，治疗后护士应特别注意

A. 维持胃肠减压　　B. 减轻疼痛

C. 手术切口护理　　D. 静脉营养

E. 维持水、电解质平衡

（4~6 题共用题干）

患儿，男，3 岁。突然出现脐周持续性腹痛，伴腹泻，初为黄色水样便，次数不定，后转为红色果酱样血便，伴特殊腥臭味，同时患儿有腹胀、呕吐。查体：体温 39℃，精神萎靡，腹部不固定性压痛。

4. 该患儿的诊断首先考虑为

A. 腹泻　　B. 肠梗阻

C. 肠套叠　　D. 消化不良

E. 急性坏死性小肠结肠炎

5. 对该患儿饮食管理采取的措施是

A. 禁食，胃肠减压　　B. 喂糖水

C. 喂稀释的牛奶　　D. 低脂饮食

E. 少渣饮食

6. 该患儿宜采取的体位是

A. 仰卧位　　B. 坐位

C. 俯卧位　　D. 膝胸位

E. 侧卧位或半卧位

（7~9 题共用题干）

患儿，男，8 个月。1 天前突然发热，咳嗽，随后呕吐 3 次，粪便稀，每天排便 10 余次，呈黄色水样，黏液少，无腥臭味。查体：体温 39℃，精神萎靡，皮肤弹性略差，前囟及眼窝凹陷，哭泪少，咽稍充血，心肺检查无异常。粪便有少量脂肪球。

7. 引起腹泻的病原体最可能是

A. 轮状病毒　　B. 铜绿假单胞菌

C. 白色念珠菌　　D. 金黄色葡萄球菌
E. 致病性大肠埃希菌

8. 估计其脱水程度为
A. 无脱水　　B. 轻度脱水
C. 中度脱水　　D. 重度脱水
E. 重度脱水伴休克

9. 对该患儿的饮食护理，正确的是
A. 禁食12小时　　B. 继续母乳喂养
C. 继续添加辅助食品　　D. 静脉补充营养、水分
E. 如呕吐明显可鼻饲牛奶

（10~13题共用题干）

患儿，女，6个月。人工喂养，腹泻3天，每天10~20次，呈水样便，已12小时未排尿。查体：体温37.5℃，意识模糊，四肢发凉，皮肤弹性极差，前囟及眼窝凹陷明显，可见颅骨软化。血清钠130mmol/L，血钾4.0mmol/L。诊断为病毒性肠炎（重型）、佝偻病。

10. 该患儿的饮食护理，正确的是
A. 禁食24小时　　B. 继续用牛奶喂养
C. 暂停乳类改喂豆制代乳品　　D. 加服鱼肝油
E. 添加富含维生素D的辅食

11. 对该患儿的护理措施，错误的是
A. 记录排便次数、量、性质　　B. 记录24小时出入液量
C. 记录第1次排尿时间　　D. 开始补液速度为10~20ml/(kg·h)
E. 观察尿量及脱水是否纠正

12. 预防该患儿发生臀红的关键措施是
A. 臀下放置气垫　　B. 臀部暴露
C. 勤换尿布　　D. 每次排便后用温水清洗臀部
E. 臀部涂爽身粉

13. 该患儿在入院当晚已有排尿，脱水征消失，半夜突然全身抽搐，两眼上翻，应考虑
A. 心力衰竭　　B. 低血糖
C. 低钠血症　　D. 低钙血症
E. 低钾血症

（14~16题共用题干）

患儿，男，8个月。因“发热、呕吐、腹泻3天”来诊。哭无泪，无尿3小时。查体：

体温37℃，脉搏130次/分，呼吸30次/分；嗜睡，前囟、眼窝凹陷，皮肤弹性极差，四肢见大理石样花纹。血清钠125mmol/L。诊断为婴儿腹泻病。

14. 其脱水的性质和程度为
A. 中度低渗性脱水　B. 中度等渗性脱水
C. 重度低渗性脱水　D. 重度等渗性脱水
E. 重度高渗性脱水

15. 第1天静脉补液总量应为
A. 50ml/kg　B. 60~80ml/kg
C. 90~120ml/kg　D. 120~150ml/kg
E. 150~180ml/kg

16. 患儿因有明显循环衰竭，早期扩容宜选用
A. 2∶1等张含钠液　B. 1∶1液
C. 2∶3∶1液　D. 4∶3∶2液
E. 0.9%氯化钠溶液

（17~20题共用题干）

患儿，男，8个月。腹泻2天，一天排便可达十次左右，每次排便量少，呈黄色，精神尚好，皮肤弹性稍差，尿稍少，四肢不凉。

17. 该患儿脱水程度是
A. 不脱水　B. 轻度脱水
C. 中度脱水　D. 重度脱水
E. 重度脱水酸中毒

18. 用ORS为患儿补液，需
A. 50~80ml/kg　B. 80~100ml/kg
C. 100~120ml/kg　D. 80~120ml/kg
E. 50~100ml/kg

19. 需在（　　）内将累积损失量补足
A. 6~8小时　B. 8~12小时
C. 10~12小时　D. 24小时
E. 12~24小时

20. 对于该患儿的治疗，错误的是
A. 调整饮食　B. 口服补液
C. 控制感染　D. 尽早使用止泻药
E. 预防并发症

（21~22 题共用题干）

患儿，女，2 个月，5.2kg。母乳喂养，未添加任何辅食，大便 5~6 次/天，黄色糊状，无臭味。大便培养阴性。

21. 该患儿考虑诊断为

A. 病毒性肠炎
B. 生理性腹泻
C. 迁延性腹泻
D. 真菌性肠炎
E. 消化不良

22. 该患儿的治疗，正确的是

A. 庆大霉素
B. 利巴韦林
C. 氨苄西林
D. 诺氟沙星
E. 给予助消化药

四 B 型题

（1~3 题共用备选答案）

A. 墨绿色，黏稠，无臭味
B. 金黄色，糊状，无臭味，2~4 次/天
C. 淡黄色，成形，有臭味，1~2 次/天
D. 褐色，半成形
E. 稀水奶瓣，蛋花汤样

1. 胎粪为
2. 母乳喂养儿的粪便为
3. 牛奶、羊奶喂养儿的粪便为

（4~6 题共用备选答案）

A. 早产儿
B. 新生儿
C. 3~4 个月小儿
D. 5~6 个月小儿
E. 8~10 个月小儿

4. 涎腺发育不成熟时，小儿月龄为
5. 涎液分泌逐渐增多时，小儿月龄为
6. 发生生理性流涎时，小儿月龄为

（7~9 题共用备选答案）

A. 1.5~2 小时
B. 2~3 小时

C. 3~4 小时 D. 4~5 小时

E. 5~6 小时

7. 水在胃内排空的时间为
8. 母乳在胃内排空的时间为
9. 牛奶在胃内排空的时间为

（10~12 题共用备选答案）

A. 生理性腹泻 B. 先天性巨结肠

C. 急性坏死性小肠结肠炎 D. 肠套叠

E. 病毒性肠炎

10. 2 个月婴儿，发热、腹胀，全身中毒症状明显，粪便呈赤小豆汤样、腥臭味，其可能的诊断是
11. 8 个月男婴，呕吐、腹泻 4 小时，精神不佳伴阵发性哭闹，粪便果酱样，腹部可扪及腊肠样肿块，其可能的诊断是
12. 1 个月男婴，生后至今经常出现呕吐、腹胀，便秘明显，有时持续 1 周以上不能自行排便，需使用开塞露才能排出，便秘期间腹胀明显，可见肠型并触及充满粪块的结肠袢，其可能的诊断是

（13~16 题共用备选答案）

A. 1.4% 碳酸氢钠 B. 2∶3∶1（1/2 张）液

C. 1∶2（1/3 张）液 D. 4∶3∶2（2/3 张）液

E. ORS 液

13. 婴儿轻度腹泻，无呕吐，应补充的液体是
14. 婴儿腹泻、低渗性脱水，应补充的液体是
15. 婴儿腹泻、等渗性脱水，应补充的液体是
16. 婴儿腹泻、高渗性脱水，应补充的液体是

（17~19 题共用备选答案）

A. 2 周以内 B. 2 周至 2 个月

C. 2 个月以上 D. 2~3 个月

E. 3~4 个月

17. 急性腹泻指病程在
18. 慢性腹泻指病程在
19. 迁延性腹泻指病程在

（20~23题共用备选答案）

A. 恶臭明显
B. 酸味、多泡沫
C. 外观油腻
D. 呈黑色
E. 呈灰白色

20. 表示糖类消化不良的粪便是
21. 表示蛋白质消化不良的粪便是
22. 表示脂肪消化不良的粪便是
23. 表示胆道梗阻的粪便是

五 X型题

1. 先天性巨结肠根据病变肠管痉挛段的长度分型，可分为
A. 常见型
B. 短段型
C. 痉挛型
D. 长段型
E. 全结肠型

2. 小儿常见的口腔炎有
A. 疱疹性口炎
B. 疱疹性咽峡炎
C. 溃疡性口炎
D. 鹅口疮
E. 单纯性口腔炎

3. 轮状病毒肠炎的特点包括
A. 6个月至2岁多发
B. 秋冬季为发病季节
C. 病初发热、呕吐，继之腹泻
D. 黏液脓血便
E. 易并发脱水、酸中毒

4. 引起侵袭性肠炎的主要细菌有
A. 侵袭性大肠埃希菌
B. 空肠弯曲菌
C. 耶尔森菌
D. 出血性大肠埃希菌
E. 沙门菌属

5. 小儿腹泻静脉补液的原则包括
A. 循环衰竭时用2∶1液扩容
B. 遵循先快后慢、先盐后糖、见尿补钾的原则
C. 累积损失量8~12小时输完，滴速8~10ml/(kg·h)
D. 等渗性脱水用等张混合液
E. 继续丢失量和生理需要量12~16小时输完，滴速5ml/(kg·h)

6. 关于肠套叠的描述，正确的是
A. 本病为婴幼儿时期常见的急腹症，应及早诊断，立即处理

B. 男婴比女婴多见

C. 多为近端肠管套入远端肠腔内

D. 典型症状为陶土样便

E. 患儿有剧烈阵发性肠绞痛，间歇期如健康小儿

7. 婴幼儿易患腹泻与下列哪些因素有关

A. 婴幼儿消化系统发育不够成熟　　B. 胃酸和消化酶分泌不足

C. 婴儿胃内酸度高　　D. 胃肠道 SIgA 水平高

E. 新生儿出生后尚未建立正常肠道菌群

8. 判断小儿腹泻脱水程度的指标有

A. 精神状态　　B. 尿量

C. 摄入量　　D. 皮肤弹性

E. 前囟情况

9. 关于婴幼儿生理性腹泻的描述，正确的是

A. 多见于虚胖体质的婴儿　　B. 多为辅食引起

C. 无呕吐等消化道症状　　D. 食欲好，不影响生长发育

E. 大便次数较多

10. 婴幼儿腹泻常见的辅助检查有

A. 血常规　　B. 便常规

C. 血液生化　　D. 便培养

E. B 超

11. 为防止婴幼儿腹泻交叉感染，可采取的措施有

A. 注意病室环境消毒和隔离患儿　　B. 食具、尿布专用

C. 护理患儿前后注意洗手　　D. 对腹泻粪便进行消毒处理

E. 给予抗生素预防感染

12. 婴幼儿腹泻的治疗原则是

A. 调整、适当限制饮食　　B. 纠正水、电解质紊乱和酸碱失衡

C. 尽早使用止泻药　　D. 加强护理，防止臀红

E. 严密观察病情，对症治疗

13. 关于急性坏死性小肠结肠炎的叙述，正确的是

A. 发病急，病情凶险，死亡率高　　B. 病因与 C 型产气荚膜杆菌有关

C. 大便呈暗红糊状或赤豆汤样　　D. 多在青春期发病

E. 发生肠穿孔立即行外科手术

14. 关于先天性巨结肠的说法，正确的是

A. 发病率为 1/5000~1/6000　　B. 临床表现以便秘为主

C. 是婴儿常见的先天性肠道发育畸形　D. 男性 < 女性

E. 由于直肠或结肠远端的肠管持续痉挛引起的

六 案例分析题

（1~5 题共用题干）

患儿，男，2 个月 10 天。体重 5kg，足月顺产。生后 52 小时排胎便，量少，出生 3 天后出现新生儿黄疸，经蓝光照射 3 天好转出院。23 天后出现腹胀，食欲不佳，排便次数减少，每 2~3 天 1 次，县医院做血常规、便常规检查正常，腹透提示肠积气。入院查体：腹部高度膨大，可见肠型。肛门指检：内括约肌紧缩，壶腹部空虚，拔出手指后有大量气体、粪便排出。入院诊断考虑“先天性巨结肠”。

1. 该患儿入院评估中应重点观察的是

A. 顽固性便秘　　B. 呕吐情况

C. 营养不良　　D. 睡眠情况

E. 腹胀　　F. 胎粪排出延迟

2. 近 1 周患儿未排便，腹胀剧烈，医师开具医嘱清洁灌肠，每天 1 次。该患儿清洁灌肠最适宜的灌肠液是

A. 肥皂水　　B. 25% 硫酸镁

C. 清水　　D. 甘油

E. 生理盐水　　F. 抗生素溶液

3. 入院后第 8 天，经完善术前相关检查，患儿行手术治疗切除无神经节细胞肠段和部分扩张结肠。该患儿术前应采取的护理措施是

A. 清洁肠道、解除便秘

B. 禁食禁饮，胃肠减压，缓解腹胀

C. 观察病情

D. 术前使用抗生素 2~3 天，术前晚及术晨行清洁灌肠

E. 健康教育，提供心理支持

F. 改善营养，加强支持疗法

4. 该患儿术后应采取的护理措施是

A. 胃肠减压、禁食至肠蠕动功能恢复

B. 肠蠕动恢复后，指导患儿进高热量、高蛋白、高维生素、粗纤维饮食

C. 观察生命体征，控制患儿体温，体温≥38.5℃时给予退热栓塞肛处理

D. 术后腹胀，无排气、排便，及时向医师报告

E. 观察大便情况，大便次数增多，肛门处有脓液流出，及时报告医师

F. 术后每天保留灌肠 1 次，刺激排便

5. 术后10天患儿顺利出院，出院后每天大便3~4次。术后1个月，患儿大便2天一次，量少，呈细条样，门诊诊断为“巨结肠术后：吻合口狭窄”。门诊护士指导患儿家长采取的护理措施是
 A. 口服缓泻剂、润滑剂，帮助排便
 B. 正确指导训练患儿排便习惯
 C. 指导家长正确使用扩肛器进行扩肛，每天1~2次，坚持3~6个月
 D. 每周清洁灌肠2次，促进排便
 E. 增加粗纤维食物及饮水量
 F. 定期随诊

（6~10题共用题干）

患儿，男，10个月。腹痛，哭闹不安伴腹泻、呕吐3天，发热1天。前2天腹泻每天10次，为黏液样稀便，现排便次数减少至每天4~5次，粪便混有暗红色血性液体，呕吐物为胃内容物，含有黄色液体。查体：体温39.5℃，脉搏120次/分，呼吸30次/分，血压80/50mmHg，体重9kg，精神萎靡，面色苍白，心率120次/分，心律齐，未闻及杂音，双肺呼吸音清，未闻及干、湿啰音，腹部饱满，右中上腹可触及一个腊肠样肿块，光滑、可活动，触压时患儿哭闹不配合。便常规：白细胞10~15个/HP，红细胞20~25个/HP。

6. 根据患儿病史及体征，首先考虑的疾病诊断是
 A. 粪石性肠梗阻　　B. 先天性肠闭锁
 C. 急性肠套叠　　D. 先天性巨结肠
 E. 肠不全性扭转　　F. 肠重复畸形
7. 目前需要即刻进行的检查是
 A. 空气或钡剂灌肠造影　　B. 腹部B超
 C. 腹部CT　　D. 腹部立卧位X线平片
 E. 血常规、生化检查、凝血功能　　F. 动脉血气分析
8. 该疾病需要与哪些疾病相鉴别
 A. 细菌性痢疾　　B. 急性坏死性小肠结肠炎
 C. 蛔虫性肠梗阻　　D. 过敏性紫癜
 E. 急性胃肠炎　　F. 胃肠型上呼吸道感染
9. 经超声检查提示：腹腔肠管可见“同心圆”样回声，空气灌肠造影检查时见膈下游离气体。患儿确诊为急性肠套叠。此时应采取的治疗处置措施是
 A. 禁食禁水，胃肠减压
 B. 纠正水电解质紊乱
 C. 静脉抗感染治疗

D. 急查血常规、生化检查、凝血功能、传染指标

E. 继续空气灌肠复位

F. 急诊剖腹探查

10. 术中见屈氏韧带下方120cm处小肠肠管坏死，长约5cm，行肠切除肠吻合术，并放置引流管一根。术后患儿的护理要点是

A. 安抚家属情绪，指导家长正确对待患儿术后的哭闹症状

B. 腹腔引流管的妥善固定及引流液的观察与记录

C. 胃肠减压的性质、量、颜色的观察与记录

D. 监测体温变化

E. 患儿的出入量统计及外周静脉留置针的护理

F. 腹部伤口的护理

（11~18题共用题干）

患儿，男，孕30周$^{+4}$天。因“脐带绕颈3周，羊水混浊”急诊行剖宫产娩出。出生后1分钟、5分钟、10分钟Apgar评分均为8分。予以清理口鼻分泌物后患儿血氧饱和度仅能维持在90%，遂转入监护病房予以呼吸机辅助治疗。生后予以配方奶喂养，第3天患儿出现腹胀、血便。查体：体温38.6℃，脉搏128次/分，呼吸机辅助治疗，血压62/40mmHg，皮肤未见明显发花，双肺呼吸音粗，可闻及湿啰音，心前区可闻及轻柔吹风样杂音；全腹稍隆，未见明显肠型，脐部皮肤无发红，全腹无明显压痛，无肌紧张，无反跳痛，肠鸣音3次/分，阴囊无红肿。肛门检查：棉签置入3cm，可见少许暗红色便排出。

11. 根据上述病史，考虑该患儿的初步诊断为

A. 急性肠炎　　B. 肠套叠

C. 急性坏死性小肠结肠炎　　D. 新生儿维生素K缺乏症

E. 消化道穿孔　　F. 肠扭转

12. 下一步需要做的检查是

A. 血常规及生化、凝血检查　　B. 腹部立位平片

C. 腹腔超声　　D. 腹腔诊断性穿刺

E. 血气分析　　F. 便潜血试验

13. 患儿血常规检查示：白细胞15.23×10^9/L，中性粒细胞比例0.40，C反应蛋白3mg/L。腹部平片提示肠管扩张积气。腹腔超声提示未见明显游离液体。该患儿下一步的处理是

A. 即刻手术探查　　B. 继续保守治疗

C. 腹腔诊断性穿刺　　D. 继续喂养

E. 回流洗肠　　F. 不必使用抗生素

14. 呼吸机辅助治疗1天后予以撤机，保守治疗2天后，患儿出现呼吸暂停，查体全身皮肤发花，腹胀，可见肠型，脐部皮肤及阴囊红肿明显。下列检查中，表明患儿病情恶化的

检查结果是

A. 血常规：白细胞 $3.83\times10^9/L$，中性粒细胞比例 0.70，血红蛋白 79g/L，血小板计数 $88\times10^9/L$，C 反应蛋白 >200mg/L

B. 腹部平片提示“足球征”

C. 腹腔超声见腹腔内大量游离液体，混浊，回声稍强

D. 血气分析提示 pH 7.25，乳酸 5mmol/L

E. 便潜血阴性

F. 血生化检查：Na^+ 137mmol/L，K^+ 4.8mmol/L

G. 凝血功能：APTT 39 秒，PT 15.2 秒

15. 关于动脉血气分析标本的采集，下列叙述正确的是

A. 标本内严格隔绝空气

B. 应使用无菌干燥并已肝素化的注射器

C. 拔针后立即将针尖斜面刺入无菌橡皮塞或专用凝胶针帽

D. 标本采集后应用力摇匀以保证血样与抗凝剂充分混合

E. 标本采集后应在 2 小时内送检

F. 在检验申请单上应注明采集时间、氧疗方式和浓度、患儿体温等

16. 关于患儿下一步的治疗护理方案，下列叙述不正确的是

A. 继续保守治疗　　B. 改为纽康特喂养

C. 备血　　D. 留置胃管

E. 急诊手术探查　　F. 留置导尿

G. 纠正酸碱平衡失调　　H. 大量补液

17. 术中证实该新生儿为坏死性小肠结肠炎，距屈氏韧带下方 90cm 处出现小肠坏死，坏死肠管长约 30cm，行小肠造瘘术，术后带有锁骨下深静脉置管 1 根、胃管 1 根、尿管 1 根。该患儿术后的观察及护理要点是

A. 记录 12 小时出入量

B. 观察造瘘口肠管颜色

C. 做好造瘘口周围皮肤的护理

D. 观察外周静脉输液管道是否通畅、在位

E. 观察造瘘口排便的性状

F. 观察有无腹胀

G. 保证呼吸道通畅

H. 观察造瘘口肠管有无脱出

I. 观察胃肠减压是否通畅

18. 患儿术后开奶的原则是
A. 造瘘口排便后即可开奶
B. 无明显腹胀
C. 可使用特殊配方乳
D. 开奶从0.5ml起经胃管注入
E. 条件允许时每次喂养可增加10ml
F. 若开奶后出现呕吐，及时停喂

（19~22题共用题干）

患儿，男，10个月。因“呕吐、腹泻3天”来医院急诊科就诊。近3天患儿腹泻呈蛋花水样便，每日10余次，伴频繁呕吐，尿极少。诊断为婴儿腹泻、重度脱水。

19. 判断该患儿为重度脱水，最有意义的体征是
A. 皮肤弹性极差，捏起皱褶不易展平
B. 四肢厥冷，脉搏触诊极弱
C. 哭无泪，眼眶凹陷
D. 前囟明显凹陷
E. 口腔黏膜干燥
F. 精神萎靡

20. 小儿腹泻重度脱水，第1天静脉补液应为
A. 60~90ml/kg
B. 90~120ml/kg
C. 120~150ml/kg
D. 150~180ml/kg
E. 180~210ml/kg
F. 210~240ml/kg

21. 护理腹泻患儿时，下列措施不正确的是
A. 详细记录出入液量
B. 加强臀部护理
C. 腹胀时注意有无低钾血症
D. 急性腹泻早期应使用止泻药
E. 频繁呕吐者应禁食、静脉补液
F. 大量使用抗生素

22. 患儿入院后，护理查体发现红臀Ⅰ°，责任护士给患儿进行臀部护理。患儿局部清洗后，红臀处涂药宜选择的药物是
A. 红霉素软膏
B. 鞣酸软膏
C. 制霉菌素
D. 莫匹罗星（百多邦）软膏
E. 氧化锌油
F. 达克宁软膏

（23~26题共用题干）

患儿，男，20个月。3天前发热、流涕、轻咳。就诊前一天呕吐2次，继而出现腹泻，为水样便，每天10余次。粪便镜检偶见少量白细胞。

23. 结合临床症状，判断该患儿最可能患的疾病是
A. 空肠弯曲菌肠炎
B. 金黄色葡萄球菌肠炎
C. 轮状病毒肠炎
D. 致病性大肠埃希菌肠炎
E. 真菌性肠炎
F. 耶尔森菌

24. 护理查体发现：患儿精神萎靡，眼泪及尿量减少，皮肤弹性差，唇红，呼吸深快。实验

室检查：血清钠 135mmol/L。此时，判断该患儿存在的问题是

A. 重度等渗性脱水，碱中毒　　B. 重度低渗性脱水，酸中毒
C. 中度低渗性脱水，酸中毒　　D. 中度等渗性脱水，酸中毒
E. 中度等渗性脱水，碱中毒　　F. 轻度高渗性脱水，碱中毒

25. 医师开具医嘱，为患儿进行补液治疗，患儿病情好转。经补液后，判断患儿血容量恢复的首要临床表现是

A. 皮肤弹性恢复　　B. 血压恢复正常
C. 眼窝凹陷恢复　　D. 口腔湿润，无口渴
E. 尿量增多　　F. 哭时有泪

26. 责任护士为患儿家长做轮状病毒感染的卫生宣教，需要指导和告知的事项是

A. 该病毒传播途径为血液传播
B. 接触患儿前后需洗手
C. 尿片要放入加盖的垃圾桶内
D. 与其他患儿分开诊治
E. 更换尿片后需用流动水洗手
F. 勿将患儿带到其他病床玩耍或互用玩具

参考答案与解析

一、A1 型题

1. C【解析】非感染性腹泻：当摄入食物的量过多或食物质的改变，食物不能被充分消化吸收而堆积于小肠上部，使局部酸度减低，肠道下部细菌上移和繁殖，使食物腐败和发酵，造成肠蠕动亢进，引起腹泻、脱水、电解质紊乱。

2. D【解析】急性坏死性肠炎感染因素中最重要的是 C 型产气荚膜杆菌。

3. C【解析】急性坏死性肠炎腹部 X 线有特征性改变，早期可见小肠充气，肠壁积气，肠管扩张；其后肠管僵直，肠壁增厚，肠间隙增宽，肠腔内多个液平面。

4. B【解析】新生儿时期唾液腺发育不成熟，唾液量分泌少，故口腔黏膜较干燥。

5. A【解析】新生儿食管长 8~10cm，1 岁时长约 12cm，5 岁时长约 16cm，学龄儿童长 20~25cm，成人长 25~30cm。

6. D【解析】胃容量随着年龄增长而逐渐增大，新生儿胃容量为 30~60ml，1~3 个月时为 90~150ml，1 岁时为 250~300ml，5 岁时为 700~850ml。

7. C【解析】婴儿期回盲部系膜尚未固定完善，导致回盲部活动度过大，肠系膜相对长，淋巴组织丰富，受炎症刺激后引起回盲部充血、水肿、肥厚并牵拉肠管，易发生肠

套叠。

8. A【解析】年龄越小，肝脏相对越大，婴幼儿可在右锁骨中线肋缘下1~2cm处触及肝脏，质地柔软、无压痛，6~7岁后则不能触及。婴儿肝血管丰富，肝细胞再生能力强，不易发生肝硬化；但肝功能未健全，解毒能力差，在缺氧、感染、中毒等不利因素下易发生肝充血增大和变性坏死。婴儿胆汁分泌较少，对脂肪的消化和吸收能力较差。

9. D【解析】母乳喂养儿粪便呈黄色或金黄色，多为均匀糊状或带少许黄色粪便颗粒，有时微带绿色，呈酸性反应，无臭味，每天排便2~4次。

10. D【解析】胃食管反流症状多在生后6周内开始，8~10个月时约有60%的患儿症状消失，其余30%持续存在某些症状直至4岁。

11. D【解析】儿童肠管相对比成人长，一般为身长的5~7倍（成人为4倍），分泌和吸收面积较大，有利于消化吸收。

12. C【解析】肠道菌群受食物成分影响，单纯母乳喂养儿以双歧杆菌占绝对优势，人工喂养儿和混合喂养儿肠内的大肠埃希菌、嗜酸杆菌、双歧杆菌及肠球菌所占比例几乎相等。

13~14 B、E【解析】参见A1型题第8题解析。

15. D【解析】小儿腹泻潜在并发症：代谢性酸中毒、低钾血症、低钙血症和低镁血症与肠道内大量碱性物质及电解质丢失有关。

16. B【解析】急性肠套叠多见于2岁以内婴幼儿，典型表现为腹痛、呕吐、血便和腹部包块。

17. C【解析】肠套叠多在发病后6~12小时排黏液果酱样血便，数小时后可重复排出或做直肠指检时发现血便。

18. C【解析】手术治疗对于灌肠不能复位，肠套叠超过48小时，或虽病程不长但病情严重疑有肠坏死或穿孔，以及小肠型肠套叠均需手术治疗。

19. B【解析】肠套叠空气灌肠的适应证主要是病程不超过48小时，而且患儿的全身情况尚好者。

20. D【解析】先天性巨结肠的并发症如下。①小肠结肠炎。②肠穿孔。③继发感染：如败血症、肺炎等。

21. C【解析】先天性巨结肠现多主张早期进行根治手术，对于体重在3kg以上、一般情况良好者即可行根治手术，切除无神经节细胞肠段和部分扩张结肠。

22. C【解析】目前有多种ORS配方，世界卫生组织于2002年推荐的配方为氯化钠2.6g、枸橼酸钠2.9g、氯化钾1.5g、葡萄糖13.5g，温水溶解至1000ml，总渗透压为245mmol/L。

23. C【解析】腹泻患儿由于进食少，从大便中丢失钙、镁，可使体内钙、镁减少，但一般不严重，腹泻较久或合并活动性佝偻病的患儿血钙较低。但脱水和酸中毒时，由于血液浓缩和钙离子增加，可不出现低钙表现。在脱水和酸中毒被纠正后，离子钙减少，出现低血钙症状，即发生惊厥，极少数患儿经补钙后症状仍不好转，应考虑低血镁症状，即手足震颤、手足搐搦或惊厥。

24. D【解析】静脉补液：适用于中度以上脱水、吐泻严重或腹胀的患儿。分为第 1 天补液和第 2 天及以后补液。第 1 天补液：输液总量包括三部分，即补充累积损失量、生理需要量和继续丢失量。一般轻度脱水为 90～120ml/kg，中度脱水为 120～150ml/kg，重度脱水为 150～180ml/kg。

25. D【解析】婴儿腹泻的常见原因是饮食不当及肠内感染，因而在急性腹泻早期应停止食用可能被污染的食物及可能引起消化不良或过敏的食物，大便有利于肠内毒素的排出，在病因不明的情况下，不能过早使用止泻药。

26. D【解析】由于胰蛋白酶可水解产气荚膜杆菌 β 毒素，并有助于清除肠坏死组织，故主张对急性坏死性小肠结肠炎患儿需加用胰蛋白酶治疗。

27. D【解析】急性坏死性小肠结肠炎的日常护理：①保持室内清洁、舒适、温湿度适宜。②做好口腔护理。③对患儿提供抚慰等支持性护理如下。活动。④体位：取侧卧位或半卧位，以减轻腹部张力，缓解疼痛。

28. C【解析】肠套叠术后注意胃肠减压功能，保持胃肠道通畅，记录减压液的量和性质。一旦术后排气、排便后可拔除胃肠引流管，逐渐恢复经口进食。

29. A【解析】年龄越小，体液总量相对越多，主要是间质液的比例较高。

30. B【解析】口服补液盐溶液中，钾的浓度为 0.15%。

31. A【解析】2∶1 等张含钠液是有两份的生理盐水和一份碱性液体，0.9% NaCl 是等渗的和 1.4% 的碳酸氢钠是等渗的。

32. B【解析】0.9% 氯化钠溶液既是等渗溶液又是等张溶液。

33. E【解析】加水 100ml 口服补液盐溶液的张力是 2/3 张。

34. C【解析】每 100ml 口服补液盐中，含 0.25g 的碳酸氢钠。

35. E【解析】累积损失量（扣除扩容液量）在 8～12 小时补完，滴速每小时 8～10ml/kg；继续丢失和生理需要量在 12～16 小时补完，约每小时 5ml/kg。

36. E【解析】肺炎合并腹泻患儿的补液原则与腹泻患儿相同，但补液量按计算的 3/4 补充，速度稍慢，以免增加心脏负担。

37. D【解析】参见 A1 型题第 35 题解析。

38. E【解析】6 个月以内婴儿胰淀粉酶活性较低，1 岁后才接近成人，因此不宜过早喂淀粉类食物。

39. D【解析】参见 A1 型题第 12 题解析。

40. B【解析】新生儿在生后 12 小时内排出的粪便称为胎粪。

41. E【解析】口腔黏膜表面出现白色或灰白色乳凝块样物是鹅口疮的特征。

42. D【解析】疱疹性口炎的临床表现如下。①局部表现：常见于牙龈、舌、唇内、颊黏膜等口腔黏膜。初起牙龈红肿，触之易出血，继而在口腔黏膜上出现散在或成簇的小疱疹，直径约2mm，周围有红晕，疱疹迅速破溃形成溃疡，溃疡面覆盖黄白色纤维素样分泌物，多个小溃疡可融合为较大的溃疡，周围黏膜充血，甚至累及软腭、舌和咽部。②全身表现：由于疼痛明显，患儿可表现拒食、流涎、哭闹、烦躁、发热（体温38~40℃）、颌下淋巴结常肿大。病程长，发热可持续5~7天，溃疡10~14天愈合，淋巴结肿大可持续2~3周。

43. B【解析】秋冬季节的婴幼儿腹泻80%由病毒感染引起，其中以轮状病毒感染者最为常见，其次是星状病毒、杯状病毒和肠道病毒（包括柯萨奇病毒、埃可病毒、肠道腺病毒等）。

44. C【解析】生理性腹泻多见6个月以内的婴儿，外观虚胖，常见湿疹。生后不久即腹泻，除大便次数增多外，无其他症状，小儿精神食欲好，体重增长正常，不需要特殊治疗，不影响生长发育。添加辅食后，大便逐渐转为正常。大便化验无异常。

45. B【解析】轮状病毒肠炎是秋、冬季婴幼儿腹泻最常见的病原，好发于6~24个月婴幼儿。经粪-口传播，潜伏期1~3天，起病急，常伴发热、上呼吸道感染症状，无明显中毒症状。病初呕吐，随后腹泻，大便次数多、量多，水分多，呈黄色水样或蛋花汤样，无腥臭味。常伴脱水、酸中毒。

46. A【解析】小儿腹泻调整饮食：强调继续饮食，以满足生理需要，补充疾病消耗，以缩短康复时间。但严重呕吐者可暂禁食4~6小时（不禁水），待好转后继续喂食，由少到多、由稀到稠。母乳喂养的婴儿继续哺乳，暂停辅食；人工喂养者可喂以等量米汤或稀释的牛奶或其他代乳品，由米汤、粥、面条等过渡到正常饮食。病毒性肠炎者多有双糖酶（主要是乳糖酶）缺乏，可暂停乳类喂养，改为豆类、淀粉代乳品或发酵奶，或去乳糖配方奶粉以减轻腹泻。

47. B【解析】腹泻引起的代谢性酸中毒表现为口唇樱桃红色或发绀、呼吸深大、呼出气体有烂苹果味等，精神萎靡或烦躁不安、嗜睡甚至昏迷。

48. C【解析】腹泻引起的低钾血症表现为神经、肌肉兴奋性降低，精神萎靡，腱反射减弱或消失，腹胀，肠鸣音减弱甚至肠麻痹，心音低钝，心律失常等。心电图示T波改变、ST段下降，T波低平，出现U波。

49. B【解析】ORS：适用于轻、中度脱水而无严重呕吐者。服用ORS液时应注意：口服传统ORS液时让患儿照常饮水，防止高钠血症的发生；患儿如眼睑出现水肿，应停止服用ORS液，改用白开水；新生儿或心、肾功能不全、休克及明显呕吐腹胀者不宜应用ORS液。

50. B【解析】氯化钾溶液：10%或15%氯化钾溶液（高张），用于纠正低钾血症。静脉输入时，应稀释成0.15%~0.3%浓度，即100ml溶液中可加10%氯化钾最多2~3ml。

51. A【解析】参见 A1 型题第 50 题解析。

52. D【解析】母乳喂养儿粪便黄色或金黄色，多为均匀糊状，偶有细小乳凝块，无臭味，呈酸性，每天 2~4 次。

53. C【解析】鹅口疮又称雪口病，为白色念珠菌感染所致，多见新生儿，主要因使用不洁奶具或出生时经产道感染。

54. B【解析】小儿口炎的护理如下。①口腔护理：鼓励患儿多饮水，进食后漱口，及时清除流涎者的口腔分泌物，保持皮肤干燥、清洁，避免引起湿疹及糜烂。②正确涂药：涂药后嘱患儿闭口 10 分钟．然后取出隔离唾液的纱布或棉球，并嘱其不可立即漱口、饮水或进食。③维持体温稳定。④饮食护理：以高热量、高蛋白、富含维生素的温凉流质或半流质饮食为宜，避免酸、辣、热、粗、硬等刺激性食物。⑤健康教育：向家长介绍口炎的发病原因、预防和护理要点。指导食具专用，并应煮沸或高压消毒，鹅口疮患儿的食具应放在 5% 碳酸氢钠溶液中浸泡 30 分钟后再煮沸消毒。

55. E【解析】新生儿胃食管反流呕吐是最常见的症状，可见于 90% 以上的患儿。生后第 1 周即可出现，表现为溢乳、轻度呕吐或喷射性呕吐，呕吐较顽固。

56. A【解析】秋冬季节的婴幼儿腹泻 80% 由病毒感染引起，其中以轮状病毒感染者最为常见，其次是星状病毒、杯状病毒和肠道病毒（包括柯萨奇病毒、埃可病毒、肠道腺病毒等）。

57. C【解析】先天性巨结肠患儿健康教育：①向家长介绍结肠造瘘术后护理知识。②指导家长对患儿进行日常护理。③指导家长加强患儿的排便训练，以改善排便功能；术后 2 周左右开始每天扩肛 1 次，坚持 3~6 个月；定期随诊，确定是否有吻合口狭窄。

58. D【解析】鹅口疮临床表现：口腔黏膜表面出现白色或灰白色乳凝块样物，略高于黏膜表面，粗糙无光泽。初为小点或小片状，可逐渐融合成大片，不易拭去，如强行擦拭剥落，局部黏膜潮红、粗糙，可伴溢血。患处不痛，不流涎，一般无全身症状，不影响进食。最常见于颊黏膜，其次为舌、牙龈及上腭，重者整个口腔均被白色斑膜覆盖，甚至蔓延至咽、喉头、食管、气管、肺等处，患儿可出现低热、呕吐、吞咽困难、声音嘶哑甚至呼吸困难。取白膜少许置玻片上，加 10% 氢氧化钠一滴，镜下可见白色念珠菌的菌丝及孢子。

59. A【解析】参见 A1 型题第 58 题解析。

60. B【解析】保持口腔清洁进食前后用 2% 碳酸氢钠溶液清洗口腔。

61. D【解析】先天性巨结肠是由多基因遗传和环境因素（如胚胎期用药、病毒感染等）共同作用所致。临床表现为胎粪排出延迟、顽固性便秘和腹胀、呕吐、营养不良、发育迟缓，常见的并发症如下。①小肠结肠炎。②肠穿孔。③继发感染：如肺炎、败血症等。保守治疗适用于少部分慢性及轻症患儿，包括口服缓泻剂、润滑剂，使用开塞露、扩肛等刺激括约肌，生理盐水灌肠并按摩腹部。

62. C【解析】小儿消化能力差，更容易发生脱水。

63. E【解析】小儿腹泻的皮肤护理：由于患儿腹泻频繁，大便刺激肛周及臀部皮肤，容易引起皮肤破损，因此应做好臀部护理。每次便后用温水清洗臀部并吸干，宜选用浅色、柔软、吸水性好的棉质尿布，且勤换尿布，污染尿布用中性皂液清洗并经日光暴晒后使用，保持臀部及会阴部皮肤干燥、清洁，禁用不透气的塑料布或橡皮布，防止尿布皮炎发生。对于已经出现红臀者，局部皮肤发红处涂以5%鞣酸软膏或40%氧化锌软膏；皮肤糜烂或溃疡处尽可能暴露于空气中，也可使用红外线灯照射，每次15~20分钟，以促进愈合，注意照射时应有人看护，避免烫伤。避免使用含酒精的纸巾擦拭，以防刺激破损处皮肤。

64. B【解析】参见A1型题第18题解析。

65. E【解析】参见A1型题第49题解析。

66. B【解析】体液由细胞内液和细胞外液组成，后者包括血浆和间质液。年龄越小，体液总量相对越多，主要是间质液的比例较高，而血浆和细胞内液的比例基本稳定，和成人相近。

67. C【解析】轮状病毒肠炎是秋、冬季婴幼儿腹泻最常见的病原，好发于6~24个月婴幼儿。

68. B【解析】葡萄糖10% ×200 = 20（ml），碳酸氢钠1.4% ×100 = 14（ml），34∶300，为1/3等张溶液。

69. C【解析】先天性巨结肠是由于直肠或结肠远端的肠管持续痉挛，粪便积滞在近端结肠，致使该肠管肥厚，扩张。

70. C【解析】累积损失量（扣除扩容液量）在8~12小时补完，滴速每小时8~10ml/kg；继续丢失和生理需要量在12~16小时补完，约每小时5ml/kg。

71. B【解析】新生儿唾液腺发育不成熟，3~4个月时淀粉酶分泌逐渐增多。

72. C【解析】参见A1型题第6题解析。

73. B【解析】若输液后出现眼睑水肿，说明电解质溶液比例过高。

74. D【解析】乳酸增多可引起代谢性酸中毒，用乳酸钠（选项D错误）；年龄越小，体内水分的比例越大，占体重的80%，主要是间质液比例较高（选项A正确）；新生儿生后数日血钾、氯和磷偏高，血钠、钙和碳酸氢盐偏低，出生后1~2天不必给钾（选项B正确）；新生儿碳酸氢钠较低，易发生酸中毒（选项C正确）；新生儿对钠的排泄能力低，故新生儿不提倡用ORS液（选项E正确）。

75. C【解析】腹泻的治疗原则是调整饮食；合理用药，控制感染；纠正水、电解质紊乱及酸碱平衡失调；预防并发症。

76. C【解析】根据腹泻、呕吐时所丢失的水和电解质比例不同，将脱水性质分为等渗性脱水、低渗性脱水、高渗性脱水。以等渗性脱水最多见，其次是低渗性脱水，高渗性脱水少见。钠是决定细胞外液渗透压的主要成分，所以常用血钠来判定细胞外液的渗透压。

77. D【解析】肠套叠灌肠复位禁忌证：病程>48小时，全身情况差，如严重脱水及电解质紊乱、高热或休克；高度腹胀、腹部压痛、肌紧张等腹膜刺激征者；反复套叠，怀疑或确诊为继发性肠套叠；小肠型肠套叠；<3 个月的婴儿肠套叠。

78. B【解析】对重度脱水有周围循环衰竭者，应先扩容，给予 2∶1 液等张含钠液，20ml/kg，30~60 分钟输入。

79. D【解析】先天性巨结肠临床表现常见为胎粪排出延迟、顽固性便秘和腹胀。

80. D【解析】产毒性细菌引起的肠炎：多发生夏季，以 5~8 月为多。潜伏期 1~2 天，起病急。重症腹泻频繁，量多，呈蛋花汤样或水样，混有黏液，镜检无白细胞，伴呕吐。常合并水、电解质紊乱，酸中毒。属自限性疾病。

二、A2 型题

1. D【解析】血便为肠套叠的重要特征。约 85% 病例在发病后 6~12 小时排出果酱样血便，或直肠指检时可发现血便。

2. C【解析】参见 A1 型题第 46 题解析。

3. A【解析】对于腹泻患儿除严重呕吐者暂禁食（但不禁水）4~6 小时外，均应继续进食，选项 A 错误。

4. B【解析】局部皮肤发红处涂以 5% 鞣酸软膏或 40% 氧化锌油并按摩片刻，促进局部血液循环。

5. E【解析】疱疹性口炎由单纯疱疹病毒 I 型感染所致，全年可发病，无季节性，1~3 岁小儿多见，传染性强，可在托幼机构小流行。

6. C【解析】参见 A1 型题第 58 题解析。

7. D【解析】从患儿的病史和体征可判断患儿是中度脱水，血钠 130mmol/L，说明是等渗脱水。

8. B【解析】根据患儿表现判断为中度等渗性脱水。轻度脱水可用口服补液盐，中、重度需静脉补液。第 1 天补液，等渗性脱水用 1/2 张含钠液，低渗性用 2/3 张含钠液，高渗性脱水用 1/3 张含钠液。选项 B 为 1/2 张含钠液。

9. A【解析】如果有重度脱水，应首先考虑恢复血容量，以纠正休克，选用 2∶1 等张含钠液或 1.4% 碳酸氢钠溶液扩容，一般用时 30~60 分钟，然后再补充累积损失量。

10. C【解析】如果有重度脱水，应首先考虑恢复血容量，以纠正休克，选用 2∶1 等张含钠液或 1.4% 碳酸氢钠溶液扩容，一般用时 30~60 分钟，然后再补充累积损失量。累积损失量（扣除扩容液量）在 8~12 小时补完，滴速每小时 8~10ml/kg；继续丢失和生理需要量在 12~16 小时补完，约每小时 5ml/kg。

11. C【解析】先天性巨结肠保守治疗适用于少部分慢性及轻症患儿，包括使用口服缓泻剂、润滑剂，使用开塞露、扩肛等刺激括约肌，生理盐水灌肠并按摩腹部。

12. B【解析】小儿腹泻恢复期继续给予营养丰富的饮食，并每天加餐 1 次，共 2 周，以达到追赶生长的目的。

13. B【解析】中度脱水患儿补钾静脉滴注时间应不少于 6～8 小时。

14. C【解析】根据题干中描述，患者应为重度脱水，所以护士协助医生给予的治疗应选答案 C，2∶1 等张含钠液，20ml/kg，静脉推注。重度脱水或有周围循环衰竭者应首先静脉推注或快速滴入 2∶1 等张含钠液 20ml/kg，总量不超过 300ml，于 30～60 分钟内静脉输入，以扩充血容量，改善血液循环和肾功能。

三、A3/A4 型题

1. E【解析】急性肠套叠多见于 2 岁以内婴幼儿，典型表现为腹痛、呕吐、血便和腹部包块。肠套叠的典型表现是患儿突然出现剧烈的阵发性绞痛、哭闹不安、屈膝缩腹、面色苍白、拒食、出汗，持续数分钟或更长时间后腹痛缓解，安静或入睡，间歇 10～20 分钟又反复发作。

2. C【解析】血便为肠套叠的重要特征。约 85% 病例在发病后 6～12 小时排出果酱样血便，或直肠指检时可发现血便。

3. A【解析】肠套叠的术后护理措施：①术后给予卧床、吸氧、监测心电图。②观察伤口敷料有无潮湿或渗血，防止吻合口瘘和预防感染。③注意胃肠减压功能，保持胃肠道通畅，记录减压液的量和性质。一旦术后排气、排便后可拔除胃肠引流管，逐渐恢复经口进食。④根据病情给予适当的卧位（如抬高床头），预防腹胀及肠粘连。⑤注意膀胱充盈情况。

4. E【解析】根据患儿起病的特点：急性持续性腹痛，腹泻刚开始为水样便，继而出现红色果酱样便，有特殊腥臭味，考虑急性坏死性小肠结肠炎。

5. A【解析】急性坏死性肠炎的治疗要点：①禁食、胃肠减压，给予静脉营养。②抗休克。③纠正脱水、电解质平衡紊乱。④应用抗生素。⑤应用肾上腺皮质激素。⑥对症处理。⑦手术治疗。

6. E【解析】参见 A1 型题第 27 题解析。

7. A【解析】该患儿在腹泻前先出现发热、呕吐，且大便为水样，无腥臭味，符合轮状病毒性肠炎的临床特点。轮状病毒是引起婴幼儿腹泻的主要病原体之一，其主要感染小肠上皮细胞，从而造成细胞损伤，引起腹泻。轮状病毒性肠炎多发在秋冬季节，发病年龄多为 6～24 个月的婴幼儿，伴上呼吸道感染症状，有脱水，大便水样和蛋花样。

8. C【解析】患儿精神萎靡，皮肤弹性略差，前囟及眼窝凹陷，哭泪少，其脱水程度应为中度脱水。

9. B【解析】腹泻的饮食与营养调整：禁食过久或严格限制饮食易引起营养不良，不利于疾病恢复，甚至可影响生长发育。因此对于腹泻患儿除严重呕吐者暂禁食（但不禁水）4～6 小时外，均应继续进食。母乳喂养儿可继续哺乳，缩短每次哺乳时间。

10. C【解析】从该题提供的信息得知该患儿的临床诊断是病毒性肠炎（重型）、佝偻病。病毒性肠炎多有继发性双糖酶缺乏，应暂停乳类喂养，可改用豆制代乳品或酸奶喂养，以减轻腹泻，腹泻停止后，逐渐恢复营养丰富的饮食，以满足正常生长发育的需要。

11. D【解析】除 D 选项外，都是正确的护理措施。腹泻患儿静脉补液时，累积损失量应在 8~12 小时内补足，滴速为每小时 8~10ml/kg，继续损失量和生理需要量在后 12~16 小时内输完，滴速约为每小时 5ml/kg。

12. D【解析】腹泻患儿由于粪便刺激肛周皮肤，极易发生臀红，故每次便后用温水清洗臀部并吸干，宜选用浅色、柔软、吸水性好的棉质尿布，且勤换尿布。保持臀部及会阴部皮肤干燥、清洁，禁用不透气的塑料布或橡皮布，防止尿布皮炎发生。

13. D【解析】腹泻患者在脱水和酸中毒时，因血液浓缩和钙离子增加，可不出现低钙表现，待脱水和酸中毒纠正后，钙离子减少，出现手足抽搐和惊厥等低血症表现。

14. C【解析】低渗性脱水临床上除一般脱水体征外，易出现周围循环衰竭，表现为皮肤花纹，四肢厥冷、血压下降、尿少或无尿等休克症状。细胞内液减少不明显，起初可无口渴表现，严重低钠者可引起脑水肿，出现嗜睡、惊厥、昏迷等。重度脱水临床表现为前囟、眼窝明显凹陷，口腔黏膜极干燥，皮肤弹性极差，萎靡、嗜睡，周围循环衰竭明显，代谢性酸中毒严重。

15. E【解析】第 1 天补液：输液总量包括三部分，即补充累积损失量、生理需要量和继续丢失量。一般轻度脱水为 90~120ml/kg，中度脱水为 120~150ml/kg，重度脱水为 150~180ml/kg。

16. A【解析】对重度脱水有周围循环衰竭者，应先扩容，给予 2∶1 液等张含钠液，20ml/kg，30~60 分钟输入。

17. B【解析】轻度脱水失水占体重百分比 <5%，口渴（+），前囟、眼窝正常或稍凹陷，口腔黏膜稍干燥，皮肤弹性正常或稍差，精神正常或略烦躁，尿量轻度减少。

18. A【解析】口服补液盐：适用于轻、中度脱水而无严重呕吐者。轻度脱水 50~80ml/kg，中度脱水 80~100ml/kg，于 8~12 小时将累积损失量补足。

19. B【解析】参见 A3/A4 型题第 18 题解析。

20. D【解析】腹泻一般不宜使用止泻药，因其抑制胃肠动力，增加细菌繁殖和毒素的吸收。

21. B【解析】参见 A1 型题第 44 题解析。

22. E【解析】为促进消化功能，可给予助消化药物，如胃蛋白酶、胰酶、多酶片等。

四、B 型题

1. A【解析】新生儿在生后 12 小时内排出的粪便称为胎粪。胎便黏稠，成深绿色或黑绿色糊状，无臭味，由肠道分泌物、胆汁及吞咽的羊水组成。若喂乳充分，2~3 天后逐渐变成黄色便。若 24 小时内仍无排出，应考虑是否有消化道畸形。

2. B【解析】参见 A1 型题第 9 题解析。

3. C【解析】人工喂养儿粪便见于牛乳、羊乳喂养的婴儿，大便呈淡黄色或灰黄色，较干稠，量多，多成形，呈中性反应或碱性反应。因牛乳含蛋白质较多，粪便有明显的蛋白质分解产物的臭味，常带奶瓣。每天排便 1~2 次，易发生便秘。

4~6 B、C、D【解析】新生儿时期唾液腺发育不成熟，唾液量分泌少，故口腔黏膜较干燥；3~4 个月时唾液分泌开始增多，5~6 个月后唾液腺发育完善，唾液量明显增加，由于婴儿口腔容量小，且不会及时吞咽唾液，常发生生理性流涎。

7~9 A、B、C【解析】儿童胃排空时间与食物种类有关：水的排空时间为 1.5~2 小时，母乳为 2~3 小时，牛乳为 3~4 小时。早产儿胃排空时间更长，易发生胃潴留。

10. C【解析】患儿全身中毒症状明显，大便呈赤小豆汤样、腥臭味，符合急性坏死性小肠结肠炎的临床表现，故可能的诊断是急性坏死性小肠结肠炎。

11. D【解析】肠套叠多见于 2 岁以内婴幼儿，典型表现为腹痛、呕吐、血便和腹部包块。

12. B【解析】先天性巨结肠临床表现：①胎粪排出延迟、顽固性便秘和腹胀。②呕吐、营养不良、发育迟缓。

13. E【解析】口服补液盐适用于腹泻时预防脱水或轻、中度脱水者。

14~16 D、B、C【解析】补液成分根据脱水性质而定。低渗性脱水补 2/3 张含钠液；等渗性脱水补 1/2 张含钠液；高渗性脱水补 1/5~1/3 张含钠液。

17~19 A、C、B【解析】根据病程将病程在 2 周以内的称急性腹泻，2 周至 2 个月称迁徙性腹泻，2 个月以上称慢性腹泻。

20~23 B、A、C、E【解析】糖类消化不良：粪便酸味、多泡沫；蛋白质消化不良：粪便恶臭明显；脂肪消化不良：粪便外观油腻；胆道梗阻：粪便呈灰白色。

五、X 型题

1. ABDE【解析】根据病变肠管痉挛段的长度，先天性巨结肠可分为常见型（病变自肛门向上达乙状结肠远端，约占 85%）、短段型（病变局限于直肠下端，约占 10%）、长段型（病变延伸至降结肠以上，约占 4%）、全结肠型（约占 1%）。

2. ACD【解析】常见的口炎有疱疹性口炎、溃疡性口炎、鹅口疮。

3. ABCE【解析】轮状病毒肠炎：是秋冬季婴幼儿腹泻最常见的病原，好发于 6~24 个月婴幼儿。经粪-口传播，潜伏期 1~3 天，起病急，常伴发热、上呼吸道感染症状，无明显中毒症状。病初呕吐，随后腹泻，大便次数多、量多，水分多，呈黄色水样或蛋花汤样，无腥臭味。常伴脱水、酸中毒。近年报道，轮状病毒可侵犯多个脏器，如心肌、神经系统。本病有自限性，病程 3~8 天。大便镜检偶见少量白细胞，血清抗体多在感染后 3 周上升。

4. ABCE【解析】侵袭性细菌（包括侵袭性大肠埃希菌、空肠弯曲菌、耶尔森菌、鼠伤寒杆菌等）引起的肠炎多发生在夏季，症状与细菌性痢疾相似。

5. ABCE【解析】小儿腹泻的输液速度主要取决于脱水程度、继续损失的量和速度，遵循“先快后慢”的原则，对重度脱水有周围循环衰竭者，应先扩容，给予 2∶1 液等张含钠液，20ml/kg，30~60分钟输入。累积损失量（扣除扩容液量）在8~12小时补完，滴速每小时8~10ml/kg；继续丢失和生理需要量在12~16小时补完，约每小时5ml/kg。

6. ABCE【解析】肠套叠是指某段肠管及其相应的肠系膜套入邻近肠腔内引起的一种绞窄性肠梗阻，为婴幼儿最常见的急腹症之一。男女之比为4:1，健康肥胖儿多见，发病季节与胃肠道病毒感染流行相一致，以春秋季节多见，常伴发胃肠炎或上呼吸道感染等。果酱样血便为婴儿肠套叠的重要特征。腹痛为最早症状，常见既往健康肥胖的婴儿，肠套叠的典型表现是患儿突然出现剧烈的阵发性绞痛、哭闹不安。

7. ABE【解析】婴幼儿易患腹泻病与易感因素有关。①消化道特点：婴幼儿消化系统发育不够成熟，胃酸分泌低、消化酶量分泌少，酶活性低。婴儿饮食质和量变化较快而耐受力差，容易消化道功能紊乱。②胃肠道防御能力较差：婴儿胃酸偏低，对进入胃内的细菌杀灭能力较弱；婴儿血清免疫球蛋白（尤其IgM，IgA）和胃肠道SIgA均较低。③小儿生长发育快。④肠道正常菌群失调：新生儿出生后未建立正常肠道菌群。⑤人工喂养。

8. ABDE【解析】脱水主要根据眼窝及前囟凹陷、黏膜及皮肤干燥、皮肤弹性差、眼泪及尿量减少、口渴、烦躁、嗜睡甚至昏迷、休克等进行判断，临床上将脱水分为轻、中、重三度。

9. ACDE【解析】参见A1型题第44题解析。

10. ABCD【解析】小儿腹泻的辅助检查如下。①血常规。②粪便检查。③血液生化检查。④病原学检查：细菌性肠炎大便培养可检出致病菌；真菌性肠炎大便镜检可见真菌孢子和菌丝；疑为病毒性肠炎时可做病毒分离等检查。

11. ABCD【解析】为防止婴幼儿腹泻交叉感染，可对腹泻粪便进行消毒处理；搞好病室的环境卫生，应开窗通风，定时消毒；并注意个人卫生，勤洗手，防止交叉感染；对食具、衣物、尿布、玩具分类消毒，并保持清洁，避免病从口入。对于肠道感染性腹泻，可适量使用抗生素控制感染进行治疗，避免长期滥用广谱抗生素。因此，给予抗生素不作为预防感染措施。

12. ABDE【解析】小儿腹泻治疗原则为调整饮食，预防和纠正水、电解质和酸碱平衡紊乱，加强臀部护理，对症治疗，观察病情，合理用药，预防并发症。腹泻一般不宜使用止泻药，因其抑制胃肠动力，增加细菌繁殖和毒素的吸收。

13. ABCE【解析】急性坏死性肠炎是一种好发于小肠的局限性急性出血坏死性炎症，以小肠急性广泛性、出血性、坏死性炎症为特征的消化系统急症，又称急性出血性坏死性肠炎、节段性肠炎。各年龄段儿童均可发病，3~12岁儿童多见，全年均可发病，但春夏季为发病高峰。

14. BCE【解析】先天性巨结肠是由于直肠或结肠远端的肠管持续痉挛，粪便积滞在近端结肠，致使该肠管肥厚、扩张。临床表现以便秘为主，病变肠管神经节细胞缺如的一种消化道发育畸形，又称先天性无神经节细胞症或赫什朋病（HD）。本病是婴儿常见的先天性肠道发育畸形，发病率为1/2000~1/5000，男性>女性，男、女之比为（3~4）∶1，有家族发病倾向。

六、案例分析题

1. ABCEF【解析】先天性巨结肠是由多基因遗传和环境因素（如胚胎期用药、病毒感染等）共同作用所致。临床表现为胎粪排出延迟、顽固性便秘和腹胀、呕吐、营养不良、发育迟缓，常见的并发症：①小肠结肠炎。②肠穿孔。③继发感染，如肺炎、败血症等。

2. E【解析】患儿2个月，年龄小，肠道发育不完善。使用清水灌肠易发生水中毒；肥皂水浓度不宜掌握，灌肠后易诱发腹泻；25%硫酸镁及甘油灌肠可诱发肠道功能紊乱，发生水电解质平衡失调；抗生素溶液无标准浓度，同时容易引起患儿肠道菌群失调；生理盐水与人体内环境接近，是最适宜的灌肠液。故E选项正确。

3. ACDEF【解析】先天性巨结肠的术前护理措施如下。①清洁肠道、解除便秘：先天性巨结肠患儿可通过口服缓泻剂、润滑剂，帮助排便，使用开塞露、扩肛等刺激括约肌，诱发排便，必要时行清洁灌肠解除便秘，清除肠道有害物质。若要缓解腹胀，肛管插入深度必须超过狭窄段肠管，达扩张段，方可缓解腹胀、解除便秘。②改善营养：术前应积极改善患儿营养状况，对于营养不良、低蛋白血症者应加强支持治疗，不宜采用禁食禁饮或胃肠减压的方式缓解腹胀。故B选项错误。③密切观察病情。④做好术前准备：术前2天遵医嘱口服抗生素，做好各项术前检查。⑤健康教育。

4. ADE【解析】先天性巨结肠的术后护理措施如下。①常规护理：禁食直至肠蠕动功能恢复。肠蠕动恢复后，指导患儿进高热量、高蛋白、高维生素、易消化饮食，以促进肠功能恢复，要避免食用粗纤维食物，防止肠蠕动过度导致吻合口瘘。②维持体液平衡。③密切观察病情：手术后发热，应积极采取物理降温，必要时口服退热药，一周内不宜行肛门操作，术后不得进行药物塞肛及灌肠操作，防止发生吻合口瘘。如术后仍有腹胀，并且无排气、排便，可能与病变肠段切除不彻底或吻合口狭窄有关；观察粪便情况，若粪便次数增多，肛门处有脓液流出，提示有盆腔感染可能。均应及时向医师报告进行处理。④健康教育：观察造瘘处是否有出血、不排便、脱垂、排带状便等情况，正确使用并清洁结肠造瘘装置。

5. ABCEF【解析】先天性巨结肠疾病门诊护士指导家长加强患儿的排便训练，以改善排便功能；术后2周左右开始每天扩肛1次，坚持3~6个月；定期随诊，确定是否有吻合口狭窄。

6. C【解析】急性肠套叠多见于2岁以内婴幼儿，典型表现为腹痛、呕吐、血便和腹部包块。

7. AB【解析】急性肠套叠辅助检查：①腹部B超检查。②B超监视下水压灌肠。③空气灌肠。④钡剂灌肠。

8. ABCDE【解析】肠套叠需要与急性胃肠炎、细菌性痢疾、蛔虫性肠梗阻、过敏性紫癫和急性坏死性小肠结肠炎相鉴别。

9. ABCDF【解析】急性肠套叠是一种危及生命的急症，一旦确诊需立即进行处理，复位是紧急有效的治疗措施。①非手术疗法：灌肠疗法适用于发病在48小时内，全身情况良好，无腹胀、明显脱水及电解质紊乱的患儿。主要包括B超监视下水压灌肠、空气灌肠、钡剂灌肠三种复位方法。首选空气灌肠，其复位率可达95%以上。钡剂灌肠是最早的复位方法，目前临床上已很少使用。②手术治疗对于灌肠不能复位，肠套叠超过48小时，或虽病程不长但病情严重疑有肠坏死或穿孔，以及小肠型肠套叠均需手术治疗。根据患儿全身情况及套叠肠管的病理变化选择进行单纯手法复位、肠切除吻合术或肠造瘘术等。5%~8%患儿可有肠套叠复发，灌肠复位比手术复位的复发率高。

10. ABCDEF【解析】肠切除肠吻合术后护理如下。①心理护理：安抚情绪，减少焦虑紧张情绪，正确对待患儿哭闹症状。②禁食水，胃肠减压：注意观察和记录引出液的颜色、性质和量。③切口、管道护理：观察切口有无红、肿、热、痛及敷料渗透等情况；妥善固定引流管，观察和记录引出液的颜色、性质和量。④其他：活动；监测体温变化；患者出入量情况。

11. C【解析】该患儿未足月生产，生后第3天出现腹胀、血便，全腹稍隆，未见明显肠型，脐部皮肤无发红，全腹无明显压痛，无肌紧张，无反跳痛，肠鸣音3次/分，肛门检查可见少许暗红色便排出。可能的诊断是急性坏死性小肠结肠炎。

12. ABCF【解析】急性坏死性肠炎的辅助检查如下。①实验室检查：血常规可见白细胞及中性粒细胞增多，红细胞及血红蛋白常减少。镜下见大量红细胞，偶见脱落的肠系膜，可有少量或中等量脓细胞，细菌检查一般为阴性。核左移，重者血小板减少。②大便潜血试验：呈强阳性。③腹部X线检查：有特征性改变，有助于诊断。早期可见小肠充气，肠壁积气，肠管扩张；其后肠管僵直，肠壁增厚，肠间隙增宽，肠腔内多个液平面。

13. B【解析】血常规检查提示有感染发生；腹部平片有肠管扩张积气，提示患儿有肠胀气，腹胀情况；腹部超声无明显游离液体，提示患儿肠液未外渗到腹腔，腹腔并未出现积液感染。提示病情未加重，应继续观察治疗。

14. ABCD【解析】①血常规中新生儿白细胞正常值为（15~20）$\times 10^9$/L；中性粒细胞百分比约为65%，4~6天后约为50%；C反应蛋白正常值为（15~20）$\times 10^9$/L。②血气分析值中pH正常值为7.35~7.45mmol/L，乳酸为0.5~1.7mmol/L。③血生化检查中Na^+正常值为135~145mmol/L，K^+正常值为3.5~5.5mmol/L。④凝血功能检查中APTT正常值为31~43秒，PT正常值为15.2秒。⑤腹部超声中“足球征”提示患儿出现气腹；超声见大量液体，提示有腹腔积液情况存在。

15. ABCF【解析】血气分析采集注意事项：①标本内严格隔绝空气，以免影响检查结果。②注射器或血气分析针应无菌干燥，并加以肝素防止血液凝固。③拔针后立即将针头斜面刺入无菌橡皮塞或者专用凝胶针帽。④标本采集后应颠倒混匀5次，避免用力，防止血细胞破裂。⑤标本采集后应立即送检。⑥检验申请单上注明患儿信息、采集时间、氧疗方式和浓度、患者体温等。

16. ABH【解析】该患儿出现呼吸暂停病情恶化，不适宜继续保守治疗。患儿目前情况应绝对禁食、胃肠减压。目前进一步治疗方案是进行手术，因此备血、留置胃管、纠正酸碱平衡失调才是正确处理方案。

17. BCDEFGHI【解析】术后应准确记录 24 小时出入量，故 A 选项错误，其余选项均正确。

18. ABCDF【解析】患儿病情转好，无明显腹胀；造瘘口排便后可开奶；可应用母乳或特殊配方乳，从 0.5ml 开始，循序渐进增加，以每次增加 2ml 为宜；如出现呕吐，应立即停喂。

19. B【解析】四肢厥冷为重度脱水的特征表现。

20. D【解析】参见 A1 型题第 24 题解析。

21. DF【解析】腹泻导致重度脱水，应采取如下措施。①调整饮食结构，鼓励继续进食，但出现频繁呕吐者应禁食、静脉补液。②纠正水电解质及酸碱平衡紊乱，防止低钾血症，准确记录出入量。③病毒性肠炎以饮食疗法和支持疗法为主，一般不应用抗生素；其他肠炎应对因选药，如大肠埃希菌肠炎应选用抗革兰阴性杆菌抗生素；抗生素诱发性肠炎要停用原来抗生素，应用万古霉素、新青霉素、抗真菌药物治疗等；寄生虫性肠炎可选用甲硝唑、大蒜素等。④腹泻一般不应用止泻药，因为止泻药会增加毒素的吸收。⑤生活护理：加强臀部护理。

22. BE【解析】腹泻患儿臀部皮肤护理选用柔软的布类尿布，勤更换，每次便后用温水清洗臀部并擦干，局部皮肤发红处涂以 5% 鞣酸软膏或 40% 氧化锌油并按摩片刻，促进局部血液循环，如有真菌感染可外用达克宁散。

23. C【解析】轮状病毒肠炎起病急，常伴有发热和上呼吸道感染症状，多无明显中毒症状。病初即出现呕吐，大便次数多，量多，呈黄色或淡黄色，水样或蛋花汤样，无腥臭味，大便镜检偶有少量白细胞。结合该患儿临床症状，考虑可能患轮状病毒肠炎。

24. D【解析】该患儿精神萎靡，眼泪及尿量减少，皮肤弹性差，为中度等渗性脱水。血清钠 135mmol/L，唇红，呼吸深快，为中度酸中毒的典型症状。

25. E【解析】补液中应观察患儿前囟、皮肤弹性、眼窝凹陷情况及尿量，若补液合理，3~4 小时应排尿，表明血容量恢复。

26. BCDEF【解析】轮状病毒肠炎经粪-口传播，也可通过气溶胶形式经呼吸道感染而致病。责任护士为患儿家长做轮状病毒感染的卫生宣教，需要指导和告知的事项是：①接触患儿前后需洗手。②尿片要放入加盖的垃圾桶内。③与其他患儿分开诊治。④更换尿片后需用流动水洗手。⑤勿将患儿带到其他病床玩耍，或互用玩具。

第九章　呼吸系统疾病患儿的护理

一 A1 型题

1. 对哮喘患儿，用于测定呼吸道气流受限可逆性的主要检查是
   A. 通气功能检测　　B. 支气管舒张试验
   C. 支气管激发试验　　D. 最大呼气流量测定
   E. 最大呼气流量变异率测定
2. 不符合肺炎链球菌生物学特征的是
   A. 在干燥痰中可存活数月　　B. 正常人带菌率高，发病少
   C. 多通过外源途径感染患儿　　D. 致病力与多糖荚膜有关
   E. 肺炎链球菌是革兰阳性球菌
3. 肺炎支原体肺炎好发于
   A. 儿童及青年人　　B. 中年以上男性
   C. 免疫力差者　　D. 老年人
   E. 过敏体质
4. 符合革兰阴性杆菌肺炎临床特征的是
   A. 病理改变多为大叶性肺炎　　B. 感染途径为吸入口咽部的定植菌
   C. 并发症较少见，预后较好　　D. 多见于青壮年
   E. 可经母婴途径传播
5. 确诊支原体肺炎最常用的检测方法是
   A. 血清学检查　　B. 红细胞沉降率
   C. 血常规　　D. X 线胸片
   E. CT
6. 小儿急性上呼吸道感染最常见的病原体是
   A. 病毒　　B. 细菌
   C. 支原体　　D. 衣原体
   E. 真菌
7. 婴幼儿易发生呼吸系统感染的主要原因是
   A. 气管黏液腺少　　B. 气管狭窄

C. 鼻腔血管丰富
D. 缺乏 IgE
E. 缺乏 SIgA

8. 小儿扁桃体炎的好发年龄为
A. 新生儿
B. 1 岁
C. 1~3 岁
D. 4~10 岁
E. 14~15 岁

9. 不是支气管哮喘发作诱因的是
A. 情绪紧张
B. 环境温度变化
C. 剧烈运动
D. 体液潴留
E. 呼吸道感染

10. 婴幼儿的呼吸型态为
A. 胸式呼吸
B. 腹式呼吸
C. 混合式呼吸
D. 胸式呼吸为主，腹式呼吸为辅
E. 腹式呼吸为主，胸式呼吸为辅

11. 目前治疗支气管哮喘最有效的药物是
A. 肾上腺素
B. 肾上腺糖皮质激素
C. 氨茶碱
D. 抗生素
E. 抗胆碱药物

12. 各种类型小儿肺炎的共同症状是
A. 发热、咳嗽、喘及肺部细湿啰音
B. 发热、咳嗽、肺部呼吸音粗糙
C. 发热、咳嗽
D. 发热、咳嗽、肺部干性啰音为主
E. 发热、咳嗽、肺部哮鸣音为主

13. 易合并脓胸、脓气胸的肺炎是
A. 呼吸道合胞病毒肺炎
B. 腺病毒肺炎
C. 金黄色葡萄球菌肺炎
D. 支原体肺炎
E. 真菌性肺炎

14. 肺炎的一般治疗，错误的是
A. 经常变换体位
B. 及时清除呼吸道分泌物
C. 尽量少喂水，防止肺水肿
D. 饮食应易消化，营养丰富
E. 注意保持室内空气新鲜

15. 细菌性肺炎抗生素应用，一般用至
A. 体温正常后 3~5 天，肺部体征基本消失
B. 体温正常后 5~7 天，肺部体征基本消失
C. 体温正常后 7~10 天，肺部体征基本消失

D. 体温正常后 10~14 天，肺部体征基本消失

E. 体温正常后 14~16 天，肺部体征基本消失

16. 婴幼儿重症肺炎出现的临床表现，下列哪项除外

A. 心动过速，心音低钝　　B. 意识障碍、惊厥、前囟膨隆

C. 严重腹胀、膈肌抬高　　D. 颈静脉怒张

E. 精神萎靡、烦躁不安或嗜睡

17. 肺炎患儿出现严重腹胀、肠鸣音消失大多是由于

A. 消化功能紊乱　　B. 低钠血症

C. 中毒性肠麻痹　　D. 低钾血症

E. 中毒性脑病

18. 不属于哮喘性支气管炎的治疗原则的是

A. 补液　　B. 控制感染

C. 祛痰止咳　　D. 平喘

E. 镇静

19. 预防急性上呼吸道感染发生，以下错误的是

A. 居住环境阳光充足，避免污染　　B. 加强锻炼

C. 合理喂养　　D. 上呼吸道感染流行季节做好隔离工作

E. 预防性服用抗生素

20. 肺炎患儿宜采取的体位是

A. 平卧位

B. 去枕仰卧位

C. 头部抬高 20~30cm，下肢抬高 10~20cm

D. 半卧位

E. 左侧卧位

21. 肺炎患儿鼻前庭导管给氧，流量和浓度是

A. 0.5~1L/min，<40%　　B. 2~4L/min，<50%

C. 5~6L/min，<60%　　D. 7~8L/min，<70%

E. 9~10L/min，<80%

22. 护理肺炎患儿时，尤其应注意

A. 做好口腔护理　　B. 休息

C. 保持呼吸道通畅　　D. 进食清淡食物

E. 加强皮肤护理

23. 下列关于肺炎的对症护理措施，错误的是

A. 若患儿病情突然加重，烦躁不安，体温持续不降或退而复升，咳嗽和呼吸困难加重，

中毒症状加重，咳出大量脓性痰提示并发了肺脓肿

B. 若患儿出现呼吸困难、咳嗽加重、突然口吐粉红色泡沫痰，应考虑肺水肿

C. 密切观察意识、瞳孔等变化，若患儿出现烦躁、嗜睡、惊厥、昏迷、呼吸不规则等，提示颅内压增高，有脑水肿、中毒性脑病的可能，应立即报告医生并配合抢救

D. 密切观察有无腹胀、肠鸣音减弱或消失、呕吐、有无便血

E. 密切观察有无心力衰竭的表现，若患儿出现烦躁不安、面色苍白、呼吸加快（>40次/分钟）等心力衰竭的表现，应及时报告医生

24. 支气管哮喘最主要的护理诊断是

A. 体液过多
B. 焦虑
C. 有感染危险
D. 潜在并发症：心衰
E. 低效性呼吸型态

25. 哮喘患儿痰液黏稠不易咳出，应采取哪项措施

A. 加强呼吸训练
B. 吸氧
C. 加强口腔护理
D. 多饮水
E. 给予高蛋白饮食，增强抵抗力

26. 支气管肺炎区别于支气管炎的诊断要点是前者出现

A. 气促
B. 发热、频繁咳嗽
C. 呼吸音减弱
D. 血白细胞数增多
E. 肺部有固定的细湿啰音

27. 支气管哮喘听诊肺部可闻及

A. 无啰音
B. 哮鸣音
C. 呼吸音粗糙
D. 支气管呼吸音
E. 固定的中细湿啰音

28. 用氨茶碱治疗哮喘患儿时应注意

A. 用10%葡萄糖溶液稀释后缓慢静脉注射
B. 用2∶1等张液快速滴入
C. 稀释为0.1%的浓度后方可静脉滴入
D. 将液体温度加温到35℃
E. 输液速度控制在5ml/(kg·h)以内

29. 婴儿上呼吸道感染的临床特点是

A. 以鼻咽部症状为主，鼻塞、流涕、咽痛
B. 以呼吸道症状为主，咳嗽、吐痰、呼吸加快
C. 全身症状轻，局部症状重
D. 全身症状重，局部症状轻
E. 易引起急性肾炎、风湿热

30. 在治疗小儿肺炎过程中出现下列情况均应考虑有并发症的可能，但除外
A. 全身中毒症状加重
B. 呼吸困难突然加重
C. 体温持续不退
D. 咳嗽加重
E. 热退后又复上升，伴明显的全身中毒症状

31. 小儿肺炎并发心力衰竭主要是由于
A. 循环充血和高血压
B. 肺动脉高压和中毒性心肌炎
C. 心率过快
D. 末梢循环衰竭和心肌间质水肿
E. 弥散性血管内凝血

32. 下列哪项不是呼吸道合胞病毒肺炎的临床特点
A. 发病呈流行性，多见于 2 岁以下婴儿
B. 起病急骤，很快出现呼气性呼吸困难及缺氧症状
C. 肺部物理征较少，叩诊鼓音，听诊有明显的哮鸣音及少量中小水泡音
D. 血气分析结果为 PaO_2 及 SaO_2 下降
E. 可合并脓气胸

33. 关于小儿肺炎的一般治疗，下列措施哪项不正确
A. 室内空气流通，保持一定温度、湿度
B. 保持呼吸道通畅，有缺氧表现者给氧
C. 经常变换体位，减少肺淤血
D. 供给易消化、富有营养的食物
E. 不能进食者给予静脉补液，每日液体量应 100~120ml/kg

34. 婴幼儿时期最常见的肺炎是
A. 支气管肺炎
B. 大叶性肺炎
C. 间质性肺炎
D. 支原体肺炎
E. 衣原体肺炎

35. 肺炎患儿存在的主要护理诊断，下述不正确的是
A. 气体交换受损
B. 皮肤完整性受损
C. 体温过高
D. 清理呼吸道无效
E. 营养失调

36. 肺炎支原体肺炎的临床特点为
A. 婴儿多见
B. 咳嗽突出，喘憋明显
C. 多无发热
D. 头孢菌素无效
E. 肺部体征明显

37. 小儿肺炎应用抗生素治疗时，一般停药的时间为
A. 体温正常，咳嗽消失
B. 体温正常后 5~7 天，症状消失

C. 体温正常后5~7天，临床症状体征基本消失后3天

D. 体温正常后3~4天，症状消失

E. 咳嗽减轻后

38. 金黄色葡萄球菌肺炎患儿突然出现呼吸急促，首先应考虑

A. 高热　　B. 感染中毒

C. 肺炎加重　　D. 脓气胸

E. 肺出血

39. 以下不属于婴儿上呼吸道感染引起的并发症是

A. 中耳炎　　B. 喉炎

C. 结膜炎　　D. 扁桃体炎

E. 咽后壁脓肿

40. 急性上呼吸道感染患儿，滴鼻时用麻黄碱溶液的浓度是

A. 0.1%　　B. 0.5%

C. 0.05%　　D. 0.01%

E. 0.25%

41. 小儿肺炎时，最适宜的室内温度、湿度是

A. 22~24℃，30%~40%　　B. 22~24℃，40%~50%

C. 18~20℃，50%~60%　　D. 18~20℃，60%~70%

E. 20~22℃，70%以上

42. 正常小儿肺活量为

A. 50~70ml/kg　　B. 50~100ml/kg

C. 60~70ml/kg　　D. 80~100ml/kg

E. 100~120ml/kg

43. 婴幼儿患上呼吸道感染后，最严重的并发症是

A. 鼻窦炎　　B. 中耳炎

C. 喉炎　　D. 肺炎

E. 咽后壁脓肿

44. 上呼吸道感染的患儿，为促进其舒适，室内的温度及湿度应为

A. 18~22℃，30%~40%　　B. 18~22℃，40%~50%

C. 18~22℃，50%~60%　　D. 20~24℃，50%~60%

E. 20~24℃，60%~70%

45. 呼吸道合胞病毒肺炎最主要的临床表现是

A. 高热　　B. 咳嗽

C. 喘憋　　D. 吸气性呼吸困难

E. 易并发脓气胸

46. 金黄色葡萄球菌肺炎最多见的热型为
A. 不规则热
B. 弛张热
C. 稽留热
D. 间歇热
E. 热型不定
47. 急性感染性喉炎咳嗽的特点是
A. 痉挛性咳嗽
B. 犬吠样咳嗽
C. 刺激性干咳
D. 阵发性咳嗽
E. 喘息性咳嗽
48. 小儿患支原体肺炎时，首选抗生素为
A. 青霉素
B. 万古霉素
C. 罗红霉素
D. 氨苄西林
E. 克霉唑
49. 关于支气管哮喘的描述，不正确的是
A. 具有气道低反应性特征
B. 常在夜间和/或清晨发作
C. 以 1~6 岁患病较多
D. 小儿要避免接触变应原
E. 发作时置患儿于坐位或半卧位
50. 婴儿下呼吸道的解剖特点是
A. 黏液腺分泌不足
B. 肺血管发育差
C. 肺间质发育差
D. 纵隔组织缺乏弹力
E. 管腔相对狭窄
51. 上呼吸道感染的小儿要注意其体温变化，目的是要警惕发生
A. 高热惊厥
B. 支气管炎
C. 肺炎
D. 鼻窦炎
E. 中耳炎
52. 对上呼吸道感染患儿，护士对其家长进行健康教育，说法不正确的是
A. 成人应避免在小儿居室内吸烟，保持室内空气新鲜
B. 合理喂养小儿，要营养平衡，纠正偏食
C. 每年均要接种流感疫苗
D. 气候骤变时应及时添减衣服
E. 多进行户外活动，多晒太阳
53. 针对支气管哮喘患儿的护理注意事项，说法错误的是
A. 保持室内空气清新，避免有害气味及强光的刺激
B. 保证患儿摄入足够的水分，以降低分泌物的黏稠度
C. 为增强体质多食用含蛋白质丰富的鱼、虾类食物

D. 预防呼吸道感染

E. 教会并鼓励患儿做深而慢的呼吸运动

54. 下列哪项不属于支气管炎的临床特点

A. 发热　　B. 咳嗽

C. 大多先有上呼吸道感染的症状　　D. 固定的湿啰音

E. 胸部X线检查有肺纹理增粗

55. 肺炎患儿因缺氧，予以鼻导管给氧，氧流量和氧浓度的选择是

A. 氧流量0.5~1L/min，氧浓度<40%

B. 氧流量2~4L/min，氧浓度<50%

C. 氧流量5~6L/min，氧浓度<60%

D. 氧流量7~8L/min，氧浓度<70%

E. 氧流量9~10L/min，氧浓度<80%

56. 哮喘的基本特征是

A. 气道的低反应　　B. 气道高反应

C. 气道慢性炎症　　D. 过敏体质

E. 免疫因素

57. 呼吸道合胞病毒肺炎发病率最高的年龄是

A. 新生儿　　B. 2~6个月婴儿

C. 6个月至2岁的婴幼儿　　D. 2~3岁的幼儿

E. 3岁以上

58. 重症肺炎和轻型肺炎的区别是

A. 持续高热　　B. 唇周发绀，伴三凹征

C. 肺实变体征　　D. 咳嗽、气促明显

E. 中毒症状明显，并累及全身其他系统

59. 疱疹性咽峡炎的主要临床特点是

A. 低热　　B. 头痛

C. 咽部充血，有疱疹　　D. 乏力

E. 畏光、流泪

60. 上、下呼吸道的分界是

A. 咽　　B. 会咽和喉

C. 环状软骨　　D. 甲状软骨下缘

E. 气管与支气管分处

61. 目前治疗支气管哮喘，首选的给药方法是

A. 吸入疗法　　B. 静脉注射

C. 口服
D. 肌内注射
E. 皮下注射

62. 腺病毒肺炎发病年龄最多见于
A. 新生儿
B. 2~6 个月婴儿
C. 6~12 个月婴儿
D. 6~24 个月小儿
E. 任何年龄

63. 治疗急性感染性喉炎除控制感染外，还应同时应用下列哪种药物减轻症状
A. 镇静药
B. 肾上腺皮质激素
C. 止咳药
D. 呋塞米
E. 镇痛药

64. 小儿支气管肺炎可能引发的并发症不包括
A. 脓胸
B. 脓气胸
C. 肺大疱
D. 化脓性脑膜炎
E. 肾小球肾炎

65. 小儿肺炎合并呼吸性酸中毒，最主要的措施是
A. 输碱性溶液，使 pH 恢复正常
B. 纠正电解质紊乱
C. 改善通气功能
D. 使用脱水药减轻脑水肿
E. 人工机械通气

66. 小儿金黄色葡萄球菌肺炎的临床特点为
A. 起病缓慢
B. 多为低热
C. 肺部体征出现较晚
D. 较易发展成脓胸、脓气胸、肺大疱
E. 氨苄西林有特效

67. 小儿肺炎引起全身各系统病理变化的关键是
A. 病原体的侵入
B. 毒素作用
C. 机体免疫功能下降
D. 组织破坏
E. 缺氧和二氧化碳潴留

68. 小儿毛细支气管炎的主要病原体为
A. 腺病毒
B. 鼻病毒
C. 呼吸道合胞病毒
D. 流感病毒
E. 副流感病毒

69. 婴幼儿发生气管异物时，异物常留置在
A. 主支气管
B. 右支气管
C. 左支气管
D. 毛细支气管
E. 以上均可

70. 支气管哮喘患儿最适宜的体位是
A. 右侧卧位
B. 左侧卧位
C. 半卧位
D. 平卧位
E. 俯卧位

71. 防治重症哮喘患儿痰栓阻塞小支气管的最主要措施是
A. 气管切开
B. 应用糖皮质激素
C. 吸痰管吸痰
D. 口服祛痰药
E. 多饮水

72. 肺炎患儿发生严重腹胀对机体最大的危害是
A. 进食减少
B. 活动受限
C. 影响呼吸
D. 感觉痛苦
E. 入睡困难

73. 预防上呼吸道感染患儿发生惊厥的主要措施是
A. 保持安静，减少刺激
B. 积极控制体温
C. 按医嘱输液
D. 按医嘱应用抗生素
E. 按医嘱应用镇静药物

二 A2 型题

1. 患儿，男，1岁。突发声音嘶哑，犬吠样咳嗽，吸气性喉喘鸣和三凹征，烦躁，口周发绀。查体：吸气性呼吸困难，肺无湿啰音。喉镜检查有声带肿胀，声门下黏膜梭形肿胀。该患儿最可能的临床诊断是
A. 急性咽炎
B. 急性喉炎
C. 急性支气管炎
D. 肺炎
E. 支气管哮喘

2. 患儿，6个月。患有支气管肺炎。2小时前突然烦躁，喘憋加重。口、鼻周发绀，心率180次/分，心音低钝。此表现符合
A. 脓胸
B. 脓气胸
C. 肺大疱
D. 肺不张
E. 心力衰竭

3. 患儿，女，6个月。高热，中毒症状明显。呻吟，双肺有中细湿啰音，皮肤有少量猩红热样疹，诊断为金黄色葡萄球菌肺炎，其抗生素应用至体温正常后
A. 1周
B. 2~3周
C. 3周
D. 4周
E. 5周

4. 患儿，女，8 个月。5 天来频咳，喘憋，持续高热。查体：体温 39.5℃，精神萎靡，嗜睡与烦躁交替，口周发绀，两肺呼吸音粗，可闻及少量干啰音。X 线胸片可见右下肺大片状阴影。临床诊断考虑为

A. 腺病毒肺炎　　B. 肺炎支原体肺炎
C. 金黄色葡萄球菌肺炎　　D. 呼吸道合胞体肺炎
E. 急性支气管炎

5. 患儿，男，2 岁。咳嗽 3 天，体温 38℃，双肺有干性及不固定湿啰音。其诊断应首先考虑是

A. 支气管肺炎　　B. 急性支气管炎
C. 急性上呼吸道感染　　D. 毛细支气管炎
E. 支气管异物

6. 因咳嗽 5 天伴发热 2 天的支气管炎患儿，不应采取的治疗措施是

A. 减少患儿活动　　B. 经常变换体位
C. 室内湿度 60%　　D. 给予雾化吸入
E. 给予镇咳剂

7. 患儿，男，1 岁。患金黄色葡萄球菌肺炎，突然出现呼吸困难加重，经吸痰和给予氧气吸入后无明显缓解。应考虑有哪种变化

A. 呼吸性酸中毒　　B. 合并心力衰竭
C. 高热所致　　D. 并发脓气胸
E. 肺部炎症加重

8. 患儿，男，11 个月。发热、咳嗽 2 天，以肺炎收入院。入院第 2 天，突然烦躁不安、呼吸急促，发绀。查体：体温 38℃，呼吸 70 次/分，心率 186 次/分，心音低钝，两肺细湿啰音增多，肝肋下 3.5cm。该患儿此时最关键的治疗措施是

A. 大剂量使用镇静药　　B. 间断吸氧
C. 使用利尿药　　D. 使用快速洋地黄制剂
E. 吸痰清理呼吸道

9. 患儿，女，4 个月。因上呼吸道感染出现发热，体温 39.5℃，突然出现双目凝视，意识丧失，全身抽搐。首先采取的护理措施是

A. 立即物理降温　　B. 立即将患儿送入抢救室
C. 立即给予吸氧　　D. 立即针刺人中穴止惊
E. 立即测量血压

10. 患儿，男，2 岁。诊断急性喉炎，最主要的护理问题是

A. 体温升高　　B. 营养失调：低于机体需要量
C. 活动无耐力　　D. 焦虑
E. 低效性呼吸型态

11. 患儿，男，4个月。先心病合并肺炎入院，出现心力衰竭征象，并有咳嗽及痰鸣音。为清理该患儿呼吸道宜选用

A. 给患儿多饮水　　B. 给患儿翻身，拍背
C. 体位引流　　D. 超声雾化
E. 负压吸引

12. 患儿，男，2岁。发热、咳嗽2天，体温37.9℃，呼吸困难，口周发绀，听诊右肺底闻及细湿啰音，诊断肺炎。该患儿最主要的护理诊断是

A. 体温过高　　B. 气体交换受损
C. 清理呼吸道无效　　D. 营养失调：低于机体需要量
E. 潜在并发症：心衰

13. 患儿，男，两岁半。咳嗽、发热两天，体温37.8℃，呼吸困难，口唇发绀，听诊右肺下部有细湿啰音，PaO_2 7.6kPa，$PaCO_2$ 8kPa，诊断为支气管肺炎。首选的护理诊断是

A. 体温过高　　B. 营养不足
C. 气体交换受损　　D. 清理呼吸道无效
E. 潜在并发症：心衰

14. 患儿，男，3岁。患支气管肺炎，为其输液时滴速应控制在每小时

A. 5ml/kg　　B. 10ml/kg
C. 15ml/kg　　D. 20ml/kg
E. 30ml/kg

15. 患儿，男，7岁。发热、咳嗽6天。体温38℃，呼吸24次/分，肺部有少量细湿啰音。痰液黏稠，不易咳出。该患儿的主要护理措施是

A. 立即物理降温　　B. 给予适量止咳药
C. 室内湿度应保持40%　　D. 嘱患儿勿进食过饱
E. 定时雾化吸入、排痰

16. 患儿，女，6个月。因肺炎住院，目前出现腹胀、肠鸣音减弱，心音低钝，测血钾3.0mmol/L。为消除腹胀宜选用

A. 腹部热敷　　B. 补充钾盐
C. 肛管排气　　D. 禁食、胃肠减压
E. 按医嘱应用新斯的明

17. 患儿，男，出生12天。因发热、鼻塞入院。体温39℃，咽充血，拟诊为“上呼吸道感染”。首选的护理措施是

A. 用退热栓降温　　B. 口服退热药物
C. 用50%的酒精擦浴　　D. 0.5%的麻黄碱溶液滴鼻
E. 解开过紧、过厚的衣被

18. 患儿，男，6个月。因发热、咳嗽1日入院。体格检查：体温38.2℃，脉搏140次/分，

呼吸30次/分，鼻翼扇动，气促明显，口周发绀，三凹征明显。面罩吸氧时，氧流量应为

A. 1～2L/min　　B. 2～4L/min
C. 4～6L/min　　D. 6～8L/min
E. 8～10L/min

19. 患儿，女，2个月。因重症肺炎住院治疗，今晨突然出现烦躁不安，呼吸急促，口唇发绀，心率增快，肝大。处理措施不正确的是

A. 立即采取平卧位　　B. 头罩吸氧
C. 使用利尿药　　D. 给镇静药及强心药
E. 使用抗生素及糖皮质激素

20. 患儿，男，9个月。因肺炎并发心力衰竭而使用强心苷类药物治疗。出现下列哪种情况时应立即停用强心苷类药物

A. 尿量增多　　B. 呼吸困难
C. 水肿消退　　D. 肝脏缩小
E. 心动过缓

21. 患儿，男，2岁。因咳嗽伴发热2天，以急性支气管炎收入院。护士的健康宣教不正确的是

A. 鼓励患儿多饮水，使痰液稀释易于咳出
B. 保持室内空气新鲜，湿度60%左右
C. 注意休息，避免剧烈活动及游戏
D. 保持口腔卫生，以增加舒适感，增进食欲
E. 口服止咳糖浆后立即喝水

22. 患儿，男，11个月。发热2天伴声音嘶哑，犬吠样咳嗽，吸气性喉鸣，烦躁不安。患儿最可能患有

A. 上呼吸道感染　　B. 急性支气管炎
C. 肺炎　　D. 支气管哮喘
E. 急性感染性喉炎

23. 患儿，男，9岁。咳嗽、发热6天，2天来加重。曾用头孢类抗生素3天无效，改用大环内酯类抗生素后2天体温下降。体温37.5℃，X线胸片发现左上肺小片状淡薄云絮状阴影。血清冷凝集试验阳性。该患儿考虑为

A. 呼吸道合胞病毒肺炎　　B. 腺病毒肺炎
C. 金黄色葡萄球菌肺炎　　D. 流感嗜血杆菌肺炎
E. 肺炎支原体肺炎

24. 患儿，4岁。因咳嗽、喘息发作，以支气管哮喘收住院，医生给予氨茶碱静脉滴注。此

时宜监测

A. 药物不良反应　　B. 心率

C. 血压　　D. 血药浓度

E. 动脉血气分析

25. 患儿，男，1岁。急起高热2天，流涎、拒食。查体：无皮疹，咽部充血，咽腭悬雍垂、软腭等处可见多个2~3mm的疱疹，心肺(-)。考虑最可能的诊断是

A. 急性咽喉炎　　B. 疱疹性咽峡炎

C. 咽结合膜热　　D. 流行性感冒

E. 疱疹性口炎

三 A3/A4型题

（1~3题共用题干）

患儿，男，1岁6个月。咳嗽3天，发热1天，痰多气促，右下肺闻及少量细湿性啰音。

1. 该患儿最可能的诊断为

A. 急性上呼吸道感染　　B. 支气管炎

C. 支气管肺炎　　D. 肺不张

E. 气胸

2. 不符合儿童气管与支气管特点的是

A. 相对较宽　　B. 软骨弹性组织缺乏

C. 纤毛运动差　　D. 黏膜柔嫩，血管丰富

E. 右支气管粗短

3. 若该患儿并发了心力衰竭，主要是由于

A. 体循环充血和高血压　　B. 肺动脉高压和中毒性心肌炎

C. 心率过快　　D. 末梢循环衰竭和心肌间质水肿

E. 弥散性血管内凝血

（4~6题共用题干）

患儿，男，5个月。入院时体温39.5℃，咳嗽、呼吸急促，呛奶，口周发绀，两肺有固定细湿啰音。住院1天后出现两眼上翻，惊厥，昏迷，前囟紧张，脑脊液检查未见异常，体温升至40℃。

4. 该患儿入院初诊断为

A. 急性上呼吸道感染　　B. 支气管炎

C. 支气管肺炎　　D. 肺不张
E. 气胸

5. 住院 1 天后该患儿病情提示合并
A. 心力衰竭　　B. 低血糖
C. 中毒性脑病　　D. 高热惊厥
E. 婴儿手足搐搦症

6. 针对该患儿的病情，下列治疗措施，哪项是错误的
A. 控制感染　　B. 对症治疗
C. 积极防治合并症　　D. 保持呼吸道通畅
E. 快速、大量静脉输液

（7~10 题共用题干）

患儿，男，10 个月。因发热、咳嗽来我院就诊。查体：体温 39℃，脉搏 140 次/分，呼吸 58 次/分，两肺有细湿啰音。诊断为肺炎。

7. 该患儿首优的护理诊断是
A. 气体交换受损　　B. 体温过高
C. 营养失调　　D. 清理呼吸道无效
E. 潜在性心力衰竭

8. 应对患儿立即采取的护理措施是
A. 调节室内温湿度　　B. 协助患儿取舒适卧位
C. 翻身、拍背、吸痰　　D. 进行物理降温
E. 给予祛痰止咳药

9. 该患儿住院期间护士应重点观察患儿
A. 体温、脉搏、呼吸的改变　　B. 睡眠状况
C. 尿便情况　　D. 进食情况
E. 咳嗽频率及轻重

10. 该患儿入院时，对其家长的健康指导特别重要的是
A. 介绍肺炎的病因　　B. 指导合理喂养
C. 说明保持患儿安静的重要性　　D. 示范帮助患儿翻身的操作
E. 讲解肺炎的预防

（11~13 题共用题干）

患儿，男，4 岁。因咳嗽、喘息发作，夜间为重收入院。追问病史，患儿入院前曾吃过海鲜。查体可见胸廓饱满，听诊肺部闻及呼气相为主的哮鸣音。

11. 该患儿可能的诊断为

A. 急性支气管炎　　B. 支气管肺炎

C. 支气管哮喘　　D. 上呼吸道感染

E. 急性喉炎

12. 使用糖皮质激素治疗该病，首选的给药方法为

A. 吸入疗法　　B. 静脉给药

C. 肌内注射　　D. 口服给药

E. 皮下注射

13. 护士经护理评估后提出的护理诊断，不正确的是

A. 低效型呼吸型态　　B. 清理呼吸道无效

C. 焦虑　　D. 知识缺乏

E. 营养失调

（14~15题共用题干）

患儿，男，11个月。弛张热，咳嗽6天，精神萎靡，食欲缺乏，时有呕吐，周围血白细胞 $26\times10^9/L$。查体：烦躁不安，气促，面色苍白，皮肤可见猩红热样皮疹，两肺可闻中小湿啰音。

14. 该患儿最可能的诊断是

A. 腺病毒肺炎　　B. 肺炎支原体肺炎

C. 金黄色葡萄球菌肺炎　　D. 肺炎链球菌肺炎

E. 呼吸道合胞病毒肺炎

15. 该患儿在治疗过程中突然出现呼吸困难加重，经吸痰和给予氧气吸入后无明显缓解，应考虑可能是

A. 肺部炎症加重　　B. 并发脓气胸

C. 高热所致　　D. 并发心力衰竭

E. 呼吸性酸中毒

（16~17题共用题干）

患儿，男，10个月。发热2天伴声音嘶哑，犬吠样咳嗽，吸气性喉鸣及吸气性呼吸困难，烦躁不安，口周发绀。

16. 患儿最可能是患有

A. 上呼吸道感染　　B. 急性感染性喉炎

C. 喘憋性支气管炎　　D. 支气管肺炎

E. 支气管哮喘

17. 该患儿不适宜的护理措施是
    A. 减少活动，避免哭闹
    B. 保持呼吸道通畅
    C. 抬高床头
    D. 持续高流量吸氧
    E. 超声雾化吸入

四 B 型题

（1~2 题共用备选答案）
    A. 病毒
    B. 细菌
    C. 真菌孢子
    D. 原虫
    E. 螺旋体

1. 造成上呼吸道感染的病原体，临床最常见的是
2. 可以引起气管-支气管变态反应，从而导致急性气管-支气管炎的是

（3~6 题共用备选答案）
    A. 大片炎症浸润影或实变影
    B. 肺蜂窝状肺脓肿
    C. 肺部多种形态浸润影，见于肺下野
    D. 双肺弥漫性结节性浸润
    E. 肺下叶斑片状浸润

3. 军团菌肺炎 X 线片可见
4. 肺炎支原体肺炎 X 线片可见
5. 肺炎克雷伯菌肺炎 X 线片可见
6. 肺炎链球菌肺炎 X 线片可见

（7~9 题共用备选答案）
    A. 败血症
    B. 风湿热
    C. 支气管肺炎
    D. 咽后壁脓肿
    E. 胃肠炎

7. 上感时炎症向邻近器官蔓延可出现
8. 上感时炎症向下蔓延可出现
9. 感染通过血行蔓延的疾病是

（10~12 题共用备选答案）
    A. 青霉素
    B. 红霉素
    C. 阿米卡星
    D. 利巴韦林
    E. 头孢菌素

10. 金黄色葡萄球菌肺炎选用
11. 支原体肺炎选用
12. 肺炎链球菌肺炎选用

（13~15 题共用备选答案）

A. 柯萨奇 A 组病毒
B. 腺病毒
C. EB 病毒
D. 流感病毒
E. 呼吸道合胞病毒

13. 患儿，男，6 个月。低热、咳嗽、喘憋 4 天，两肺闻及哮鸣音，少量湿啰音。可能的病原体是
14. 患儿，女，2 岁。发热 4 天，流涎拒食，咽充血，咽峡部有多个散在的小疱疹，心肺（-）。可能的病原体是
15. 患儿，男，5 岁。高热 3 天，流涎厌食，眼痛流泪，咽充血，双眼球结膜充血，心肺（-）。可能的病原体是

（16~18 题共用备选答案）

A. 位置高
B. 较易阻塞
C. 管路较长
D. 较直
E. 漏斗形

16. 小儿咽鼓管的特点为
17. 婴儿喉的解剖特点为
18. 婴儿下呼吸道的特点为

（19~21 题共用备选答案）

A. 双肺粗湿啰音及哮鸣音
B. 双肺散在干性湿啰音
C. 双肺哮鸣音及细湿啰音
D. 双肺哮鸣音及呼气延长
E. 双肺底细湿啰音

19. 支气管肺炎肺部听诊多为
20. 毛细支气管炎肺部听诊多为
21. 气管炎肺部听诊多为

（22~24 题共用备选答案）

A. 肺炎链球菌
B. 副流感病毒
C. 腺病毒
D. 单纯疱疹病毒
E. 柯萨奇病毒

22. 疱疹性咽峡炎的病原体是
23. 咽结合膜热的病原体是
24. 小儿细菌性肺炎的最主要致病菌是

（25～29 题共用备选答案）

A. 40～45 次　　B. 30～40 次
C. 25～30 次　　D. 20～25 次
E. 18～20 次

25. 1 岁小儿的呼吸频率正常为每分钟
26. 3 岁小儿的呼吸频率正常为每分钟
27. 5 岁小儿的呼吸频率正常为每分钟
28. 新生儿的呼吸频率正常为每分钟
29. 8～14 岁儿童的呼吸频率正常为每分钟

（30～32 题共用备选答案）

A. 发热、咳嗽，肺部听诊正常
B. 发热、咳嗽，以肺部可变的干、湿啰音为主
C. 持续高热、频繁咳嗽，肺部体征出现较晚
D. 发热、咳嗽，呼吸困难，肺部听诊以固定的细湿啰音为主
E. 弛张热，中毒症状明显，有猩红热样皮疹，肺部体征出现较早

30. 典型支气管肺炎的临床表现主要是
31. 急性支气管炎的临床表现主要是
32. 腺病毒性肺炎的临床表现主要是

五 X 型题

1. 婴幼儿上呼吸道的解剖特点包括
   A. 管腔狭窄　　B. 黏膜柔嫩
   C. 血管丰富　　D. 咽鼓管呈斜位
   E. 鼻窦口相对较大
2. 关于急性上呼吸道感染的部位，正确的是
   A. 鼻　　B. 鼻窦
   C. 咽　　D. 喉
   E. 气管

3. 与小儿呼吸道解剖特点有关，易患的疾病或症状是
   A. 婴幼儿鼻腔相对较短，后鼻道狭窄，血管丰富，无鼻毛，感染后易发生鼻腔堵塞
   B. 婴幼儿的咽鼓管宽、直、短，呈水平位，易患中耳炎
   C. 由于右侧支气管细长，走向垂直，因此异物易进入右侧支气管
   D. 喉头狭窄，富有血管，感染后易发生呼吸困难
   E. 婴幼儿鼻泪管长，上感时易发生结膜炎
4. 对于支原体肺炎的描述，正确的是
   A. 本病常为弛张热
   B. 除发热外，刺激性干咳较为突出
   C. 肺部体征常不明显，少数可听到干、湿啰音
   D. 支原体肺炎首选红霉素治疗
   E. 1 岁以内婴儿多见
5. 婴幼儿哮喘的诊断标准包括
   A. 哮喘发作≥5 次
   B. 发作时肺部闻及呼气相哮鸣音，呼气相延长
   C. 具有特异性体质
   D. 父母有哮喘病等过敏史
   E. 除外其他引起哮喘的疾病
6. 支气管哮喘的治疗原则包括
   A. 长期　　B. 持续
   C. 规范　　D. 个体化
   E. 均需使用抗生素
7. 家长咨询如何预防小儿上呼吸道感染，护士的回答正确的是
   A. 经常开窗通风，保持室内空气清新
   B. 合理喂养小儿，保证摄入足量的蛋白质及维生素
   C. 及时增减衣物，既要避免着凉，又要避免过多地出汗
   D. 与上感患者接触后，及时服用抗生素
   E. 每年均要接种流感疫苗
8. 各型肺炎的共同表现是
   A. 头痛、呕吐　　B. 咳嗽
   C. 气促　　D. 呼吸困难
   E. 肺部固定湿啰音
9. 不同病原体感染引起的肺炎，使用抗生素正确的是
   A. 肺炎链球菌肺炎首选青霉素　　B. 无论轻重均选用两种广谱抗生素

C. 金黄色葡萄球菌肺炎选用氨苄西林　D. 真菌性肺炎首选青霉素
E. 支原体肺炎首选红霉素

10. 急性上呼吸道感染引起的并发症有
A. 中耳炎　B. 风湿热
C. 高血压　D. 肺炎
E. 支气管炎

11. 急性支气管炎的治疗原则包括
A. 常用口服止咳祛痰剂　B. 使用抗生素控制感染
C. 有哮喘者可用糖皮质激素止喘　D. 咳重而痰液黏稠者可用雾化吸入
E. 高热时采取降温措施

12. 急性感染性喉炎的临床表现包括
A. 起病缓慢、症状重　B. 犬吠样咳嗽
C. 呼气性呼吸困难　D. 三凹征
E. 昼轻夜重

13. 小儿肺炎常见的病理生理改变是
A. 呼吸功能受损　B. 免疫功能失调
C. 胃肠道功能紊乱　D. 水、电解质和酸碱平衡紊乱
E. 循环系统与神经系统受损

14. 下列关于急性支气管炎的叙述，正确的是
A. 多由病毒或细菌混合感染造成　B. 遗传为本病诱因
C. 多见于婴幼儿　D. 气管常同时受累
E. 咳嗽为主要症状

15. 下列哪些是小儿重症肺炎的症状
A. 混合性酸中毒　B. 心力衰竭
C. 中毒性脑病　D. 全身中毒症状明显
E. 哮喘持续状态

六 案例分析题

（1~4 题共用题干）

患儿，男，2 岁。咳嗽 3 天，发热 1 天，痰多气促，右下肺可闻及少量细湿啰音。该患儿的诊断为支气管肺炎。

1. 关于儿童气管与支气管的特点，下列叙述正确的是
A. 婴幼儿的气管、支气管较成人狭窄
B. 黏液腺丰富

C. 左支气管粗短，异物容易坠入左支气管

D. 软骨弹性组织缺乏

E. 黏膜柔嫩，血管丰富

F. 纤毛运动差

2. 护理查体中，患儿呼吸为40次/分。2岁患儿的正常呼吸频率为

A. 40~45次/分
B. 30~40次/分
C. 25~30次/分
D. 20~25次/分
E. 18~20次/分
F. >60次/分

3. 患儿入院2天后，出现烦躁不安，面色发绀，呼吸急促，可见鼻翼扇动及三凹征。下列关于三凹征的叙述，正确的是

A. 指胸骨上窝、锁骨上窝及肋间隙凹陷

B. 指胸骨下窝、锁骨下窝及肋间隙凹陷

C. 指胸骨下窝、锁骨上窝及肋间隙凹陷

D. 导致吸气时胸廓不能扩张，反而下陷

E. 增加呼吸肌能量消耗

F. 常见于婴幼儿上呼吸道梗阻或肺实变时

4. 急查动脉血气，结果提示患儿为Ⅱ型呼吸衰竭。Ⅱ型呼吸衰竭患儿可能出现的血气分析变化为

A. PaO_2 >60mmHg，$PaCO_2$ >50mmHg
B. PaO_2 >60mmHg，$PaCO_2$ <50mmHg
C. PaO_2 <50mmHg，$PaCO_2$ >60mmHg
D. PaO_2 <50mmHg，$PaCO_2$ <60mmHg
E. PaO_2 60mmHg
F. $PaCO_2$ 250mmHg

（5~8题共用题干）

患儿，女，3岁，以“发热、咳嗽3天”就诊。查体：体温39.5℃，心率110次/分，咽部充血，扁桃体肿大，颌下淋巴结肿大触痛，肺部呼吸音正常，血白细胞4×10^9/L。诊断为急性上呼吸道感染。

5. 小儿急性上呼吸道感染最常见的病原体是

A. 细菌
B. 病毒
C. 支原体
D. 衣原体
E. 真菌
F. 寄生虫

6. 患儿咽腭弓、悬雍垂及软腭处有直径2~4mm的疱疹，周围有红晕。考虑该患儿为上呼吸道感染的特殊类型，即疱疹性咽峡炎。引起疱疹性咽峡炎的病原体是

A. 柯萨奇A组病毒
B. 麻疹病毒

C. 脊髓灰质炎病毒　　D. 巨细胞病毒
E. 单纯疱疹病毒　　F. 冠状病毒

7. 关于该患儿的治疗护理措施，下列叙述正确的是
A. 休息、多饮水　　B. 使用抗生素治疗
C. 解热镇痛　　D. 预防高热惊厥
E. 咽痛可含服咽喉片　　F. 使用激素治疗

8. 预防急性上呼吸道感染，卫生宣教的内容是
A. 居住环境阳光充足，避免污染　　B. 加强锻炼
C. 合理喂养　　D. 上呼吸道感染流行季节做好隔离工作
E. 预防性使用抗生素　　F. 减少与呼吸道感染的人群接触

（9~12 题共用题干）

患儿，男，6 个月。冬季发病，咳喘 5 天，咳喘剧烈时伴发绀，无发热。查体：肺部可闻及散在喘鸣音。血常规示：白细胞 $3.9\times10^9/L$，中性粒细胞 0.32，C 反应蛋白 <8mg/L。胸部 X 线平片示：双肺纹理显著。

9. 该患儿可能患的疾病是
A. 急性毛细支气管炎　　B. 支原体肺炎
C. 金黄色葡萄球菌肺炎　　D. 支气管异物
E. 肺结核　　F. 哮喘

10. 该患儿感染最可能的病原体是
A. 金黄色葡萄球菌　　B. 麻疹病毒
C. 肺炎克雷伯菌　　D. 肺炎链球菌
E. 呼吸道合胞病毒　　F. 冠状病毒

11. 关于呼吸道合胞病毒感染患儿的护理措施，下列叙述正确的是
A. 告知家属该病毒为蚊虫传播
B. 单间隔离
C. 告知家属做好手卫生
D. 限制探视人数
E. 病室内空气用紫外线照射 10 分钟以上，每天 1~2 次
F. 护理该患儿时需戴口罩和手套

12. 在高危婴儿人群中，急性毛细支气管炎的预防措施是
A. 好发季节避免到人员密集的地方去　　B. 注意营养补充
C. 预防性使用抗生素　　D. 使用 RSV 静脉免疫球蛋白
E. 肌内注射帕利珠单抗　　F. 好发季节减少外出

（13~16题共用题干）

患儿，男，11个月。高热、咳嗽3天，精神萎靡，食欲缺乏，时有呕吐，大便稀，每天3~4次。血白细胞$20\times10^9/L$。查体：患儿神志清楚，气促，面色苍白，皮肤可见猩红热样皮疹，双肺可闻及中小湿啰音。

13. 该患儿可能患的疾病是
    A. 支原体肺炎　　B. 腺病毒肺炎
    C. 麻疹肺炎　　D. 呼吸道合胞病毒肺炎
    E. 金黄色葡萄球菌肺炎　　F. 衣原体肺炎

14. 该患儿诊断为金黄色葡萄球菌肺炎。患儿入院后第3天，突然出现烦躁不安、呼吸急促、发绀。查体：体温38.5℃，呼吸70次/分，心率180次/分，心音低钝，双肺闻及细湿啰音增多，肝脏肋下3.5cm。患儿出现了心功能不全。此时应给予该患儿最关键的治疗措施是
    A. 间断吸氧　　B. 使用利尿药
    C. 使用大剂量镇静药　　D. 使用快速洋地黄制剂
    E. 准备气管插管　　F. 准备心肺复苏

15. 关于洋地黄药物的应用，正确的护理措施是
    A. 及时补充含钙食品　　B. 注射时速度要快
    C. 注射前需测量血压　　D. 注射前需听诊心率
    E. 观察患儿有无心律失常　　F. 观察患儿有无神经系统症状

16. 关于金黄色葡萄球菌肺炎患儿停用抗生素的时间，下列叙述正确的是
    A. 体温正常后1周　　B. 体温正常后2周
    C. 体温正常后3周　　D. 体温正常后4周
    E. 体温正常后5周　　F. 体温正常后6周

（17~20题共用题干）

患儿，女，15岁。发作性呼气性呼吸困难2小时入院，既往有支气管哮喘史3年余。查体：双肺布满哮鸣音，心率110次/分，无杂音。

17. 患儿目前最适宜的治疗措施是
    A. 静脉滴注抗生素　　B. 吸入糖皮质激素
    C. 吸氧　　D. 静脉滴注氨茶碱
    E. 静脉注射毛花苷C

18. 关于雾化吸入，下列叙述正确的是
    A. 吸入药物是以较低浓度缓慢到达病变部位
    B. 药物不会进入血液循环

C. 全身不良反应较轻
D. 起效迅速
E. 可在肝脏迅速灭活
F. 雾化时对体位没有要求

19. 支气管哮喘最主要的诱发因素是
A. 变应原吸入　　B. 感染
C. 食物　　D. 气候变化
E. 剧烈运动　　F. 情绪波动

20. 患儿主诉痰液黏稠不易咳出，责任护士此时可采取的措施是
A. 雾化吸入、湿化气道　　B. 补充液体量
C. 限制液体量　　D. 体位引流
E. 拍胸　　F. 吸氧

（21~24 题共用题干）

患儿，男，12 岁。接触香水后出现咳嗽、胸闷 3 小时，急诊来院就诊。查体：呼吸困难，大汗，双肺满布哮鸣音，心率 120 次/分，律齐，无杂音。胸部 X 线平片显示：双肺透光度增强。

21. 该患儿最可能出现的问题是
A. 支原体肺炎　　B. 支气管哮喘急性发作
C. 急性左心衰竭　　D. 自发性气胸
E. 肺栓塞　　F. 支气管肺发育不良

22. 支气管哮喘发病最主要的病理基础是
A. 气道变应性炎症　　B. 副交感神经兴奋
C. 细菌感染　　D. 支气管痉挛
E. 支气管分泌物过多　　F. 病毒感染

23. 目前该患儿最主要的护理诊断是
A. 焦虑　　B. 体液过多
C. 清理呼吸道无效　　D. 低效性呼吸型态
E. 有感染的危险　　F. 知识缺乏

24. 重症哮喘患儿的血气分析常提示的变化是
A. 呼吸性酸中毒合并代谢性碱中毒　　B. 呼吸性碱中毒合并代谢性酸中毒
C. 代谢性酸中毒　　D. 代谢性碱中毒
E. 呼吸性酸中毒　　F. 呼吸性碱中毒

（25~27题共用题干）

患儿，女，8个月。6天来发热、咳嗽，2天来喘憋加重，1天来嗜睡，抽搐2次急诊。查体：体温38.5℃，呼吸56次/分，心率160次/分；惊厥状态中，前囟膨隆，双肺有密集细湿啰音，肝肋下1.5cm。末梢血白细胞$4.2\times10^9/L$，血清钙2mmol/L；脑脊液检查除颅内压增高外无其他异常。

25. 该患儿最可能的诊断是
    A. 肺炎合并化脓性脑膜炎
    B. 肺炎合并病毒性脑炎
    C. 肺结核合并结核性脑膜炎
    D. 肺炎合并中毒性脑病
    E. 真菌性脑膜炎
26. 此时首先应采取的治疗是
    A. 快速降温
    B. 静脉滴注葡萄糖酸钙
    C. 应用广谱抗生素
    D. 镇静止痉
    E. 用洋地黄类制剂
27. 对该患儿的治疗，不恰当的是
    A. 用头孢曲松钠+头孢呋辛酯片
    B. 保证呼吸道畅通，吸氧
    C. 镇静止咳
    D. 适当用脱水药
    E. 应用血管扩张药

（28~32题共用题干）

患儿，男，1岁。稽留热3天，频繁咳嗽，阵发性喘憋入院。查体：体温40℃，嗜睡，面色灰白，轻度发绀，气促，三凹征(+)，左肺呼吸音降低，双肺未闻及啰音。胸部X线片示左下肺大片密度较淡阴影。青霉素治疗3天无效。

28. 该患儿最可能的诊断是
    A. 金黄色葡萄球菌肺炎
    B. 肺炎支原体肺炎
    C. 肺炎链球菌肺炎
    D. 呼吸道合胞病毒肺炎
    E. 腺病毒肺炎
29. 为尽快作出病原诊断，首先应选择的检查是
    A. 白细胞计数
    B. 痰液细菌培养
    C. 咽拭子分离病毒
    D. 免疫荧光抗体检查
    E. 双份血清抗体滴度检查
30. 入院当天晚上，该患儿体温39℃，呼吸70次/分，出现哮鸣音，吸气末有少量中、细湿啰音，心率170次/分，心音低钝，肝肋下3.5cm，脾肋下2cm。该患儿可能出现的问题是
    A. 脓胸
    B. 张力性气胸

C. 心力衰竭　　D. 肺不张

E. 支气管异物

31. 需立即采取的措施是

A. 改用强有力的抗生素　　B. 应用毛花苷 C

C. 诊断性胸腔穿刺　　D. 抽血送培养做药物敏感试验

E. 应用肾上腺皮质激素

32. 静脉输液，液体张力和滴注速度应为

A. 1/4 张，每小时 5ml/kg　　B. 等张，每小时 5ml/kg

C. 2/3 张，每小时 10ml/kg　　D. 1/2 张，每小时 10ml/kg

E. 2/5 张，每小时 5ml/kg

(33~35 题共用题干)

患儿，女，6 个月。发热、咳喘 2 天住院，半天来喘憋加重，食欲尚好，未吐泻。查体：体温 38℃，烦躁，口鼻周发绀，鼻翼扇动，三凹征(+)，呼吸 80 次/分，呼气相延长，双肺闻及喘鸣音，少量细湿啰音。血常规：白细胞 4.6×10^9/L，N 0.44。胸部 X 线片：双肺纹理重，伴少量小点片影及肺气肿。

33. 该患儿最可能的诊断是

A. 腺病毒肺炎　　B. 呼吸道合胞病毒肺炎

C. 支气管哮喘　　D. 哮喘性支气管炎

E. 金黄色葡萄球菌肺炎

34. 测血气 pH 7.00，PaO_2 70mmHg，$PaCO_2$ 70mmHg，HCO_3^- 26mmol/L。诊断该患儿合并

A. 代谢性酸中毒　　B. 混合性酸中毒

C. 呼吸性酸中毒　　D. 呼吸性碱中毒

E. 呼吸性碱中毒合并代谢性酸中毒

35. 下一步应采取的治疗措施为

A. 1.4% 碳酸氢钠 3ml/kg 静脉滴注　　B. 洛贝林肌内注射

C. 改善通气　　D. 1.87% 乳酸钠 3ml/kg 静脉滴注

E. 0.9% 氯化钠 3ml/kg 静脉滴注

参考答案与解析

一、A1 型题

1. B【解析】支气管舒张实验是通过测定患者吸入支气管扩张剂前后 FEV_1 的变化来判

断气道阻塞的可逆性，临床上主要用于诊断支气管哮喘。

2. C【解析】肺炎链球菌引起的感染多为内源性感染。

3. A【解析】肺炎支原体肺炎是学龄儿童及青年常见的一种肺炎，婴幼儿亦不少见。

4. B【解析】革兰阴性杆菌肺炎的病理改变以肺内浸润、实变、出血性坏死为主（选项A错误）。革兰阴性杆菌肺炎发病可有以下方式：①吸入口咽部的定植菌或胃内容物。②吸入外源性的含有病原菌的气溶胶。③经其他感染灶通过血源性播散至呼吸道。故本题正确答案是B。革兰阴性杆菌肺炎的病情较重，治疗困难，预后较差（选项C错误）。革兰阴性杆菌肺炎多见于年老体弱或原有慢性支气管-肺疾患者（选项D错误）。可通过机械呼吸器、雾化器或各种导管而感染，但主要感染途径为口腔吸入（选项E错误）。

5. A【解析】支原体肺炎患者的体征多不明显，与胸片和CT的特征不相称，血常规检查白细胞计数多数正常或仅有25%的增多，红细胞沉降率也可增快，但其他类型的肺炎红细胞沉降率也可增快。血清学检查是确诊支原体肺炎的首选检查。

6. A【解析】急性上呼吸道感染的病原体以病毒多见，占90%以上，细菌和支原体则较少见。

7. E【解析】婴幼儿体内的免疫球蛋白含量低，尤以分泌型IgA（SIgA）为低，且肺泡巨噬细胞功能不足，乳铁蛋白、溶菌酶、干扰素、补体等数量和活性不足，故易患呼吸道感染。

8. D【解析】腭扁桃体俗称扁桃体，1岁末才逐渐增大，4~10岁发育达高峰，14~15岁后逐渐退化，故扁桃体炎常见于4~10岁小儿，而婴儿则少见。

9. D【解析】支气管哮喘诱发因素包括以下几种。①外在变应原：如接触或吸入螨、花粉、真菌、动物毛屑等。②感染：上呼吸道细菌或病毒感染，哮喘儿童体内可存有细菌、病毒等的特异性IgE，如吸入相应的抗原则可引起哮喘。③空气中的刺激物：如烟、汽油、味道强烈化学制剂、油漆等。④气候变化：如寒冷刺激、空气干燥、大风等。⑤药物：如阿司匹林、β受体阻滞药等。⑥食物：如牛奶、鸡蛋、鱼虾、食品添加剂等。⑦其他：如过度兴奋、大哭大笑、剧烈运动等。

10. B【解析】小儿膈肌较肋间肌相对发达，且肋骨呈水平位，肋间隙小，故婴幼儿为腹式呼吸。

11. B【解析】吸入型糖皮质激素是目前控制哮喘最有效的首选药物，具有局部抗炎作用强、全身不良反应小的优点。

12. A【解析】肺炎临床上以发热、咳嗽、气促、呼吸困难和肺部固定中、细湿啰音为共同临床表现。

13. C【解析】葡萄球菌肺炎肺部体征出现早，双肺可闻及中、细湿啰音，易并发脓胸、脓气胸。

14. C【解析】肺炎患儿应为保持呼吸道通畅，饮食宜给予易消化、营养丰富的流质、半流质饮食，多喂水。

15. B【解析】细菌性肺炎抗生素用药时间应持续至体温正常后 5~7 天，临床症状消失后 3 天。

16. D【解析】重症肺炎的临床表现：①循环系统常出现心肌炎、心力衰竭及微循环障碍。心肌炎时表现为面色苍白、心动过速、心音低钝、心律不齐，心电图 ST 段下移和 T 波低平或倒置。②消化系统表现为食欲缺乏、呕吐、腹泻和腹胀等。若发生中毒性肠麻痹则腹胀加重，膈肌抬高，呼吸困难加重，肠鸣音减弱或消失。③神经系统轻度缺氧表现为精神萎靡、烦躁不安及嗜睡等。脑水肿时，出现意识障碍、惊厥、前囟膨隆、球结膜水肿，可有脑膜刺激征，呼吸不规则，瞳孔对光反射迟钝或消失。

17. C【解析】若发生中毒性肠麻痹则腹胀加重，膈肌抬高，呼吸困难加重，肠鸣音减弱或消失。

18. E【解析】支气管肺炎的治疗如下。①一般治疗：同上呼吸道感染。注意休息，经常变换体位，多喝水，适当进行气道湿化，使呼吸道分泌物易于咳出。②对症治疗：化痰止咳、平喘、控制感染。一般不用镇咳药或镇静药，以免抑制咳嗽反射，影响痰液咳出。

19. E【解析】预防急性上呼吸道感染的措施：①儿童居室应宽敞、整洁、采光好。室内应采取湿式清扫，经常开窗通气，成人应避免在儿童居室内吸烟，保持室内的空气新鲜。②多进行户外活动，多晒太阳，预防佝偻病的发生。加强体格锻炼，增强体质，加强呼吸肌的肌力与耐力，提高呼吸系统的抵抗力与适应环境的能力。③合理喂养儿童，婴儿提倡母乳喂养，及时添加换乳期食物，保证摄入足量的蛋白质及维生素；要营养平衡，纠正偏食。④在上呼吸道感染的高发季节，避免带儿童去人多拥挤、空气不流通的公共场所。体弱儿童建议注射流感疫苗增加对感染的防御能力。

20. D【解析】肺炎患儿及时清除口鼻分泌物；置患儿于有利于肺扩张的体位，如半卧位或抬高床头 30°~60°，经常帮助患儿更换体位如翻身、抱起患儿等。

21. A【解析】肺炎患儿如出现烦躁不安、发绀、呼吸困难、喘憋等缺氧表现时及早吸氧。一般采用鼻前庭导管给氧，氧流量 0.5~1L/min，氧浓度不超过 40%。

22. C【解析】肺炎患儿的护理措施：①改善呼吸功能。②保持呼吸道通畅。③维持正常体温。④保证营养供给。⑤密切观察病情，防止并发症。⑥健康指导。

23. E【解析】肺炎的对症护理措施：①密切观察有无心力衰竭的表现，若患儿出现烦躁不安、面色苍白、呼吸加快（>60 次/分），心率增快（>160~180 次/分）、出现心音低钝或奔马律、肝短期内迅速增大等心力衰竭的表现，应及时报告医生，立即给予吸氧、减慢输液速度，控制在每小时 5ml/kg。②若患儿出现呼吸困难、咳嗽加重、突然口吐粉红色泡沫痰，应考虑肺水肿。③密切观察意识、瞳孔等变化，若患儿出现烦躁、嗜睡、惊厥、昏迷、呼吸不规则等，提示颅内压增高，有脑水肿、中毒性脑病的可能，应立即报告医生并配合抢救。④若患儿病情突然加重，烦躁不安，体温持续不降或退而复升，咳嗽和呼吸困难加重，中毒症状加重，咳出大量脓性痰提示并发了肺脓肿。⑤密切观察有无腹胀、肠鸣音减弱或消失、呕吐、有无便血等。

24. E【解析】支气管哮喘常见护理诊断：①低效性呼吸型态。②清理呼吸道无效。③潜在并发症。④焦虑/恐惧。⑤知识缺乏。其中，最主要的护理诊断是低效性呼吸型态，与支气管痉挛所致通气换气功能障碍有关。

25. D【解析】支气管哮喘患儿保证摄入足够的水分，以降低分泌物的黏稠度。

26. A【解析】急性支气管炎常有发热、乏力、呕吐、腹胀、腹泻等症状，一般无气促和发绀。支气管肺炎主要表现为发热、咳嗽、气促和全身症状。

27. B【解析】支气管哮喘查体可见桶状胸、三凹征，双肺满布哮鸣音，叩诊鼓音，严重者气道广泛阻塞，哮鸣音反可消失，称“闭锁肺”，是哮喘最危险的体征。

28. A【解析】小儿使用氨茶碱注射液静脉注射，应该按照体重2~4mg/kg使用，用5%到25%的葡萄糖注射液将其稀释之后缓慢地注射。

29. A【解析】婴儿上呼吸道感染主要是鼻咽部症状，如鼻塞、流涕、打喷嚏、流泪、干咳、咽部不适和咽痛等，3~4天自然痊愈。

30. D【解析】肺炎患儿多见于2岁以下婴幼儿。多数起病较急，发病前数日可先有上呼吸道感染。①发热：热型不定，多为不规则发热，亦可为弛张热或稽留热。值得注意的是新生儿、重度营养不良患儿可不发热或体温不升。②咳嗽：较频繁，初为刺激性干咳，而后有痰，剧烈咳嗽时常伴有呕吐。新生儿、早产儿咳嗽可不明显，仅见呛奶、口吐白沫等。③气促多于发热、咳嗽之后出现。呼吸频率增快，可达40~80次/分。严重患儿可出现鼻翼扇动、点头呼吸、三凹征及口唇发绀等。④全身症状：患儿常有精神不振、食欲缺乏、烦躁不安、轻度腹泻或呕吐等症状。

31. B【解析】小儿肺炎并发心力衰竭主要是由于肺动脉高压和中毒性心肌炎。

32. B【解析】呼吸道合胞病毒肺炎由呼吸道合胞病毒（RSV）感染引起，是最常见的病毒性肺炎，以2岁以内，尤其是2~6个月的婴儿多见。一般认为其发病机制是RSV对肺的直接侵害引起间质性肺炎。发病呈流行性，起病急骤，轻者发热、咳嗽、呼吸困难等症状较轻；重者出现明显的呼吸困难、喘憋、口唇发绀、鼻翼扇动、三凹征及不同程度的发热；肺底部可听到中、细湿啰音；X线表现为两肺可见小点片状、斑片状阴影，部分患儿有不同程度的肺气肿；白细胞总数大多正常。

33. E【解析】小儿肺炎的一般治疗：室内空气要流通，以温度18~20℃、湿度60%为宜（选项A正确）。给予营养丰富的饮食，重症患儿进食困难，可给予肠道外营养，每日液体量应80~100ml/kg（选项E错误）。及时清除鼻痂、鼻腔分泌物和吸痰，保持呼吸道通畅，有缺氧表现者给氧（选项B正确）。经常变换体位，以减少肺部淤血，促进炎症吸收（选项C正确）。给予易消化、营养丰富的饮食（选项D正确）。

34. A【解析】支气管肺炎为儿童时期最常见的肺炎，以2岁以下儿童最多见。

35. C【解析】新生儿肺炎的护理诊断如下。①清理呼吸道无效与呼吸急促、患儿咳嗽反射功能不良及胎粪吸入有关。②气体交换受损与肺部炎症、气道阻塞、通气障碍有关。③体温调节无效与感染性机体免疫反应有关。④营养失调：低于机体需要量与摄入困难、消耗增加有关。⑤潜在并发症：气胸、脓胸、脓气胸。

36. B【解析】肺炎支原体肺炎表现为呼吸困难、喘憋、喘鸣音较突出，肺部啰音比年长儿多，部分患儿可出现多系统的损害。胸部X线改变大体分四种：肺门阴影增强，支气管肺炎改变，均匀实变影，间质性肺炎改变。

37. C【解析】抗生素一般用至体温正常后5~7天，临床症状、体征消失后3天。

38. D【解析】金黄色葡萄球菌肺炎易并发气胸、脓胸、脓气胸等，病情常较严重。

39. C【解析】婴幼儿上呼吸道感染可并发中耳炎、鼻窦炎、咽后壁脓肿、腭扁桃体周围脓肿、颈淋巴结炎、喉炎、支气管炎及肺炎等。其中肺炎是婴幼儿时期最严重的并发症，年长儿可因链球菌感染而并发急性肾炎及风湿热。病毒引起的上呼吸道感染还可引起心肌炎、脑炎等。

40. B【解析】鼻塞严重的患儿，可先清除鼻腔分泌物，再用0.5%麻黄碱液滴鼻（或用羟甲唑啉滴鼻液），每天2~3次，每次1~2滴。

41. C【解析】小儿肺炎环境与休息保持病室安静，空气清新，定时通风，避免对流风，温度18~20℃，湿度60%左右为宜。

42. A【解析】肺活量：指1次深吸气后的最大呼气量，儿童为50~70ml/kg。

43. D【解析】婴幼儿上感可并发中耳炎、鼻窦炎、咽后壁脓肿、腭扁桃体周围脓肿、颈淋巴结炎、喉炎、支气管炎及肺炎等。其中肺炎是婴幼儿时期最严重的并发症，年长儿可因链球菌感染而并发急性肾炎及风湿热。病毒引起的上感还可引起心肌炎、脑炎等。

44. C【解析】急性上呼吸道感染注意环境温度，保持室内温度18~22℃，湿度50%~60%，减少对呼吸道黏膜的刺激。

45. C【解析】呼吸道合胞病毒肺炎发病呈流行性，起病急骤，临床上除发热、咳嗽和呼吸困难外，喘憋为突出表现，2~3天病情加重，出现吸气性呼吸困难、喘憋、口唇发绀、鼻翼扇动、三凹征和缺氧症。肺部听诊可闻及哮鸣音、呼气性喘鸣，肺基底部可听到细、湿啰音。

46. B【解析】葡萄球菌肺炎：包括金黄色葡萄球菌及白色葡萄球菌所致的肺炎。多见于新生儿及婴幼儿。临床起病急、病情重、发展快。多呈弛张热，婴幼儿可呈稽留热。

47. B【解析】急性感染性喉炎可有不同程度的发热、声音嘶哑、犬吠样咳嗽，吸气性喉鸣和三凹征。

48. C【解析】肺炎支原体肺炎首选大环内酯类抗生素（罗红霉素、阿奇霉素、克拉霉素），疗程至少2~3周。

49. A【解析】支气管哮喘常在夜间和/或清晨发作、加剧，可自行缓解或治疗后缓解。

其发病率近年呈上升趋势，哮喘可在任何年龄发病，以1~6岁患病较多，大多在3岁以内起病。积极防治儿童支气管哮喘对防治成人支气管哮喘意义重大。取舒适坐位或半坐位，以利患儿呼吸，采用体位引流以协助患儿排痰。避免接触变应原，去除各种诱发因素，积极治疗和清除感染病灶，是最有效的治疗和预防支气管哮喘发作的方法。

50. E【解析】婴幼儿下呼吸道气管及支气管相对狭窄、黏膜血管丰富，软骨柔软，缺乏弹力组织，黏液腺分泌不足，气道较干燥，纤毛运动差，清除能力弱，易发生感染而充血、水肿、分泌物增加，并导致呼吸道阻塞。

51. A【解析】急性上呼吸道感染要密切观察体温变化，警惕高热惊厥的发生。

52. C【解析】急性上呼吸道感染的健康指导：①指导家长掌握上呼吸道感染的预防知识和护理要点，熟悉相应的应对技巧。让家长了解增加抵抗力是预防上呼吸道感染的关键。②合理饮食起居，保证充足的营养和睡眠，鼓励母乳喂养，及时添加辅食。③积极防治各种慢性病，如佝偻病、营养不良及贫血等，按时预防接种。④在集体小儿机构中，如有上感流行趋势，应早期隔离患儿，必要时进行空气消毒。⑤指导预防并发症的方法，如不可捏住患儿双侧鼻孔用力擤鼻涕，避免引起中耳炎或鼻窦炎，并介绍如何观察并发症的早期表现。如发现异常，及时通知医护人员。

53. C【解析】支气管哮喘的一般护理措施：①保持室内空气清新，温湿度适宜。明确变应原者，尽快脱离变应原环境。避免强光及有害气体刺激。②活动与休息。③心理护理。④保证患儿摄入足够的水分，以降低分泌物的黏稠度。指导和鼓励患儿做深而慢的呼吸运动；给予易消化、营养丰富的饮食，少量多餐。避免过饱、油腻、产气的食物，以免造成腹胀。少食辛辣、生冷、过甜或过咸的食物。忌食诱发患儿哮喘的食物，如鱼、虾等。

54. C【解析】支气管炎分急性和慢性，急性支气管炎多先有上呼吸道感染的症状，以发热、咳嗽、咳痰为表现；慢性支气管炎为反复的咳嗽、咳痰，或伴胸闷、喘息。

55. A【解析】肺炎患儿凡有缺氧症状，如呼吸困难、口唇发绀、喘憋、烦躁、面色灰白等情况时应立即给氧。一般采用鼻导管给氧。氧流量为0.5~1L/min（滤过瓶中每分钟出现100~200个气泡），氧浓度不超过40%，氧气应湿化，以免损伤呼吸道黏膜。

56. B【解析】气道高反应是哮喘的基本特征，气道慢性（变应性）炎症是哮喘的基础病变。

57. B【解析】参见A1型题第32题解析。

58. E【解析】①轻症肺炎：主要是呼吸系统受累，除呼吸系统外，其他系统仅有轻微受累，全身症状轻。②重症肺炎：病情重，除呼吸系统受累外，其他系统也受累，且全身中毒症状明显，可出现心力衰竭、呼吸衰竭、中毒性脑病、中毒性肠麻痹等。

59. C【解析】疱疹性咽峡炎病原体为柯萨奇A组病毒，好发于夏秋季。主要表现为急起高热、咽痛、流涎、拒食、呕吐等。查体可见咽充血，咽腭弓、腭垂、软腭等处黏膜上有2~4mm大小灰白色的疱疹，周围有红晕，疱疹破溃后形成小溃疡。病程1周左右。

60. C【解析】呼吸道以环状软骨下缘为界，分为上、下呼吸道。

61. A【解析】支气管哮喘可采取吸入、口服、静脉等方法给药，首选吸入疗法。

62. D【解析】腺病毒肺炎：以腺病毒 3 型、7 型为主要病原体。本病多见 6 个月至 2 岁婴幼儿，常呈流行性，病死率较高。

63. B【解析】急性感染性喉炎患儿糖皮质激素有抗炎和抑制变态反应作用，应用抗生素同时给予肾上腺糖皮质激素，以减轻喉头水肿，缓解症状。

64. E【解析】支气管肺炎如早期合理治疗，并发症少见。若延误诊断或病原体致病力强，可引起脓胸、脓气胸、肺大疱，还可发生肺脓肿、化脓性心包炎等并发症而出现相应的症状。

65. C【解析】肺炎合并呼吸性酸中毒需要改善通气功能。

66. D【解析】金黄色葡萄球菌肺炎临床起病急、病情重、进展快、全身中毒症状明显，多呈弛张热，新生儿或体弱儿可出现低热或体温正常，甚至体温不升。患儿烦躁不安、面色苍白、呼吸困难、咳嗽、呻吟，时有呕吐、腹泻、腹胀，可有猩红热样皮疹或荨麻疹样皮疹等，重者出现休克。肺部体征出现早，双肺有散在中、细湿啰音，易并发脓胸、脓气胸等。

67. E【解析】肺炎患儿通气和换气障碍，导致缺氧和二氧化碳潴留，为代偿缺氧，患儿出现心率增快、呼吸频率增加、鼻翼扇动及三凹征等表现，重症患儿可出现呼吸衰竭。

68. C【解析】呼吸道合胞病毒肺炎：又称喘憋性肺炎，由呼吸道合胞病毒感染所致，是最常见的病毒性肺炎，多见于 2 岁以内，尤以 2~6 个月婴儿多见。临床表现为两种类型：毛细支气管炎、间质性肺炎（喘憋性肺炎）。

69. B【解析】由于小儿右侧支气管粗而短，是气管的直接延伸，所以异物容易进入右支气管，引起右侧肺不张或肺气肿。

70. C【解析】支气管哮喘置患儿于坐位或半卧位，以利于呼吸。

71. E【解析】支气管哮喘患儿保证摄入足够的水分，以降低分泌物的黏稠度。

72. C【解析】重症支气管肺炎可引起中毒性肠麻痹，表现为严重腹胀、肠鸣音消失、膈肌抬高、呼吸困难加重。

73. B【解析】体温超过 38.5℃时可给予物理降温或药物降温，退热处理 1 小时后复测体温，并随时注意有无新的症状或体征出现，以防发生惊厥或体温骤降。

二、A2 型题

1. B【解析】参见 A1 型题第 47 题解析。

2. E【解析】心力衰竭主要表现：①呼吸困难突然加重，呼吸频率超过 60 次/分，不能用肺炎或其他并发症解释。②心率突然增快超过 180 次/分，不能用发热或呼吸困难解释。③肝脏短期内迅速增大，不能用横膈下移等原因解释。④突然极度烦躁不安，面色苍白或发绀。⑤心音低钝，奔马律。⑥尿少或无尿。若出现前 5 项即可诊断心力衰竭。

3. B【解析】金黄色葡萄球菌肺炎首选苯唑西林钠（苯唑青霉素）或氯唑西林钠（氯

唑青霉素），备选第1代、第2代头孢菌素。耐药者选用万古霉素、头孢曲松或头孢噻肟或联用利福平，体温正常后2~3周可停药，总疗程≥6周。

4. A【解析】腺病毒肺炎早期出现精神萎靡、嗜睡、烦躁、面色苍白等全身中毒症状。肺部体征出现较晚，常在发热4~5天开始肺部出现湿啰音，以后因病变融合而呈现肺实变体征；胸部X线改变出现较肺部体征为早，可见大小不等的片状阴影或融合成大病灶，肺气肿多见，病灶吸收需数周至数月。腺病毒肺炎病情严重，病程迁延，往往留有严重的肺功能损害。

5. B【解析】急性支气管炎起病可急可缓，大多先有上呼吸道感染症状，之后以咳嗽为主要表现。开始为刺激性干咳，后因分泌物增多呈阵发性湿咳，常伴发热，体温多在38.5℃左右。年长儿一般症状较轻，有时可诉乏力、头痛、胸痛等。婴幼儿全身症状较重，常有呕吐、腹泻、精神不振等。查体双肺呼吸音粗糙或有少许散在的干、湿啰音，啰音常在改变体位或咳嗽后减少或消失，为易变性，一般无气促和发绀。

6. E【解析】急性支气管炎化痰止咳可用复方甘草合剂、急支糖浆等，一般不用镇咳药或镇静药，以免抑制咳嗽反射，影响痰液咳出。

7. D【解析】金黄色葡萄球菌肺炎肺部体征出现早，双肺有散在中、细湿啰音，易并发脓胸、脓气胸等。

8. D【解析】此患儿为肺炎合并心力衰竭，故应使用快速洋地黄制剂，兴奋心肌，增加心肌收缩力，使收缩期的血液输出量增加，改善血液循环。

9. D【解析】患儿突然出现双目凝视，意识丧失，全身抽搐，应立即针刺人中穴止惊。

10. E【解析】急性喉炎的护理问题：①低效性呼吸型态。②有窒息的危险。③体温过高。④不舒适。其中，最主要的护理问题是低效性呼吸型态，与喉头水肿、分泌物增多有关。

11. D【解析】超声雾化可以稀释痰液利于咳出，故清理该患儿呼吸道宜选用超声雾化。

12. B【解析】肺炎的常见护理问题如下。①气体交换受损。②清理呼吸道无效。③体温过高。④营养失调。⑤潜在并发症：心力衰竭、中毒性肠麻痹、中毒性脑病等。该患儿已出现呼吸困难、发绀，最主要的护理诊断是气体交换受损。

13. D【解析】肺炎患儿出现呼吸困难，口唇发绀，说明机体缺氧，而 PaO_2 7.6kPa，$PaCO_2$ 8kPa 说明通气功能不足，可能存在气道梗阻，故首选的护理诊断是清理呼吸道无效。

14. A【解析】肺炎患儿出现心音低钝或奔马律、肝短期内迅速增大等心力衰竭的表现，应及时报告医生，立即给予吸氧、减慢输液速度，控制在每小时5ml/kg。

15. E【解析】患儿有发热、咳嗽，肺部有少量细湿啰音，可能患有肺炎；并且痰液黏稠，不易咳出，因此目前最重要的是保持患儿呼吸道通畅。定时雾化吸入、排痰有助于清除口鼻分泌物，保持气道通畅，其他为次要。

16. B【解析】小孩和成人血钾含量差距不大，正常血清中钾浓度为3.5~5.5mmol/L，该患者血钾为3.0mmol/L，应当补钾。

17. E【解析】新生儿体表面积相对较大，易散热；体温调节中枢功能不完善，体温易受环境温度影响。因此，对高热新生儿首选的降温措施应是松解包被，让其自然降温，但每次时间不宜过长，一般为每次3~5分钟，效果不佳后再改用其他措施。

18. B【解析】新生儿或缺氧明显者，可用面罩、头罩给氧，氧流量为2~4L/min，氧浓度不超过60%。

19. A【解析】肺炎患儿的护理措施：置患儿于有利于肺扩张的体位，患儿头抬高30°~60°，并经常更换，定时翻身拍背，或抱起患儿，以减少肺部淤血和防止肺不张，利于呼吸道分泌物排出。

20. E【解析】强心甘的不良反应主要有恶心、呕吐等消化系统症状，黄视、绿视等神经系统症状，心率减慢、心律失常等心血管系统症状，故出现心动过缓时不宜使用强心苷药物。

21. E【解析】口服止咳糖浆后不要立刻喝水，便于药物更好地发挥疗效。

22. E【解析】急性感染性喉炎起病急、症状重，多有发热、犬吠样咳嗽、声嘶、吸气性喉鸣和三凹征。严重时可出现发绀、烦躁不安、面色苍白、心率加快、呼吸困难等缺氧症状。一般白天症状轻，夜间加剧。查体可见咽部充血，间接喉镜检查可见喉部、声带有不同程度的充血、水肿。

23. E【解析】血清冷凝集试验阳性虽不是肺炎支原体肺炎的确诊依据，但是为肺炎支原体肺炎的特异性检查，可协助诊断。结合该患者病史及临床表现，可能的诊断是肺炎支原体肺炎。

24. D【解析】静脉滴注氨茶碱可作为儿童危重哮喘附加治疗的选择，由于氨茶碱的有效浓度与中毒浓度很接近，故需注意监测茶碱的血药浓度和不良反应。

25. B【解析】疱疹性咽峡炎病原体为柯萨奇A组病毒。好发于夏秋季，起病急，临床表现为高热、咽痛、厌食、流涎、呕吐等。查体可见咽部充血，在咽腭弓、悬雍垂、软腭等处有数个直径2~4mm的疱疹，周围有红晕，1~2日破溃后形成小溃疡；疱疹也可发生于口腔其他部位。病程约1周。

三、A3/A4型题

1. C【解析】支气管肺炎起病可急可缓，大多先有上呼吸道感染症状，之后以咳嗽为主要表现。开始为刺激性干咳，后因分泌物增多呈阵发性湿咳，常伴发热，体温多在38.5℃左右。年长儿一般症状较轻，有时可诉乏力、头痛、胸痛等。婴幼儿全身症状较重，常有呕吐、腹泻、精神不振等。查体双肺呼吸音粗糙或有少许散在的干、湿啰音，啰音常在改变体位或咳嗽后减少或消失，为易变性，一般无气促和发绀。

2. A【解析】婴幼儿气管和支气管较成人短且管腔相对狭窄，黏膜柔嫩，血管丰富，软骨柔软，因缺乏弹力组织而致支撑作用差，因黏液腺分泌不足而致气道干燥，因纤毛运动较差而致清除能力差，故婴幼儿易发生呼吸道感染，导致呼吸道阻塞。由于小儿右侧支气管粗而短，是气管的直接延伸，所以异物容易进入右支气管，引起右侧肺不张或肺气肿。

3. B【解析】肺动脉高压和中毒性心肌炎是诱发心力衰竭的主要原因。

4. C【解析】参见 A3/A4 型题第 1 题解析。

5. C【解析】发生中毒性脑病时表现为烦躁或嗜睡惊厥、球结膜水肿、瞳孔对光反射迟钝或消失、呼吸节律不齐甚至呼吸停止。

6. E【解析】肺炎的治疗要点主要为控制感染，改善肺通气功能，对症治疗，防治并发症。

7. B【解析】幼儿体温正常值绝大多数在 36.5～37.5℃波动，该患儿为 39℃，温度过高，且有肺部感染。

8. A【解析】肺炎的一般护理措施：①保持病室环境舒适，空气流通，温湿度适宜，室温维持在 18～22℃，湿度以 60% 为宜。定时开窗通风，避免直吹或对流风。尽量使患儿安静，避免哭闹，以减少氧消耗。不同病原体肺炎患儿应分室居住，以防交叉感染。病室每天紫外线消毒 1 次。②饮食护理。③置患儿于有利于肺扩张的体位，患儿头抬高 30°～60°，并经常更换，定时翻身拍背，或抱起患儿，以减少肺部淤血和防止肺不张，利于呼吸道分泌物排出。④正确留取标本，以指导临床用药。

9. A【解析】护士应该对肺炎患儿密切监测体温变化，采取相应的护理措施。

10. C【解析】该患儿呼吸频率为 58 次/分，哭闹会加剧患儿呼吸困难、喘憋感，增加耗氧量，损伤呼吸气道，加重病情。

11. C【解析】支气管哮喘婴幼儿起病较缓，发病前 1～2 天多有呼吸道感染。年长儿起病较急，多在接触变应原后发作。发作前可有刺激性干咳、流涕、打喷嚏、胸闷等症状，发作时出现咳嗽、喘息、咳大量白色黏痰、呼气性呼吸困难并伴有喘鸣音。咳嗽和喘息呈阵发性发作，以清晨和夜间为重。重症患儿呈端坐呼吸、惊恐不安、面色青灰、鼻翼扇动甚至大汗淋漓。查体可见桶状胸、三凹征，双肺满布哮鸣音，叩诊鼓音，严重者气道广泛阻塞，哮鸣音反可消失，称“闭锁肺”，是哮喘最危险的体征。肺部粗湿啰音时隐时现，在剧烈咳嗽和体位变化时可消失。发作间歇期多数患儿可无任何症状和体征。

12. A【解析】糖皮质激素可对抗炎症反应和降低气道高反应性。可采取吸入、口服、静脉等方法给药。吸入型糖皮质激素是目前控制哮喘最有效的首选药物，具有局部抗炎作用强、全身不良反应小的优点。

13. E【解析】支气管哮喘的护理诊断如下。①低效型呼吸型态。②清理呼吸道无效。③潜在并发症：呼吸衰竭、心力衰竭。④焦虑/恐惧。⑤知识缺乏：缺乏哮喘的防护和用药知识。

14. C【解析】金黄色葡萄球菌肺炎的特点是起病急、病情重、弛张热，中毒症状明显，皮肤可见猩红热样皮疹，白细胞计数明显增多。

15. B【解析】金黄色葡萄球菌感染的肺炎常引起脓胸，肺边缘的脓肿破裂，与肺泡或小支气管相通即造成脓气胸，表现为突然出现呼吸困难加重，面色青紫，经吸痰和给予氧气吸入后无明显缓解。

16. B【解析】参见 A2 型题第 22 题解析。

17. D【解析】急性感染性喉炎的护理措施：①注意休息，减少活动，避免哭闹，集中护理。②抬高床头以保持体位舒适，持续低流量吸氧，必要时超声雾化吸入。③改善呼吸功能，保持呼吸道通畅。室内空气清新，维持室内湿度在 60% 左右。缓解喉肌痉挛，湿化气道，稀释呼吸道分泌物，对减轻呼吸困难有明显效果。④耐心细致地喂养，避免患儿进食时发生呛咳。⑤密切观察病情变化，并根据患儿三凹征、喉鸣、青紫及烦躁的表现来判断缺氧的程度；及时抢救喉梗阻，随时做好气管切开的准备，以免因吸气性呼吸困难而窒息致死。

四、B 型题

1. A【解析】急性上呼吸道感染病原体以病毒多见，占 90% 以上，细菌和支原体则较少见。

2. C【解析】真菌孢子可以引起气管-支气管变态反应，从而导致急性气管-支气管炎。

3. E【解析】军团菌肺炎 X 线片可见肺下叶斑片状浸润。

4. C【解析】肺炎支原体肺炎胸部 X 线改变大体分四种：肺门阴影增强，支气管肺炎改变，均匀实变影，间质性肺炎改变。

5. B【解析】肺炎克雷伯菌肺炎 X 线片可见肺蜂窝状肺脓肿。

6. A【解析】肺炎链球菌肺炎 X 线片可见大片炎症浸润影或实变影。

7~9 D、C、A【解析】上感时炎症向下蔓延可出现支气管肺炎，向邻近器官蔓延可出现风湿热，感染通过血行蔓延的疾病是败血症。

10~12 E、B、A【解析】肺炎链球菌肺炎首选青霉素或羟氨苄青霉素（阿莫西林），青霉素高度耐药或存在危险因素者选用万古霉素、头孢曲松或头孢噻肟；对甲氧西林敏感的金黄色葡萄球菌肺炎首选苯唑西林（苯唑青霉素）或氯唑西林（氯唑青霉素），备选第 1 代、第 2 代头孢菌素；耐甲氧西林的金黄色葡萄球菌肺炎首选万古霉素或联用利福平；流感嗜血杆菌肺炎首选阿莫西林加克拉维酸或氨苄西林（氨苄青霉素）加舒巴坦；肺炎支原体或衣原体肺炎首选大环内酯类如罗红霉素、阿奇霉素、克拉霉素等；肠杆菌肺炎首选头孢曲松或头孢噻肟。

13. E【解析】参见 A1 型题第 32 题解析。

14. A【解析】参见 A2 型题第 25 题解析。

15. B【解析】腺病毒肺炎由腺病毒感染引起，多见于 6 个月至 2 岁婴幼儿。有一定的流行性，病死率较高。表现为起病急骤，发热多呈稽留热或弛张热，可达 39℃以上，轻者 1 周左右，重者 2~3 周；咳嗽频繁，呼吸困难和发绀等；中毒症状出现早且重；肺部啰音出现晚，X 线改变较肺部体征出现早，易合并心肌炎及多器官功能衰竭；病灶吸收较缓慢，需数周至数月。

16. D【解析】婴幼儿咽鼓管较宽、短、直，呈水平位，故鼻咽炎易致中耳炎。

17. E【解析】儿童喉部呈漏斗形，相对较窄，软骨柔软、黏膜柔嫩，富有血管及淋巴组织，发生炎症时易引起局部充血、水肿，可引起喉头狭窄而导致呼吸困难和声音嘶哑。

18. B【解析】婴幼儿下呼吸道气管及支气管相对狭窄、黏膜血管丰富，软骨柔软，缺乏弹力组织，黏液腺分泌不足，气道较干燥，纤毛运动差，清除能力弱，易发生感染而充血、水肿，分泌物增加，并导致呼吸道阻塞。

19. E【解析】支气管肺炎肺部可听到较固定的中、细湿啰音，以背部两肺底和脊柱两旁较多见，于深吸气末更为明显。

20. C【解析】肺部听诊可闻及哮鸣音、呼气性喘鸣，肺基底部可听到细、湿啰音。临床表现为两种类型：毛细支气管炎、间质性肺炎（喘憋性肺炎）。

21. B【解析】气管炎肺部听诊多为双肺散在干性湿啰音。

22~24 E、C、A【解析】疱疹性咽峡炎病原体为柯萨奇 A 组病毒。咽-结合膜热病原体为腺病毒 3 型、腺病毒 7 型。发达国家主要是病毒性肺炎，发展中国家以细菌性肺炎常见，如肺炎链球菌肺炎。

25~29 B、C、D、A、E【解析】新生儿的呼吸频率正常为每分钟 40~45 次，1 岁小儿为每分钟 30~40 次，3 岁小儿为每分钟 25~30 次，5 岁小儿为每分钟 20~25 次，8~14 岁儿童为每分钟 18~20 次。

30. D【解析】典型支气管炎大多起病急，发病前几天多有上呼吸道感染。主要表现为发热、咳嗽、气促和全身症状。发热：发热程度不一，热型不定，多为不规则热，亦可为弛张热或稽留热。呼吸加快，40~80 次/分，可有鼻翼扇动、重者呈点头呼吸、三凹征、唇周发绀。肺部可听到较固定的中、细湿啰音，以背部两肺底和脊柱两旁较多见，于深吸气末更为明显。

31. B【解析】急性支气管炎肺部体征常不明显，少数可听到干、湿啰音。

32. C【解析】参见 B 型题第 15 题解析。

五、X 型题

1. ABCE【解析】婴幼儿鼻腔相对较短，后鼻道狭窄缺少鼻毛，鼻黏膜柔嫩，血管丰富，因此易受感染，且感染时黏膜充血、肿胀，易引起鼻塞，导致呼吸困难和吸吮困难。由于鼻窦黏膜与鼻腔黏膜相连续，且鼻窦口相对较大，故急性鼻炎常累及鼻窦，尤以上颌窦和筛窦最易感染。咽部较狭窄且垂直，扁桃体包括咽及腭扁桃体。

2. ABCD【解析】婴幼儿局部症状不明显而全身症状重；年长儿全身症状轻，以局部症状为主。局部症状主要是鼻咽部症状，流涕、鼻塞、喷嚏、咳嗽、咽部不适和咽痛等。

3. ABD【解析】婴幼儿的咽鼓管相对较宽、短、直，呈水平位，故鼻咽炎时易引起中耳炎。小儿喉部呈漏斗形，相对狭窄，软骨柔软，黏膜柔嫩且富有血管及淋巴组织，故轻微炎症即可引起局部狭窄、水肿，导致声音嘶哑和呼吸困难。婴幼儿鼻腔相对较短，后鼻道狭窄缺少鼻毛，鼻黏膜柔嫩，血管丰富，因此易受感染，且感染时黏膜充血、肿胀，易引起鼻塞，导致呼吸困难和吸吮困难。婴幼儿鼻泪管短，开口接近于内眦部且瓣膜发育不全，故鼻腔感染时易引起眼结膜炎。由于小儿右侧支气管粗而短，是气管的直接延伸，所以异物容易进入右支气管，引起右侧肺不张或肺气肿。

4. BCD【解析】肺炎支原体肺炎由感染肺炎支原体引起，多见于年长儿，一年四季均可发病。起病缓慢，潜伏期2~3 周，初为乏力、头痛等症状，2~3 天后出现发热，体温可达 39℃，持续 1~3 周，伴有咽痛和肌肉酸痛等。刺激性干咳为突出表现，有的类似百日咳样咳嗽。痰液黏稠，偶带血丝，可持续 1~4 周。肺部体征常不明显，少数可听到干、湿啰音，首选红霉素治疗。

5. BCDE【解析】婴幼儿哮喘指年龄 <3 岁者。特点：①喘息发作≥3 次。②肺部闻及呼气相哮鸣音。③具有特异性体质，如过敏性湿疹、变异性鼻炎等。④父母有哮喘病史。⑤除外其他引起喘息的疾病。凡具有①②和⑤者为婴幼儿哮喘；如喘息发作只 2 次，并具有②和⑤者为可疑哮喘或哮喘性支气管炎。

6. ABCD【解析】支气管哮喘治疗原则为长期、持续、规范和个体化治疗。

7. ABC【解析】上呼吸道感染的健康指导：①指导家长合理喂养，婴儿提倡母乳喂养，及时添加辅食，纠正偏食，保证摄入充足的维生素和蛋白质。②多进行户外活动，多晒太阳，预防佝偻病。加强体格锻炼，增强体质，提高呼吸系统的抵抗力和环境的适应性。③小儿居室应经常开窗通气，避免被动吸烟，保持室内空气新鲜。穿衣要适当，气候骤变时及时增减衣服，避免过冷或过热。在上呼吸道感染的高发季节，避免去人多的公共场所。如有流行趋势，可用食醋熏蒸法对居室空气进行消毒。易感儿可给予板蓝根、金银花等中药预防，也可注射疫苗。④指导家长掌握上呼吸道感染的病因、临床表现、治疗原则，学会相应的预防知识和护理技巧。另外要积极防治各种营养障碍性疾病。

8. BCDE【解析】参见 A1 型题第 12 题解析。

9. ACE【解析】抗生素治疗：肺炎链球菌肺炎首选青霉素或羟氨苄青霉素（阿莫西林），青霉素高度耐药或存在危险因素者选用万古霉素、头孢曲松或头孢噻肟；对甲氧西林敏感的金黄色葡萄球菌肺炎首选苯唑西林（苯唑青霉素）或氯唑西林（氯唑青霉素），备选第 1 代、第 2 代头孢菌素；耐甲氧西林的金黄色葡萄球菌肺炎首选万古霉素或联用利福平；流感嗜血杆菌肺炎首选阿莫西林加克拉维酸或氨苄西林（氨苄青霉素）加舒巴坦；肺炎支原体或衣原体肺炎首选大环内酯类如罗红霉素、阿奇霉素、克拉霉素等；肠杆菌肺炎首选头孢曲松或头孢噻肟。

10. ABDE【解析】上呼吸道感染如不及时治疗可引起多种并发症，以婴幼儿多见，可引起中耳炎、鼻窦炎、咽后壁脓肿、扁桃体周围脓肿、颈淋巴结炎、喉炎、支气管炎及支气管肺炎等，其中肺炎是婴幼儿时期最严重的并发症。年长儿若患 A 组溶血性链球菌上呼吸道感染可引起急性肾小球肾炎和风湿热。

11. ACDE【解析】急性支气管炎的治疗如下。①化痰止咳可用复方甘草合剂、急支糖浆等，一般不用镇咳药或镇静药，以免抑制咳嗽反射，影响痰液咳出。咳嗽重而痰液黏稠时可给予氨溴索雾化吸入。②平喘：对喘憋严重者可用支气管扩张剂，如沙丁胺醇雾化吸入，喘息严重者可短期加用糖皮质激素。③控制感染：病毒感染者可静脉滴注利巴韦林，一般不主张用抗生素；怀疑有细菌感染，可选用青霉素类抗生素；如系支原体感染，则应予大环内酯类抗生素。

12. BDE【解析】参见 A2 型题第 22 题解析。

13. ACDE【解析】缺氧、二氧化碳潴留及毒血症等，可导致循环系统、消化系统、神经系统的一系列病理生理变化以及水、电解质和酸碱平衡紊乱。

14. ACDE【解析】急性支气管炎病原体常见为病毒和细菌。多见于 2 岁以下婴幼儿。多数起病较急，发病前数日可先有上呼吸道感染。起病可急可缓，主要累及呼吸系统，主要表现为发热、咳嗽和气促。

15. ABCD【解析】重症支气管肺炎：除呼吸系统症状和全身中毒症状外，常有循环、神经和消化系统受累的表现。①循环系统：常见心肌炎、心力衰竭及微循环障碍。心肌炎表现为面色苍白、心动过速、心音低钝、奔马律、心电图显示 ST 段下移、T 波低平或倒置。心力衰竭表现为呼吸突然加快，>60 次/分，极度烦躁不安，明显发绀、面色苍白发灰。心率增快，婴儿 >180 次/分，幼儿 >160 次/分，心音低钝、有奔马律，颈静脉怒张，肝脏迅速增大，尿少或无尿，颜面或下肢水肿等。②神经系统：发生中毒性脑病时表现为烦躁或嗜睡惊厥、球结膜水肿、瞳孔对光反射迟钝或消失、呼吸节律不齐甚至呼吸停止，脑水肿时出现意识障碍、反复惊厥、前囟隆起、脑膜刺激征等。③消化系统：常有食欲缺乏、腹胀、呕吐、腹泻等；重症可引起中毒性肠麻痹，表现为严重腹胀、肠鸣音消失、膈肌抬高、呼吸困难加重。消化道出血时，吐咖啡色渣样物，大便潜血试验阳性或出现柏油样便等。

六、案例分析题

1. ABDEF【解析】参见 X 型题第 3 题解析。

2. C【解析】新生儿的呼吸频率为 40~45 次/分；1 个月至 1 岁儿童的呼吸频率为 30~40 次/分；1~3 岁儿童的呼吸频率为 25~30 次/分。

3. ADEF【解析】三凹征即胸骨上窝、锁骨上窝和肋间隙在吸气时凹陷。

4. C【解析】急性呼吸衰竭血气诊断标准为动脉血氧分压 $PaO_2 < 6.5kPa$（50mmHg）和/或动脉血二氧化碳分压 $PaCO_2 > 8.0kPa$（60mmHg）。

5. B【解析】急性上呼吸道病原体以病毒多见，占 90% 以上，细菌和支原体则较少见。

6. A【解析】疱疹性咽峡炎病原体为柯萨奇 A 组病毒。

7. ACDE【解析】急性上呼吸道感染的护理措施如下。①一般护理：根据情况注意休息，减少活动，各种治疗、护理操作尽量集中完成，以保证患儿的休息。②促进舒适：咽部不适时可予润喉含片或进行雾化吸入。③发热的护理：高热患儿应卧床休息，密切观察患儿体温、心率、呼吸的变化。④饮食护理：给予营养丰富、清淡易消化和富含维生素的流质或半流质饮食，少量多餐。多饮水，必要时静脉补充营养和水分。⑤病情观察：密切观察体温变化，警惕发生高热惊厥。⑥用药护理：使用退热剂后应注意多饮水，以免虚脱；使用青霉素等抗生素前须做皮肤过敏试验，使用时还应注意观察有无发生变态反应；使用镇静药物时观察止惊效果和药物的不良反应。⑦健康指导。

8. ABCDF【解析】急性上呼吸道感染的健康指导：①指导家长合理喂养，婴儿提倡母乳喂养，及时添加辅食，纠正偏食，保证摄入充足的维生素和蛋白质。②多进行户外活动，多晒太阳，预防佝偻病。加强体格锻炼，增强体质，提高呼吸系统的抵抗力和环境的适应性。③小儿居室应经常开窗通气，避免被动吸烟，保持室内空气新鲜。穿衣要适当，气候骤变时及时增减衣服，避免过冷或过热。在上呼吸道感染的高发季节，避免去人多的公共场所。如有流行趋势，可用食醋熏蒸法对居室空气进行消毒。易感儿可给予板蓝根、金银花等中药预防，也可注射疫苗。④指导家长掌握上呼吸道感染的病因、临床表现、治疗原则，学会相应的预防知识和护理技巧。另外要积极防治各种营养障碍性疾病。

9. A【解析】毛细支气管炎常发生在上呼吸道感染 2～3 天后，出现持续性干咳和发热，体温以中、低度发热为见，发作喘憋为其特点。该患儿咳喘 5 天，咳喘剧烈时伴发绀，肺部可闻及散在喘鸣音，血常规示：白细胞 $3.9\times10^9/L$，中性粒细胞 32.2%，C 反应蛋白 $<8mg/L$。胸部 X 线平片示：双肺纹理显著。根据病史、查体及平片结果，可能的诊断是急性毛细支气管炎。

10. E【解析】毛细支气管炎的病原体主要为呼吸道合胞病毒，可占 80% 或更多。

11. BCDF【解析】呼吸道合胞病毒通过空气、飞沫和密切接触传播，因此选项 A 错误，其余选项均为呼吸道合胞病毒感染患儿的护理措施。

12. ABDEF【解析】引起毛细支气管炎的病原体多是呼吸道合胞病毒，使用抗生素无效。

13. E【解析】根据患儿的临床表现和检查，特别是皮肤可见猩红热样皮疹，符合金黄色葡萄球菌肺炎的诊断。

14. D【解析】有心力衰竭者可用洋地黄制剂。

15. DEF【解析】洋地黄药物中毒易发生低钾、缺氧、心肌缺血、应用剂量过大等情况，故应用时注意：①勿使患儿发生低血钾。应及时补充含钾高的食品；对不能进食的患儿，静脉输液补钾。②每次用药前，测量脉搏，要经常检查心电图，观察患儿是否出现心律失常。③应控制患儿钠盐摄入量，每周测量体重应用利尿药减轻心脏负担。

16. B【解析】金黄色葡萄球菌肺炎患儿抗生素在体温正常后 2 周停用。

17. D【解析】茶碱类除能抑制磷酸二酯酶，提高平滑肌细胞内 cAMP 浓度外，还能拮抗腺苷受体，刺激肾上腺分泌肾上腺素，增强呼吸肌的收缩，增强气道纤毛的清除功能和抗炎作用，是治疗哮喘的有效药物。

18. CDE【解析】主要优点是药物直接作用于呼吸道、肺部，比口服用药起效快，作用迅速。并且直接作用于病患部位，用量也比口服较小，减少药物全身作用，副作用也相对比减少，可以在肝脏中迅速灭活。

19. A【解析】参见A1型题第9题解析。

20. ABDE【解析】支气管哮喘患儿维持气道通畅：①给予雾化吸入，胸部叩击，以促进分泌物的排出，病情许可采取体位引流；对痰多无力咳出者，及时吸痰。②保证患儿摄入足够的水分，以降低分泌物的黏稠度。③若有感染，遵医嘱给予抗生素。

21. B【解析】支气管哮喘急性发作期：哮喘患儿在急性发作前通常会有先兆症状，表现为胸闷、咳嗽，其次为鼻塞、流涕、打喷嚏、鼻痒、咽痒、眼睛痒和流泪等。其中鼻塞、流涕、打喷嚏、咳嗽等表现常被家长误以为是“感冒”而耽误了对哮喘的及时诊治。在某些情况下，如患儿白天过于顽皮、气温变化较大、气候阴湿等，应特别注意先兆期的表现，若能在先兆期及时防治则有利于控制哮喘的发作。

22. A【解析】气道高反应是哮喘的基本特征，气道慢性（变应性）炎症是哮喘的基础病变。

23. D【解析】支气管哮喘的护理诊断如下。①低效性呼吸型态：与支气管痉挛所致通气、换气功能障碍有关。②清理呼吸道无效：与呼吸道分泌物过多、黏稠，咳嗽无力有关。③气体交换受损：与肺部炎症有关。④营养失调——低于机体需要量：与摄入不足、消耗增加有关。⑤体温过高：与感染有关。⑥潜在并发症：呼吸衰竭、心力衰竭、自发性气胸、中毒性肠麻痹、中毒性脑病等。目前，该患儿最主要的护理诊断是低效性呼吸型态。

24. E【解析】呼吸性酸中毒由于通气障碍使CO_2排出减少，导致体内CO_2潴留、H_2CO_3增多引起。因原发病不同而表现各异，但均伴有低氧血症和呼吸困难，表现为胸闷、烦躁不安、发绀等。

25. B【解析】病毒性脑膜炎：急性起病，或先有上感或前驱传染性疾病。表现为发热、头痛、呕吐，或有皮疹。年长儿会诉头痛，眼球后痛，颈、背、下肢痛及痛觉异常；婴儿则烦躁不安，易激惹。一般很少有严重意识障碍和惊厥，可有颈项强直等脑膜刺激征但无局限性神经系统体征；病程大多在1~2周。白细胞正常或偏低，部分可轻度升高。脑脊液压力增高或正常，外观透明或微浊，白细胞总数轻度增多，病初以中性粒细胞为主，后期以淋巴细胞为主，蛋白质含量轻度增高，糖和氯化物一般在正常范围。

26. D【解析】病毒性脑膜炎的治疗：①控制惊厥。②降低颅内压。③控制高热。④出现呼吸功能障碍时则应予以氧气疗法，必要时予以机械通气。

27. A【解析】病毒感染者选用利巴韦林、干扰素等抗病毒药物。

28. E【解析】初步诊断为病毒性肺炎、腺病毒肺炎可能。诊断依据如下。①1岁男孩。②稽留高热3天，频繁咳嗽，伴阵发性喘憋；查体：T 40℃，嗜睡，面色灰白，有轻度发绀、气促、吸气三凹征，左肺呼吸音降低，双肺未闻及啰音。③X 线胸片示：左下肺大片密度较淡阴影。

29. D【解析】免疫荧光抗体检查，标本多为鼻咽抽吸物、鼻咽拭子、痰液及肺泡灌洗液，发病 3~5 天内检出率最高，重症病例 2~3 周仍可阳性。

30. C【解析】心力衰竭的临床诊断指征：①安静时心率加快，婴儿 >180 次/分，幼儿 >160 次/分，不能用发热或缺氧解释者。②呼吸困难青紫突然加重，安静时呼吸 >60 次/分。③肝在短时间内增大，不能以横膈下移等原因解释者。④心音明显低钝或出现奔马律。⑤突然烦躁不安，面色苍白或发灰，不能用原有疾病解释者。⑥尿少和下肢水肿，除外其他原因者。

31. B【解析】患儿出现心力衰竭，应给予洋地黄类药物。毛花苷 C 是其中一种速效强心苷，应用于心力衰竭、心房颤动和阵发性室上性心动过速。

32. A【解析】张力是指电解质溶液占总溶液的比例。只有糖是非电解质溶液，也就是说把糖去除后，其他液体的份数除以总溶液的份数就是该液体张力。生理盐水配制的溶液会引起水钠潴留，增加心脏负担，所以在溶液张力选择时选用 1/4 张，同时要控制输液速度，为每小时 5ml/kg。

33. B【解析】参见 A1 型题第 32 题解析。

34. C【解析】参见案例分析题第 24 题解析。

35. C【解析】该患儿出现呼吸性酸中毒，患儿出现烦躁。发绀，鼻翼扇动等，目前应改善通气，加强呼吸道通畅性，解除呼吸道梗阻症状。

第十章　循环系统疾病患儿的护理

一 A1 型题

1. 室性期前收缩心电图的特征不包括

A. 提前出现的 QRS 波群　　B. 宽大畸形的 QRS 波群

C. 不完全代偿间歇　　D. QRS 波群前无 P 波

E. 完全代偿间歇

2. 小儿病毒性心肌炎常见的病原体是

A. 柯萨奇病毒　　B. 腺病毒

C. 轮状病毒　　D. 流感病毒

E. 肝炎病毒

3. 1 岁内小儿的正常心率为

A. 70~90 次/分　　B. 80~100 次/分

C. 100~120 次/分　　D. 110~130 次/分

E. 120~140 次/分

4. 属于左向右分流型先天性心脏病的是

A. 房间隔缺损　　B. 大动脉错位

C. 肺动脉狭窄　　D. 主动脉缩窄

E. 法洛四联症

5. 常见的青紫型先天性心脏病是

A. 室间隔缺损　　B. 房间隔缺损

C. 动脉导管未闭　　D. 法洛四联症

E. 肺动脉狭窄

6. 右向左分流型（青紫型）先天性心脏病，最明显的外观特征是

A. 心脏杂音　　B. 发育迟缓

C. 活动耐力下降　　D. 持续青紫

E. 心前区隆起

7. 法洛四联症 X 线表现为

A. 左房、左室增大　　B. 左房、右室增大

C. 右房、右室增大　　D. 右房、左室增大
E. “靴形”心脏

8. 小儿病毒性心肌炎的主要临床表现不包括
A. 不同程度心功能不全　　B. 心动过速、期前收缩
C. 发病前有病毒感染史　　D. 乏力、咽痛、腹痛
E. 反复发热、惊厥

9. 法洛四联症患儿发生缺氧发作时，应采取的卧位是
A. 仰卧位　　B. 俯卧位
C. 坐位　　D. 侧卧位
E. 膝胸位

10. 治疗病毒性心肌炎时，常用的有清除自由基作用的药物是
A. 辅酶 A50 U　　B. 1,6-二磷酸果糖
C. 维生素 C　　D. 肾上腺皮质激素
E. 强心苷

11. 不属于治疗病毒性心肌炎的药物是
A. 辅酶 Q10　　B. 1,6-二磷酸果糖
C. 维生素 C　　D. 强心苷
E. 芪冬颐心口服液

12. 病毒性心肌炎的护理措施，不包括
A. 减轻心脏负担　　B. 急性期卧床休息
C. 连续心电监护　　D. 尽量活动锻炼
E. 尽量保持安静

13. 动脉导管未闭患儿，周围血管征产生的主要原因是
A. 心脏存在着异常的通道　　B. 体循环血流量的明显减少
C. 肺循环血流量的明显增多　　D. 脉压明显增大
E. 收缩压明显升高

14. 法洛四联症患儿喜蹲踞的原因是
A. 缓解漏斗部肌部痉挛
B. 使心脑供血增加
C. 增加体循环阻力，减少右向左分流量
D. 使腔静脉回心血量增加
E. 使劳累、气急缓解

15. 无分流型的先天性心脏病是
A. 室间隔缺损　　B. 房间隔缺损

C. 动脉导管未闭　　D. 法洛四联症

E. 肺动脉狭窄

16. 法洛四联症常见的并发症是

A. 脑血栓　　B. 心律失常

C. 心力衰竭　　D. 肺部感染

E. 冠状动脉瘤

17. 左向右分流型先天性心脏病易发生

A. 脑脓肿　　B. 脑梗死

C. 脑出血　　D. 心力衰竭

E. 肝衰竭

18. 左向右分流型心脏病分流量多时临床出现

A. 反复肺部感染　　B. 蹲踞现象

C. 昏厥或抽搐　　D. 脑梗死

E. 脑脓肿

19. 影响心脏胚胎发育关键时期是胚胎的

A. 1~2 周　　B. 4~5 周

C. 6~8 周　　D. 2~8 周

E. 3~4 周

20. 护理青紫型先心病患儿，要注意保证入量防止脱水，其目的是

A. 防止心力衰竭　　B. 防止肾衰竭

C. 防止血栓　　D. 防止休克

E. 防止便秘

21. 左向右分流型先天性心脏病出现（　　）不宜手术

A. 梗阻性肺高压时　　B. 动力性肺高压时

C. 心力衰竭症状时　　D. 动力性肺高压前

E. 亚急性细胞性心内膜炎时

22. 先天性心脏病患儿出现下半身青紫，应考虑为

A. 房间隔缺损　　B. 室间隔缺损

C. 主动脉缩窄　　D. 法洛四联症

E. 动脉导管未闭

23. 房间隔缺损的血流动力学改变常引起

A. 右心房、右心室、左心室扩大　　B. 左心房、左心室、右心室扩大

C. 左心房、左心室扩大　　D. 右心房、右心室扩大

E. 左心房、右心房、右心室扩大

24. 先天性心脏病中，最常见的类型是
A. 室间隔缺损　B. 房间隔缺损
C. 动脉导管未闭　D. 法洛四联症
E. 肺动脉狭窄

25. 胎儿血液循环出生后的改变，下列哪项不正确
A. 肺小动脉肌层退化　B. 肺循环压力增高
C. 卵圆孔关闭　D. 体循环压力增高
E. 动脉导管闭塞

26. 引起先天性心脏病最主要的病因是
A. 遗传　B. 宫内感染
C. 药物影响　D. 孕母接触放射线
E. 乳母有先天性代谢紊乱性疾病

27. 法洛四联症的 4 种畸形中，最关键的是
A. 主动脉骑跨　B. 肺动脉狭窄
C. 室间隔缺损　D. 房间隔缺损
E. 右心室肥厚

28. 房间隔缺损时血流量增多的部位是
A. 左心房　B. 左心室
C. 主动脉　D. 体循环
E. 肺循环

29. 下列哪一种先心病可以出现水冲脉及枪击音
A. 房间隔缺损　B. 室间隔缺损
C. 动脉导管未闭　D. 法洛四联症
E. 艾森曼格综合征

30. 引起儿童心肌炎的最常见病毒为下列哪一种
A. 流感病毒　B. 腺病毒
C. 柯萨奇病毒 B 组　D. 链病毒
E. 埃可病毒

31. 小儿动脉收缩压可用下列哪项公式计算
A. （年龄 ×2）+75mmHg　B. （年龄 ×2）+80mmHg
C. （年龄 ×2）+85mmHg　D. （年龄 ×2）+90mmHg
E. （年龄 ×2）+60mmHg

32. 对周岁儿进行心脏检查，结果正常的是
A. 心尖搏动位于左侧第 5 肋间，锁骨中线外侧

B. 心尖搏动位于左侧第 4 肋间，锁骨中线外侧
C. 心尖搏动位于左侧第 4 肋间，锁骨中线处
D. 心尖搏动位于左侧第 5 肋间，锁骨中线处
E. 心尖搏动位于左侧第 4 肋间，锁骨中线以内 1 ~2cm

33. 先天性心脏病最严重的类型是
A. 室间隔缺损
B. 动脉导管未闭
C. 肺动脉狭窄
D. 法洛四联症
E. 房间隔缺损

34. 房间隔缺损患儿的典型心电图表现为
A. 心电图基本正常
B. 电轴右偏和不完全性右束支传导阻滞
C. 电轴右偏，右心室肥大
D. 左心室肥大和左心室肥大
E. 左右心室肥大

35. 室间隔缺损的杂音特点是
A. 胸骨左缘第 2 ~3 肋间可闻及Ⅱ~Ⅲ级收缩期喷射性杂音
B. 胸骨左缘第 3 ~4 肋间可闻及Ⅲ~Ⅳ级粗糙的全收缩期吹风样杂音
C. 胸骨左缘第 2 ~3 肋间可闻及粗糙响亮的连续性机器样杂音
D. 胸骨左缘第 2 ~4 肋间可闻及Ⅱ~Ⅲ级收缩期喷射性杂音
E. 肺动脉瓣区可闻及响亮的喷射性全收缩期杂音

36. 护士在护理先天性心脏病患儿的过程中，操作错误的是
A. 安排好患儿的作息时间，保证睡眠和休息
B. 集中护理，避免引起情绪激动和大哭大闹
C. 经常口服抗生素以预防感染
D. 心功能不全时有水钠潴留者，采用无盐或低盐饮食
E. 对患儿关心爱护，建立良好的护患关系，消除患儿的紧张

37. 有可能使血液黏稠度增加的先天性心脏病是
A. 房间隔缺损
B. 室间隔缺损
C. 动脉导管未闭
D. 法洛四联症
E. 肺动脉狭窄

38. 动脉导管未闭患儿，当肺动脉压力超过主动脉时出现的差异性发绀是指
A. 右上肢青紫
B. 左上肢青紫
C. 头面部青紫
D. 下半身青紫
E. 上半身青紫

39. 动脉导管未闭的杂音特点是
A. 胸骨左缘第 2 ~3 肋间可闻及Ⅱ~Ⅲ级收缩期喷射性杂音

B. 胸骨左缘第 3~4 肋间可闻及Ⅲ~Ⅳ级粗糙的全收缩期杂音
C. 胸骨左缘第 2~3 肋间可闻及粗糙响亮的连续性机器样杂音
D. 胸骨左缘第 2~4 肋间可闻及Ⅱ~Ⅲ级喷射性收缩期杂音
E. 肺动脉瓣区可闻及响亮的喷射性全收缩期杂音

40. 病毒性心肌炎患儿在恢复期，限制其活动量的时间应不少于
A. 1 个月　　B. 3 个月
C. 6 个月　　D. 9 个月
E. 12 个月

41. 正常胎儿循环中，血氧含量最高的部位是
A. 脐动脉　　B. 脐静脉
C. 主动脉　　D. 右心房
E. 左心室

42. 法洛四联症的心脏畸形中，对患儿病理生理和临床表现最有影响的是
A. 房间隔缺损　　B. 室间隔缺损
C. 肺动脉狭窄　　D. 主动脉骑跨
E. 右心室肥厚

43. 左向右分流型先心病最常见的合并症是
A. 喉炎　　B. 支气管肺炎
C. 亚急性细菌性心内膜炎　　D. 脑栓塞
E. 脑脓肿

44. 脉压增大伴有周围血管征的先天性心脏病是
A. 房间隔缺损　　B. 室间隔缺损
C. 动脉导管未闭　　D. 肺动脉狭窄
E. 法洛四联症

45. 左向右分流型先天性心脏病患儿生长发育落后是由于
A. 肺动脉高压　　B. 肺循环血量增加
C. 肺循环血量减少　　D. 体循环血量增加
E. 体循环血量减少

46. 右向左分流型先天性心脏病最明显的外观特征是
A. 心脏杂音　　B. 发育迟缓
C. 持续发绀　　D. 心前区隆起
E. 活动耐力下降

47. 房间隔缺损在胸骨左缘第 2~3 肋间可闻及Ⅱ~Ⅲ级收缩期喷射性杂音，是由于
A. 血流通过缺损部位　　B. 肺动脉瓣相对狭窄

C. 右心室扩大　　D. 肺动脉瓣相对关闭不全

E. 主动脉瓣相对狭窄

48. 根据室间隔缺损的血流动力学改变，首先引起增大的心腔是

A. 左心房　　B. 右心房

C. 左心室　　D. 右心室

E. 左心房、右心室

49. 室间隔缺损和动脉导管未闭时，若出现声音嘶哑，最常见的原因是

A. 右心室增大压迫喉返神经　　B. 左心房扩大压迫喉返神经

C. 左心室增大压迫喉返神经　　D. 肺动脉扩张压迫喉返神经

E. 左、右心室增大压迫喉返神经

50. 法洛四联症的并发症是

A. 脑血栓　　B. 心力衰竭

C. 心律失常　　D. 心内膜炎

E. 肺部感染

51. 2岁以下小儿的心脏位置较高，多呈现的位置是

A. 立位　　B. 横位

C. 斜位　　D. 左前横位

E. 右前横位

52. 房间隔缺损患儿在胸部X线透视下，可以发现的改变是

A. 球形心　　B. 左室增大

C. 肺门“舞蹈”征　　D. 主动脉弓抬高

E. 心脏外形无改变

二、A2型题

1. 患儿，男，3岁。从小体弱、易累、消瘦、易患感冒，曾患过2次肺炎。查体：胸骨左缘第2肋间可闻及粗糙的连续性机器样杂音，有毛细血管搏动和股静脉枪击声。该患儿可能是

A. 室间隔缺损　　B. 房间隔缺损

C. 动脉导管未闭　　D. 法洛四联症

E. 肺动脉狭窄

2. 早产儿，女，出生20天。哭闹后口周青紫，无抽搐，心脏有杂音。诊断为动脉导管未闭。给予治疗的药物是

A. 利尿药　　B. 抗生素

C. 血管扩张药　　D. 吲哚美辛

E. 肾上腺皮质激素

3. 患儿，女，1 岁。诊断为室间隔缺损 8 个月，2 天前出现发热、咳嗽。今日因咳嗽、呼吸急促，三凹征明显，尿少，急诊入院。查体：体温 38.5℃，脉搏 160 次/分，呼吸 60 次/分，肝肋下 3.5cm。诊断室间隔缺损合并心力衰竭，服强心苷时，神经系统的中毒反应有

A. 室性期前收缩　　B. 恶心、呕吐
C. 腹胀明显　　D. 黄视、绿视
E. 房室传导阻滞

4. 患儿，男，4 岁。确诊为动脉导管未闭，准备近日行扁桃体切除术，术前准备最重要的是

A. 避免劳累　　B. 防止受凉
C. 注射青霉素　　D. 使用镇静药
E. 用强心苷类药物

5. 患儿，2 岁半。生后 3 个月出现青紫，哭闹、活动后青紫明显加重，该患儿生长发育落后，喜蹲踞，有杵状指，心前区有明显杂音。患儿可能为

A. 室间隔缺损　　B. 房间隔缺损
C. 法洛四联症　　D. 动脉导管未闭
E. 主动脉瓣缩窄

6. 患儿，男，2 岁，生后 6 个月开始出现口唇发绀，活动时喜蹲踞，近 2 天起出现发热、腹泻。查体：见轻度杵状指，胸骨左缘第 3 肋间可闻及 3 级全收缩期杂音，脉搏减弱。护理该患儿时，尤其应注意

A. 预防感染　　B. 绝对卧床休息
C. 供给足够的能量　　D. 供给足够的液体
E. 保持呼吸道通畅

7. 患儿，女，3 岁。气促、发绀 2 年余，活动时喜蹲踞，诊断为法洛四联症。现患儿哭闹后突然出现呼吸困难，随即昏厥、抽搐。患儿昏厥最可能的原因是

A. 脑栓塞　　B. 肺栓塞
C. 脑脓肿　　D. 缺氧发作
E. 急性心力衰竭

8. 患儿，男，1 岁半。因室间隔缺损入院，突然出现烦躁不安、青紫。查体：神志清楚，两肺底有少许湿啰音，心率 180 次/分，肝在肋下 3.5cm。该患儿可能合并了

A. 肺炎　　B. 心力衰竭
C. 呼吸衰竭　　D. 肾衰竭
E. 脑病

9. 患儿，女，4 岁。2 周前曾患有上呼吸道感染，至今常诉疲乏无力、胸痛。查体发现心脏扩大，心搏异常，第一心音低钝，出现奔马律。最可能的诊断为

A. 病毒性心肌炎　　B. 肺炎

C. 急性心包炎　　D. 先天性心脏病
E. 风湿性心脏病

10. 患儿，女，早产儿。出生后3天，诊断为动脉导管未闭。最合理的治疗方法为
A. 手术结扎　　B. 切断缝扎导管
C. 生后1周内应用吲哚美辛　　D. 介入性治疗
E. 随访观察

11. 患儿，男，2岁。以心力衰竭收入院，给予洋地黄利尿药治疗。护士应鼓励患儿进食
A. 含钠丰富的食物　　B. 含钙丰富的食物
C. 含镁丰富的食物　　D. 含钾丰富的食物
E. 含碘丰富的食物

12. 患儿，男，5岁。已确诊为室间隔缺损，现因扁桃体炎需要手术，医生在手术前给予抗生素预防感染是为了预防
A. 心力衰竭　　B. 肺炎
C. 亚急性细菌性心内膜炎　　D. 支气管炎
E. 脑脓肿

13. 患儿，男。诊断为充血性心力衰竭，长期服用利尿药。近来精神萎靡，乏力，心音低钝，心律失常。考虑为
A. 低钾血症　　B. 高钾血症
C. 低钠血症　　D. 低钙血症
E. 低磷血症

14. 患儿，男，5岁。确诊为室间隔缺损，因龋齿需将此牙拔出，医生在拔牙前给予抗生素预防感染，其目的是预防
A. 支气管肺炎　　B. 感染性心内膜炎
C. 脑脓肿　　D. 牙龈炎
E. 心力衰竭

15. 患儿，男，3岁。疲乏无力伴心前区不适2天，患儿1周前曾患上呼吸道感染病史。查体发现心脏扩大，心动过速，期前收缩，第一心音低钝。心肌酶测定：血清肌酸激酶及其同工酶、心肌肌钙蛋白T升高。心电图示心动过速，室性期前收缩，多导联T波低平。该患儿可能的诊断是
A. 心律失常　　B. 扩张型心肌病
C. 风湿性心脏病　　D. 病毒性心肌炎
E. 急性心包炎

16. 患儿，男，18个月。出生后即出现喂养困难，吸吮时气急、苍白，一年来已有5次肺部感染。查体：生长发育落后，胸骨左缘第3~4肋间可闻及Ⅲ~Ⅳ级粗糙的全收缩期杂音，

肺动脉第二音增强。心电图示左心室肥大。可能的诊断是

A. 房间隔缺损　　B. 室间隔缺损
C. 动脉导管未闭　　D. 法洛四联症
E. 肺动脉狭窄

17. 患儿，男，5 岁。诊断为法洛四联症，患儿于行走时喜下蹲片刻再走，这样做主要是能

A. 减少组织耗氧　　B. 心脑供血量增加
C. 缓解漏斗部肌肉痉挛　　D. 腔静脉回心血量增加
E. 体循环阻力增加，使右向左分流减少

18. 患儿，女，1 岁。因咳嗽 5 天伴气促 1 天，以支气管肺炎、先心病收住入院。查体：生长发育落后，呼吸 60 次/分，双肺闻及细湿啰音，心界向左下扩大，心率 170 次/分，胸骨左缘第 3~4 肋间有Ⅵ级粗糙收缩期杂音，腹软，肝肋下 2cm。该患儿首优的护理诊断是

A. 生长发展的改变　　B. 清理呼吸道无效
C. 气体交换受损　　D. 活动无耐力
E. 潜在并发症：心力衰竭

19. 患儿，男，2 岁。诊断为法洛四联症，近 3 天呈蛋花样大便，每天 10 余次。护理此患儿时要注意保证入量，防止脱水，其目的是

A. 防止电解质紊乱　　B. 防止休克
C. 防止血栓栓塞　　D. 防止心力衰竭
E. 防止肾衰竭

20. 患儿，女，3 岁。从小体弱、易累、消瘦、易患感冒，曾患过 2 次肺炎。查体：胸骨左缘第 2 肋间可闻及粗糙的连续性机器样杂音，有毛细血管搏动和股动脉枪击音。该患儿可能的诊断是

A. 室间隔缺损　　B. 房间隔缺损
C. 动脉导管未闭　　D. 法洛四联症
E. 肺动脉狭窄

21. 患儿，男，2 岁。出生时诊断为法洛四联症，近 2 天出现呕吐、腹泻、哭闹。首选的护理措施是

A. 吸氧　　B. 卧床休息
C. 暂时禁食　　D. 补充液体
E. 按医嘱给予抗生素控制感染

22. 患儿，男，7 个月。早产儿，出生后第 2 天因吸入性肺炎收住儿科病房。查体：胸骨左缘第 2 肋间闻及Ⅲ级收缩期杂音，心脏彩超示有动脉导管未闭和左向右分流。考虑处理方式为

A. 立即手术根治

B. 先治疗肺炎，待4岁以后手术治疗
C. 观察到3个月后如不闭合，可考虑手术治疗
D. 治疗肺炎并口服吲哚美辛治疗
E. 监测肺动脉压力以决定手术时机

23. 患儿，男，2岁。发现心脏杂音1年余。生长发育较差，无明显气促、发绀。查体：胸骨左缘第3~4肋间闻及Ⅲ级收缩期杂音。要鉴别该患儿的心脏病是左向右分流型还是右向左分流型，既简单又经济的检查是
A. 心电图
B. 胸部X线检查
C. 心脏彩超
D. 心导管检查
E. 心血管造影

三 A3/A4型题

（1~4题共用题干）

患儿，男，2岁。自幼发绀，发育落后，有杵状指，喜欢蹲踞，诊断为法洛四联症，20分钟前突然发生昏厥来院就诊。

1. 此患儿应考虑为
A. 癫痫
B. 心力衰竭
C. 脑血栓
D. 急性脑缺氧发作
E. 中毒

2. 对该患儿的处理，正确的是
A. 限制活动
B. 口服普萘洛尔
C. 口服强心苷类药物
D. 口服吲哚美辛
E. 每日吸氧2小时

3. 该患儿最易出现的并发症是
A. 心力衰竭
B. 脑血栓、脑脓肿
C. 亚急性细菌性心内膜炎
D. 化脓性脑膜炎
E. 呼吸道感染

4. 对该患儿的健康指导，重要的是
A. 合理喂养
B. 按时预防接种
C. 预防呼吸道感染
D. 介绍本病最佳的手术年龄
E. 预防心力衰竭

（5~7题共用题干）

患儿，男，4岁。乏力、气促2天，10天前曾患上呼吸道感染。查体：低热，心脏扩

大，安静时心动过速，第一心音低钝。心电图示心动过速，多导联 ST 段偏移和 T 波低平。

5. 该患儿最可能的诊断是

A. 充血性心力衰竭　　B. 心律失常

C. 风心病　　D. 病毒性心肌炎

E. 肺炎

6. 经护理评估后，护士提出的首优护理诊断为

A. 体温升高　　B. 潜在并发症：心力衰竭

C. 活动无耐力　　D. 气体交换受损

E. 清理呼吸道无效

7. 护士采取的护理措施，不正确的是

A. 密切观察患儿精神状态及生命体征的变化

B. 使用扩张血管药物时，要准确控制滴速

C. 急性期应卧床休息

D. 恢复期不需要限制活动量

E. 胸闷、气促时应休息，必要时可给予吸氧

（8~10 题共用题干）

患儿，女，10 个月。人工喂养，患儿两天来喂养困难，烦躁多汗，哭声低弱，腹胀，咳嗽，尿少，水肿。查体：患儿心脏扩大，心率 165 次/分，安静时呼吸 66 次/分，心音减低，奔马律。肺底部可闻及湿啰音，呼吸困难，青紫加重。

8. 该患儿最可能的诊断是

A. 充血性心力衰竭　　B. 心律失常

C. 风心病　　D. 病毒性心肌炎

E. 肺炎

9. 医嘱给予地高辛治疗，护士应用地高辛前应测量

A. 呼吸　　B. 体温

C. 尿量　　D. 心率

E. 血钾

10. 治疗过程中患儿出现恶心、呕吐，食欲缺乏，并伴有头晕、嗜睡，无发热、咳嗽，无腹泻，心电图示胸前导联 ST 段鱼钩样压低。首先考虑为

A. 合并急性胃炎　　B. 地高辛剂量不足，心功能不全未能控制

C. 地高辛中毒　　D. 低钾血症

E. 病毒性心肌炎

（11~16题共用题干）

患儿，女，1岁。生后3个月起青紫渐加重，活动后气急。查体：生长发育明显落后，口唇、鼻尖、耳垂、指/趾青紫明显，伴杵状指（趾），胸骨左缘闻及Ⅲ级收缩期杂音，肺动脉第二音减弱。

11. 该患儿可能的诊断

A. 房间隔缺损　　B. 室间隔缺损

C. 动脉导管未闭　　D. 法洛四联症

E. 肺动脉狭窄

12. 患儿第二天晨起吃奶时出现阵发性呼吸困难、烦躁和青紫加重，出现昏厥，其原因是

A. 脑膜炎　　B. 脑栓塞

C. 脑脓肿　　D. 心力衰竭

E. 阵发性脑缺氧

13. 该患儿应该采取的体位是

A. 平卧位　　B. 右侧卧位

C. 左侧卧位　　D. 俯卧位

E. 膝胸位

14. 该患儿的治疗最终要采取

A. 内科保守治疗　　B. 发病时内科用药

C. 中医中药治疗　　D. 近期手术根治

E. 成年后手术治疗

15. 护理该患儿时，正确的措施是

A. 无须限制钠盐摄入　　B. 为减轻心脏负担，应少饮水

C. 缺氧发作时宜置患儿于半坐卧位　　D. 钙剂可与洋地黄制剂同时使用

E. 超过2天无大便，应禁止患儿下床独自排便

16. 如患儿需近期手术治疗，对其家长的健康教育错误的是

A. 预防便秘　　B. 增加营养

C. 预防肺炎　　D. 增加活动量

E. 调整心功能至最佳状态

（17~19题共用题干）

患儿，女，5岁。因室间隔缺损长期服用地高辛维持心功能。现因上呼吸道感染诱发心力衰竭，遵医嘱应用毛花苷C，出现恶心、呕吐、视物模糊。

17. 上述临床表现出现的原因是

A. 上呼吸道感染加重　　B. 急性心力衰竭加重

C. 室间隔缺损的表现　　D. 强心苷中毒反应

E. 胃肠道感染

18. 要确定上述判断还需做的检查是

A. 便常规　　B. 心导管检查

C. 心脏 B 超　　D. 心电图

E. X 线检查

19. 此时应采取的措施是

A. 调慢输液速度　　B. 禁食

C. 给患儿吸入酒精湿化的氧气　　D. 密切观察心率变化

E. 暂停使用强心苷并通知医师

（20~23 题共用题干）

患儿，男，2 岁。自幼发绀，生长发育落后于同龄小儿，现因发热、咳嗽 3 天入院。查体：体温 38.5℃，口唇发绀，咽部充血，双肺呼吸音粗，无干、湿啰音，心率 136 次/分，胸骨左缘第 2~4 肋间可闻及Ⅱ~Ⅲ级喷射性收缩期杂音，指（趾）端发绀明显，有杵状指。

20. 该患儿可能患有

A. 室间隔缺损　　B. 房间隔缺损

C. 动脉导管未闭　　D. 法洛四联症

E. 肺动脉狭窄

21. 该患儿拟做胸部 X 线检查，结果可能是

A. 肺野充血

B. 肺血管影增粗，肺动脉段凸出

C. 心尖圆钝上翘，肺动脉凹陷，呈“靴形”心影

D. 左、右心室扩大

E. 两侧肺纹理增粗，有斑片状阴影

22. 该患儿入院后 1 小时，哭闹后突然晕厥、抽搐，可能出现了

A. 脑缺氧发作　　B. 脑脓肿

C. 脑血栓　　D. 中毒性脑病

E. 脑出血

23. 此时应首先采取的措施是

A. 吸氧　　B. 镇静

C. 置患儿于膝胸卧位　　D. 报告医师

E. 准备吗啡、普萘洛尔等抢救药品

（24~27题共用题干）

患儿，女，2岁半。生长发育落后于同龄小儿，哭闹时出现下半身发绀，现因发热、咳嗽、气急2天入院。查体：体温39.2℃，口唇发绀，双肺呼吸音粗，可闻及细湿啰音，心前区隆起，心率140次/分，胸骨左缘第2肋间可闻及粗糙响亮的连续性机器样杂音，肺动脉瓣区第二音增强，有毛细血管搏动征。

24. 该患儿可能患有

A. 室间隔缺损　　B. 房间隔缺损

C. 动脉导管未闭　　D. 法洛四联症

E. 肺动脉狭窄

25. 该患儿已出现的并发症是

A. 支气管肺炎　　B. 心力衰竭

C. 脑血栓　　D. 亚急性细菌性心内膜炎

E. 脑脓肿

26. 该患儿出现毛细血管搏动征的原因是

A. 收缩压增高　　B. 收缩压降低

C. 舒张压增高　　D. 舒张压降低，脉压增大

E. 收缩压和舒张压均降低

27. 该患儿出院时，护士对其家长做健康指导，不正确的是

A. 合理安排患儿的饮食、生活　　B. 按时进行预防接种

C. 避免到公共场所、人群集中的地方　　D. 应卧床休息，手术前避免一切活动

E. 定期复查，择期手术

（28~32题共用题干）

患儿，女，10岁。发热、咳嗽5天，伴胸闷、气促，既往无先天性心脏病史。查体：体温38.5℃，气促，口周轻度发绀，精神萎靡，呼吸30次/分，两肺呼吸音粗，少量中湿啰音，心率160次/分，S_1明显低钝，肝肋下3.0cm。胸部X线片和心电图示左、右心室扩大。白细胞7.0×10^9/L。

28. 该患儿最可能的诊断是

A. 支气管肺炎合并心力衰竭　　B. 病毒性心肌炎合并心力衰竭

C. 先天性心脏病合并心力衰竭　　D. 心内膜弹力纤维增生症合并心力衰竭

E. 病毒性脑炎合并心力衰竭

29. 引起此病最可能的病原体是

A. 流感病毒　　B. 腺病毒

C. 埃可病毒　　D. 柯萨奇病毒
E. 肝炎病毒

30. 为进一步明确病原学诊断，目前还需做的检查是
A. 咽拭子和血液中分离到同一病毒　　B. 血清柯萨奇病毒抗体阳性
C. 心肌酶谱 CK-MB 升高　　D. 心肌肌钙蛋白阳性
E. 心电图示明显 ST-T 改变

31. 需要首先应用的药物是
A. 抗生素　　B. 静脉用毛花苷 C
C. 地高辛　　D. 苯巴比妥钠
E. 二磷酸果糖

32. 该患儿需要卧床休息的时间是
A. 应卧床休息 3~6 个月　　B. 应卧床休息至热退后 3~4 周
C. 应绝对卧床休息 2 个月　　D. 休息至心肌酶恢复正常后
E. 根据具体情况而定

四 B 型题

（1~3 题共用备选答案）
A. 二尖瓣狭窄　　B. 二尖瓣关闭不全
C. 主动脉瓣狭窄　　D. 主动脉瓣关闭不全
E. 先天性心脏病

1. 心电图检查示电轴左偏，二尖瓣型 P 波、左心室肥大和劳损的疾病是
2. X 线检查示主动脉结隆起，升主动脉和弓部增宽的疾病是
3. 瓣叶和腱索增厚、挛缩、瓣膜面积缩小，瓣叶活动受限和二尖瓣瓣环扩大的疾病是

（4~7 题共用备选答案）
A. 3~4 周　　B. 半个月
C. 3 个月　　D. 6 个月
E. 12 个月

4. 病毒性心肌炎急性期需卧床休息至热退后
5. 病毒性心肌炎患儿总休息时间不得少于
6. 病毒性心肌炎有心脏扩大的患儿，需卧床休息
7. 病毒性心肌炎恢复期应限制活动至少

（8~12题共用备选答案）

A. 房间隔缺损　　B. 主动脉缩窄

C. 动脉导管未闭　　D. 法洛四联症

E. 室间隔缺损

8. 由于右心室流出道相对狭窄产生杂音的是

9. 由于血流通过缺损部位生成涡流引起杂音的是

10. 存在主肺动脉通道的是

11. 先天性心脏病左向右分流的是

12. 先天性心脏病右向左分流的是

（13~15题共用备选答案）

A. 右心房、右心室增大，肺动脉段凸出，肺血增多

B. 左心房、左心室增大，肺动脉段凸出，肺血增多

C. 左、右心室增大，肺动脉段凸出，肺血增多

D. 右心室增大，肺动脉凹陷，肺血减少

E. 右心房、右心室扩大，肺动脉狭窄后的肺动脉扩大至左肺动脉

13. 法洛四联症的特点是

14. 室间隔缺损的特点是

15. 动脉导管未闭的特点是

（16~19题共用备选答案）

A. 增加营养，增强体质　　B. 预防上呼吸道感染

C. 避免情绪激动和剧烈哭闹　　D. 掌握合理的生活制度和活动量

E. 按时进行预防接种

16. 患儿，男，3岁。诊断为室间隔缺损，中型大小，家长拟1年后送小儿住院手术。护士对家长的指导是

17. 患儿，男，2岁。诊断为大型室间隔缺损，分流量大。护士对家长的健康教育是

18. 患儿，女，4岁。发现发绀3年余，初步诊断为法洛四联症，近来家长带小儿就诊，准备手术。护士对家长的健康教育是

19. 患儿，男，4岁。患室间隔缺损，近1周来发热、消瘦、乏力。查体发现结膜有出血点，肝肋下2cm，脾肋下1cm。护士应观察病情，注意除外

五 X 型题

1. 法洛四联症患儿可能出现的症状是
   A. 蹲踞　B. 贫血
   C. 突然晕厥　D. 杵状指（趾）
   E. 活动耐力下降
2. 粗大的动脉导管未闭患儿的临床表现有
   A. 坏死性小肠炎　B. 肺淤血
   C. 肺高压　D. 喂养困难
   E. 声音嘶哑
3. 动脉导管未闭的血流动力学改变有
   A. 出生后动脉导管持续开放　B. 血流从主动脉经导管分流至肺动脉
   C. 直接进入体循环，出现持续性发绀　D. 左心负荷加重
   E. 左心房、左心室扩大
4. 室间隔缺损导管介入堵闭术的适应证是
   A. 膜部缺损：年龄≥3 岁，室缺距主动脉瓣≥3mm
   B. 肌部室缺≥5mm 或术后残余分流
   C. 年龄≥6 个月、体重≥4kg
   D. 活动性感染性心内膜炎，心内有赘生物
   E. 重度肺动脉高压伴双向分流者
5. 法洛四联症患儿缺氧发作时的处理，正确的是
   A. 置患儿于仰卧位　B. 及时吸氧并保持患儿安静
   C. 皮下注射吗啡　D. 静脉应用碳酸氢钠，纠正代谢性酸中毒
   E. 可静脉注射普萘洛尔减慢心率，缓解发作
6. 关于小儿心脏位置和大小的描述，正确的是
   A. 新生儿和小于 2 岁婴幼儿的心脏多呈横位
   B. 新生儿心尖部主要为左心室
   C. 3~7 岁小儿心尖搏动位于左第 5 肋间、锁骨中线处
   D. 7 岁以后心尖位置逐渐移到锁骨中线以内 0.5~1cm
   E. 新生儿心尖搏动位于右侧第四肋间
7. 左向右分流型先心病的共同临床表现包括
   A. 杵状指　B. 持续青紫
   C. 反复呼吸道感染　D. 生长发育落后
   E. 活动耐力下降

8. 法洛四联症的畸形组成包括

A. 肺动脉狭窄
B. 室间隔缺损
C. 主动脉骑跨
D. 右心室肥厚
E. 房间隔缺损

9. 婴幼儿患心力衰竭时，常出现的症状和体征包括

A. 颈静脉怒张
B. 肺部啰音
C. 多汗，喂养困难
D. 呼吸急促
E. 肝大

10. 4岁以后儿童引起充血性心力衰竭的原因主要为

A. 急性心肌炎或心脏炎
B. 遗留的慢性瓣膜病
C. 皮肤黏膜淋巴结综合征
D. 室间隔缺损
E. 肺炎

11. 动脉导管未闭患儿的周围血管征包括

A. 水冲脉
B. 毛细血管搏动
C. 青紫
D. 股动脉枪击音
E. 声音嘶哑

12. 对胎儿血液循环的途径及特点描述，正确的是

A. 所有物质交换由胎盘进行
B. 肺循环尚未建立
C. 肝脏血氧含量最低
D. 左右心都经主动脉向全身输送血液
E. 胎儿期供应脑心肝和上肢的血液的氧气含量比下半身高

13. 关于病毒性心肌炎心电图的改变，描述正确的是

A. 心动过速
B. ST段降低，T波改变
C. 房性、室性期前收缩
D. 窦房或房室传导阻滞
E. Q波出现

14. 有关小儿循环系统的叙述，正确的是

A. 体温每升高1℃，心率将增加10~15次/分
B. 4~7岁小儿的心率是80~100次/分
C. 2岁以下小儿心脏多呈横位
D. 年龄越小，心率越慢
E. 测血压时血压计袖带宽度应为上臂长度的一半

15. 室间隔缺损的杂音特点是

A. 杂音粗糙伴有震颤
B. 为全收缩期杂音
C. 杂音响度取决于肺动脉狭窄程度
D. 心尖区有舒张期隆隆样杂音
E. 肺动脉瓣第二音亢进

16. 室间隔缺损内科治疗主要是
   A. 治疗继发感染　　B. 强心，利尿，改善心功能
   C. 氧气疗法纠正缺氧　　D. 加强锻炼增强体质
   E. 改善营养状况
17. 关于房间隔缺损的描述，正确的是
   A. 早期一般无发绀
   B. 胸透可见“肺门舞蹈”
   C. 胸骨左缘第2~3肋间闻及收缩期杂音
   D. 左心房、左心室增大
   E. 心前区隆起，心尖搏动弥散
18. 动脉导管未闭的体征是
   A. 外周血管征　　B. 口唇发绀
   C. 杵状指　　D. 肺动脉瓣第2音增强
   E. 胸骨左缘第2肋间闻及连续性机器样杂音
19. 长QT间期综合征的主要特征是
   A. 运动或激动后，易引起晕厥　　B. QT间期延长QTc >440ms
   C. ST段低平或T波倒置　　D. 心肌酶谱增高
   E. 呼吸困难
20. 病毒性心肌炎的临床分期包括
   A. 急性期　　B. 慢性期
   C. 迁延期　　D. 发展期
   E. 恢复期
21. 急性心力衰竭患儿的临床表现有
   A. 咳嗽，咳粉红色泡沫痰　　B. 肝颈静脉回流征阳性
   C. 心动过缓、嗜睡　　D. 肝脏在短期内增大
   E. 颈静脉怒张

六 案例分析题

（1~4题共用题干）

患儿，男，3岁。近1年多，哭闹厉害时出现发绀。查体：心前区隆起，胸骨左缘第3~4肋间可闻及Ⅳ级收缩期杂音，可触及震颤。X线检查示：左右心室及左心房增大，肺血管影增多，肺动脉段凸出。诊断为室间隔缺损。

1. 该患儿可能存在的护理问题/护理诊断是
   A. 清理呼吸道无效　　B. 低效性呼吸型态

C. 活动无耐力
D. 营养不良
E. 组织灌注不足
F. 体液不足
G. 皮肤黏膜受损的危险

2. 该患儿如需手术治疗，必须做的检查是
A. 心电图
B. 磁共振成像
C. 心功能检查
D. 心导管检查
E. 超声心动图
F. CT

3. 患儿如果出现永久性青紫，说明该患儿存在
A. 动脉系统淤血
B. 形成艾森曼格综合征
C. 合并了肺水肿
D. 静脉系统淤血
E. 合并了心力衰竭

4. 该患儿目前的护理措施是
A. 术前完善各项抽血内容
B. 开放静脉，给予晶体胶体扩容
C. 立即给予患儿膝胸卧位
D. 遵医嘱使用米力农药物
E. 适当增加活动量
F. 吸氧

（5~8题共用题干）

患儿，男，5岁。自幼唇、指（趾）甲床发绀，乏力，活动后气促，体格发育落后，胸骨左缘第2~3肋间可闻及Ⅲ级收缩期杂音，经超声心动图证实为先天性心脏病、法洛四联症。

5. 法洛四联症患儿，其心脏存在的4种畸形包括
A. 主动脉狭窄、室间隔缺损、肺动脉骑跨、右心室肥厚
B. 主动脉狭窄、房间隔缺损、主动脉骑跨、左心室肥厚
C. 肺动脉狭窄、室间隔缺损、主动脉骑跨、右心室肥厚
D. 肺动脉狭窄、房间隔缺损、肺动脉骑跨、左心室肥厚
E. 肺动脉瓣狭窄、房间隔缺损、主动脉骑跨、右心室肥厚
F. 肺动脉瓣狭窄、房间隔缺损、主动脉骑跨、左心室肥厚

6. 该患儿突然发生昏厥、抽搐，最可能发生的并发症是
A. 支气管肺炎
B. 充血性心力衰竭
C. 低钙惊厥
D. 脑血栓
E. 癫痫
F. 脑脓肿

7. 此时，对该患儿的正确处理措施是
A. 限制活动
B. 每日供氧2小时
C. 口服吲哚美辛
D. 口服强心苷类药物
E. 口服普萘洛尔
F. 吗啡镇静

8. 为预防再次发生上述意外，对患儿家长的健康指导正确的是
   A. 合理喂养　　B. 预防呼吸道感染
   C. 多喝水　　D. 鼓励患儿用力排便
   E. 及时随访　　F. 不断增加户外活动量

(9~13 题共用题干)

患儿，女，3 个月，正常顺产。近日哭闹或吃奶后口周发绀，停止哭闹或吃奶后，发绀可自行缓解，发绀反复多次，家长抱患儿到医院就诊。查体：精神反应尚可，体重 5.5kg，身长 61cm，发育良好。医师询问了患儿母亲妊娠期的情况，从开始怀孕到怀孕 3 个月内有无感染史等相关问题，初步考虑该患儿患有先天性心脏病。

9. 在胎儿期，心脏形成的关键期是
   A. 1 周　　B. 2~4 周
   C. 4~6 周　　D. 6~8 周
   E. 9~10 周　　F. 12 周
10. 询问病史后，医师给患儿查体：心率 125 次/分，呼吸 20 次/分，收缩压 80mmHg。婴儿期心率的正常值是
   A. 131~150 次/分　　B. 110~130 次/分
   C. 90~100 次/分　　D. 80~100 次/分
   E. 80 次/分　　F. 70 次/分
11. 患儿哭闹后，出现一过性口周发绀。胸部检查示：胸前区略饱满，心脏听诊：胸骨左缘第 2~3 肋间可闻及Ⅲ级喷射性杂音。结合临床表现，患儿可能患有的疾病是
   A. 右位心　　B. 房间隔缺损
   C. 室间隔缺损　　D. 法洛四联症
   E. 动脉导管未闭　　F. 肺动脉高压
12. 房间隔缺损患儿需要做的主要辅助检查是
   A. 胸部 X 线平片　　B. 心电图
   C. 支气管镜　　D. 超声心动图
   E. 血、尿、便检查　　F. 糖耐量试验
13. 经超声心动图检查，结果显示患儿房间隔缺损。此时对患儿家长进行健康指导的内容是
   A. 避免哭闹　　B. 预防感染
   C. 喂奶要快速及时　　D. 保持大便通畅
   E. 根据天气变化，增减衣服　　F. 定期复查

(14~19 题共用题干)

患儿，男，1 岁。自 6 个月起，颜面、口周发绀逐渐加重，多次在剧烈活动或哭闹后发

生晕厥。查体：身材矮小，生长发育落后，口周、指甲发绀，有杵状指，心脏听诊胸骨左缘第3~4肋间有Ⅲ级收缩期杂音，无震颤。心脏X线片呈“靴形”心影。收入院治疗。

14. 考虑该患儿可能患有的疾病是
A. 房间隔缺损　　B. 室间隔缺损
C. 动脉导管未闭　　D. 大动脉转位
E. 法洛四联症　　F. 心内膜弹力纤维增生症

15. 患儿入院后，一直哭闹不止，14：30患儿突然出现双眼紧闭，呼之不应，口唇、指甲发绀，心率减慢。责任护士判断患儿可能出现的情况是
A. 右心衰竭　　B. 全心衰竭
C. 缺氧发作　　D. 呼吸衰竭
E. 急性左心衰竭　　F. 急性肾衰竭

16. 此时患儿最适宜的体位是
A. 平卧位　　B. 半坐位
C. 侧卧位　　D. 膝胸卧位
E. 头低足高位　　F. 头高足低位

17. 护士遵医嘱，给予吸氧、膝胸卧位，应用吗啡治疗，患儿病情好转，面色发绀缓解，呼叫有反应。对该患儿应用吗啡治疗的作用是
A. 缓解痉挛　　B. 纠正酸中毒
C. 抑制呼吸中枢　　D. 镇静
E. 催眠　　F. 保暖

18. 患儿入院第10天，呕吐8次，腹泻10次，患儿精神萎靡，双眼窝塌陷，皮肤干燥且弹性较差，哭无泪，口唇呈樱桃红色，尿少。实验室检查：血清钠145mmol/L。该患儿目前脱水的程度及性质是
A. 轻度脱水+低渗性脱水　　B. 中度脱水+等渗性脱水
C. 重度脱水+低渗性脱水　　D. 中度脱水+高渗性脱水
E. 轻度脱水+等渗性脱水　　F. 中度脱水+低渗性脱水

19. 对中度脱水患儿，此时应采取的正确护理措施是
A. 注意保暖　　B. 定时测体重
C. 给予氧气吸入　　D. 遵医嘱补充液体
E. 准确记录出入量　　F. 给予高热量饮食

（20~28题共用题干）

患儿，女，10个月，足月顺产。出生后，在哭闹或吃奶后口周发绀，2日来患儿出现发热、咳嗽，吃奶后呛咳。查体：体温38℃，呼吸30次/分，脉搏120次/分，心前区稍有隆起，心尖冲动弥散，触摸有猫喘样震颤，胸骨左缘第3~4肋间可闻及Ⅲ~Ⅳ级粗糙的全收缩

期杂音，向四周传导。以“先天性心脏病、室间隔缺损、肺炎”收入院。

20. 患儿入院后主要的护理措施是

A. 镇静　　B. 半坐位

C. 高流量吸氧　　D. 大量利尿药

E. 翻身叩背、雾化、排痰　　F. 给予高蛋白饮食

21. 患儿入院后第 2 天，突然出现烦躁不安、鼻翼扇动、呼吸急促、口周发绀。查体：体温 38℃，呼吸 70 次/分，心率 186 次/分，心音低钝，双肺底可闻及细小湿啰音，肝颈静脉回流征阳性，肝肋下 4cm。该患儿可能发生的并发症是

A. 呼吸衰竭　　B. 心力衰竭

C. 肺脓肿　　D. 肺大疱

E. 肺气肿　　F. 气胸

22. 关于婴儿心力衰竭的临床表现，下列叙述正确的是

A. 安静时，心率增快

B. 婴儿心率 >180 次/分，幼儿心率 >160 次/分

C. 呼吸困难，安静时呼吸 >60 次/分

D. 肝大，达肋下 3cm 以上

E. 喂养困难，生长发育落后

F. 尿少，下肢水肿

23. 对心力衰竭患儿，主要的治疗措施是

A. 抗感染　　B. 利尿药

C. 洋地黄制剂　　D. 持续高流量吸氧

E. 加快补充液体量　　F. 限制钠离子的摄入

24. 根据患儿病情，医师开具医嘱，给予患儿口服地高辛治疗。该患儿地高辛洋地黄化总量应是

A. 0.01~0.02mg/kg　　B. 0.03~0.04mg/kg

C. 0.04~0.05mg/kg　　D. 0.06~0.08mg/kg

E. 0.09~0.1mg/kg　　F. 0.1mg/kg 以上

25. 关于地高辛的维持量占洋地黄化总量（全效量）的比例，下列叙述正确的是

A. 1/10　　B. 1/8

C. 1/6　　D. 1/4

E. 1/2　　F. 1

26. 患儿出现心力衰竭时，为减轻心脏负担、更好地控制病情，临床治疗中需要限制患儿的液体入量。患儿体重 5kg，每日摄入的液体量应为

A. 100~200ml　　B. 300~400ml

C. 500～600ml
D. 700～800ml
E. 900～10000ml
F. 1000～1100ml
G. 1100ml 以上

27. 经过7天强心、利尿、抗感染及对症治疗，患儿呼吸平稳，咳嗽明显减轻，尿量增加，心率80次/分。复查心电图，可见PR间期延长，为0.18秒。此时该患儿可能出现的问题是
A. 洋地黄效应
B. 利尿药效应
C. 洋地黄毒性
D. 利尿药毒性
E. 抗生素效应
F. 抗生素毒性

28. 关于洋地黄用药的护理方法，下列叙述正确的是
A. 用药前，测心率或数脉搏
B. 用药后，测心率或数脉搏
C. 心率低于80次/分，停止给药
D. 心率大于160次/分，停止给药
E. 心率120次/分，停止给药
F. 心率140次/分，停止给药

（29～32题共用题干）

患儿，男，10岁。因“水肿、心脏扩大3个月”入院治疗。查体：神志清楚，慢性病容，体温36.3℃，脉搏76次/分，呼吸22次/分，血压90/60mmHg，体重26kg，身高136cm；胸廓无畸形，呼吸动度一致，呼吸音清晰；心前区可见抬举性搏动，心尖冲动弥散，范围2.5～3cm，心界扩大，心律齐，第一心音低钝；肝肋下2.5～3cm。胸部X线平片：心影球形增大，肋膈角变钝。超声心动图提示：全心增大，弥漫性室壁运动幅度及收缩期增厚率减低，左室舒末径53mm，左室后壁厚9mm，EF 35%，三尖瓣、二尖瓣少量反流。综合上述实验室检查结果，考虑扩张型心肌病。

29. 扩张型心肌病的治疗原则是
A. 预防感染
B. 抗生素治疗
C. 纠正酸中毒
D. 控制心力衰竭
E. 抗心律失常
F. 减少血栓形成

30. 为了控制心力衰竭加重，医嘱给予利尿药及洋地黄药物治疗。该患儿应用洋地黄的剂量，应为一般剂量的
A. 1/6～1/4
B. 1/5～1/3
C. 1/4～1/3
D. 1/3～2/3
E. 1/2～2/3

31. 患儿经过1周控制心力衰竭的治疗，双眼睑及颜面水肿消失，食欲好转，监测地高辛药物的血浓度为1.04ng/ml。地高辛的血药浓度正常值是
A. 20～30μg/ml
B. 20～35ng/ml

C. 0.5~2.0ng/ml D. 10~20μg/ml

E. >2.5μg/ml F. >20μg/ml

32. 住院10天，患儿生命体征平稳，无胸闷、气促、多汗、呼吸困难等症状，病情平稳，可以出院，责任护士对患儿及家长做出院指导。关于该患儿的出院健康指导内容，下列叙述正确的是

A. 控制感染 B. 低盐饮食

C. 高脂饮食 D. 按时服药

E. 参加运动 F. 逐渐过渡到正常饮食

参考答案与解析

一、A1型题

1. C【解析】室性期前收缩也称为室性早搏，典型的心电图表现是提前出现的QRS波，形态宽大畸形，时限通常大于0.12秒，完全代偿间歇。

2. A【解析】引起心肌炎的病毒主要有柯萨奇病毒（B组和A组）、埃可病毒、脊髓灰质炎病毒、腺病毒、传染性肝炎病毒、流感和副流感病毒、麻疹病毒、单纯疱疹病毒以及流行性腮腺炎病毒等。

3. D【解析】随年龄增长心率逐渐减慢，新生儿平均120~140次/分，1岁以内110~130次/分，2~3岁100~120次/分，4~7岁80~100次/分，8~14岁70~90次/分。

4. A【解析】左向右分流型（潜伏青紫型）在左、右心之间或主动脉与肺动脉之间有异常通路。常见的有室间隔缺损、房间隔缺损和动脉导管未闭等。

5. D【解析】右向左分流型（青紫型）为先心病中最严重的一组，左右心之间有异常通路。常见的有法洛四联症和大动脉错位等。

6. D【解析】右向左分流型（青紫型）为先心病中最严重的一组，左右心之间有异常通路。某些原因如肺动脉高压或右心流出道梗阻使右心压力增高并超过左心，出现从右向左的血液分流；或大动脉起源异常，导致大量回心静脉血进入体循环，引起全身持续性青紫。

7. E【解析】法洛四联症X线检查：右心室增大，心尖上翘，肺动脉段凹陷，心影呈“靴形”心；肺门血管影缩小、两侧肺纹理减少、透亮度增加。轻症患儿X线表现可正常。

8. E【解析】病毒性心肌炎的主要临床表现如下。①前驱症状：在起病前数日或1~3周患儿多有上呼吸道或肠道等前驱病毒感染史，常伴有发热、全身不适、咽痛、肌肉痛、腹痛、腹泻和皮疹等症状。②心肌炎表现：轻症患儿可无自觉症状，仅查体时发现心动过速、期前收缩等心电图的异常。一般病例患儿表现为精神萎靡、疲乏无力、多汗、食欲缺乏、恶心、呕吐、腹痛、气促、心悸和心前区不适或胸痛。重症患儿可出现水肿、活动受限、气急

等心功能不全的症状。危重病例可发生心源性休克、急性心力衰竭、严重心律失常，甚至猝死。

9. E【解析】法洛四联症缺氧发作的治疗：①立即予以膝胸体位，轻者即可缓解。②吸氧、镇静。③吗啡0.1~0.2mg/kg，皮下或肌内注射。④β受体阻滞药普萘洛尔每次0.05~0.1mg/kg加入10%葡萄糖注射液稀释后缓慢静脉注射，必要时15分钟后再重复1次，口服普萘洛尔可预防再次缺氧发作。⑤纠正代谢性酸中毒，给予碳酸氢钠1mmol/kg，缓慢静脉注入，10~15分钟可重复应用。⑥严重意识丧失、血压不稳定患儿，尽早行气管插管，人工呼吸。

10. C【解析】维生素C是一种较强的抗氧化药，有清除自由基的作用，从而保护心肌，改善心肌功能，对心肌炎有一定疗效。

11. D【解析】保护心肌药物如下。①大量维生素C和能量合剂治疗：维生素C是一种较强的抗氧化剂，有清除自由基的作用，从而保护心肌，改善心肌功能，对心肌炎有一定疗效。开始时需大剂量维生素C，加入葡萄糖液静脉滴注，1次/天，疗程为3~4周。能量合剂有加强心肌营养、改善心肌功能的作用。②1,6-二磷酸果糖（FDP）：可改善心肌细胞代谢，增加心肌能量，并可抑制中性粒细胞自由基生成，疗程1~3周。③泛癸利酮（辅酶Q10）：对受病毒感染的心肌有保护作用，持续应用2~3个月。④芪冬颐心口服液：主要成分有黄芪、麦冬、金银花、龟甲等。它对柯萨奇病毒有明显的抑制作用，能增强心肌收缩力和改善心肌供血。

12. D【解析】病毒性心肌炎的护理措施如下。①休息：减轻心脏负担急性期卧床休息，至体温稳定后3~4周、心脏大小基本恢复正常时逐渐增加活动量。②密切观察和记录患儿精神状态、面色、心率、心律、呼吸、体温和血压变化等。有明显心律失常者进行连续心电监护，发现多源性期前收缩、频发室性期前收缩、高度或完全性房室传导阻滞、心动过速、心动过缓时应立即报告医师，采取紧急处理措施。③胸闷、气促、心悸时应休息，必要时给予吸氧；烦躁不安者可遵医嘱给予镇静药。有心力衰竭时置患儿于半卧位，尽量保持其安静，静脉给药时滴注速度不宜过快，以免加重心脏负担。④心源性休克使用血管活性药物和扩张血管药时，应准确控制滴速，最好能使用输液泵，以免血压波动过大。⑤健康指导。

13. D【解析】动脉导管未闭由于主动脉压明显高于肺动脉压，主动脉内血流通过未闭合的动脉导管向肺动脉分流（左向右分流），故周围动脉舒张压下降而致脉压增大。

14. C【解析】蹲踞时，下肢屈曲使静脉回心血量减少，减轻心脏负荷，同时下肢受压，体循环阻力增加，使右向左分流减少，从而缺氧症状得以暂时缓解。

15. E【解析】无分流型（无青紫型）：心脏左、右两侧或动、静脉之间无异常通路或分流。通常无青紫，只有在心力衰竭时才发生。梗阻型常见疾病如肺动脉狭窄和主动脉缩窄等，反流型二尖瓣关闭不全、肺动脉瓣关闭不全等，其他类型的心脏病少见，如主动脉弓畸形、右位心等。

16. A【解析】法洛四联症常见并发症为脑血栓、脑脓肿、感染性心内膜炎、红细胞增多症等。

17. D【解析】左向右分流型先天性心脏病并发症支气管肺炎、亚急性细菌性心内膜炎，至青、中年期可合并心律失常、肺动脉高压和心力衰竭。

18. A【解析】分流致肺循环血量增加，回流至左心房和左心室的血量增多，加重左心房和左心室的负荷，导致左心房和左心室肥大，出现反复肺感染。

19. D【解析】心房隔形成于胚胎第3周末，先是心房腔的前背部向心内膜垫长出一镰状（半月形）组织，称为第一房间隔，在与心内膜垫会合之前形成暂时的孔道，称为第一房间孔（原发孔）。至第8周室间隔发育完成，形成四腔心。房室间隔形成过程中，二尖瓣及三尖瓣也在此时形成。

20. C【解析】青紫型先心病患儿血液黏稠度高，发热、出汗、吐泻时体液量减少，加重血液浓缩形成血栓，因此要注意保证入量防止脱水。

21. A【解析】左向右分流型先天性心脏病出现梗阻性肺高压时不宜手术。

22. E【解析】动脉导管未闭分流量小者临床可无症状，仅在查体时偶然发现心脏杂音。动脉经导管粗大分流量大者可出现心悸、气急、咳嗽、乏力、多汗、喂养困难及生长发育迟缓等。当肺动脉压力超过主动脉压力产生右向左分流时，患儿呈现差异性发绀，表现为下半身青紫，左上肢有轻度青紫，右上肢正常。

23. D【解析】房间隔缺损M型超声心电图可显示右心房和右心室内径增大和室间隔矛盾运动。二维超声心动图可见房间隔回声中断，并可显示缺损的位置和大小。多普勒彩色血流显像可观察到分流的位置、方向且能估测分流的大小。

24. A【解析】室间隔缺损（VSD）简称室缺，是胚胎期室间隔发育不全而形成的左右心室间的异常通道。是最常见的先天性心脏病，可单独存在，也可与其他心脏畸形同时存在。

25. B【解析】出生后血液循环的改变如下。①肺循环阻力下降：出生后脐血管剪断结扎，胎盘血液循环停止。呼吸建立，肺泡扩张，肺循环压力下降，在肺脏开始进行气体交换。由于肺泡扩张和氧分压增加，肺小动脉管壁肌层逐渐退化、管壁变薄、扩张，肺循环压力降低，故肺血流量明显增多。②卵圆孔关闭。③动脉导管关闭：自主呼吸使体循环血氧饱和度增高，直接促使动脉导管壁平滑肌收缩，前列腺素E浓度（维持胎儿动脉导管开放的重要因素）下降，流经导管的血流量减少直至最终停止，形成功能性关闭。

26. B【解析】先心病的病因尚未完全明确，目前认为主要为遗传和环境因素及其相互作用所致，环境因素更多见。①遗传因素。②环境因素：宫内感染，母亲妊娠最初2个月内病毒感染（风疹、流行性感冒、流行性腮腺炎和柯萨奇病毒感染等），孕母缺乏叶酸、与大剂量放射线接触、药物影响（抗癫痫药、抗肿瘤药等）、患有代谢性疾病（糖尿病、丙酮尿症）或能造成宫内缺氧的慢性疾病。

27. B【解析】法洛四联症（TOF）是一种存活婴幼儿中最常见的青紫型先天性心脏病。本病 4 种病理改变：①肺动脉狭窄，以漏斗部狭窄较多见。②室间隔缺损。③主动脉骑跨，主动脉根部骑跨在室间隔缺损上。④右心室肥厚。以肺动脉狭窄为主要畸形，对患儿的病理生理和临床表现有重要影响。

28. E【解析】房间隔缺损分流量少者无症状，仅在查体时发现心脏杂音。缺损较大的患儿因分流量大而致体循环血流量不足，影响生长发育，表现为体形瘦小、面色苍白，活动后气促、易疲乏及多汗等。分流导致肺循环血流量增多而易出现反复呼吸道感染，严重者发生心力衰竭。当患儿剧烈哭闹、屏气或合并肺炎或心力衰竭时，右心房压力可超过左心房，出现右向左分流而呈现暂时性青紫。

29. C【解析】动脉导管未闭动脉舒张压降低，脉压增大，可出现周围血管体征，如毛细血管搏动、水冲脉及枪击声等。

30. C【解析】参见 A1 型题第 2 题解析。

31. B【解析】2 岁以后小儿动脉收缩压 = 年龄 ×2 +80，舒张压 = 收缩压 ×2/3。

32. B【解析】新生儿和不到 2 岁婴幼儿的心脏多呈横位，心尖搏动位于左侧第 4 肋间锁骨中线外侧，心尖部主要为右心室；7 岁以后心尖位置逐渐移到锁骨中线以内 0.5~1cm。

33. D【解析】最严重的是右向左分流型，也叫青紫型，常见的有法洛四联症和完全性大动脉换位。

34. B【解析】房间隔缺损心电图：电轴右偏 +9°~ +18°。不完全性右束支传导阻滞，部分患儿尚有右心房和右心室肥大。

35. B【解析】室间隔缺损可见心前区隆起，心前区搏动增强，可触及收缩期震颤，叩诊时心浊音界扩大。胸骨左缘第 3~4 肋间可闻Ⅲ~Ⅳ级全收缩期吹风样杂音，肺动脉高压者肺动脉第二心音（P_2）亢进。

36. C【解析】先天性心脏病患儿的预防感染：注意气候变化，及时加减衣服，避免受凉引起呼吸系统感染。注意保护性隔离，以免交叉感染。做各种口腔小手术时给予抗生素预防感染，防止发生亚急性细菌性心内膜炎，一旦发生感染应积极治疗。但不推荐经常预防性使用抗生素。

37. D【解析】右向左分流型先天性心脏病由于长期缺氧使红细胞增多，血液黏稠度高，血流变慢引起脑血栓，如为细菌性血栓则可致脑脓肿，常见并发症还有亚急性细菌性心内膜炎。右向左分流型：法洛四联症是婴儿后期最常见的青紫型先天性心脏病，其发病率占所有先心病的 12%，男女发病比例接近。

38. D【解析】动脉导管未闭，当肺动脉压力超过主动脉时，即产生右向左分流，造成下半身青紫，亦称差异性发绀。

39. C【解析】动脉导管未闭查体：患儿多消瘦，于胸骨左缘第 2~3 肋间可闻及粗糙、响亮、连续性机器样杂音，占整个收缩期和舒张期，收缩期末最响，杂音最响处可扪及震颤。

40. C【解析】病毒性心肌炎一般应休息至体温稳定后 3~4 周，恢复期继续限制活动量，一般总休息应不少于 6 个月。心脏扩大者应延长卧床时间。

41. B【解析】胎儿通过脐血管和胎盘与母体之间以弥散方式进行气体交换和营养代谢，含氧量较高的动脉血经脐静脉进入胎儿体内，在肝脏下缘分流为两支。

42. C【解析】导致法洛四联症一系列病理生理改变的主要因素是肺动脉狭窄的严重程度。

43. B【解析】左向右分流使右心室血量增多，致肺循环血量增加，肺处于充血状态，易发生肺部感染。

44. C【解析】动脉导管未闭由于主动脉压明显高于肺动脉压，主动脉内血流通过未闭合的动脉导管向肺动脉分流（左向右分流），故周围动脉舒张压下降而致脉压增大。

45. E【解析】左向右分流使左心室射入主动脉的血量减少，致体循环供血不足，使患儿生长发育落后。

46. C【解析】右向左分流型（青紫型）是临床病情重、病死率高的类型，由于畸形的存在，使右心压力增高并超过左心，向左分流；或大血管起源异常，使大量含氧量低的静脉血流入体循环，临床上出现持续青紫，严重缺氧，故又称为青紫型先天性心脏病。

47. B【解析】由于右心室容量增加，收缩时喷射血流时间延长，肺动脉瓣关闭更落后于主动脉瓣，导致宽而不受呼吸影响的第二心音固定分裂。由于右心室增大，大量的血流通过正常肺动脉瓣时（形成相对狭窄）在左第二肋间近胸骨旁可闻及Ⅱ~Ⅲ级喷射性收缩期杂音。

48. C【解析】左向右分流的血液致肺循环血流量增加，经肺静脉回至左心房的血量亦增加，引起左心房及左心室负荷加重，导致左心室肥厚甚至扩张，左心房压力的升高。

49. D【解析】室间隔缺损有时因扩张的肺动脉压迫喉返神经，引起声嘶。

50. A【解析】法洛四联症的常见并发症为脑血栓、脑脓肿、感染性心内膜炎、红细胞增多症等。

51. B【解析】新生儿和不到 2 岁婴幼儿的心脏多呈横位，心尖搏动位于左侧第 4 肋间锁骨中线外侧，心尖部主要为右心室；以后心脏逐渐转为斜位。

52. C【解析】房间隔缺损的 X 线检查：心脏外形呈现轻-中度扩大，以右心房、右心室增大为主，肺动脉段突出，肺门血管影增粗，可见肺部“舞蹈”征，肺野充血，主动脉搏影缩小。

二、A2 型题

1. C【解析】动脉导管未闭查体：患儿多消瘦，于胸骨左缘第 2~3 肋间可闻及粗糙、响亮、连续性机器样杂音，占整个收缩期和舒张期，收缩期末最响，杂音最响处可扪及震颤。

杂音向左锁骨下、颈部和背部传导。肺动脉第二心音（P_2）增强。动脉舒张压降低，脉压增大，可出现周围血管体征，如毛细血管搏动、水冲脉及枪击声等。

2. D【解析】动脉导管未闭的治疗要点如下。①药物治疗：吲哚美辛（消炎痛）或阿司匹林口服，强心、利尿、抗感染。②导管介入堵闭术。③外科手术结扎。

3. D【解析】强心苷毒性反应临床表现如下。①胃肠道反应：厌食、恶心、呕吐及腹泻等。②神经系统表现：包括中枢神经系统症状如头痛、头晕、疲乏等，以及视觉障碍如色视（黄视或绿视）和视物模糊。③心脏毒性：可诱发各种类型的心律失常。

4. C【解析】扁桃体切除术前使用抗生素，以防止术后引起病灶活动，一般术前注射青霉素。

5. C【解析】法洛四联症的临床表现：青紫为主要表现，其程度和出现的早晚与肺动脉狭窄程度有关。多于生后 3~6 个月逐渐出现青紫，并随年龄的增长而加重。蹲踞症状多见，患儿行走、游戏时常主动取蹲踞体位片刻。蹲踞时，下肢屈曲使静脉回心血量减少，减轻心脏负荷，同时下肢受压，体循环阻力增加，使右向左分流减少，从而缺氧症状得以暂时缓解。阵发性脑缺氧发作常见于婴儿，患儿在哭闹、排便、睡眠苏醒后以及感染、贫血等情况下均可诱发缺氧发作，由于狭窄的肺动脉漏斗部肌肉突然发生痉挛，引起一时性肺动脉梗阻，使脑缺氧加重所致。患儿生长发育落后，重者智力发育落后。青紫明显，舌色发暗。心前区可稍隆起，胸骨左缘第 2~4 肋间常可闻及Ⅱ~Ⅲ级收缩期喷射性杂音，多以第 3 肋间最响，杂音响度取决于肺动脉狭窄程度。

6. D【解析】法洛四联症的治疗要点：①缺氧发作的治疗。②每天摄入足够水分：出现腹泻、发热时，及时补充液体。③手术治疗。

7. D【解析】阵发性脑缺氧发作常见于婴儿，患儿在哭闹、排便、睡眠苏醒后以及感染、贫血等情况下均可诱发缺氧发作，由于狭窄的肺动脉漏斗部肌肉突然发生痉挛，引起一时性肺动脉梗阻，使脑缺氧加重所致。表现为阵发性呼吸困难，患儿呼吸急促、烦躁不安、发绀加重，严重者可引起突然昏厥、抽搐、意识丧失，甚至死亡。

8. B【解析】左向右分流型婴幼儿期及合并肺动脉高压或心力衰竭时，主动脉与肺动脉舒张期压力差很小，可仅有收缩期杂音。查体注意患儿精神状态、生长发育情况；有无发绀及其程度；有无周围血管征；有无呼吸急促、心率加快、鼻翼扇动、肺部啰音、肝脏增大等心力衰竭的表现。

9. A【解析】病毒性心肌炎在起病前数日或 1~3 周多有上呼吸道或肠道等前驱病毒感染史，一般病例患儿表现为精神萎靡、疲乏无力、食欲缺乏、恶心呕吐、腹痛、气促、心悸、心前区不适或胸痛。心脏大小正常或扩大，第一心音低钝，出现奔马律，安静时心动过速，伴心包炎者可听到心包摩擦音。该患儿 2 周前曾患有上呼吸道感染，至今常诉疲乏无力，胸痛，查体发现心脏扩大，心搏异常，第一心音低钝，出现奔马律，其病史和临床表现、查体符合病毒性心肌炎的诊断表现。

10. C【解析】早产儿动脉导管未闭的治疗：可用吲哚美辛或阿司匹林口服，以抑制前列腺素合成，促使导管平滑肌收缩而关闭导管。但对足月儿无效，不应使用。

11. D【解析】使用洋地黄时药量宜偏小，注意观察有无心率过慢，有无出现新的心律失常和恶心、呕吐等消化系统症状，如有上述症状应暂停用药并及时报告医师进行处理，避免洋地黄中毒，同时需要补充含钾丰富的食物。

12. C【解析】扁桃腺切除术，为防止先天性心脏病患儿并发亚急性细菌性心内膜炎，在做小手术时，应给予抗生素预防感染，一旦发生感染应积极治疗。

13. A【解析】应用利尿药时定期复查电解质，注意观察和记录尿量和血压变化。利尿药过多患儿出现食欲缺乏、肌肉无力、精神萎靡、腹胀、肠鸣音减弱、心音低钝等低血钾表现。

14. B【解析】参见 A2 型题第 12 题解析。

15. D【解析】病毒性心肌炎患儿心脏大小正常或扩大，第一心音低钝，出现奔马律，安静时心动过速，伴心包炎者可闻及心包摩擦音。血清心肌酶谱测定：病程早期血清肌酸激酶（CK）及其同工酶（CK-MB）、乳酸脱氢酶（LDH）及其同工酶（LDH_1）、血清谷草转氨酶（SGOT）均增高。心肌肌钙蛋白 T（cTnT）升高，具有高度的特异性。心电图检查：持续性心动过速，多导联 ST 段偏移和 T 波低平、双向或倒置，QT 间期延长，QRS 波群低电压。心律失常以期前收缩多见，尚可有部分性或完全性窦房、房室或室内传导阻滞。

16. B【解析】室间隔缺损的临床表现：小型缺损分流量较小，患儿可无明显症状，仅活动后稍感疲乏，生长发育一般不受影响。缺损较大时左向右分流多，体循环血量相应减少，多数患儿有喂养困难，体重不增、消瘦，活动后出现乏力、气短、多汗，生长发育缓慢。可见心前区隆起，心前区搏动增强，可触及收缩期震颤，叩诊时心浊音界扩大。胸骨左缘第 3~4 肋间可闻Ⅲ~Ⅳ级全收缩期吹风样杂音，肺动脉高压者肺动脉第二心音（P_2）亢进。心电图：小型室缺心电图正常。分流量大者左心房大、左心室肥厚或双心室肥厚，重度肺动脉高压时以右心室肥厚为主。

17. E【解析】参见 A1 型题第 14 题解析。

18. D【解析】先天性心脏病的护理诊断：①活动无耐力。②营养失调。③有感染的危险。④潜在并发症。⑤焦虑。⑥生长发育迟缓。

19. C【解析】法洛四联症患儿由于长期缺氧、红细胞增多，血液黏稠度高，血液变慢引起脑血栓。患儿发热、出汗、吐泻时，体液量减少，加重血液浓缩易形成血栓，因此要注意供给充足液体，必要时可静脉输液。

20. C【解析】参见 A2 型题第 1 题解析。

21. D【解析】青紫型先天性心脏病患儿血液黏稠度高，发热、出汗、吐泻时，体液量减少，加重血液浓缩易形成血栓，因此要注意供给充足液体，必要时可静脉输液。

22. D【解析】参见 A2 型题第 10 题解析。

23. B【解析】X线检查可以简单经济的辨别心脏是左向右分流型还是右向左分流型。

三、A3/A4型题

1. D【解析】阵发性脑缺氧发作常见于婴儿，患儿在哭闹、排便、睡眠苏醒后以及感染、贫血等情况下均可诱发缺氧发作，由于狭窄的肺动脉漏斗部肌肉突然发生痉挛，引起一时性肺动脉梗阻，使脑缺氧加重所致。表现为阵发性呼吸困难，患儿呼吸急促、烦躁不安、发绀加重，严重者可引起突然昏厥、抽搐、意识丧失，甚至死亡。发作可持续数分钟或数小时，常能自行缓解。年长儿常表现为头痛、头晕，与脑缺氧有关。

2. B【解析】一旦患儿因活动、哭闹、便秘引起缺氧发生，应将小儿置于膝胸卧位，给予吸氧，并与医生配合给予吗啡及普萘洛尔抢救治疗。

3. B【解析】参见A1型题第16题解析。

4. D【解析】A、B、C、E选项也是健康指导要点，但重要的是介绍本病最佳的手术年龄。绝大多数法洛四联症患儿可施行根治术。轻症患儿，手术年龄以4~6岁为宜；临床症状明显者，应在6个月到1岁时施行根治术；根治有困难可做姑息手术，即体肺分流术；待年长后一般情况改善时再做根治术。

5. D【解析】病毒性心肌炎患者心脏大小正常或扩大，第一心音低钝，出现奔马律，安静时心动过速，伴心包炎者可闻及心包摩擦音。心电图检查：持续性心动过速，多导联ST段偏移和T波低平、双向或倒置，QT间期延长，QRS波群低电压。

6. C【解析】病毒性心肌炎的护理诊断如下。①活动无耐力：与心肌收缩力下降，组织供氧不足有关。②潜在并发症：心律失常、心力衰竭、心源性休克。

7. D【解析】病毒性心肌炎的一般护理措施如下。①休息，减轻心脏负担：急性期卧床休息，至体温稳定后3~4周，心脏大小基本恢复正常时逐渐增加活动量。恢复期继续限制活动量，一般总休息时间不少于6个月。重症患儿心脏扩大者及有心力衰竭者，应延长卧床时间，待心力衰竭控制及心脏情况好转后再逐渐开始活动。②饮食护理。③用药护理。④保持大小便通畅，防止便秘发生。⑤保持情绪稳定，避免情绪紧张及激动，调动机体的免疫系统，发挥自身的抗病能力，使疾病得以恢复。⑥保护性隔离，应积极预防各种感染，避免去人多的公共场所，防止各种感染的发生。

8. A【解析】充血性心力衰竭的临床表现如下。①年长儿心力衰竭的症状与成人相似，主要表现为心排血量不足：乏力、多汗、食欲缺乏、心率增快、呼吸浅快等。体循环淤血：颈静脉怒张，肝大、压痛，肝颈静脉回流征阳性。肺静脉淤血：呼吸困难、气促、端坐呼吸、肺部湿啰音。②婴幼儿常出现喂养困难、烦躁多汗、哭声低弱。③心力衰竭的临床诊断指征为：安静时心率加快，婴儿>180次/分，幼儿>160次/分，不能用发热或缺氧解释者；呼吸困难青紫突然加重，安静时呼吸>60次/分；肝在短时间内增大，不能以横膈下移等原因解释者；心音明显低钝或出现奔马律；突然烦躁不安，面色苍白或发灰，不能用原有疾病解释者；尿少和下肢水肿，除外其他原因者。

9. D【解析】地高辛是强心药，具有增强心肌收缩力、降低心率的作用，一般对血压影响不大，因此服用之前一般先测心率。

10. C【解析】地高辛中毒临床表现为恶性、呕吐、腹泻、腹痛、心率突然显著减慢或加速、期前收缩，心电图 ST 段压低呈“鱼钩样”改变。

11. D【解析】参见 A2 型题第 5 题解析。

12. E【解析】参见 A3/A4 型题第 1 题解析。

13. E【解析】法洛四联症缺氧发作的治疗：立即予以膝胸体位，轻者即可缓解。

14. D【解析】随着外科、麻醉、灌注及围手术期处理技术的改进和手术效果的提高，法洛四联症根治术的适应证逐渐放宽，已不受年龄限制，从新生儿到成人均可获得满意效果。该患儿生后 3 个月起青紫渐加重，生长发育明显落后，出现昏厥，该患儿的治疗最终要采取手术治疗，应近期行手术根治。

15. E【解析】法洛四联症患儿的护理措施如下。①建立合理的生活制度。治疗护理尽量集中完成，尽量减少搬动和刺激患儿，避免引起情绪激动和大哭大闹，病情严重应卧床休息。②供给充足营养。供给充足能量、蛋白质和维生素，保证营养需要，以增强体质，心功能不全时有水钠潴留者，应根据病情，采用无盐饮食或低盐饮食。③预防感染。④严格控制输液速度和量。⑤预防并发症的发生：防止法洛四联症患儿因活动、苦恼、便秘引起缺氧发作，一旦发生应将儿童置于膝胸卧位，可增加体循环阻力，使右向左分流减少，同时给予吸氧，并同时给予吗啡及普萘洛尔抢救治疗；法洛四联症患儿血液黏稠度高，发热、出汗、吐泻时，体液量减少，加重血液浓缩易形成血栓，因此要注意供给充足液体，必要时可静脉输液。

16. D【解析】法洛四联症 4 种畸形中以肺动脉狭窄最重要，因肺动脉狭窄，肺循环进行气体交换的血流减少，因血氧含量下降，活动耐力差，稍一活动，如啼哭、情绪激动、体力劳动、寒冷等，即可出现气急及青紫加重。患儿术前保持适度的活动量，安排好患儿的作业时间，保证睡眠、休息，减少心脏负担。根据病情适当安排活动量，避免情绪激动和大哭大闹多给予安抚，各项护理操作应集中进行。法洛四联症患儿在游戏或走路时，应让其自然蹲踞起立，不要强行拉起。严重患儿应卧床休息。

17. D【解析】此患儿持续用强心苷药物，又出现恶心，呕吐，视物模糊，首先考虑强心苷中毒的反应。

18. D【解析】强心苷中毒表现与强心苷用量不足、心功能不全未能纠正或胃肠淤血时的表现酷似，应注意鉴别，需要做心电图检查。

19. E【解析】强心苷中毒的紧急处理：①立即停用强心苷，并停用排钾利尿药及糖皮质激素。②意外口服中毒者应尽快洗胃、导泻。③快速型心律失常的处理。

20. D【解析】参见 A2 型题第 5 题解析。

21. C【解析】参见 A1 型题第 7 题解析。

22. A【解析】参见A3/A4型题第1题解析。

23. C【解析】参见A1型题第9题解析。

24. C【解析】动脉导管未闭的临床表现：分流量小者临床可无症状，仅在查体时偶然发现心脏杂音。动脉经导管粗大分流量大者可出现心悸、气急、咳嗽、乏力、多汗、喂养困难及生长发育迟缓等。当肺动脉压力超过主动脉压力产生右向左分流时，患儿呈现差异性发绀，表现为下半身青紫，左上肢有轻度青紫，右上肢正常。查体患儿多消瘦，于胸骨左缘第2~3肋间可闻及粗糙、响亮、连续性机器样杂音，占整个收缩期和舒张期，收缩期末最响，杂音最响处可扪及震颤。杂音向左锁骨下、颈部和背部传导。肺动脉第二心音（P2）增强。动脉舒张压降低，脉压增大，可出现周围血管体征，如毛细血管搏动、水冲脉及枪击声等。

25. A【解析】支气管肺炎的临床表现：发热、咳嗽、气促、全身症状、肺部啰音。

26. D【解析】动脉舒张压降低，脉压增大，可出现周围血管体征，如毛细血管搏动、水冲脉及枪击声等。

27. D【解析】建立合理的生活制度，安排好患儿的作息时间，减少心脏负担，保证睡眠、休息。根据病情安排适当活动量。集中护理，避免情绪激动和大哭大闹。严重患儿应卧床休息。

28. B【解析】病毒性心肌炎的临床表现如下。轻型：症状轻，以乏力为主，有多汗、苍白、心悸、气短、胸闷、头晕、精神萎靡、食欲减退等；检查见面色苍白、口周发绀、听诊第一心音低钝。中型：较为少见，起病急，除上述症状外，乏力为突出的表现，年长儿诉心前区疼；检查见心率过速或过缓，心律不齐，心脏略大，心音低钝，肝脏增大。心力衰竭的临床诊断指标：①安静时心率增快，婴儿>180次/分，幼儿>160次/分，不能用发热或缺氧解释。②呼吸困难、青紫突然加重，安静时呼吸达每分钟60次以上。③肝大达肋下3cm以上，或短时间内较前增大。④心音明显低钝或出现奔马律。根据患儿的临床表现选择B。

29. D【解析】能引起心肌炎的病原体主要是病毒，现已知病毒有20余种，常见的有柯萨奇病毒、埃可病毒、脊髓灰质炎病毒、腺病毒、流感病毒等。柯萨奇病毒的可能性比较大。

30. A【解析】患者体液（脑脊液、疱疹液、心包液、胸水等）中分离出病毒即可确诊。

31. B【解析】毛花苷C（西地兰），临床用于急性和慢性心力衰竭、心房颤动和阵发性室上性心动过速。

32. B【解析】病毒性心肌炎患儿急性期卧床休息，至体温稳定后3~4周、心脏大小基本恢复正常时逐渐增加活动量。

四、B型题

1. B【解析】轻度二尖瓣关闭不全者心电图可正常。严重者可有左心室肥大和劳损；肺动脉高压时可出现左、右心室肥大的表现。慢性二尖瓣关闭不全伴左心房增大者多有心房颤动。窦性心律者 P 波增宽且呈双峰形，提示左心房增大。

2. D【解析】主动脉瓣关闭不全者升主动脉瘤样扩张。

3. B【解析】二尖瓣关闭不全患者主要病理改变是瓣叶和腱索增厚、挛缩、瓣膜面积缩小，瓣叶活动受限和二尖瓣瓣环扩大。

4~7 A、D、D、C【解析】病毒性心肌炎一般应休息至症状消除后 3~4 周，总休息时间不得少于 6 个月。心脏扩大者，休息应不少于 6 个月。在恢复期应限制活动至少 3 个月。

8. A【解析】房间隔缺损杂音的产生机制是右心室流出道相对性狭窄所致。之所以产生杂音，与肺部的呼吸作用无关，但和血液循环和心脏的运作有直接关系。

9. E【解析】通过缺损部位生成涡流引起杂音的是室间隔缺损。室间隔缺损导致患儿生长发育落后的主要原因是体循环血流量减少，肺循环血流量增多。

10. C【解析】动脉导管未闭由于主动脉压明显高于肺动脉压，主动脉内血流通过未闭合的动脉导管向肺动脉分流（即左向右分流），故周围动脉舒张压下降而致脉压增大。

11. ACE【解析】左向右分流型常见的有室间隔缺损、房间隔缺损和动脉导管未闭等。

12. D【解析】右向左分流型常见的有法洛四联症和大动脉错位等。

13. D【解析】法洛四联症右心室增大，心尖上翘，肺动脉段凹陷，心影呈“靴形”心；肺门血管影缩小、两侧肺纹理减少、透亮度增加。轻症患儿 X 线表现可正常。

14. C【解析】室间隔缺损分流量大者左心房大、左心室肥厚或双心室肥厚，重度肺动脉高压时以右心室肥厚为主。

15. B【解析】动脉导管未闭导管细者，心电图无改变，分流量大左心房、左心室大；双心室增大；肺动脉高压者，以右心室肥厚为主。

16~19 A、C、D、E【解析】室间隔缺损分流小的应增加营养，增强体质；分流大的应避免情绪激动和剧烈哭闹，还应注意按时预防接种。法洛四联症应掌握合理的生活制度和活动量。

五、X 型题

1. ACDE【解析】青紫多见于毛细血管丰富的部位，如口唇、指（趾）端、球结合膜等。因血氧含量下降，活动耐力差，当啼哭、情绪激动、活动量增加及寒冷时，即可出现气急及青紫加重。蹲踞症状多见，患儿行走、游戏时常主动取蹲踞体位片刻。蹲踞时，下肢屈曲使静脉回心血量减少，减轻心脏负荷，同时下肢受压，体循环阻力增加，使右向左分流减少，从而缺氧症状得以暂时缓解。阵发性脑缺氧发作常见于婴儿，患儿在哭闹、排便、睡眠苏醒后以及感染、贫血等情况下均可诱发缺氧发作，由于狭窄的肺动脉漏斗部肌肉突然发生痉挛，引起一时性肺动脉梗阻，使脑缺氧加重所致。表现为阵发性呼吸困难，患儿呼吸急促、烦躁不安、发绀加重，严重者可引起突然昏厥、抽搐、意识丧失，甚至死亡。发作可持续数分钟或数小时，常能自行缓解。年长儿常表现为头痛、头晕，与脑缺氧有关。

2. DE【解析】动脉导管者，粗大者，分流量大者可出现心悸、气急、咳嗽、乏力、多汗、声音嘶哑、喂养困难及生长发育迟缓等，易发生反复呼吸道感染及充血性心力衰竭。

3. ABDE【解析】当肺动脉压力超过主动脉压力产生右向左分流时，患儿呈现差异性发绀，表现为下半身青紫，左上肢有轻度青紫，右上肢正常。

4. AB【解析】导管介入性堵闭术：采用扣式双盘堵塞装置蚌状伞或蘑菇伞。①适应证：膜部缺损，年龄≥3 岁，室缺距主动脉瓣≥3mm；肌部室缺≥5mm 或术后残余分流。②禁忌证：活动性感染性心内膜炎；心内有赘生物、血栓；重度肺动脉高压伴双向分流者。

5. BCDE【解析】参见 A1 型题第 9 题解析。

6. ACD【解析】新生儿和不到 2 岁婴幼儿的心脏多呈横位，心尖搏动位于左侧第 4 肋间锁骨中线外侧 1.0~2.0cm，心尖部主要为右心室；随着儿童的站立行走、肺及胸部的发育和横膈的下降等，以后心脏逐渐转为斜位，3~7 岁心尖搏动位于左侧第 5 肋间锁骨中线处，7 岁以后心尖位置逐渐移到锁骨中线以内 0.5~1cm，心尖部主要为左心室。

7. CDE【解析】左向右分流型先心病的共同临床表现如下。①乏力、气促：因体循环血量减少和缺氧，患儿活动耐受力差，易感疲乏、多汗、活动后气促、食欲缺乏、消瘦、面色苍白。②反复呼吸道感染：因肺循环血量增多使肺充血，患儿易发生反复呼吸道感染。③声音嘶哑：因扩大的肺动脉压迫喉返神经引起。④青紫：见于剧烈哭闹、屏气或病理情况时。⑤体格发育迟缓：见于分流量大者，患儿营养状况落后于同龄儿童。

8. ABCD【解析】法洛四联症由下列 4 种畸形组成。①肺动脉狭窄：以漏斗部狭窄多见。②室间隔缺损。③主动脉骑跨：主动脉骑跨于室间隔之上。④右心室肥厚：肺动脉狭窄后右心室负荷增加的结果。

9. BCDE【解析】参见 A3/A4 型题第 8 题解析。

10. AB【解析】充血性心力衰竭的病因如下。①心血管疾病：主要为先天性心血管畸形（房或室间隔缺损、动脉导管未闭、法洛四联症、肺动脉狭窄、主动脉缩窄、三尖瓣闭锁等）及心内膜心肌疾病，如心肌病、心肌炎、心内膜弹力纤维增生症、细菌性（感染性）心内膜炎、乳头肌功能失调等。②肺部疾病：如重症支气管肺炎和毛细支气管炎、呼吸窘迫综合征、哮喘、肺栓塞等。③肾疾病：肾血管性高血压、肾血管畸形等。④其他疾病：如重度贫血、大量失血、高血压病、结缔组织病、甲状腺功能亢进症、维生素 B_1 缺乏病，以及不适当的输血、输液等。

11. ABD【解析】动脉导管未闭患儿动脉舒张压降低，脉压增大，可出现周围血管体征，如毛细血管搏动、水冲脉及枪击声等。

12. ABDE【解析】胎儿通过脐血管和胎盘与母体之间以弥散方式进行气体交换和营养代谢，含氧量较高的动脉血经脐静脉进入胎儿体内，在肝脏下缘分流为两支：一支入肝脏与门静脉汇合后经肝静脉进入下腔静脉；另一支经静脉导管直接进入下腔静脉，与来自下半身的静脉血混合，流入右心房。来自下腔静脉的血液（以动脉血为主）进入右心房后，约 1/3 血量经卵圆孔流入左心房，再经左心室流入升主动脉，主要供应心脏、头部和上肢（上半身)，剩余血量流入右心室；从上腔静脉回流的来自上半身的静脉血，进入右心房后，绝大部分流入右心室，再转入肺动脉。由于胎儿肺脏无呼吸功能，肺血管阻力高，故肺动脉的血只有少量流入肺，大部分的血液经动脉导管流入降主动脉，与来自升主动脉的血汇合，供应腹腔器官和下肢（下半身)，最后血液经脐动脉回到胎盘，再次进行气体和营养交换。脐静脉是动脉血外，其他都是混合血，其中肝脏血含氧最丰富，心、脑和上肢次之，腹腔器官和下肢最低

13. ABCD【解析】病毒性心肌炎心电图检查：持续性心动过速，多导联 ST 段偏移和 T 波低平、双向或倒置，QT 间期延长，QRS 波群低电压。心律失常以期前收缩多见，尚可有部分性或完全性窦房、房室或室内传导阻滞。

14. ABC【解析】小儿循环系统体温每升高 1℃，心率将增加 10~15 次/分；4~7 岁小儿的心率是 80~100 次/分；2 岁以下小儿心脏多呈横位；年龄越小，心率越快；测血压时，血压计袖带宽度应为上臂长度的 2/3。

15. ABE【解析】室间隔缺损可见心前区隆起，心前区搏动增强，可触及收缩期震颤，叩诊时心浊音界扩大。胸骨左缘第 3~4 肋间可闻Ⅲ~Ⅳ级全收缩期吹风样杂音，肺动脉高压者肺动脉第二心音（P_2）亢进。

16. ABE【解析】室间隔缺损的内科治疗：强心、利尿、抗感染、扩张血管及对症治疗，并预防并发症。用抗生素控制感染，强心苷、利尿药改善心脏功能。对合并肺动脉高压者，应用血管扩张药，合理应用抗生素，控制肺部感染，争取手术时机。

17. ABCE【解析】房间隔缺损分流量少者无症状，仅在查体时发现心脏杂音。查体可见生长发育落后，消瘦，心前区隆起，心尖冲动弥散，心浊音界扩大，一般无震颤。心脏听诊，胸骨左缘第 2~3 肋间可闻见Ⅱ~Ⅲ级收缩期喷射性杂音。肺动脉瓣区第二心音（P2）增强或亢进，并呈固定分裂。心脏外形呈现轻-中度扩大，以右心房、右心室增大为主，肺动脉段突出，肺门血管影增粗，可见肺部“舞蹈”征，肺野充血，主动脉搏影缩小。

18. ADE【解析】动脉导管未闭患儿呈现差异性发绀，表现为下半身青紫，左上肢有轻度青紫，右上肢正常。查体患儿多消瘦，于胸骨左缘第 2~3 肋间可闻及粗糙、响亮、连续性机器样杂音，占整个收缩期和舒张期，收缩期末最响，杂音最响处可扪及震颤。杂音向左锁骨下、颈部和背部传导。肺动脉第二心音（P_2）增强。动脉舒张压降低，脉压增大，可出现周围血管体征，如毛细血管搏动、水冲脉及枪击声等。

19. ABC【解析】长 QT 综合征，又称为复极延迟综合征。是一组有遗传倾向，以心室复极延长（QT 间期延长）为特征，容易出现晕厥，ST 段低平或 T 波倒置，易发生尖端扭转性室速、室颤和心源性猝死的综合征，可能伴有先天性耳聋。

20. ABC【解析】病毒性心肌炎根据病程长短，临床可分三期。①急性期：新发病，症状及体格检查阳性发现明显且多变，一般病程在半年以内。②迁延期：临床症状反复出现，客观检查指标迁延不愈，病程多在半年至 1 年。③慢性期：进行性心脏增大，反复心力衰竭

或心律失常，病情时轻时重，病程在 1 年以上。

21. ABDE【解析】急性心力衰竭的临床表现：端坐呼吸、出大汗、面色苍白、口唇发绀、呼吸特别急促，严重的时候咳粉红色泡沫样痰，肝脏增大，颈静脉怒张，回流征阳性。

六、案例分析题

1. BCDEG【解析】先天性心脏病的护理诊断如下。①活动无耐力与体循环血量减少或血氧饱和度下降有关。②营养失调：低于机体需要量与喂养困难及组织缺氧有关。③有感染的危险与患儿抵抗力低有关。④潜在并发症：心力衰竭、亚急性细菌性心内膜炎、脑血栓。⑤焦虑：与疾病的威胁和对手术担忧有关。⑥生长发育迟缓：与体循环血量减少或血氧下降影响生长发育有关。室间隔缺损多数患儿有喂养困难，体重不增、消瘦，活动后出现乏力、气短、多汗，生长发育缓慢。

2. E【解析】由题干分析可知该患儿的诊断为室间隔缺损，而超声心动图（选项 E 正确）可做解剖定位和测量大小，且二维超声可从多个切面显示缺损的直接征象，彩色多普勒超声可显示分流术的起源、部位、数目、大小及方向，频谱多普勒超声可测量分流速度，计算跨隔压差和右心室收缩压，估测肺动脉压等，故在手术前必须做此检查，以明确病变的严重程度及估计预后。心电图（选项 A 错误）不用于室间隔缺损的确诊，其常用于心律失常的辅助诊断。磁共振成像（选项 B 错误）常用于软组织显像，利用了水在组织分布不同的原理。心功能检查（选项 C 错误）是一个大范围的概念，常包括心肌标志物检查、超声心动图检查等。心导管检查（选项 D 错误）为有创性检查，临床上一般不用，可进一步证实诊断及进行血流动力学检查。

3. B【解析】患儿患有室间隔缺损，大型缺损伴有明显肺动脉高压时，右心室压力显著升高，逆转为右向左分流，出现青紫。当患儿病情逐渐加重，右心室收缩压超过左心室收缩压时，左向右分流逆转为双向分流或右向左分流，出现发绀，即永久性青紫，提示该患儿出现艾森曼格综合征（选项 B 正确）。动脉系统淤血（选项 A 错误）是指局部组织或器官动脉输入血量增多，以致动脉血管内含血量增多，常见原因有生理性充血（如进食后胃肠道黏膜充血）、炎症性充血（如组胺等血管活性物质作用使细动脉扩张充血）和减压后充血（如绷带包扎的肢体在突然解除压力后，受压组织内的细动脉发生反射性扩张）。肺水肿（选项 C 错误）常表现为咳嗽、胸闷、严重呼吸困难、咳大量白色泡沫痰等，查体可闻及两肺哮鸣音，故该患儿不考虑此病。静脉系统淤血（选项 D 错误）是指局部组织或器官的毛细血管和小静脉内含血量增多，常见原因有静脉受压使管腔发生狭窄或闭塞（如肿瘤压迫局部静脉）、静脉腔阻塞（如静脉血栓形成，阻塞静脉，回流受阻）和心力衰竭（如二尖瓣狭窄时引起左心衰竭，导致肺淤血）。心力衰竭（选项 E 错误）是指由于心脏的收缩功能和/或舒张功能发生障碍，不能将静脉回心血量充分排出心脏，导致静脉系统血液淤积，动脉系统血液灌注不足，从而引起心脏循环障碍症候群，患者常表现为呼吸困难、乏力、液体潴留等。

4. DF【解析】室间隔缺损需要强心、利尿、抗感染、扩张血管及对症治疗，并预防并发症。用抗生素控制感染，强心苷、利尿药改善心脏功能，控制缺氧。对合并肺动脉高压者，应用血管扩张药，合理应用抗生素，控制肺部感染，争取手术时机，所以其护理措施应为吸氧，遵医嘱用药。

5. C【解析】参见 A1 型题第 27 题解析。

6. DF【解析】法洛四联症最易引起的并发症是脑血栓、脑脓肿，并且患者突发昏厥抽搐也同样符合并发症脑血栓、脑脓肿的临床表现（选项 D、F 正确）。法洛四联症不会并发低钙惊厥（选项 C 错误）和癫痫（选项 E 错误）。另外假如法洛四联症并发支气管肺炎（选项 A 错误）和充血性心力衰竭（选项 B 错误）不会有昏厥抽搐的临床表现。

7. AEF【解析】该患儿已发生昏厥、抽搐，应限制活动，并与医生配合给予吗啡及普萘洛尔抢救治疗。

8. ABCE【解析】法洛四联症重症患儿需要卧床休息，抬高床头，限制活动，避免哭闹和烦躁。护理及诊疗操作集中进行。根据病情安排适当活动（选项 F 错误）。多食含纤维素丰富的食物。患儿 3 天无大便，应立即报告医师处理，遵医嘱给缓泻药，防止发生意外（选项 D 错误）。

9. BCD【解析】原始心脏于胚胎第 2 周开始形成，约于第 4 周有循环作用，至第 8 周房室中隔完全形成，所以心脏胚胎发育的关键时期是妊娠 2~8 周。

10. B【解析】随年龄增长心率逐渐减慢，新生儿平均 120~140 次/分，1 岁以内 110~130 次/分，2~3 岁 100~120 次/分，4~7 岁 80~100 次/分，8~14 岁 70~90 次/分。

11. B【解析】房间隔缺损患儿查体可见生长发育落后，消瘦，心前区隆起，心尖冲动弥散，心浊音界扩大，一般无震颤。心脏听诊，胸骨左缘第 2~3 肋间可闻见Ⅱ~Ⅲ级收缩期喷射性杂音。肺动脉瓣区第二心音（P_2）增强或亢进，并呈固定分裂。

12. ABDE【解析】房间隔缺损的辅助检查：①X 线检查。②心电图。③超声心动图。④心导管检查。⑤心血管造影。

13. ABDEF【解析】房间隔缺损患儿喂乳前最好先吸氧，斜抱位间歇喂乳，适当延长每次喂乳时间。选项 C 错误，其余均为房间隔缺损患儿的健康教育内容。

14. E【解析】参见 A2 型题第 5 题解析。

15. C【解析】参见 A3/A4 型题第 1 题解析。

16. D【解析】法洛四联症缺氧发作的治疗应立即予以膝胸体位，轻者即可缓解。

17. CD【解析】①镇痛：吗啡有强大的镇痛作用且持续时间长，能有效改善因疼痛引起的焦虑、恐惧等情绪。②止咳：能抑制大脑呼吸中枢和咳嗽中枢活动，使呼吸减慢并产生镇咳作用。

18. B【解析】中度脱水的临床表现：失水占体重百分比为 5%~10%，口渴程度（++），前囟、眼窝凹陷，口腔黏膜干燥，皮肤弹性差，眼泪少，烦躁，尿量明显减少，周围循环衰竭不明显，代谢性酸中毒。等渗性脱水：水和电解质成比例丢失，血浆渗透压正常，血清钠浓度为130~150mmol/L，丢失的主要是细胞外液，细胞内液无明显变化，出现一般脱水症状。常由于腹泻、呕吐、持续胃肠减压、短期饥饿引起。

19. BDE【解析】中度以上脱水患儿可采用静脉补液。①定量：补液总量包括三部分，即累计损失量、继续损失量及每日生理需要量，在禁食情况下，入院第一天应供给液体总量为：中度脱水120~150ml/kg。②定性（输液速度）：要根据脱水性质而定。等渗性脱水用1/2张溶液。③定速（输液速度）：要根据脱水的程度和性质确定。一般累积损失量（约为补液总量的1/2）应于8~12小时补足，滴速为每小时8~10ml/kg，继续损失量、生理需要量则在补足累积损失量以后的12~16小时内均匀滴入，滴速为每小时5ml/kg，在补液过程中还要随时根据患儿病情的变化调节输液速度。④注意事项：输液速度过快易发生心力衰竭及肺水肿，速度过慢脱水不能及时纠正；补液中应密切观察患儿前囟、皮肤弹性、眼窝凹陷情况及尿量，若补液合理，3~4小时后表明血容量恢复。若24小时患儿皮肤弹性及眼窝凹陷恢复，说明脱水已纠正。若尿量多而脱水未纠正，表明输入的液体中葡萄糖液比例过高；若输液后出现眼睑水肿，说明电解质溶液比例过高。随时观察静脉输液是否通畅，局部有无渗液、红肿；准确记录第一次排尿时间、24小时出入量，根据患儿基本情况，调整液体入量及速度；液体不足的护理对轻型腹泻患儿可继续进食日常饮食，暂停添加辅食。

20. ABE【解析】室间隔缺损患儿护理措施如下。①保持呼吸道通畅，及时有效清除呼吸道分泌物，定时翻身拍背。②合理用氧，改善呼吸功能，根据病情和血氧监测情况采取合适的给氧方式。③置暖箱保暖，密切监测体温变化，护理操作集中进行，做好手卫生，严格执行消毒隔离制度，防止交叉感染。④合理喂养，尽早开奶，喂养不耐受者先喂稀释奶逐渐过渡和增加奶量，能量不足者给予静脉补充营养。喂奶时观察面色，血氧情况，防止呛咳。⑤加强皮肤护理，必要时涂油剂保护，注意观察左大腿内侧红斑有无消退情况。⑥密切观察病情变化，注意患儿吃奶、呼吸、心率、血氧及其反应情况等，做好急救准备。⑦健康教育及出院指导：指导患儿家长掌握先心日常护理和喂养知识，保持大便通畅。室内每日开窗通风，避免去人多拥挤的公共场所，防止感染。在医生指导下按时预防接种，及时补充维生素AD滴剂。

21. B【解析】急性心力衰竭的临床表现：端坐呼吸、出大汗、面色苍白、口唇发绀、呼吸特别急促，严重的时候咳粉红色泡沫样痰，肝脏增大，颈静脉怒张，回流征阳性。

22. ABCDEF【解析】新生儿心力衰竭的临床表现如下。①心动过速：新生儿心率>160次/分是较早出现的代偿现象。②烦躁不安：经常哭闹。③食欲下降：拒奶。④多汗：尤其头部。⑤尿少。⑥心脏扩大与肥厚。⑦呼吸急促：呼吸频率加快，新生儿可高达60~100次/分。⑧肝大：肝大是体静脉淤血最早、最常见的体征，进行性增大更有意义，长期肝淤血，可出现轻度黄疸。⑨水肿。⑩呼吸困难：新生儿表现为喂养困难、体重不增、哺乳时间延长及愿意竖抱等。

23. ABCF【解析】心力衰竭患儿的一般治疗：①保证充足休息、防止躁动，必要时用镇静药、采取半卧位、供给湿化氧，做好护理，避免便秘及排便用力。新生儿吸吮费力，宜少量多次喂奶，可给予鼻饲奶。给予营养丰富、易于消化的食品。急性心力衰竭或严重水肿，应控制液量及速度，一般较正常液量减少 1/4～1/3，酌情给予 60～100ml/kg。必要时给予镇静药。②洋地黄类药物。③血管紧张素转换酶抑制药。④扩张血管药。⑤舒张功能衰竭的治疗。⑥抗心律失常药。

24. B【解析】地高辛洋地黄用量：口服，0.03～0.04mg/kg。

25. A【解析】地高辛的维持量占洋地黄化总量（全效量）的比例为 1/10。

26. B【解析】心力衰竭患儿每天摄入的补液量为 60～80ml/kg。

27. C【解析】洋地黄早期中毒症状：恶心、呕吐、色视、室性早搏。心电图表现为 PR 延长，QT 间期缩短。

28. ACD【解析】小儿应用洋地黄类药物的护理：服用洋地黄药物前数脉搏 1 分钟，儿童 <60 次/分或 >100 次/分，婴儿 <80 次/分或 >160 次/分应停药。并通知医生。

29. DEF【解析】扩张型心肌病的药物治疗：①有心力衰竭者采用强心药、利尿药和扩血管药。②有心律失常，尤其有症状者需用抗心律失常药。③对预防栓塞性并发症可用口服抗凝药或抗血小板聚集药。

30. B【解析】控制心力衰竭应用洋地黄的剂量应为 1/5～1/3。

31. C【解析】各种强心苷制剂的有效浓度不同，洋地黄毒苷为 20～35ng/ml，地高辛为 0.5～2.0ng/ml，地高辛的血药浓度由多种因素影响。

32. BDF【解析】心衰患儿的健康指导如下。①告知患者应保持生活规律，注意劳逸结合。②饮食：给予低盐、低脂、易消化的食物，多食蔬菜和水果，避免刺激性食物，忌烟酒，浓茶，咖啡。③保持大便干燥，定时排便。④患者进行呼吸功能的锻炼，提高抵抗力，防止呼吸道感染。⑤坚持长期服药治疗，让患者掌握自测脉搏的方法。⑥家属要避免对患者的情绪刺激，多鼓励，开导患者，增强其信心。

第十一章　泌尿系统疾病患儿的护理

一 A1 型题

1. 能确定慢性肾炎病理类型的检查方法为
   A. 尿常规
   B. 血 Cr、BUN 检查
   C. B 超检查
   D. 肾活检
   E. 尿沉渣镜检
2. 处于活动期的狼疮，其辅助检查可能出现
   A. 红细胞沉降率下降
   B. 免疫球蛋白下降
   C. 血清补体 C3 增加
   D. 抗核抗体阳性
   E. 血红蛋白增多
3. 与急性肾小球肾炎发病相关的病原体多数是
   A. 金黄色葡萄球菌
   B. 溶血性链球菌
   C. 肺炎链球菌
   D. 链球菌
   E. 大肠埃希菌
4. 小儿泌尿道感染最常见的途径是
   A. 血源性感染
   B. 淋巴感染
   C. 上行性感染
   D. 邻近组织蔓延
   E. 胎盘垂直传播
5. 婴儿期肾脏位置低，下极位于
   A. 髂嵴以上平第 3 腰椎
   B. 髂嵴以下平第 3 腰椎
   C. 髂嵴以上平第 4 腰椎
   D. 髂嵴以下平第 4 腰椎
   E. 髂嵴以上平第 2 腰椎
6. 新生儿少尿是指
   A. 尿量少于 3ml/(kg·h)
   B. 尿量少于 2.5ml/(kg·h)
   C. 尿量少于 2ml/(kg·h)
   D. 尿量少于 1.5ml/(kg·h)
   E. 尿量少于 1ml/(kg·h)
7. 符合急性肾小球肾炎临床表现的是
   A. 高度凹陷性水肿
   B. 血清补体正常

C. 血胆固醇增高　　D. 血浆蛋白下降
E. 肉眼血尿

8. 原发性肾病综合征最常见的并发症，也是引起死亡的原因是
A. 感染　　B. 电解质紊乱和低血容量
C. 高凝状态及血栓形成　　D. 急性肾衰竭
E. 生长延迟

9. 慢性泌尿道感染的病程多在
A. 4 周以上　　B. 8 周以上
C. 6~8 周以内　　D. 3 个月以上
E. 6 个月以上

10. 急性肾小球肾炎可下床轻微活动的标准是
A. 肉眼血尿消失、水肿消退、血压降至正常
B. 肉眼血尿消失、血压下降
C. 肉眼血尿消失、水肿消退、自觉症状好转
D. 水肿减退、体温正常
E. 红细胞沉降率正常、体温正常、自觉症状好转

11. 急性肾小球肾炎患儿饮食管理，错误的是
A. 尿少、水肿时限盐　　B. 高糖、高维生素饮食
C. 一般不必严格限水　　D. 氮质血症时给予优质蛋白饮食
E. 水肿消退恢复正常饮食

12. 肾病综合征患儿水肿较重时，护理应采取
A. 持续严格禁止钠的摄入　　B. 绝对卧床休息至水肿消退
C. 保持患儿皮肤湿润　　D. 少翻身以免皮肤擦伤
E. 休息时在肢体凸出部位垫棉垫

13. 下尿路感染的治疗首选
A. 复方磺胺甲噁唑　　B. 氨苄西林
C. 头孢噻肟钠　　D. 庆大霉素
E. 头孢曲松钠

14. 护理泌尿道感染的患儿，正确的做法是
A. 每日消毒会阴部 1~2 次　　B. 尿培养标本在 1 小时内送检
C. 清洗会阴时要自后向前擦洗　　D. 鼓励患儿多饮温开水
E. 取尿培养标本时为避免污染可下导尿管取尿

15. 对泌尿道感染患儿及家长健康教育时，需告知其定期复查的时间，一般急性感染需
A. 每 1 个月复查 1 次　　B. 每 2 个月复查 1 次

C. 每 3 个月复查 1 次
D. 每 3~6 个月复查 1 次
E. 每 6 个月复查 1 次

16. 与急性肾小球肾炎发病有关的病原体是
A. 金黄色葡萄球菌
B. 支原体
C. 链球菌
D. 柯萨奇病毒
E. 流感嗜血杆菌

17. 关于急性肾小球肾炎，叙述正确的是
A. 多发于 1~3 岁的小儿
B. 发病前 3 天常有感染史
C. 常出现少尿、血尿及高血压
D. 发病 4 周后尿量增多
E. 病初须严格卧床 4~8 周

18. 急性肾小球肾炎引起水肿的主要原因是
A. 低蛋白血症
B. 大量蛋白尿
C. 醛固酮增多
D. 肾小球滤过率低
E. 心力衰竭

19. 肾病综合征的病因是
A. 与感染引起的免疫反应有关
B. 与机体免疫功能异常有关
C. 与机体免疫力低下有关
D. 与细菌直接感染有关
E. 与病毒直接感染有关

20. 关于小儿尿路感染，叙述正确的是
A. 属感染后的免疫反应性疾病
B. 是细菌侵入尿道引起的炎症
C. 2 岁以上小儿发病率较高
D. 婴儿表现为尿急、尿频、尿痛
E. 尿常规检查可以确诊

21. 急性肾小球肾炎并发急性肾衰竭出现少尿的主要原因是
A. 高血容量
B. 严重循环充血
C. 肾小球滤过率下降
D. 心肌收缩力减弱
E. 抗利尿激素分泌增加

22. 关于小儿泌尿系统解剖生理特点，错误的是
A. 2 岁以下小儿肾脏体积较大且位置较低，容易触及
B. 婴幼儿输尿管长而弯曲，管壁肌肉和弹力纤维发育不良，容易出现尿潴留
C. 婴幼儿膀胱位置较高，腹部触诊易触及
D. 出生时肾单位数量明显少于成人
E. 2 岁时肾小球滤过率可达成人水平

23. 关于小儿肾功能的描述，错误的是
A. 新生儿排钠能力较差，易发生钠潴留和水肿

B. 尿液浓缩功能差，入量不足时易发生脱水

C. 尿液的稀释功能差，易出现水肿

D. 对酸碱失衡的调节能力较差，易发生酸中毒

E. 生后 10 天内的新生儿排钾能力较差，血钾偏高

24. 关于小儿尿液特点的描述，错误的是

A. 小儿尿液接近中性或弱酸性，pH 多在 5~7

B. 渗透压 1 岁左右接近成人水平

C. 正常小儿每日尿蛋白定量≤100mg/m^2

D. 正常小儿离心尿沉渣镜检红细胞 <3 个/HP

E. 正常小儿 12 小时 Addis 计数红细胞 <100 万个

25. 急性肾小球肾炎严重表现的发生时间为

A. 2 天内　B. 1 周内

C. 2 周内　D. 3 周左右

E. 2~3 周

26. 明确诊断泌尿道感染的金标准是

A. 清洁中段尿细菌定性培养　B. 清洁中段尿细菌定量培养

C. 膀胱穿刺尿细菌定性培养　D. 尿细菌涂片找到细菌

E. Addis 计数：白细胞 >100 万/12 小时

27. 急性肾小球肾炎的临床特点不包括

A. 水肿　B. 血尿

C. 高血压　D. 少尿

E. 低蛋白血症

28. 急性肾小球肾炎患儿无盐或低盐饮食一直到

A. 尿常规正常　B. 血压正常、水肿消退

C. 尿 12 小时红细胞计数正常　D. 红细胞沉降率、补体正常

E. ASO 正常

29. 急性肾小球肾炎患儿恢复正常蛋白供给的情况是

A. 镜下血尿消失　B. 肉眼血尿消失

C. 水肿消退、尿量增加、血压正常　D. 血糖正常

E. 补体、ASO 恢复正常

30. 关于急性肾小球肾炎患儿休息与活动，以下不正确的是

A. 起病 2 周内应卧床休息

B. 当肉眼血尿消失、水肿消退、血压正常后可下床活动

C. 尿沉渣计数正常后可恢复正常活动

D. 红细胞沉降率正常时可恢复上学，避免剧烈运动

E. Addis 计数正常后可恢复正常活动

31. 急性肾小球肾炎患儿并发急性循环充血时，护理不正确的是

A. 取卧位休息

B. 限制水的摄入

C. 使用利尿药

D. 遵医嘱使用强心药

E. 减慢输液速度

32. 急性肾小球肾炎患儿有高血压及肺水肿，应首选

A. 氢氯噻嗪

B. 呋塞米

C. 硝普钠

D. 硝苯地平

E. 卡托普利

33. 有关急性肾炎的实验室检查，错误的是

A. 尿液可见大量红细胞、蛋白尿

B. 红细胞沉降率加快

C. ASO 升高

D. 血清补体 C_3 下降

E. 血常规检查白细胞增多

34. 肾病综合征的病理生理，错误的是

A. 肾小球基底膜通透性增高致大量蛋白尿

B. 血浆蛋白从尿中丢失导致低蛋白血症

C. 肝脏合成蛋白增加，脂蛋白合成增加，进食脂肪过多致血脂增高

D. 低蛋白血症导致水肿

E. 肝脏合成蛋白的速度和蛋白分解代谢率的改变也可使血浆蛋白降低

35. 单纯性肾病与肾炎性肾病的区别是

A. 尿蛋白量多少

B. 血浆蛋白高低

C. 水肿程度

D. 红细胞沉降率是否加快

E. 有无高血压、血尿

36. 肾病综合征并发感染最多见的是

A. 上呼吸道感染

B. 皮肤感染

C. 泌尿道感染

D. 腹膜炎

E. 胃肠道感染

37. 肾病综合征患儿治疗的首选药物是

A. 环孢素

B. 利尿剂

C. 清蛋白

D. 糖皮质激素

E. 环磷酰胺

38. 肾病综合征患儿饮食中每日蛋白质的供给量宜为

A. 1g/kg

B. 1.5~2g/kg

C. 3g/kg　　D. 4g/kg

E. 5g/kg

39. 肾病综合征患儿病情好转出院，以下健康教育最重要的是

A. 介绍本病的病因

B. 讲解预防复发的注意事项

C. 按医嘱服用糖皮质激素，不能随意减药停药

D. 讲解对患儿活动及饮食的要求

E. 说明不能剧烈活动的重要性

40. 急性肾炎患儿在病程中突发惊厥，考虑是

A. 高热惊厥　　B. 低钙惊厥

C. 高血压脑病　　D. 低钠血症

E. 低血糖

41. 肾病综合征患儿全身高度水肿，护理措施正确的是

A. 卧床休息，少搬动　　B. 给药时尽量避免肌内注射

C. 每日洗澡 1~2 次　　D. 穿合身衣服

E. 肌内注射药物，进针部位宜浅

42. 对小儿肾脏的生理特点描述，不正确的是

A. 肾小球滤过率低　　B. 肾血流量高

C. 肾小管的重吸收能力差　　D. 排尿次数增多

E. 尿比重低

43. 对小儿泌尿系统的解剖特点描述，正确的是

A. 小儿越小，肾脏相对越小

B. 小儿越小，肾脏位置越高

C. 婴儿输尿管比较宽，不容易受压扭曲

D. 婴儿膀胱位置偏低，尿液充盈时可触及

E. 女婴尿道较短，易发生逆行感染

44. 对急性肾小球肾炎的主要临床表现描述，正确的是

A. 冬春季多发，3~7 岁多见　　B. 常有链球菌感染前驱史

C. 水肿期尿量减少不明显　　D. 镜下血尿持续 1~2 周

E. 越到后期高血压越多见

45. 急性肾小球肾炎常见的并发症有

A. 水肿、少尿、高血压　　B. 水肿、蛋白尿、低蛋白血症

C. 血尿、肾衰竭、高血压脑病　　D. 感染、休克、肾衰竭

E. 严重循环充血、高血压脑病、急性肾衰竭

46. 急性肾小球肾炎使用抗生素的目的
A. 减轻感染引起的血尿
B. 控制体温上升
C. 清除感染灶，消灭抗原
D. 预防感染
E. 控制细菌感染

47. 急性肾小球肾炎早期最主要的治疗措施是
A. 忌盐饮食
B. 卧床休息
C. 注射青霉素
D. 应用利尿药
E. 治疗并发症

48. 对急性肾小球肾炎患儿进行饮食指导，正确的是
A. 给予高糖、高维生素、适量蛋白和脂肪的低盐饮食
B. 水肿消退，镜下血尿消失后可以停止限盐
C. 应严格限制水及蛋白的摄入
D. 由于生长发育的需要，可以不限盐
E. 给予高糖、高维生素的无盐饮食

49. 急性肾小球肾炎合并高血压脑病时，使用硝普钠的注意事项中，错误的是
A. 血压监测
B. 避光使用
C. 现用现配
D. 快速推注
E. 配置时间超过 4 小时或变色应丢弃

50. 肾病综合征的典型临床表现不包括
A. 肉眼血尿
B. 大量蛋白尿
C. 低蛋白血症
D. 全身水肿呈凹陷性
E. 高胆固醇血症

51. 小儿时期常见的肾病为
A. 先天性肾病
B. 原发性肾病
C. 继发性肾病
D. 单纯性肾病
E. 肾炎性肾病

52. 符合单纯性肾病的临床表现为
A. 发病年龄 2~7 岁
B. 非可凹陷性水肿
C. 多数起病快
D. 可伴有氮质血症
E. 常伴有血压升高

53. 肾小球滤过率下降首先表现为
A. 肌酐清除率下降
B. 血肌酐升高
C. 血尿素氮升高
D. 尿蛋白升高
E. 酚红排泄率降低

54. 肾病综合征患儿突发腰痛、血尿、少尿，可能引起的原因是
A. 急性肾衰竭　　B. 肾静脉血栓
C. 泌尿系感染　　D. 肾结石
E. 血压增高
55. 肾病综合征的患儿饮食应注意
A. 高热量、高维生素、高蛋白　　B. 无盐饮食
C. 每日摄入蛋白 2g/kg　　D. 低热量，高维生素，优质蛋白
E. 高热量，低维生素，优质蛋白
56. 环磷酰胺常见的不良反应不包括
A. 骨髓抑制　　B. 肝功能损害
C. 胃肠反应　　D. 出血性膀胱炎
E. 骨质疏松
57. 治疗肾病使用激素常出现的不良反应是
A. 高血压、骨髓抑制、库欣综合征　　B. 骨质疏松、高血压、电解质紊乱
C. 骨质疏松、高血压、库欣综合征　　D. 骨髓抑制、高血压、性腺损害
E. 骨质疏松、低血压、出血性膀胱炎
58. 原发性肾病综合征患儿，护理措施不当的是
A. 保持床铺清洁、干燥　　B. 衣服宜宽松
C. 卧床患儿要少翻身　　D. 阴囊水肿者，可用丁字带将阴囊托起
E. 水肿严重者，应避免肌内注射
59. 预防小儿泌尿系感染的措施不包括
A. 幼儿不穿开裆裤　　B. 婴儿勤换尿布，便后清洗
C. 必要时导尿　　D. 清洗应从前向后擦洗
E. 勤换内裤
60. 急性肾炎水肿多从（　　）开始
A. 踝骨　　B. 胫骨前
C. 脚部　　D. 腰部
E. 眼睑
61. 使用磺胺类药物治疗泌尿系感染时应注意
A. 提前皮试　　B. 预防胃肠反应，要饭后服用
C. 多饮水，预防尿液结晶　　D. 预防肝损伤
E. 预防肾损伤
62. 肾病综合征患儿易合并感染的主要原因是
A. 长期使用利尿药　　B. 长期使用糖皮质激素

C. 低盐饮食　　D. 限制饮水
E. 活动量增多

63. 单纯性肾病患儿最显著的症状是
A. 少尿　　B. 血尿
C. 高度水肿　　D. 高血压
E. 心力衰竭

64. 小儿泌尿系感染途径中血行感染的易感人群是
A. 新生儿　　B. 幼儿
C. 学龄前儿童　　D. 学龄儿童
E. 青少年

65. 急性肾小球肾炎在实验室检查时通常会出现
A. 血清总补体的升高　　B. 抗链球菌溶血素“O”效价升高
C. 内生肌酐清除率的升高　　D. 血红蛋白升高
E. 尿蛋白(++++)

66. 对急性肾小球肾炎，不正确的描述是
A. 自限性疾病　　B. 多数预后良好
C. 血清补体降低　　D. 血浆蛋白明显降低
E. 可出现轻、中度贫血

67. 单纯性肾病的临床特点不包括
A. 高度水肿　　B. 高血压
C. 高胆固醇血症　　D. 大量蛋白尿
E. 低蛋白血症

68. 肾病综合征最根本的病理生理改变是
A. 水肿　　B. 大量蛋白尿
C. 电解质紊乱　　D. 低蛋白血症
E. 高胆固醇血症

69. 急性肾小球肾炎前驱感染最常见病原体是
A. 金黄色葡萄球菌　　B. 大肠埃希菌
C. 肺炎链球菌　　D. A组β溶血性链球菌
E. 柯萨奇病毒

70. 单纯性肾病的好发年龄是
A. 1~2岁　　B. 2~7岁
C. 8~12岁　　D. 12~15岁
E. 15~18岁

71. 对急性肾小球肾炎进行饮食管理，出现（　　）应限制钠盐的摄入

A. 少尿、水肿时　　B. 出现氮质血症

C. 出现贫血时　　D. 血尿

E. 尿检中有颗粒或红细胞管型

72. 小儿泌尿系感染最常见的致病菌是

A. 溶血性链球菌　　B. 金黄色葡萄球菌

C. 大肠埃希菌　　D. 沙门菌

E. 克雷伯菌

73. 使肾病综合征病情加重的最常见诱因是

A. 感染　　B. 焦虑

C. 活动增多　　D. 暴饮暴食

E. 蛋白质摄入不足

74. 急性肾小球肾炎尿呈浓茶色，其原因是

A. 酸性尿中红细胞破坏　　B. 尿比重增高

C. 尿酸盐结晶　　D. 饮水少

E. 尿蛋白太高

75. 患儿链球菌感染后 1~3 周易引发的疾病是

A. 肾病综合征　　B. 急性肾小球肾炎

C. 化脓性脑膜炎　　D. 尿路感染

E. 皮肤黏膜淋巴结综合征

76. 急性肾小球肾炎补体的恢复时间为

A. 6~8 周　　B. 8~12 周

C. 6 个月　　D. 1 年

E. 2~3 周

二 A2 型题

1. 患儿，女，4 岁。因肾病综合征入院。现患儿病情已稳定，准备出院，目前最佳的健康指导是

A. 给患儿讲清本病的病因　　B. 嘱咐家长按医嘱继续服药

C. 嘱咐患儿不要到公共场所　　D. 嘱咐患儿不要进行预防接种

E. 嘱咐患儿不要参加剧烈运动

2. 患儿，女，2 岁。近日频繁呼喊有尿，有时坐便盆上并未排尿，检查见患儿会阴部充血，有臭味。对此患儿的护理，错误的是

A. 给患儿增加营养　　B. 鼓励患儿多喝水

C. 勤冲洗患儿会阴部　　D. 给患儿穿整裆裤

E. 留尿标本时用酒精消毒后取尿

3. 患儿，女，7 个月。近 2 天出现发热，在排尿时哭闹，尿液内有絮状物，略有臭味，初步诊断为“尿路感染”。为该患儿留取尿培养标本时，操作正确的是

A. 放置留尿器取中段尿

B. 洗净会阴后放置留尿器取尿

C. 洗净会阴并用酒精消毒后取尿

D. 30 分钟未取到尿液需再次消毒

E. 尿标本若在 30 分钟内不能送检，须放在冰箱内冷冻

4. 患儿，女，2 岁。因会阴部皮肤破溃就诊。家长诉患儿平时经常用手挠肛门，晚上睡眠不稳。该患儿可引起的潜在并发症是

A. 全身炎症　　B. 腹痛

C. 肠道慢性炎症　　D. 尿道炎

E. 会阴瘙痒

5. 患儿，男，7 岁。因面部水肿、头痛、头晕就诊。尿液检查：蛋白(++)，红细胞 20 个/HP，诊断为急性肾小球肾炎。正确的处理是

A. 给降压药　　B. 适当下床活动，防止血栓形成

C. 给青霉素　　D. 低盐、高糖、高蛋白饮食

E. 低盐、高糖、高维生素饮食

6. 患儿，女，8 岁。急性肾小球肾炎。患儿突然出现呼吸困难、咳嗽、咳泡沫痰、双肺可闻及湿啰音。最可能的诊断为

A. 急性肺炎　　B. 高血压脑病

C. 急性肾功能不全　　D. 严重循环充血

E. 胸腔积液

7. 患儿，女，8 岁。急性肾炎。患儿经治疗后，水肿消退，血压正常，肉眼血尿消失，可以允许的活动强度是

A. 应当绝对卧床休息　　B. 可恢复正常活动

C. 可在室内做轻度活动　　D. 可在室内做剧烈活动

E. 可恢复正常上学

8. 患儿，女，4 岁。面部及双下肢水肿 2 周。查体：精神可，眼睑、颜面水肿，阴囊中度水肿，下肢凹陷性水肿。尿蛋白(++++)，血浆蛋白明显减少。最可能的诊断是

A. 急性肾小球肾炎　　B. 先天性肾病

C. 单纯性肾病　　D. 肾炎性肾病

E. 泌尿系感染

9. 患儿，女，6 岁。因全身水肿入院。查体：面部、腹壁及双下肢水肿，阴囊水肿明显。尿蛋白(++++)，蛋白降低。诊断为肾病综合征。该患儿目前主要的护理诊断是

A. 体液过多　　B. 活动无耐力

C. 皮肤完整性受损　　D. 有感染的危险

E. 营养失调：低于机体需要量

10. 患儿，男，6 岁。诊断为急性肾小球肾炎，出现严重循环充血的症状时，首选的治疗药物为

A. 强心药　　B. 降压药

C. 利尿药　　D. 扩血管药

E. 抗感染药

11. 患儿，男，5 岁。因高度水肿诊断为肾病综合征，以泼尼松治疗 4 个月，此时该患儿会出现

A. 肝功能损害　　B. 骨质疏松

C. 骨髓抑制　　D. 性腺损害

E. 脱发

12. 患儿，女，3 岁。因发热就诊，医生怀疑泌尿系感染，可以确诊的中段尿培养的菌落计数是

A. $>10^3$/ml　　B. $>10^4$/ml

C. $\geqslant 10^5$/ml　　D. $>10^6$/ml

E. $>10^7$/ml

13. 患儿，男，8 岁。因少尿、血尿 5 天，以急性肾小球肾炎收住入院，近一天呕吐 5 次，伴头痛、烦躁不安、一过性失明。该患儿可能出现了

A. 严重的循环充血　　B. 高血压脑病

C. 消化性溃疡　　D. 脑栓塞

E. 脑膜炎

14. 患儿，男，7 岁。因眼睑水肿、血尿 2 天，以急性肾小球肾炎收住入院。该患儿治疗早期最主要的措施是

A. 利尿　　B. 使用止血药

C. 低盐饮食　　D. 低蛋白饮食

E. 卧床休息

15. 患儿，男，4 岁。诊断为肾病综合征，有胸水，全身水肿较重，阴囊水肿明显，护理该患儿时不应采用的方法是

A. 衣服宽松　　B. 避免肌内注射

C. 阴囊部用吊带托起　　D. 保持皮肤清洁、干燥

E. 让患儿卧于橡胶单上以利清洗

16. 患儿，男，6 岁。因颜面水肿 2 周，拟诊肾病综合征收住院。现阴囊皮肤薄而透明，水肿明显。对该患儿首要的护理措施是

A. 绝对卧床休息　　B. 高蛋白饮食

C. 严格限制水的入量　　D. 保持床单位清洁、柔软

E. 用丁字带托起阴囊并保持干燥

17. 患儿，男，3 岁。诊断为肾病综合征，长期忌盐。因低热、咳嗽、双下肢及眼睑水肿 5 天入院，外院曾给予呋塞米治疗，血压 75/40mmHg，咽红，心肺(-)。该患儿最可能是

A. 低钙血症　　B. 低镁血症

C. 低血糖症　　D. 低钾血症

E. 低钠血症

18. 患儿，女，6 岁。食欲稍差，晨起有眼睑水肿，血压不高，20 天前有过脓疱病，怀疑为急性肾小球肾炎。为明确诊断，首选的检查是

A. 肾功能　　B. 尿常规

C. 尿细菌培养　　D. 肾脏 B 超

E. 肾活检

三 A3/A4 型题

（1~3 题共用题干）

患儿，男，8 岁。2 周前患猩红热，近 3 天来尿量减少，尿色似洗肉水，眼睑水肿，伴头痛，恶心，测血压 150/105mmHg，下肢轻度水肿，尿蛋白（+~ ++），尿镜检见大量红细胞，C_3 降低。

1. 诊断应首先考虑

A. 肾炎性肾病　　B. 单纯性肾病

C. 急性肾小球肾炎　　D. 慢性肾炎

E. 急性尿路感染

2. 目前最可能并发

A. 急性肾功能不全　　B. 水、电解质平衡紊乱

C. 严重循环充血　　D. 脑膜炎

E. 高血压脑病

3. 下列护理措施不正确的是

A. 定期查尿常规　　B. 监测血压变化

C. 限制钠、水入量　　D. 观察有无感染病灶

E. 观察有无脑膜刺激征

（4~5 题共用题干）

患儿，男，7 岁。因水肿、少尿、肉眼血尿 5 天，气促、烦躁 1 天入院。查体：体温 36.5℃，血压 140/80mmHg，心率 140 次/分，端坐呼吸，两肺底部有少量细湿啰音，肝肋下 2.5cm。血常规：正常。尿常规：尿蛋白(+++)，红细胞 20~25 个/HP，白细胞 0~2 个/HP。

4. 此时应考虑患儿是

A. 急性肾炎合并肺炎　　B. 急性肾炎急性发作

C. 急性肾炎合并严重循环充血　　D. 肾炎性肾病合并心力衰竭

E. 肾盂肾炎合并肺炎

5. 入院后给予该患儿的饮食是

A. 低蛋白，低盐，低热量　　B. 低蛋白，不限制盐和热量

C. 低蛋白，低盐，不限制液体　　D. 低盐，高热量，限制液体

E. 高蛋白，低盐，高热量

（6~8 题共用题干）

患儿，男，6 岁。因颜面及全身水肿就诊，门诊以“肾病综合征”收入院。查体：面部、腹壁及双下肢明显水肿，呈凹陷性，腹部膨隆，腹水征(+)，阴囊明显水肿，囊壁变薄透亮呈球形。实验室检查：尿蛋白(++++)，胆固醇增高，血浆蛋白明显减少。

6. 该患儿现存的护理诊断主要是

A. 体液过多　　B. 排尿异常

C. 有皮肤完整性受损的危险　　D. 有感染的危险

E. 焦虑

7. 此时护理措施正确的是

A. 卧床休息　　B. 高蛋白饮食

C. 高脂肪饮食　　D. 无盐饮食

E. 用肌内注射的方式给药

8. 目前健康指导的重点是

A. 介绍本病的病因　　B. 说明饮食控制的意义

C. 解释限制活动的目的　　D. 说明正规用药的重要性

E. 介绍本病的预防方法

（9~11 题共用题干）

患儿，男，8 岁。因“急性肾小球肾炎伴严重循环充血”住院，住院当天排出液体量为 300ml。

9. 今日液体入量应为

A. 300ml　　B. 500ml

C. 800ml　　D. 1000ml

E. 1200ml

10. 经住院治疗 1 个月后，水肿消退、血压正常、肉眼血尿消失。此时对患儿活动的指导是

A. 继续卧床休息　　B. 室内轻度活动

C. 加强体能锻炼　　D. 可以恢复上学

E. 多去公共场所

11. 急性肾小球肾炎恢复正常活动的指标是

A. 水肿消退　　B. 血压正常

C. 血尿消失　　D. 红细胞沉降率正常

E. Addis 计数正常

（12~14 题共用题干）

患儿，男，8 岁。因“肾病综合征”住院。现患儿尿中有大量蛋白质，水肿严重，出现腹水和阴囊水肿，嘱卧床休息。

12. 常用的治疗药物是

A. 肾上腺盐皮质激素　　B. 糖皮质激素

C. 去甲肾上腺素　　D. 血管升压素

E. 生长激素

13. 该患儿的饮食护理宜选择

A. 高蛋白饮食　　B. 高脂肪饮食

C. 低钾饮食　　D. 低钠饮食

E. 低钙饮食

14. 此时对患儿健康教育的重点是

A. 解释限制活动及饮食的重要性　　B. 说明该病的病程较长

C. 强调出院后要按医嘱服药　　D. 嘱咐不能到人多的公共场所

E. 说明用药期间不能预防接种

（15~16 题共用题干）

患儿，女，2 岁。因发热、腹痛、尿臭、排尿时哭闹来院就诊。查尿常规可见白细胞

管型。

15. 该患儿最可能的诊断是

A. 肾病综合征　　B. 小儿腹泻
C. 急性泌尿系感染　　D. 急性肾炎
E. 病毒性肾炎

16. 进行护理评估时，护士应注意哪项评估内容

A. 卫生习惯　　B. 饮食习惯
C. 居住环境　　D. 活动习惯
E. 家庭环境

（17~19 题共用题干）

患儿，男，8 岁。眼睑水肿 4 天伴尿少，近 2 日尿呈浓茶色，患儿无尿频、尿急、尿痛。患儿 3 周前曾患上呼吸道感染。查体：体温 36.2℃，呼吸 26 次/分，脉搏 100 次/分，血压 130/90mmHg，神志清楚，双眼睑及颜面水肿，双足背轻度非凹陷性水肿，心肺(-)，腹软，肝脾肋下未及。尿常规：大量红细胞，尿蛋白(++)。

17. 该患儿正确的诊断是

A. 先天性肾病　　B. 单纯性肾病
C. 肾炎性肾病　　D. 急性肾小球肾炎
E. 泌尿系感染

18. 患儿入院第 3 天出现频繁咳嗽、气急、咳泡沫痰，尿量减少为每天 200ml。查体：心率增快，双肺布满湿啰音，肝脏明显增大。该患儿可能并发了

A. 支气管肺炎　　B. 心力衰竭
C. 严重循环充血　　D. 急性肾衰竭
E. 高血压脑病

19. 目前患儿的尿量每日 300ml，此时应

A. 限制脂肪摄入　　B. 限制水和钠盐摄入
C. 限制蛋白质的摄入　　D. 限制糖的摄入
E. 正常饮食

（20~22 题共用题干）

患儿，男，4 岁。面部及双下水肿 2 周收入院。查体：精神可，眼睑、颜面水肿，心肺腹无异常，阴囊中度水肿，下肢可凹性水肿。实验室检查：尿蛋白(++++)，血浆总蛋白及白蛋白明显减少，血胆固醇明显升高，补体 C_3 正常。

20. 该患儿正确的诊断是
A. 急性肾小球肾炎
B. 先天性肾病
C. 单纯性肾病
D. 肾炎性肾病
E. 泌尿系感染

21. 该患儿当前的饮食中蛋白质的供给量宜为
A. 每日 1g/kg
B. 每日 1.5~22g/kg
C. 每日 3g/kg
D. 每日 4g/kg
E. 每日 5g/kg

22. 治疗该患儿首选的药物是
A. 糖皮质激素
B. 青霉素
C. 利尿药
D. 白蛋白
E. 钙剂

（23~26 题共用题干）

患儿，男，8 岁。眼睑水肿 4 天，伴头痛、尿呈深茶色 2 天就诊，2 周前曾患扁桃体炎，经用青霉素治疗好转。

23. 该患儿查体时应注意
A. 肾区叩击痛
B. 腹部血管杂音
C. 血压
D. 扁桃体有无红肿
E. 尿道口有无红肿

24. 首选的辅助检查是
A. 血常规
B. 尿常规
C. 脑电图
D. 中段尿细菌培养
E. B 超

25. 如头痛加重，出现惊厥，首选的处理是
A. 应用利尿药
B. 口服硝苯地平
C. 口服 ACEI 类药物
D. 静脉滴注硝普钠
E. 应用地西泮

26. 如果该患儿病情恶化，2 周后出现进行性肾功能减退，诊断考虑是
A. 急进性肾小球肾炎
B. 急性肾小球肾炎
C. IgA 肾病
D. 肾病综合征
E. 膜性肾病

四 B型题

（1~3 题共用备选答案）

A. 600~800ml　　B. 500~600ml

C. 400~500ml　　D. 800~1400ml

E. 100~300ml

1. 婴儿期每日尿量为
2. 幼儿期每日尿量为
3. 学龄期儿童每日尿量为

（4~5 题共用备选答案）

A. 髂嵴以下第 4 腰椎水平　　B. 髂嵴以上

C. 髂嵴以上第 4 腰椎水平　　D. 耻骨联合以下

E. 耻骨联合以上

4. 婴儿期肾位置低，下极位于
5. 2 岁以后小儿的肾脏位置可达

（6~7 题共用备选答案）

A. 高度水肿，随体位而变化，呈凹陷性

B. 水肿指压凹陷不明显

C. 限于眶周

D. 体腔积液甚为少见

E. 水肿从踝部开始

6. 单纯性肾病的水肿特点是
7. 急性肾小球肾炎的水肿特点是

（8~9 题共用备选答案）

A. 发热、咳嗽、呼吸困难　　B. 发热、寒战、腰痛

C. 高热、呕吐、精神萎靡、惊厥　　D. 高热、体重不增、黄疸明显

E. 尿急、尿频、尿痛

8. 下尿路感染的主要表现是
9. 上尿路感染的主要表现是

（10~12 题共用备选答案）

A. 1.5~2g/(kg·d)　　B. 0

C. <0.6g/(kg·d)　　D. <0.5g/(kg·d)

E. <0.5g/d

10. 肾病综合征患儿严重水肿时，蛋白的摄入量为

11. 急性肾小球肾炎患儿严重水肿时，蛋白的摄入量为

12. 肾病综合征患儿严重水肿时，食盐的摄入量为

（13~14 题共用备选答案）

A. 泼尼松　　B. 抗生素

C. 利尿药　　D. 硝普钠

E. 免疫抑制药

13. 肾病综合征反复发作患儿可选用的药物是

14. 急性肾小球肾炎出现心力衰竭体征应选用的药物是

五　X 型题

1. 急性肾小球肾炎的临床表现有

A. 血尿　　B. 水肿

C. 高脂血症　　D. 高血压

E. 大量蛋白尿

2. 单纯性肾病综合征的临床特征有

A. 大量蛋白尿　　B. 低蛋白血症

C. 高血压　　D. 高度水肿

E. 高脂血症

3. 尿路感染的临床特征有

A. 脓性尿液　　B. 菌性尿液

C. 发热、腰痛　　D. 周身不适

E. 腹部疼痛

4. 有关急性肾炎的描述，正确的是

A. 是儿科一种常见疾病

B. 大多数起病急

C. 血尿、水肿、高血压为主要临床症状

D. 严重病例可有严重循环充血

E. 多见于学龄前儿童

5. 急性肾小球肾炎的护理措施，正确的是
   A. 一般卧床 2 周
   B. 水肿消退、血压正常、肉眼血尿消失后可正常活动
   C. 给予高糖、高维生素、适量蛋白质和脂肪的低盐饮食
   D. 水肿消退、血压正常后，逐渐由低盐饮食过渡到正常饮食
   E. 密切观察血压变化
6. 预防急性肾小球肾炎严重并发症的发生，护士可采取哪些措施
   A. 每月测体重 2 次　　B. 严密观察患儿生命体征
   C. 准确记录 24 小时出入量　　D. 水肿严重后每周测体重
   E. 按医嘱留取尿标本
7. 肾病综合征的常见并发症是
   A. 感染　　B. 电解质紊乱
   C. 严重循环充血　　D. 血栓形成
   E. 高血压脑病
8. 关于肾病综合征患儿的饮食，正确的是
   A. 蛋白质摄入量为 2g/(kg · d)　　B. 使用激素时应当限制热量摄入
   C. 注意补充钙和维生素 D　　D. 明显水肿时给予无盐饮食
   E. 多进食含钾的食物
9. 护理肾病综合征的患儿应注意
   A. 水肿严重及高血压患儿绝对卧床　　B. 水肿消退、尿量正常后，可正常活动
   C. 食欲正常后，可进食高价蛋白　　D. 阴囊水肿可用丁字带保护
   E. 每周用温水清洗皮肤
10. 影响肾小球滤过率的因素是
   A. 血浆中醛固酮浓度　　B. 血浆胶体渗透压
   C. 肾小囊内压　　D. 肾血浆流速
   E. 年龄因素
11. 儿童肾脏的生理功能是
   A. 肾脏不能回吸收碳酸氢盐　　B. 肾小球的滤过功能
   C. 肾小球的重吸收及排泄功能　　D. 浓缩和稀释功能
   E. 肾脏的内分泌功能
12. 急性肾小球肾炎出现肾衰竭时的处理，正确的是
   A. 供给足够蛋白质　　B. 静脉注射呋塞米
   C. 绝对卧床休息　　D. 必要时做血液透析
   E. 应严格控制每周补液量

13. 确诊乙型肝炎病毒相关肾炎的主要依据是
    A. 血清 HBV 抗原阳性　　B. 肾组织切片中找到 HBV 抗原
    C. 肾组织学改变为膜性肾病　　D. 有肾实质损害表现，血尿及蛋白尿
    E. 血清 HBV-DNA 阳性
14. 急性肾小球肾炎可以下床活动的标准是
    A. 肉眼血尿消失　　B. 水肿消退
    C. 血压正常　　D. Addis 计数正常
    E. 红细胞沉降率恢复正常
15. 肾小管酸中毒的临床表现是
    A. 生长发育超前　　B. 高氯性酸中毒
    C. 酸性尿　　D. 高血钾
    E. 肾性佝偻病
16. 急性肾小球肾炎合并急性肾衰竭时的临床表现是
    A. 严重少尿或无尿　　B. 氮质血症
    C. 高血钾　　D. 代谢性酸中毒
    E. 代谢性碱中毒

六 案例分析题

（1~3 题共用题干）

患儿，男，9 岁。因少尿、水肿 6 天入院。尿比重 1.02，尿蛋白(++)，红细胞计数 20~25 个/HP。体温 36.5℃，血压 140/80mmHg。

1. 下列哪些症状与患儿的疾病相关
   A. 水肿　　B. 少尿
   C. 血尿　　D. 高血压
   E. 高热　　F. 食欲缺乏
2. 患儿入院查体：心率 110 次/分，端坐呼吸，双肺底有少量小水泡音，腹胀，肝肋下 2cm。该患儿可能的诊断是
   A. 急性肾小球肾炎合并循环充血　　B. 急性肾小球肾炎合并肺炎
   C. 肾炎性肾病合并肺炎　　D. 慢性肾小球肾炎急性发作
   E. 病毒性肾炎合并肺炎
3. 为该患儿实施的护理措施，合理的是
   A. 适当运动　　B. 利尿、降压

C. 控制水、钠的摄入　　D. 观察尿量、尿色，记录24小时出入量
E. 观察血压变化　　F. 密切观察呼吸、心率、脉搏的变化

（4~10题共用题干）

患儿，男，7岁。因“眼睑水肿、少尿4天”入院。2周前患儿有咽部不适，无用药史，近2天来患儿尿量减少，每日500ml左右。患病以来精神、食欲稍差，大便正常，睡眠可。查体：体温36.9℃，脉搏90次/分，呼吸24次/分，血压135/100mmHg，发育正常，营养中等，精神差，双眼睑水肿，咽稍充血，扁桃体Ⅰ度肿大，未见脓性分泌物，双肺未闻及水泡音，双肾区无叩痛，双下肢呈非凹陷性水肿。辅助检查：尿液检查：尿蛋白(++)，白细胞10~15个/HP，红细胞15~20个/HP；血液检查：白细胞5×10^9/L，血红蛋白130g/L，血小板207×10^9/L，红细胞沉降率35mm/h，血尿素氮6.5mmol/L，血肌酐95μmol/L，总蛋白60.9g/L，清蛋白35.4g/L，胆固醇4.5mmol/L，补体C_3 0.48g/L，抗链球菌溶血素“O”（ASO）1000U/L。

4. 该患儿可能的疾病是
A. 急进性肾炎　　B. 慢性肾炎急性发作
C. 急性肾小球肾炎　　D. 肾病综合征
E. 紫癜性肾炎　　F. 迁延性肾炎

5. 患儿入院后主要的护理措施是
A. 卧床休息
B. 观察血压的变化
C. 观察尿量、尿色
D. 限制钠盐摄入
E. 静脉穿刺尽量一次成功，禁止肌内注射
F. 密切观察呼吸、心率、脉搏等变化

6. 患儿入院后第3天，颜面、双下肢明显水肿，烦躁、气促，呼吸45次/分，心率135次/分，双肺底可闻少量湿啰音，肝肋下2.5cm。该患儿可能发生的主要并发症是
A. 药物性肾炎　　B. 慢性肾炎急性发作
C. 急性肾衰竭　　D. 高血压脑病
E. 严重循环充血　　F. 急进性肾炎

7. 该患儿严重循环充血的发生机制是
A. 水钠潴留　　B. 血容量扩大
C. 心搏出量减少　　D. 循环负荷过重
E. 肾小球滤过率增高　　F. 动静脉血氧分压差增大

8. 此时救治患儿的主要措施是

A. 吸痰
B. 抗感染
C. 洋地黄制剂
D. 利尿：呋塞米静脉注射
E. 降压：必要时用硝普钠
F. 必要时透析治疗

9. 患儿应用呋塞米治疗，其观察要点是

A. 注意观察体重、尿量、水肿变化，并做好记录
B. 注意观察有无大量利尿、脱水现象
C. 每日测体重
D. 每周送检尿常规 1 次
E. 注意观察有无血压突然下降现象
F. 注意观察有无电解质紊乱现象

10. 患儿经过 2 周治疗和护理，水肿消失，尿量正常，血压恢复正常，可以出院。此时应给予的出院健康指导是

A. 说明本病的预后良好
B. 红细胞沉降率正常后可恢复正常生活
C. 避免或减少上呼吸道感染是本病预防的关键
D. 发生上呼吸道感染或皮肤感染，应及早应用抗生素彻底治疗
E. 注意口腔清洁，保持皮肤的卫生
F. 告诉患儿及家长在恢复期严格限制活动

（11～16 题共用题干）

患儿，男，8 岁。因“眼睑水肿 5 天，尿少、肉眼血尿 2 天”入院。患儿 2 周前患化脓性扁桃体炎，用青霉素治疗 5 天。查体：体温 36.4℃，脉搏 95 次/分，呼吸 28 次/分，血压 130/95mmHg，眼睑、双下肢水肿，呈非凹陷性。尿常规：尿蛋白(++)，红细胞满视野/HP，白细胞 8～10 个/HP，少量红细胞管型；肾功能正常。由门诊收入院。

11. 该患儿最可能的疾病是

A. 肾盂肾炎
B. 急性肾小球肾炎
C. 急性肾盂肾炎
D. IgA 肾病
E. 肾炎性肾病
F. 肾病综合征

12. 为明确诊断，还需要完善的检查是

A. 肾脏 B 超
B. 胆固醇测定
C. 抗链球菌溶血素“O”（ASO）和补体的测定

D. 抗链球菌溶血素“O”（ASO）和红细胞沉降率的测定
E. 中段尿培养
F. 蛋白电泳的测定

13. 急性肾小球肾炎的病理生理过程是
A. 循环免疫复合物沉积于肾小球
B. 激活补体系统
C. 免疫和炎症反应
D. 损害肾小管重吸收功能
E. 肾小球滤过率下降
F. 细胞外液容量下降

14. 该患儿在急性期卧床休息，恢复轻微活动的指标是
A. 血尿消失，水肿消失，血压正常
B. 红细胞沉降率降至正常
C. 肉眼血尿消失
D. ASO 降至正常
E. 补体恢复正常
F. 水肿消退，血压基本正常

15. 对该患儿应给予的饮食指导是
A. 限制钠盐摄入
B. 低盐低热量饮食
C. 高糖饮食
D. 低盐低蛋白饮食
E. 低蛋白饮食
F. 严格限水

16. 关于该病的预防措施，下列叙述正确的是
A. 坚持长期服药
B. 及时彻底治疗链球菌感染
C. 链球菌感染后 1~3 周内检查尿常规
D. 摘除扁桃体
E. 加强锻炼
F. 增强体质，注意皮肤清洁卫生

（17~22 题共用题干）

患儿，女，10 岁。因“确诊为肾病综合征 1 年，尿蛋白复现 3 天”入院。患儿于 1 年前确诊为肾病综合征，激素治疗后尿蛋白转阴，期间尿蛋白反复 3 次(+++)。查体：体温 36.9℃，脉搏 89 次/分，呼吸 20 次/分，血压 132/93mmHg，患儿精神稍差，双眼睑轻度水肿，双下肢呈凹陷性水肿，心、肺无异常，腹膨胀，移动性浊音阳性，肝未触及。辅助检查：血胆固醇 8.79mmol/L，血浆总蛋白 31.3g/L，清蛋白 12.4g/L，24 小时尿蛋白定量 3.09g/24h，尿蛋白(++++)，红细胞 10~12 个/HP。

17. 该患儿可能患的疾病是
A. 原发性、单纯性、激素耐药性肾病综合征
B. 原发性、单纯性、激素敏感性肾病综合征
C. 原发性、单纯性、激素依赖性肾病综合征
D. 原发性、肾炎性、激素依赖性肾病综合征
E. 原发性、肾炎性、激素耐药性肾病综合征
F. 原发性、肾炎性、激素敏感性肾病综合征

18. 关于该患儿入院后的护理措施，下列叙述正确的是
A. 绝对卧床休息
B. 头低足高位
C. 给予大量优质蛋白、低盐、低脂饮食
D. 大量利尿药
E. 监测体重、尿量、血压
F. 保护性隔离

19. 患儿入院第 5 天，出现咳嗽、咳痰。查体：体温 38.4℃，脉搏 98 次/分，呼吸 22 次/分，双肺呼吸音粗，可闻及细湿啰音。诊断为肺炎。肾病综合征患儿常见的并发症是
A. 感染
B. 生长延迟
C. 血栓形成
D. 高血压脑病
E. 急性肾衰竭
F. 肾小管功能障碍
G. 电解质紊乱和低血容量

20. 该患儿发生肺炎的原因是
A. 体液免疫功能低下
B. 细胞免疫功能不足
C. 补体系统功能不足
D. 蛋白质营养不良
E. 粒细胞缺乏
F. 应用糖皮质激素
G. 尿路分泌型 IgA 降低

21. 患儿并发肺炎，病情加重，家长担忧患儿病情产生了焦虑情绪。责任护士对患儿家长进行健康宣教，并给予心理支持。关于对患儿家长的健康宣教及心理支持，下列叙述正确的是
A. 与家长交谈，鼓励其说出内心感受
B. 宽容患儿及家长的任何情绪
C. 劳逸结合，增强患儿信心，积极配合治疗
D. 患儿绝对卧床休息，避免奔跑和打闹，以防摔伤、骨折
E. 讲解激素治疗对本病的重要性
F. 让家长了解感染是本病最常见的并发症和复发的诱因
G. 指导家长正确给患儿长期小剂量口服抗生素预防感染
H. 教会家长用试纸检测尿蛋白的变化

22. 患儿入院 15 天，经使用抗生素治疗后，肺炎好转，眼睑轻度水肿，尿蛋白(+)。为避免再次感染，应采取的预防感染的护理措施是
A. 实施保护性隔离
B. 监测体温、血常规
C. 保持床铺清洁、整齐，经常翻身

D. 会阴部每日用 0.3% 硼酸液坐浴 1~2 次
E. 向患儿及家长解释预防感染的重要性
F. 长期小剂量口服抗生素预防感染
G. 水肿时禁止肌内注射

(23~29 题共用题干)

患儿，女，7 岁。主因“尿频、尿急、尿痛 3 天”就诊。2 周前患儿游泳后出现腰酸，近 3 天来尿频、尿急、尿痛。近来饮食正常，无尿量减少，无肉眼血尿。查体：体温 37.7℃，脉搏 90 次/分，呼吸 23 次/分，血压 110/70mmHg，神志清楚，精神可，眼睑、颜面无水肿，腹软，移动性浊音阴性，尿道口稍红肿。辅助检查：尿常规：尿蛋白(-)，红细胞 3~5 个/HP，白细胞 5~10 个/HP；血常规：白细胞 4.5×10^9/L，中性粒细胞 51%，血红蛋白 90g/L；红细胞沉降率正常，C 反应蛋白阴性；B 超示：肝胆胰脾双肾输尿管未见异常。

23. 根据该患儿的临床资料，其可能患的疾病是
A. 上尿路感染　　B. 下尿路感染
C. 急性尿道综合征　　D. 肾结核
E. 出血性膀胱炎　　F. 急性肾小球肾炎

24. 导致尿路感染的易感因素是
A. 女孩尿道短，尿道口接近肛门，易被污染
B. 男孩包皮较长、包茎，易于积垢而感染
C. 长期抗生素治疗
D. 较小婴儿来自母亲的影响，如人工喂养等
E. 尿路上皮细胞伞形受体的密度降低
F. 膀胱输尿管反流
G. 营养不良
H. IgG 缺乏

25. 确诊本病的最佳方法是
A. 尿常规　　B. 尿白细胞酯酶活性
C. 亚硝酸盐还原试验　　D. 尿沉渣涂片镜检细菌
E. 尿细菌培养　　F. 腹部超声
G. 静脉尿路造影　　H. 排泄性膀胱尿道造影

26. 为明确病原菌，选用敏感药物，需要为患儿留取尿标本做细菌培养。关于为患儿留取尿培养标本的注意事项，下列叙述正确的是
A. 标本采集严格执行无菌操作

B. 清洁外阴后留取中段尿

C. 嘱患儿将尿液先排在便器内再收集到尿培养杯中

D. 排尿前不宜大量饮水

E. 收集标本后应立即送检

F. 不能立即送检的标本可保存于2~8℃冰箱中，48小时内仍可进行培养

27. 该患儿尿培养最可能的阳性结果是

A. 真菌　　B. 变形杆菌

C. 大肠埃希菌　　D. 金黄色葡萄球菌

E. 克雷伯菌　　F. 铜绿假单胞菌

28. 根据患儿的情况，应给予的护理措施是

A. 卧床休息

B. 注意观察尿量、尿色

C. 监测体温，体温增高时，给予物理降温或药物降温

D. 鼓励患儿适量饮水

E. 给予低盐低脂饮食

F. 保护性隔离

G. 清洁外阴时注意从后向前擦洗

29. 该患儿经过10天住院治疗后，症状消失，准备出院。为预防感染复发，护士应给予的健康指导是

A. 家长做好保护性隔离

B. 长期应用抗生素预防

C. 单独使用洁具，清洗外阴注意从前向后擦洗

D. 每周随访

E. 连续3个月复查尿常规

F. 连续6个月进行尿培养

G. 如反复发作，应坚持复查2年或更长时间

（30~33题共用题干）

患儿，男，3岁。主因“发热、呕吐、尿臭3天”入院。入院前3天发热，体温最高达39.2℃，食欲欠佳，有呕吐，无水肿，无尿路刺激症状，尿液略混浊，有臭味。既往身体健康。母孕37周时发现胎儿右肾轻度肾积水。否认肾脏及其他遗传性疾病家族史。入院后查体：体温37.8℃，脉搏109次/分，呼吸28次/分，血压103/63mmHg，患儿神志清楚，心音有力，律齐，腹软，无压痛，肝脾不大，肾区及输尿管走行区无压痛及叩痛，尿道口不

红。辅助检查如下。血常规：白细胞 $11.39 \times 10^9/L$，中性粒细胞 0.43，血红蛋白 109g/L，血小板 $283 \times 10^9/L$。C 反应蛋白 52.76mg/L，血肌酐 33.4μmol/L，尿素氮 3.8mmol/L，清蛋白 39.7g/L。清洁晨尿细胞学分析示：白细胞满视野/HP，红细胞 0～3 个/HP，蛋白(-)。体液免疫及补体正常。

30. 为明确诊断，该患儿入院后应做的检查是

A. 亚硝酸盐还原试验　　B. 尿细菌培养

C. 尿二氧化碳分压测定　　D. 双肾 B 超检查

E. 肾组织活检

31. 患儿清洁中段尿培养显示：大肠埃希菌 > 105cfu/ml。B 超提示：右肾 8.3cm × 3.7cm，左肾 8.2cm × 3.2cm，右肾集合系统分离，无回声区 3.9cm × 1.7cm，左肾、膀胱输尿管未见异常。排泄性膀胱尿路造影提示：排尿中可见双侧膀胱输尿管反流，右侧造影剂及左侧造影剂可达肾盂肾盏内，双侧肾盂肾盏轻度扩张，输尿管轻度迂曲。考虑该患儿的疾病是

A. 泌尿系感染　　B. 双侧膀胱输尿管反流Ⅰ级

C. 双侧膀胱输尿管反流Ⅱ级　　D. 双侧膀胱输尿管反流Ⅲ级

E. 双侧膀胱输尿管反流Ⅳ级　　F. 双侧膀胱输尿管反流Ⅴ级

32. 该患儿确诊为泌尿道感染，双侧膀胱输尿管反流Ⅲ级。该患儿目前应给予的护理措施是

A. 绝对卧床休息

B. 限制患儿饮水量，以控制排尿量

C. 建立规律定时的排尿习惯，睡前排尿 2 次

D. 培养定时排便的习惯

E. 保持会阴部清洁，便后冲洗

F. 保护性隔离措施

G. 监测体温，体温增高时，给予物理降温或药物降温

33. 患儿经过 7 天的治疗，此次感染得到控制准备出院，责任护士对患儿和家长进行出院指导。关于该患儿的出院指导，下列叙述正确的是

A. 坚持长期服药预防感染

B. 预防性服药后手术矫正

C. 每 3 个月做 1 次尿培养

D. 每年做 1 次肾组织活检

E. 每 2 年做 1 次静脉肾盂造影，观察肾瘢痕形成情况

F. 肾脏有新瘢痕形成，可以坚持保守治疗

参考答案与解析

一、A1型题

1. D【解析】肾穿刺活检的目的：①明确肾脏病理诊断。②指导治疗。③判断预后。

2. D【解析】系统系红斑狼疮患者活动期抗核抗体呈阳性。

3. B【解析】急性肾炎以A组β溶血性链球菌感染后引起多见，我国各地区均以继发于上呼吸道感染最常见，皮肤感染次之，少数急性咽炎、猩红热后发生肾炎。

4. C【解析】上行性感染是小儿尿路感染的最主要途径，多见于女孩。

5. D【解析】婴儿期肾位置较低，下极可低至髂嵴以下第4腰椎水平，因右肾上方有肝，右肾位置稍低于左肾，2岁以后才达到髂嵴以上。

6. E【解析】小儿尿量个体差异较大，新生儿出生后48小时正常尿量一般为1~3ml/(kg·h)，若新生儿尿量小于1.0ml/(kg·h)为少尿，小于0.5ml/(kg·h)为无尿。

7. E【解析】急性肾小球肾炎的临床表现如下。①水肿、少尿：水肿为最常见和最早出现的症状，多数为轻、中度水肿。②血尿：起病时几乎均有血尿，轻者仅有镜下血尿，30%~70%患儿出现肉眼血尿。③蛋白尿：患儿出现不同程度的蛋白尿。④高血压：30%~80%患儿可有血压增高，多于发病后1周左右出现，为轻度或中度增高。一般在1~2周内随尿量增多，血压恢复至正常。

8. A【解析】感染是原发性肾病综合征最常见的并发症。肾病患儿易患各种感染，主要为呼吸道、皮肤、泌尿道感染和原发性腹膜炎等，其中以上呼吸道感染最多见。感染是病情反复和/或加重的诱因。

9. E【解析】慢性尿路感染病情迁延达6个月以上或反复发作，表现为间歇性发热、乏力、腰酸、消瘦、发育迟缓、进行性贫血、脓尿及菌尿等，还可出现高血压和肾功能不全。

10. A【解析】急性肾小球肾炎起病2周内患儿应卧床休息，待水肿消退、血压降至正常、肉眼血尿消失，可下床在室内轻微活动。

11. D【解析】①给予高糖、高维生素、适量蛋白质和脂肪的低盐饮食。高糖饮食，可防止体内蛋白质分解，加重氮质血症。急性期1~2周，应控制食物中的氯化钠摄入量，1~2g/d，水肿消退后3~5g/d。水肿严重、尿少、氮质血症者，应限制水及蛋白的摄入，蛋白质每天0.5g/kg。②用简单易懂的语言向患儿及家长讲解饮食治疗的重要性，避免食用含钠食品。③水肿消退、血压恢复正常后，逐渐由低盐饮食过渡到普通饮食。④因小儿生长发育快，对盐及蛋白质的需要较高，不宜过久的限制。

12. E【解析】①原则上不需要严格限制活动，有严重水肿、高血压、体腔积液时者可卧床休息，勤翻身，减少并发症的发生，病情缓解后逐渐增加活动量。②有严重水肿、高血压时则给予无盐饮食，病情缓解后一般不需继续限盐。③保持室内卫生和空气新鲜，保持一定的温度和湿度。避免接触麻疹、水痘等患儿，避免到公共场所。④注意皮肤清洁、干燥，一旦发生感染，应积极治疗。臀部及四肢水肿严重时，受压部位可垫棉圈或用气垫床等；阴囊水肿用棉垫或吊带托起，皮肤破损可涂碘伏预防感染。

13. A【解析】下尿路感染选用尿浓度高的抗生素如磺胺甲噁唑及呋喃类药物；治疗有效时，24 小时菌尿消失，2~3 天症状好转。

14. D【解析】泌尿道感染的一般护理措施如下。①休息：急性期卧床休息，为患儿提供适宜的环境，保持室内空气清新，温度适宜，避免劳累、受凉。②饮食护理：高热时应给予清淡、易消化的半流食；无发热者给予富含营养的普通饮食，补充多种维生素。大量饮水，一般每天可在 2500ml 以上，以利降温。③保持外阴清洁，勤换内裤，婴幼儿勤换尿布，3% 硼酸坐浴，每日 2 次。④保持皮肤清洁，避免汗腺阻塞，可用温热水擦浴，并及时更换被汗液浸泡的衣被。⑤日常护理：幼儿不穿开裆裤，便后清洗臀部，保持清洁。女婴清洗外阴时从前向后擦，避免污染机会。

15. A【解析】绝大多数泌尿道感染患儿复发多在治疗后 1 个月内发生，需要每 1 个月复查 1 次。

16. C【解析】急性肾小球肾炎（AGN）简称急性肾炎，是指一组感染后引起的肾小球肾炎，其病因不一，病原体有链球菌、非链球菌（包括葡萄球菌、肺炎球菌、流感病毒、乙肝病毒、肺炎支原体、疟原虫等）。

17. C【解析】急性肾小球肾炎的典型临床表现：①水肿、少尿。②血尿。③蛋白尿。④高血压。

18. D【解析】体液过多与肾小球滤过率下降，水、钠潴留有关。

19. B【解析】肾病综合征的病因和发病机制尚不十分明确。肾病综合征患儿的肾组织中可见免疫球蛋白和补体成分沉积，提示与机体免疫功能异常有关。

20. B【解析】泌尿道感染（UTI）又称尿路感染，是指病原体直接侵入尿路，在尿液中生长繁殖，并侵犯尿路黏膜或组织而引起损伤。婴幼儿期以全身症状为主，局部症状轻微或缺如。主要表现为发热、呕吐、轻咳、腹泻、腹痛、腹胀、生长发育迟缓、尿臭、嗜睡、惊厥等，发热为最突出的表现。尿常规：清晨首次中段尿离心后镜检，白细胞≥10 个/HP。如脓细胞成堆或有白细胞管型，则诊断价值更大。尿培养细菌学检查是诊断主要依据。

21. C【解析】急性肾衰竭：疾病初期有肾小球滤过率下降，尿量减少的患儿常出现暂时性氮质血症，严重尿少或尿闭的患儿出现电解质紊乱（主要是高钾血症）和代谢性酸中毒或氮质血症症状。

22. D【解析】新生儿出生时肾单位数量已达到成人水平，但生理功能不完善，调节能力弱。

23. C【解析】小儿肾功能包括以下方面。①胎儿肾功能。②肾小球滤过率。③肾排泄功能：新生儿葡萄糖、氨基酸和磷的肾阈较成人低，易出现糖尿和氨基酸尿；排钠能力也较差，如过多摄入钠，容易发生钠潴留。低体重儿排钠较多，可出现钠负平衡而导致低钠血症。出生10天内的新生儿，钾排泄能力较差，故血钾偏高。新生儿及婴幼儿碳酸氢钠的肾阈值低，泌氢产胺能力低，易发生酸中毒。④肾的浓缩功能和稀释功能：儿童肾小管的浓缩功能较低，新生儿尿渗透压为240mmol/L，婴儿尿渗透压为500~600mmol/L，儿童尿渗透压为500~800mmol/L。儿童排出溶质所需液量较多，婴儿尿中每排出1mmol溶质需水分1.4~2.4ml。故入量不足时易发生脱水甚至诱发急性肾功能不全。新生儿及婴幼儿尿稀释功能接近成人，但肾小球滤过率较低，大量水负荷或输液过快，易出现水肿。⑤酸碱平衡：新生儿及婴幼儿因碳酸氢盐肾阈低至19~21mmol/L，泌氢产胺能力低，排内源性固定酸量少，血浆中碳酸氢钠水平低，容易发生酸中毒。⑥肾脏的内分泌功能。

24. E【解析】新生儿出生后数天内因尿液内含尿酸盐多而呈强酸性，随着尿量增多逐渐接近中性或弱酸性，pH多为5~7。婴儿尿渗透压为50~600mmol/L，1岁后接近成人水平；正常小儿尿中仅含微量蛋白，通常≤100mg/L，正常小儿新鲜尿液离心后取沉渣进行显微镜下检查，红细胞<3个/HP，白细胞<5个/HP，偶见透明管型。12小时尿细胞计数（Addis计数）红细胞<50万个，白细胞<100万个，管型<5000个为正常。

25. C【解析】急性肾小球肾炎一般在1~2周内随着尿量增多，水肿逐渐消退。肉眼血尿多在1~2周内随尿量增多而逐渐消失，少数持续3~4周后，转为镜下血尿，少数患儿2周内可出现严重表现。

26. B【解析】尿细菌培养及菌落计数是诊断泌尿道感染的主要依据。清洁中段尿细菌培养：菌落计数超过10^5/ml便可确诊。

27. E【解析】急性肾小球肾炎的典型临床表现：①水肿、少尿。②血尿。③蛋白尿。④高血压。

28. B【解析】急性肾小球肾炎患儿一般在水肿消退、血压恢复正常后，逐渐由低盐饮食过渡到普通饮食。

29. C【解析】急性肾小球肾炎患儿限制蛋白质摄入，给予优质蛋白，每日0.5g/kg；供给高糖、高维生素、适量蛋白质和脂肪的低盐饮食，在尿量增加、水肿消退、血压正常后，可恢复正常饮食，以保证小儿生长发育的需要。

30. C【解析】急性肾小球肾炎患儿休息原则：起病2周内患儿应卧床休息，待水肿消退、血压降至正常、肉眼血尿消失，可下床在室内轻微活动；1~2个月内活动量要加以限制，3个月内避免剧烈活动；随着症状好转、尿量增加，可逐渐增加活动量。红细胞沉降率正常方可上学，但应避免体育活动和重体力活动；Addis计数正常后可恢复正常生活。

31. A【解析】急性肾小球肾炎患儿并发循环充血：记录液体摄入量，严格限制水、钠摄入是预防严重循环充血和心力衰竭的关键。限制活动，卧床休息。一旦出现严重循环充血，立即让患儿取半卧位或坐位，给予氧气吸入并减慢输液速度；及时报告医生，遵医嘱应用利尿药或血管扩张药。

32. C【解析】急性肾小球肾炎患儿降压药：高血压脑病的治疗宜选用降血压作用强而迅速的药物，首选硝普钠 5~20mg 加入 5% 葡萄糖液 100ml 中，以 1μg/(kg·min) 速度静脉滴注，并严密监测血压；有惊厥者应及时止痉。定时测量血压，观察降压效果。患儿避免突然起立，以防直立性低血压的发生。应用硝普钠静脉滴注不可与其他药物配伍，现用现配，注意避光，溶液变色应立即停用。用药期间须严密监测血压、心率。少数患儿可能会出现头痛、恶心、呕吐和腹部痉挛性疼痛。

33. E【解析】急性肾炎的实验室检查如下。①尿液检查：镜下除数量不等的红细胞外，还可见透明、颗粒和红细胞管型，尿蛋白定性为 +~+++，与血尿的程度相平行。②血常规和红细胞沉降率：血常规中红细胞计数及血红蛋白含量可稍低，白细胞计数一般轻度增高或正常；红细胞沉降率多增快，1~3 个月内可恢复正常。③免疫学检查：抗链球菌溶血素 O（ASO）阳性率达 50%~80%，通常于链球菌感染后 10~14 天开始增高，3~5 周达高峰，半年内恢复正常。80%~90% 的患儿血清补体 C_3 下降，至第 8 周 94% 的患儿恢复正常。④肾功能及血生化检查：明显少尿时血尿素氮和肌酐可升高，肾小管功能正常。持续少尿、无尿者，血肌酐升高，内生肌酐清除率降低，尿浓缩功能也受损，患儿还可有高钾血症、低钠血症及代谢性酸中毒。⑤其他：B 超检查可见双肾正常或弥漫性肿大、皮质回声增强。X 线检查可见心影轻度增大。心电图检查可表现为低电压、T 波低平等改变。

34. D【解析】①蛋白尿：蛋白尿是肾病综合征最根本和最重要的病理生理改变。由于免疫损伤导致肾小球滤过屏障受损，造成肾小球基膜通透性增高，使血浆中分子量较大的蛋白大量漏出，出现蛋白尿。长时间持续大量蛋白尿，能促进肾小球系膜硬化和间质病变，导致肾功能不全。②低蛋白血症：因血浆蛋白从尿中丢失及肾小球滤出的蛋白流经肾小管时被重吸收的清蛋白分解，造成低蛋白血症。肝脏合成蛋白的速度和蛋白分解代谢率的改变也使血浆蛋白减少。血浆清蛋白下降，将影响机体内环境的稳定，并影响药代动力学。③高脂血症：低蛋白血症促使肝合成蛋白增加，脂蛋白合成随之增加，大分子的脂蛋白难以从肾排出，导致血脂增高。表现为血清总胆固醇、低密度脂蛋白、极低密度脂蛋白增高。持续高脂血症可以促进动脉粥样硬化、肾小球硬化以及间质纤维化。④水肿：水肿的机制可能与下列因素有关。血浆蛋白减少使血浆胶体渗透压降低，当血浆清蛋白含量低于 25g/L 时，液体将在间质区潴留，低于 15g/L 则可有腹水或胸水形成；血浆胶体渗透压降低使血容量减少，通过压力和容量感受器使抗利尿激素和肾素–血管紧张素–醛固酮分泌，使远端肾小管对钠、水吸收增加，导致水钠潴留；低血容量使交感神经兴奋性增高，近端肾小管 Na^+ 吸收增加，加重水钠潴留。

35. E【解析】①单纯性肾病高度水肿为最突出、最常见的症状，也是就诊的主要原因。开始患儿仅晨起时眼睑及面部水肿，两眼难以睁开，水肿渐波及全身，水肿呈凹陷性。水肿最显部位为颜面、下肢及阴囊，有时伴有胸腔积液、腹水，胸腔积液、腹水较多时可致呼吸困难，阴囊水肿行走不便，阴囊皮紧张、变薄、透亮甚至渗液，水肿严重时尿量减少。水肿可反复出现，迁延很久，一般无血尿及高血压。②肾炎性肾病患儿年龄常在7岁以上，无性别差异，水肿一般显著，但也可极轻，不易察觉，常伴有明显的持续性或发作性高血压、血尿、氮质血症及补体低下。

36. A【解析】肾病综合征并发感染上呼吸道感染占50%以上，且以病毒感染最为常见。

37. D【解析】肾病综合征患儿一般采取以糖皮质激素为主的综合治疗。

38. B【解析】肾病综合征患儿饮食：有明显水肿时应给予低盐饮食，有严重水肿、高血压时则给予无盐饮食，病情缓解后一般不需继续限盐；蛋白摄入1.5~2g/(kg·d)。大剂量应用激素时应补充维生素D 400U/d和钙剂。

39. C【解析】向肾病综合征患儿及家长讲解激素治疗的重要性，在使用激素时避免骤然停药或自行改变用药方式，坚持完成治疗计划。

40. C【解析】急性肾小球肾炎患儿病程早期突然惊厥，应首先想到高血压脑病。因此时患儿血压可很高，有时收缩压可达200mmHg以上，极易引起惊厥。惊厥前多有头晕、眼花或呕吐等症状。鉴别：①高热惊厥和低钙惊厥多见于婴幼儿。②低钠惊厥多由严重水潴留、血钠被稀释所致，及时查血钠有助鉴别。③低血糖引起惊厥在新生儿常见，儿童及成年人多与糖尿病有关，应详细询问病史。

41. B【解析】肾病综合征重度水肿患儿皮肤张力增加，弹性降低，如果局部皮肤受压，加之营养失调和长期使用激素等，皮肤容易破溃并继发感染。患儿应保持皮肤清洁、干燥，衣服应宽松，被物要柔软。经常协助患儿翻身，局部按摩等，预防压疮及皮肤感染的发生，帮助患儿翻身或改变体位时，要避免拖、拉等动作导致皮肤损伤。阴囊水肿患儿，保持阴囊周围的清洁、干燥，必要时可使用阴囊托。臀部和四肢水肿严重时，可垫橡皮气垫或棉圈，骨隆凸部位用棉垫。水肿患儿肌内注射药物，进针部位宜深，拔针后须用棉签局部压迫数分钟，防止药物外渗。严重水肿患儿尽量避免肌内注射药物。

42. B【解析】新生儿出生时肾小球滤过率（GFR）每分钟仅有20ml/1.73m^2，出生后1周约为成人的1/4，早产儿更低。新生儿出生的最初几天内，因摄入量少，每天排尿4~5次；1周后，因新陈代谢旺盛，膀胱容量小，而进水量增多，排尿次数每天增加至20~25次；1岁时每天排尿15~16次；幼儿每日排尿10次；学龄前期和学龄期每天排尿6~7次。新生儿尿渗透压平均为240mmol/L，新生儿尿比重较低，尿比重为1.006~1.008，以后随年龄增长逐渐增高。新生儿肾血流量低，因此前列腺素合成速率较低。

43. E【解析】小儿年龄越小，肾相对较重、大。足月儿出生时肾长约6.0cm，重量约24g，约占体重的1/125。婴儿期肾位置较低，下极可低至髂嵴以下第4腰椎水平，因右肾上方有肝，右肾位置稍低于左肾，2岁以后才达到髂嵴以上。婴幼儿输尿管长而弯曲，管壁肌肉及弹力纤维发育不全，容易扩张受压及扭曲，容易造成尿潴留导致泌尿系感染。婴儿膀胱位置比年长儿和成人高，尿液充盈时，其顶部常在耻骨联合以上，腹部触诊易扪及膀胱。女婴尿道较短，新生儿尿道长度仅为1cm，尿道外口暴露，且接近肛门，易受细菌污染而导致逆行性感染，女婴上行感染较男婴多。

44. B【解析】90% 患儿发病前有链球菌感染病史，以呼吸道感染及皮肤感染多见。

45. E【解析】急性肾小球肾炎严重的表现：严重循环充血、高血压脑病、急性肾衰竭。

46. C【解析】急性肾小球肾炎清除感染病灶、彻底消灭抗原：根据咽拭子培养 + 药物敏感试验，选择有效的抗生素。

47. B【解析】一般治疗：肾炎急性期需卧床休息，减轻心脏负担，提高肾小球滤过率，减少水钠潴留，限制盐、水、蛋白质摄入。对仍有咽部、皮肤等感染灶者，应给予青霉素或其他敏感药物治疗 7~10 天。

48. A【解析】急性肾小球肾炎饮食：给予低盐、高糖、高维生素，含适量蛋白质和脂肪的饮食。

49. D【解析】急性肾炎出现高血压脑病症状时应立即用硝普钠静脉滴注，将 5~20mg 硝普钠溶于 100ml 5% GS 溶液中，每分钟不宜超过 1μg/kg，以防发生低血压。

50. A【解析】肾病的四大特征：①大量蛋白尿。②低蛋白血症。③高脂血症。④明显水肿。

51. D【解析】单纯性肾病是小儿肾病综合征最常见的类型。

52. A【解析】单纯性肾病发病年龄 2~7 岁，男女性别比 2∶1。①水肿：高度水肿为最突出、最常见的症状，也是就诊的主要原因。开始患儿仅晨起时眼睑及面部水肿，两眼难以睁开，水肿渐波及全身，水肿呈凹陷性。水肿最显部位为颜面、下肢及阴囊，有时伴有胸腔积液、腹水，胸腔积液、腹水较多时可致呼吸困难，阴囊水肿行走不便，阴囊皮紧张、变薄、透亮甚至渗液，水肿严重时尿量减少。水肿可反复出现，迁延很久。②大量蛋白尿：尿中有大量蛋白，以中分子量清蛋白为主，每日丢失蛋白 >2g，尿蛋白常与水肿呈平行关系。③低蛋白血症：血浆蛋白显著降低，以清蛋白下降为主，造成清蛋白与球蛋白比例倒置。④高胆固醇血症：血胆固醇明显增加，甘油三酯和低密度脂蛋白亦增高。

53. A【解析】肾小球滤过率是指每分钟两侧肾生成的超滤液量（原尿量），是评价肾小球滤过功能的主要指标。内生肌酐清除率是指肾脏在单位时间内，把若干毫升血液中的内生肌酐全部清除出去的能力，可反映肾小球滤过率，因此肾小球滤过率下降首先表现为肌酐清除率下降。

54. B【解析】高凝状态及血栓形成：低蛋白血症时，肝合成凝血物质也增加（高脂血症的血小板聚集力增强）。血容量减少，血流缓慢，易促使血栓形成。以肾静脉血栓形成多见。此时，患儿突发腰痛、血尿、少尿甚至肾衰竭。

55. D【解析】肾病综合征患儿的饮食管理：保证热量供给，可增加富含可溶性纤维的饮食如燕麦等，使用激素期间应适当限制热量的摄入。蛋白摄入控制在 1.5~2g/(kg·d)，以优质蛋白，如奶、蛋、瘦肉等为宜，如出现肾衰竭或氮质血症应限制蛋白质饮食。

56. E【解析】环磷酰胺（CTX）不良反应有胃肠道反应、白细胞减少、秃发、肝功能损害、骨髓抑制、出血性膀胱炎及性腺损害等，避免青春期前和青春期用药。

57. C【解析】肾病综合征的激素治疗的不良反应如下。①代谢紊乱，如明显库欣面容、蛋白质营养不良、肌肉萎缩无力、伤口愈合不良、高血糖、尿糖、水钠潴留、高血压、尿中失钾、高尿钙和骨质疏松。②消化性溃疡，精神欣快感、兴奋、失眠，甚至呈精神病、癫痫发作等；还可发生无菌性股骨头坏死、白内障、生长停滞等。③易发生感染或诱发结核灶的活动。④突然停用激素可发生急性肾上腺皮质功能不全，引起戒断综合征。

58. C【解析】原发性肾病综征患儿加强皮肤护理：注意保持皮肤清洁、干燥，及时更换内衣。保持床铺清洁、整齐，被褥应松软，避免皮肤擦伤和受压，定时翻身。水肿的阴囊可用棉垫或吊带托起，皮肤破裂处可外涂碘伏，以防感染。臀部及四肢可垫橡皮气垫、棉圈或气垫床。严重水肿者，应尽量避免肌内注射药物；必须肌内注射时，注意严格消毒，注射后延长按压时间，以防药液外渗。

59. C【解析】教育患儿家长培养儿童良好的卫生习惯，幼儿尽早停穿开裆裤，尤其女婴。为婴儿勤换尿布，便后清洗会阴部，保持清洁。女孩清洗外阴从前向后清洗，避免肠道细菌污染尿道口，防止上行性感染。

60. E【解析】高度水肿为最突出、最常见的症状，也是就诊的主要原因。开始患儿仅晨起时眼睑及面部水肿，两眼难以睁开，水肿渐波及全身，水肿呈凹陷性。

61. C【解析】服用复方磺胺甲噁唑的患儿应多喝水，并注意有无变态反应、血尿、尿少、尿闭等。

62. B【解析】长期使用激素可使患儿的免疫功能下降，是造成感染的主要原因之一。

63. C【解析】高度水肿为单纯性肾病患儿最突出、最常见的症状，也是就诊的主要原因。

64. A【解析】血行感染：多发生于新生儿及小婴儿败血症或体内化脓性病灶所致，感染灶的细菌侵入血液，随血液循环到达肾，引起泌尿系感染。以金黄色葡萄球菌多见。

65. B【解析】急性肾小球肾炎的辅助检查如下。①尿常规：患儿几乎均出现血尿，见肉眼血尿或镜下血尿。尿蛋白阳性，多在+~+++，为非选择性的蛋白尿。镜下可见大量红细胞，可见透明、颗粒、红细胞管型。尿常规一般在6~8周后转为正常。②血液检查：可见轻、中度贫血，红细胞沉降率轻度增快，多在2~3个月恢复正常。血清总补体C_2及C_3均降低，多在4~8周恢复正常。其下降程度与病情的严重程度及预后无关。③抗链球菌溶血素“O”大多数增高：通常于感染后10~14天出现，3~5周滴度达高峰，3~6个月后恢复。抗脱氧核糖核酸酶B低度均可增高。④肾功能及血生化检查：一过性氮质血症，尿素氮及肌酐可轻度增高，有低钠、高钾血症，高氯性代谢性酸中毒。⑤B超检查可见双肾正常或弥漫性肿大、皮质回声增强。⑥X线检查可见心影轻度增大。⑦心电图检查可表现为低电压、T 波低平等改变。

66. E【解析】急性肾小球肾炎属于自限性疾病，治疗原则以卧床休息，彻底清除感染灶，对症治疗为主，血清清蛋白下降，将影响机体内环境的稳定，并影响药代动力学。患儿年龄常在 7 岁以上，无性别差异，水肿一般显著，但也可极轻，不易察觉，常伴有明显的持续性或发作性高血压、血尿、氮质血症及补体低下。呈良性自限性过程，预后良好，个别病例可于急性期死亡。多数为轻、中度水肿。

67. B【解析】参见 A1 型题第 52 题解析。

68. B【解析】原发的肾脏损害使肾小球通透性增加导致蛋白尿，而低蛋白血症、高脂血症和水肿是继发的病理生理改变。

69. D【解析】急性肾炎以 A 组 β 溶血性链球菌感染后引起多见，以继发于上呼吸道感染最常见，皮肤感染次之，少数急性咽炎、猩红热后发生肾炎。

70. B【解析】单纯性肾病是小儿肾病综合征最常见的类型。发病年龄 2~7 岁，男女性别比 2∶1。

71. A【解析】急性肾小球肾炎水肿：严格限制钠的摄入量。采取腰部保暖措施，以促进血液循环，解除肾血管痉挛，增加肾血流量，增加尿量，以减轻水肿。一般每天 1 次，每次 15~20 分钟。

72. C【解析】泌尿道感染病原体主要为细菌感染，常见的致病菌为革兰阴性菌，主要是大肠埃希菌，占首次泌尿道感染 80%，其次为变形杆菌、克雷伯菌及副大肠埃希菌等，少数为粪链球菌和金黄色葡萄球菌，偶见病毒、支原体、真菌。

73. A【解析】感染是原发性肾病综合征最常见的并发症。肾病患儿易患各种感染，主要为呼吸道、皮肤、泌尿道感染和原发性腹膜炎等，其中以上呼吸道感染最多见。感染是病情反复和/或加重的诱因。

74. A【解析】急性肾小球肾炎如果出现浓茶色尿的情况，提示患者可能是有血尿，颜色会比较深，甚至还能够呈现出鲜红色或者是洗肉水一样的小便，可能为尿中红细胞被破坏。

75. B【解析】90% 急性肾小球肾炎患儿发病前有链球菌感染病史，以呼吸道感染及皮肤感染多见。在前驱感染后 1~3 周而急性起病。

76. A【解析】血清总补体 C_2 及 C_3 均降低，多在 6~8 周恢复正常。

二、A2 型题

1. B【解析】应向患儿及家长讲解激素治疗的重要性，在使用激素时避免骤然停药或自行改变用药方式，坚持完成治疗计划。讲解免疫抑制药的主要作用和不良反应。

2. E【解析】尿常规、尿沉渣找细菌、尿培养等均应留晨尿。对女孩或包皮过长的男孩，应先清洁外阴部或尿道口，然后常规清洁消毒外阴后取中段尿。各种尿标本收集后均应立即送检。婴幼儿用无菌尿袋收集尿标本。

3. D【解析】对尿路感染患者进行尿培养时，应在常规消毒外阴后取中段尿标本，并及时送检。30分钟未取到尿液需再次消毒。

4. D【解析】该患儿患的是蛲虫病，蛲虫在肛门移行至尿道或阴道时，可引起尿道炎或阴道感染。

5. E【解析】急性肾小球肾炎饮食管理：对于水肿、高血压、尿少患儿，给予低盐饮食（每日60~120mg/kg）；严重水肿或高血压患儿需无盐饮食，还应限制饮水量。对有氮质血症患儿限制蛋白质摄入，给予优质蛋白，每日0.5g/kg；供给高糖、高维生素、适量蛋白质和脂肪的低盐饮食，在尿量增加、水肿消退、血压正常后，可恢复正常饮食，以保证小儿生长发育的需要。

6. D【解析】严重循环充血由于水钠潴留，血容量增加而出现严重循环充血，可于起病1周内发生。出现呼吸困难、端坐呼吸、颈静脉怒张、频繁咳嗽并有粉红色泡沫痰、两肺满布湿啰音，心脏扩大，甚至出现奔马律、肝脏进行性增大、水肿加重等。少数可突然发生，病情急剧恶化。

7. C【解析】急性肾小球肾炎水肿消退、血压正常、肉眼血尿消失，可在室内轻度活动。

8. C【解析】单纯性肾病多见于2~7岁儿童，男女比例约为2∶1。一般起病隐匿，常无明显诱因。具有肾病的四大特征：①大量蛋白尿。②低蛋白血症。③高脂血症。④明显水肿。水肿最常见，开始见于眼睑，以后逐渐遍及全身，呈凹陷性。严重者可有腹水、胸水及阴囊水肿。常伴有尿量减少，尿色变深，泡沫多，一般无明显血尿和高血压。

9. A【解析】肾病综合征患者水肿最常见，开始见于眼睑，以后逐渐遍及全身，呈凹陷性。未治疗或时间长的病例可有腹水或胸腔积液。

10. C【解析】水肿的处理：明显水肿、少尿，或高血压、循环充血者，应用利尿药，可选用呋塞米（速尿），口服每天2~5mg/kg，注射每次1~2mg/kg，每日1~2次。严重循环充血的处理：严格限制水、钠入量，迅速利尿，如有肺水肿可用硝普钠或酚妥拉明扩张血管，适当使用快速强心药。

11. B【解析】参见A1型题第57题解析。

12. C【解析】通常认为中段尿培养菌落数 $\geq 10^5$/ml 可确诊，$10^4 \sim 10^5$/ml 为可疑，$< 10^4$/ml 为污染。

13. B【解析】高血压脑病患儿血压急剧增高，血压常在（150~160）/（100~110）mmHg［（20~21.3）/（13.3~14.7）kPa］以上，使脑组织血液灌注急剧增多而发生脑水肿。患儿表现为剧烈头痛、烦躁不安、恶心、呕吐、复视、一过性失明，严重者可出现惊厥、昏迷等。

14. E【解析】急性肾小球肾炎的治疗要点如下。①清除感染病灶、彻底消灭抗原。②休息：起病1~2周内卧床休息，待病情好转后逐渐增加活动量。③饮食：给予低盐、高糖、高维生素，含适量蛋白质和脂肪的饮食。④对症治疗。

15. E【解析】肾病综合征患儿水肿严重时，为保护皮肤、预防感染，应当做到保持床铺清洁、干燥、平整无屑；衣服宽松；用丁字带托起阴囊；避免肌内注射，以防注射部位感染及深部脓肿。床铺上使用橡胶单会减低透气性，容易引起皮肤损伤。

16. E【解析】水肿的阴囊可用棉垫或吊带托起，皮肤破裂处可外涂碘伏，以防感染。

17. E【解析】抗利尿激素异常分泌可导致低钠血症。

18. B【解析】参见 A1 型题第 65 题解析。

三、A3/A4 型题

1. C【解析】从病例中得知，患儿 2 周前曾患猩红热，随后出现少尿、水肿、血尿、高血压的表现，符合急性肾小球肾炎的诊断。

2. E【解析】因血压急剧升高，目前最可能出现高血压脑病。与脑膜刺激征无关，故不需要观察此项内容。

3. E【解析】参见 A3/A4 型题第 2 题解析。

4. C【解析】患儿水肿、少尿、血压增高，可能是患有急性肾炎；同时患儿出现气促、烦躁，心率 140 次/分，呼吸 50 次/分，两肺底部有少量细湿啰音，肝肋下 2.5cm，可以诊断为循环充血。因此该患儿可能是急性肾炎合并严重循环充血。

5. D【解析】急性肾小球肾炎的饮食管理：给予低盐、限水、高糖、高维生素，含适量蛋白质和脂肪的饮食。

6. A【解析】肾病综合征常见的护理诊断如下。①体液过多。②营养失调。③有感染的危险。④皮肤黏膜完整性受损的危险。⑤潜在并发症：电解质紊乱、药物副作用及高凝状态。⑥焦虑。该患儿目前最主要的护理诊断是体液过多。

7. A【解析】肾病综合征的护理措施：①休息原则。②饮食管理。③预防感染。④观察药物疗效及副作用。⑤健康教育。

8. C【解析】目前针对该患儿健康指导的重点应该是向家长解释限制活动的目的。强调限制活动是控制病情进展的重要措施。指导患儿控制活动量，讲解患儿休息的重要意义，阐明整个病程中应始终对活动进行适当限制，直到尿液检查完全正常。

9. A【解析】患儿尿量 300ml 仍然处于少尿期，所以应该限制液体的摄入量，坚持“量入为出，宁少勿多”的原则。每日液量：尿量 + 异常丢失 + 不显性失水 - 内生水，不显性失水和内生水大致相当，故次日入水量应 300ml。

10. B【解析】出现高血压和心力衰竭者，则要绝对卧床休息，护理人员应协助一切生活护理。水肿消退、血压正常、肉眼血尿消失，可在室内轻度活动。

11. E【解析】急性肾小球肾炎 Addis 计数正常后，可恢复正常活动。

12. B【解析】肾病综合征一般采取以糖皮质激素为主的综合治疗。

13. D【解析】肾病综合征的饮食护理措施如下。①蛋白质：大量蛋白尿期间，控制蛋白质摄入量，以每天 1.5~2.0g/kg 为宜，应选择优质蛋白。尿蛋白消失后，长期用糖皮质激素时，应多补充蛋白质，因糖皮质激素可使蛋白质分解代谢增强，容易出现负氮平衡。②脂肪：为减轻高脂血症，宜少量脂肪，一般为每天2~4g/kg，饱和脂肪酸与非饱和脂肪酸比为1∶1，以植物性脂肪或鱼油为宜。③碳水化合物：患儿一般不需特别限制碳水化合物饮食的摄入。④维生素：增加B族维生素、维生素C、维生素D及叶酸的摄入，选择富含可溶性纤维的食物及果胶含量高的水果等。⑤矿物质：患儿长期应用糖皮质激素易引起骨质疏松，故应注意补充富含钙和维生素D的食物。⑥盐：一般患儿钠盐控制在3g/d以内，必要时按血清钠水平进行调节。水肿时应限制钠的摄入，一般为1~2g/d；严重水肿、高血压时，可采取无盐饮食。水肿消退、尿量正常后，不再限制钠盐摄入。⑦水：水一般不必限制，高度水肿而尿量少的患儿，应严格控制液体入量，并准确记录。

14. A【解析】该肾病综合征患儿尿中有大量蛋白质，且水肿严重，此时健康教育重点应解释解释限制活动及饮食的重要性。强调限制活动是控制病情进展的重要措施。指导患儿控制活动量，讲解患儿休息的重要意义，阐明整个病程中应始终对活动进行适当限制，直到尿液检查完全正常。告知家长按疾病的病程发展进行饮食调整的重要性和必要性，并介绍适合的饮食食谱。强调限制水、钠及蛋白质摄入的重要性。

15. C【解析】婴幼儿期急性泌尿道感染以全身症状为主，如发热、呕吐、反复腹泻等，偶可出现黄疸。尿路感染症状随年龄增长而逐渐明显，如尿频、尿急、尿痛、排尿时哭闹不安、尿臭、顽固性尿布疹等。

16. A【解析】泌尿道感染的护理评估如下。①健康史：了解患儿大小便排泄的卫生习惯，有无蛲虫症等，患病前有无其他系统感染。了解患病的时间、病程长短、起病情况，诊断治疗经过，有无泌尿系感染反复发作史。②身体状况：评估患儿一般情况，机体有无感染灶，有无败血症及全身中毒等表现。伴有黄疸的患儿，有无生长发育停滞、体重增长缓慢或不增的情况。③心理-社会状况：评估患儿和家长有无烦躁、焦虑等心理。了解患儿和家长对本疾病的认识程度。了解患儿家庭经济状况和社会保障情况。

17. D【解析】患儿3周前曾患上呼吸道感染，而急性肾炎90%的病例有链球菌的前驱感染，以呼吸道及皮肤感染为主。患者眼睑水肿4天伴尿少，急性肾炎典型表现中70%患儿有水肿，初期多为眼睑及颜面部水肿。患儿近2日尿呈浓茶色，50%~70%的急性肾炎病例有肉眼血尿，呈茶褐色或烟蒂水样（酸性尿），也可呈洗肉水样（中性或弱碱性尿）。

18. C【解析】急性肾炎严重循环充血时由于水钠潴留，血浆容量增加而出现循环充血，轻者仅有呼吸增快和肺部湿啰音；严重者表现为明显气促、端坐呼吸、咳嗽、咳粉红色泡沫痰，两肺布满湿啰音，心脏扩大，心率增快，有时可出现奔马律，肝大而硬，水肿加重，可出现胸腔积液和腹水等。少数可突然发生，病情急剧恶化。患儿“出现频繁咳嗽、气急、咳泡沫痰，尿量减少为每天200ml。查体：心率增快，双肺布满湿啰音，肝脏明显增大”等表现符合急性肾炎严重循环充血的临床表现。

19. B【解析】急性肾小球肾炎循环充血：记录液体摄入量，严格限制水、钠摄入是预防严重循环充血和心力衰竭的关键。限制活动，卧床休息。一旦出现严重循环充血，立即让患儿取半卧位或坐位，给予氧气吸入并减慢输液速度；及时报告医生，遵医嘱应用利尿药或血管扩张药。

20. C【解析】参见 A1 型题第 35 题解析。

21. B【解析】肾病综合征患者有明显水肿时应给予低盐饮食，有严重水肿、高血压时则给予无盐饮食，病情缓解后一般不需继续限盐；蛋白摄入 1. 5~2g/(kg · d)。

22. A【解析】糖皮质激素是治疗肾病综合征的首选药物，采取口服治疗，初治病例诊断确定后应尽早选用泼尼松治疗。

23. C【解析】患儿水肿、酱油色尿，结合病史考虑为急性肾小球肾炎。因伴有头痛，在查体是应重点注意血压变化，如果血压突然增高出现剧烈头痛、呕吐、头晕等提示高血压脑病。

24. B【解析】急性肾小球肾炎的辅助检查：①尿液检查。②血常规和红细胞沉降率。③免疫学检查。④肾功能及血生化检查。⑤其他。

25. D【解析】对于惊厥患者首选硝普钠，以 5~20mg 加入 5% 葡萄糖液 100ml 中，以每分钟 1μg/kg 速度静脉滴注，每分钟不宜超过 8μg/kg，用药时严密监测血压，随时调整滴速，防止发生低血压。注意对症处理，对持续惊厥者可选用地西泮止惊，对脑水肿者宜采用速效利尿药。

26. B【解析】急性肾小球肾炎 2 周内恶化的严重表现：①严重循环充血。②高血压脑病。③急性肾功能不全。

四、B 型题

1~3 C、B、D【解析】儿童尿量情况见表 11-1。

表 11-1　儿童尿量参考标准

年龄	正常尿量（ml/d）	少尿（ml/d）	无尿（ml/d）
婴儿期	400~500	<200	<50
幼儿期	500~600	<200	<50
学龄前期	600~800	<300	<50
学龄期	800~1400	<400	<50

4~5 A、B【解析】婴儿期肾位置较低，下极可低至髂嵴以下第 4 腰椎水平，因右肾上方有肝，右肾位置稍低于左肾，2 岁以后才达到髂嵴以上。

6. A【解析】高度水肿为单纯性肾病最突出、最常见的症状，也是就诊的主要原因。

7. B【解析】急性肾小球肾炎水肿为最常见和最早出现的症状，多数为轻、中度水肿。

初期在晨起时发现患儿双睑及颜面部水肿，渐及躯干和四肢，重者遍及全身，为非凹陷水肿。

8. E【解析】下尿路感染时表现为尿频、尿急、尿痛等尿路刺激症状，有时可出现终末血尿及遗尿。

9. B【解析】上尿路感染时全身症状较明显，表现为全身不适、寒战、发热、腹痛、呕吐等，可伴腰痛及肾区叩击痛，有时可伴有排尿刺激症状。

10. A【解析】肾病综合征有明显水肿时应给予低盐饮食，有严重水肿、高血压时则给予无盐饮食，病情缓解后一般不需继续限盐；蛋白摄入1.5~2g/(kg·d)。

11. D【解析】急性肾小球肾炎患儿严重水肿时，应限制水及蛋白的摄入，蛋白质每天少于0.5g/kg。

12. B【解析】肾病综合征有严重水肿、高血压时给予无盐饮食。

13. E【解析】免疫抑制药适用于肾病综合征的频繁复发，糖皮质激素依赖、耐药或出现严重副作用的病例。

14. C【解析】利尿药是有液体潴留心力衰竭（心衰）患者治疗策略的重要组分。

五、X型题

1. ABDE【解析】参见A1型题第7题解析。

2. ABDE【解析】单纯性肾病多见于2~7岁儿童，男女比例约为2∶1。一般起病隐匿，常无明显诱因。具有肾病的四大特征：①大量蛋白尿。②低蛋白血症。③高脂血症。④明显水肿。水肿最常见，开始见于眼睑，以后逐渐遍及全身，呈凹陷性。严重者可有腹水、胸水及阴囊水肿。常伴有尿量减少，尿色变深，泡沫多，一般无明显血尿和高血压。

3. ABCDE【解析】尿路感染临床以脓性尿液或菌尿为特征，可有尿路刺激症状、发热、腰痛等全身症状。

4. ABCD【解析】急性肾小球肾炎临床表现为急性起病，多有前驱感染，血尿、水肿、少尿、蛋白尿和高血压。本病多见于5~14岁儿童，2岁以下者少见。严重表现：①严重循环充血。②高血压脑病。③急性肾功能不全。

5. ACDE【解析】急性肾小球肾炎的护理措施如下。①休息原则：起病2周内患儿应卧床休息，待水肿消退、血压降至正常、肉眼血尿消失，可下床在室内轻微活动。②饮食护理：给予高糖、高维生素、适量蛋白质和脂肪的低盐饮食。水肿消退、血压恢复正常后，逐渐由低盐饮食过渡到普通饮食。③观察病情：观察尿量、尿色，准确记录24小时出入量，遵医嘱留尿标本送检。观察血压变化。密切观察呼吸、心率、心律或脉率变化，监测生命体征的改变，警惕严重循环充血、急性肾功能不全等并发症的发生。

6. BCE【解析】急性肾小球肾炎观察病情：①每日观察体重有无减轻，腹围有无缩小，观察尿量、尿色，准确记录24小时出入量，遵医嘱留尿标本送检。患儿尿量增加，肉眼血尿消失，提示病情好转；如尿量持续减少，出现头痛、恶心、呕吐等，应警惕急性肾衰竭的发生。②观察血压变化，如果突然血压增高，出现剧烈头痛、呕吐、头晕、视物模糊等，提示高血压脑病，应立即报告医师并配合抢救，遵医嘱给药。③密切观察呼吸、心率、心律或脉率变化，监测生命体征的改变，警惕严重循环充血、急性肾功能不全等并发症的发生。若发生严重循环充血，应将患儿置于半卧位、吸氧并遵医嘱给药。

7. ABD【解析】肾病综合征常见的并发症：①感染。②高凝状态和血栓形成。③电解质紊乱和低血容量。④急性肾衰竭。⑤肾上腺危象。⑥生长迟缓。

8. ABCE【解析】肾病综合征的饮食管理：有明显水肿时应给予低盐饮食，有严重水肿、高血压时则给予无盐饮食，病情缓解后一般不需继续限盐；蛋白摄入 1.5~2g/(kg·d)。大剂量应用激素时应适当限制热量的摄入，补充维生素 D 400U/d 和钙剂，注意补充维生素及矿物质。

9. ACD【解析】肾病综合征的护理措施如下。①休息原则：轻者无须严格限制活动，可根据病情适当安排活动。严重水肿和高血压时需卧床休息，以减轻心脏和肾脏的负担，还需经常变换体位，以防血栓形成。病情缓解后可逐渐增加活动量，但不要过度劳累，以免病情复发。②饮食管理：保证热量供给，可增加富含可溶性纤维的饮食如燕麦等，使用激素期间应适当限制热量的摄入。蛋白摄入控制在 1~2g/(kg·d)，以优质蛋白如奶、蛋、瘦肉等为宜，如出现肾衰竭或氮质血症应限制蛋白质饮食。明显水肿或高血压时短期限制盐的摄入，一般控制在 1~2g/d；病情缓解后可不必限盐，过分限盐易造成低钠血症及食欲下降。注意补充维生素和矿物质。③预防感染：注意保持皮肤清洁、干燥，及时更换内衣。保持床铺清洁、整齐，被褥应松软，避免皮肤擦伤和受压，定时翻身。水肿的阴囊可用棉垫或吊带托起，皮肤破裂处可外涂碘伏，以防感染。会阴部清洁：每日用 3% 硼酸坐浴 2 次，以预防泌尿道感染。④观察药物疗效及副作用。⑤健康教育。

10. BCDE【解析】新生儿出生时肾小球滤过率每分钟仅有 $20ml/1.73m^2$，出生后 1 周约为成人的 1/4，早产儿更低。3~6 个月为成人的 1/2，6~12 个月为成人的 3/4，2 岁时达到成人水平。故不能有效地排出过多的水分和溶质。影响肾小球滤过率的因素主要有有效的肾动脉灌注压、血清清蛋白导致的胶体渗透压、肾小球囊腔的压力等。

11. BCDE【解析】儿童肾脏的生理功能：①胎儿肾功能。②肾小球的滤过作用。③肾小管的重吸收及排泄功能。④尿的浓缩和稀释功能。⑤酸碱平衡。⑥肾脏的内分泌功能。

12. BCD【解析】急性肾衰竭起病 1~2 周内卧床休息，待病情好转后逐渐增加活动量。及时处理水、电解质紊乱及酸碱平衡失调，必要时采用透析治疗。重度水肿患儿需用呋塞米肌内注射或静脉注射。

13. ABCD【解析】乙肝相关性肾炎的判断：①有 HBV 感染的血清学证据。②有肾病综合征的临床表现。③肾组织中证实有乙肝病毒抗原的沉积（如能发现 HBV-DNA 或 HBsAg 提示乙肝病毒在肾组织复制）。

14. ABC【解析】急性肾小球肾炎起病2周内患儿应卧床休息，待水肿消退、血压降至正常、肉眼血尿消失，可下床在室内轻微活动；1~2个月内活动量要加以限制，3个月内避免剧烈活动；随着症状好转、尿量增加，可逐渐增加活动量。红细胞沉降率正常方可上学，但应避免体育活动和重体力活动；Addis计数正常后可恢复正常生活。

15. BDE【解析】各型肾小管酸中毒的共同特点是生长发育落后，高氯性酸中毒，碱性尿，高血钾在Ⅳ型RTA存在，其他各型均为低血钾，Ⅱ型RTA一般无肾性佝偻病。

16. ABCD【解析】急性肾小球肾炎合并肾衰竭患儿表现为少尿、无尿的同时可出现暂时性氮质血症、电解质紊乱和代谢性酸中毒，一般持续3~5天，不超过10天，在尿量逐渐增多后好转。如果持续数周尿量仍不恢复，则预后严重。

六、案例分析题

1. ABCD【解析】急性肾小球肾炎的典型表现：①水肿。②少尿。③血尿。④蛋白尿。⑤高血压。

2. A【解析】急性肾小球肾炎并发严重循环充血由于水钠潴留，血容量增加而出现严重循环充血，可于起病1周内发生。出现呼吸困难、端坐呼吸、颈静脉怒张、频繁咳嗽并有粉红色泡沫痰、两肺满布湿啰音，心脏扩大，甚至出现奔马律、肝脏进行性增大、水肿加重等。少数可突然发生，病情急剧恶化。

3. BCDEF【解析】急性肾小球肾炎的护理措施如下。①休息原则：起病2周内患儿应卧床休息，待水肿消退、血压降至正常、肉眼血尿消失，可下床在室内轻微活动。②饮食管理：对于水肿、高血压、尿少患儿，给予低盐饮食（每日60~120mg/kg）；严重水肿或高血压患儿需无盐饮食，还应限制饮水量。对有氮质血症患儿限制蛋白质摄入，给予优质蛋白，每日0.5g/kg；供给高糖、高维生素、适量蛋白质和脂肪的低盐饮食，在尿量增加、水肿消退、血压正常后，可恢复正常饮食，以保证小儿生长发育的需要。③用药护理：遵医嘱给予利尿药和降压药，同时观察药物疗效和不良反应。④观察病情：观察尿量、尿色，准确记录24小时出入量，遵医嘱留尿标本送检；观察血压变化；密切观察呼吸、心率、心律或脉率变化，监测生命体征的改变，警惕严重循环充血、急性肾功能不全等并发症的发生。⑤健康教育。

4. C【解析】参见A1型题第65题解析。

5. ABCDF【解析】参见案例分析题第3题解析。

6~7 E、ABD【解析】参见案例分析题第2题解析。

8. DEF【解析】急性肾小球肾炎的用药护理措施：①降压药。②利尿药。及时处理水、电解质紊乱及酸碱平衡失调，必要时采用透析治疗。

9. ABCEF【解析】静脉注射呋塞米后注意有无脱水及电解质紊乱，观察有无乏力、腹胀、肠鸣音减弱等低钾血症表现。同时多补充含钾丰富的食物（如香蕉、柑橘等），必要时遵医嘱补充钾盐。同时还要：①观察尿量、尿色，准确记录24小时出入量，遵医嘱留尿标本送检。②观察血压变化。③密切观察呼吸、心率、心律或脉率变化，监测生命体征的改变。

10. ACDE【解析】告知急性肾小球肾炎患儿及家长本病多数病例能治愈，预后良好。锻炼身体，增强体质，减少上呼吸道感染尤其是链球菌感染是预防的关键，一旦发生上呼吸道感染或皮肤感染等疾病，应及早用抗生素彻底治疗。注意口腔卫生，避免上呼吸道感染。

11. B【解析】该患儿为学龄期儿童，出现水肿、血尿、少尿、血压高，有化脓性扁桃体炎感染史，辅助检查均符合急性肾小球肾炎的表现；患儿尿蛋白（++），不符合肾病综合征大量蛋白尿的表现；既往患儿无血尿史，无反复发作的表现，也不应考虑 IgA 肾病；目前患儿无发热、腰酸、腰痛，尿白细胞未大于 10 个/HP，故不应考虑肾盂肾炎。

12. C【解析】根据患儿链球菌感染史，急性起病，具备血尿、蛋白尿、水肿及高血压等疾病特点，如检查有急性期血清 ASO 滴度升高、C_3浓度降低，则临床可诊断急性肾炎。故目前应完善的检查项目是 ASO 和补体的测定。急性肾小球肾炎病程早期，血补体明显下降，6~8 周后恢复正常，这种规律性变化是本病的典型表现，ASO 滴度可间接提示无链球菌感染。

13. ABCE【解析】急性肾小球肾炎主要由感染所诱发的免疫反应引起，诱发免疫反应后可通过循环免疫复合物沉积于肾小球基底膜上并激活补体，引起免疫和炎症反应，使毛细血管腔变窄，甚至闭塞，并损害肾小球滤过膜，可出现血尿、蛋白尿及管型尿等；并可使肾小球滤过率下降，发生水钠潴留，继而引起细胞外液容量增加。因此，临床上有水肿、尿少、全身循环充血状态，如呼吸困难、肝大、静脉压增高等。

14. CF【解析】卧床休息可减轻心脏负担，改善心功能，增加心排血量，使肾血流量增加，肾小球滤过率增加，减少水钠潴留。急性肾小球肾炎起病 2 周内患儿应卧床休息，待水肿消退、血压降至正常、肉眼血尿消失，可下床在室内轻微活动；1~2 个月内活动量要加以限制，3 个月内避免剧烈活动；随着症状好转、尿量增加，可逐渐增加活动量。红细胞沉降率正常方可上学，但应避免体育活动和重体力活动；Addis 计数正常后可恢复正常生活。

15. AC【解析】急性肾小球肾炎的饮食管理：对于水肿、高血压、尿少患儿，给予低盐饮食（每日 60~120mg/kg）；严重水肿或高血压患儿需无盐饮食，还应限制饮水量。对有氮质血症患儿限制蛋白质摄入，给予优质蛋白，每日 0.5g/kg；供给高糖、高维生素、适量蛋白质和脂肪的低盐饮食，在尿量增加、水肿消退、血压正常后，可恢复正常饮食，以保证小儿生长发育的需要。

16. BCEF【解析】急性肾小球肾炎预防措施：①向患儿及家长讲解本病是一种自限性疾病，多数病例能治愈，预后良好。强调急性期休息和限制患儿活动的重要性。告知家长疾病不同时期饮食调整的重要性和必要性，并介绍适合的饮食食谱。②告知患儿及家长，减少链球菌感染是预防的关键，一旦发生上呼吸道感染或皮肤感染等疾病，应及早用抗生素彻底治疗，溶血性链球菌感染后 1~3 周内定期检查尿常规。③指导家长及患儿出院后定期门诊复查。④加强身体锻炼，增强体质。

17. D【解析】肾炎性肾病的临床表现：患儿年龄常在7岁以上，无性别差异，水肿一般显著，但也可极轻，不易察觉，常伴有明显的持续性或发作性高血压、血尿、氮质血症及补体低下。除有单纯性肾病的四大症状外，又具有以下四项之一或多项者属于肾炎性肾病。①2周内分别3次以上离心尿检查红细胞≥10个，并证实为肾小球源性血尿者。②反复或持续高血压，学龄儿童≥130/90mmHg，学龄前儿童≥120/80mmHg，并排除由糖皮质激素等原因所致。③肾功能不全，并排除由于血容量不足等所致。④持续低补体血症。激素依赖型：对激素敏感，治疗后尿蛋白转阴，但减量或停药2周内又出现蛋白尿，恢复用量或再次用药后尿蛋白又转阴，并且重复两次以上者。

18. EF【解析】参见X型题第19题解析。

19. ABCEFG【解析】肾病综合征的并发症：①感染。②电解质紊乱。③高凝状态及血栓形成。④低血容量甚至休克。⑤急性肾衰竭。⑥生长延迟。⑦肾上腺危象。

20. ABCDF【解析】肺炎的病因如下。①内在因素：婴幼儿机体的免疫功能不健全，加上呼吸系统解剖生理特点，故婴幼儿易患肺炎。低出生体重儿、营养不良、维生素D缺乏性佝偻病、先天性心脏病患儿更易患肺炎且病情严重，易迁延不愈。②环境因素：如居室拥挤、通风不良、空气污浊、阳光不足、冷暖失宜等均可使小儿的抵抗力降低，对病原体的易感性增加，为肺炎的发生创造有利的条件。③病原体：常见的病原体为病毒和细菌。④长期应用糖皮质激素易发生感染。

21. ACEFH【解析】参见A3/A4型题第8题解析。

22. ABCE【解析】参见X型题第19题解析。

23. B【解析】下尿路感染时表现为尿频、尿急、尿痛等尿路刺激症状，有时可出现终末血尿及遗尿。

24. ABCFG【解析】尿路感染易感因素：小儿易患泌尿系感染与其解剖生理特点有关。①由于婴幼儿肾盂和输尿管较宽，管壁肌层发育不全，弯曲度较大，容易压扁，出现扭转，引起尿潴留和上行性感染。女孩尿道短，尿道口与肛门接近，易被粪便污染而上行感染。男孩包皮较长、包茎，容易积垢而致感染。②新生儿、小婴儿的免疫功能差，营养不良、分泌型IgA缺乏、长期应用糖皮质激素或免疫抑制药、患慢性疾病等，儿童机体抵抗力下降易发生感染。新生儿与幼小婴儿的发病，常与抵抗力低下有关。感染多为血行播散。③小儿再发性和慢性泌尿系感染常与先天畸形和膀胱输尿管尿液反流有关，小儿肾盂输尿管连接处狭窄，后尿道瓣膜较成人多见，易引起尿路梗阻。婴幼儿时期由于在膀胱壁内行走的输尿管短，排尿时关闭不完全而致反流，细菌随反流上行导致感染。④其他：儿童大便后未及时清洗会阴部、不及时更换尿布、蛲虫症、泌尿道器械检查、留置导尿管等均是导致泌尿系感染的原因。

25. E【解析】尿培养及菌落计数是诊断尿路感染的重要依据。

26. ABDE【解析】标本收集：尿常规、尿沉渣找细菌、尿培养等均应留晨尿。对女孩或包皮过长男孩，应先清洁外阴部或尿道口，然后常规清洁消毒外阴后取中段尿。各种尿标本收集后均应立即送检。婴幼儿用无菌尿袋收集尿标本。

27. C【解析】任何致病菌均可引起泌尿道感染，但绝大多数为革兰阴性杆菌。大肠埃希菌是泌尿道感染中最常见的致病菌，占60%~80%。初次患泌尿道感染的新生儿、所有年龄的女孩和1岁以下的男孩，主要的致病菌仍是大肠埃希菌。

28. ABC【解析】泌尿道感染的护理措施如下。①一般护理：急性期应卧床休息，鼓励患儿多饮水而多排尿。勤换尿布，保持会阴部清洁、干燥，尿布应煮沸消毒、用开水烫洗后晒干或高压消毒。发热患儿可给予流质或半流质饮食。食物应易于消化，含高热量、高蛋白及高维生素，可增加机体抵抗力。高热者给予物理降温或药物降温。②观察病情变化：注意全身症状的变化，尤其是婴幼儿，除注意体温外，还应观察尿路刺激症状，神经系统、消化系统等症状。③观察药物副作用。④标本收集。⑤健康教育：在儿童期应加强教育，注意会阴卫生，保持清洁，勤换内裤。女孩清洗外阴时应单独使用洁具，从前向后擦洗，防止肠道细菌污染尿道，引起上行感染。

29. CEG【解析】泌尿道感染的健康教育：向患儿及家长解释本病的预防知识，尽早不给幼儿穿开裆裤，勤换尿布，尿布要常清洗消毒，便后洗净臀部，婴儿所用毛巾及盆应与成人分开。指导配合治疗、护理，按时服药，完成治疗疗程。定期复查尿常规，防止复发与再感染。一般急性感染于疗程结束后每月随访1次，除尿常规外，还应做中段尿培养，连续3个月，如无复发可认为治愈，反复发作者每3~6个月复查1次，共2年或更长时间。

30. ABD【解析】婴幼儿期尿路道感染以全身症状为主，如发热、呕吐、反复腹泻等，偶可出现黄疸。尿路感染症状随年龄增长而逐渐明显，如尿频、尿急、尿痛、排尿时哭闹不安、尿臭、顽固性尿布疹等。辅助检查如下。①血液检查。②尿常规检查。③尿培养、尿涂片细菌检查。④B超检查。⑤静脉肾盂造影、排泄性膀胱造影、CT扫描和肾核素造影。⑥亚硝酸盐试纸条试验（Griess试验）。⑦其他：新生儿上尿路感染血培养可呈阳性。

31. AD【解析】根据国际反流委员会提出的五级分类法。Ⅰ级：尿反流只限于输尿管。Ⅱ级：尿反流至输尿管、肾盂但无扩张，肾盏穹隆正常。Ⅲ级：输尿管轻、中度扩张和/或扭曲，肾盂中度扩张、穹隆无/或轻度变钝。Ⅳ级：输尿管中度扩张和扭曲，肾盂、肾盏中度扩张，穹隆角完全消失，大多数肾盏保持乳头压迹。Ⅴ级：输尿管严重扩张和扭曲，肾盂、肾盏严重扩张，大多数肾盏不显乳头压迹。该患儿双侧膀胱输尿管反流为Ⅲ级。尿培养检查提示泌尿系统感染。

32. CDEG【解析】①一般护理：急性期需卧床休息，鼓励患儿大量饮水、通过增加尿量起到冲洗尿道的作用，减少菌在尿道的时间、促进细菌和毒素排出。②监测体温变化，高热或伴不适者给予降温处理。③保持会阴清洁、培养定时排便习惯，便后冲洗外阴、小婴儿勤换尿布。④有膀胱输尿管反流的患儿，要养成二次排尿的习惯，即每一次排尿后过几分钟，再排一次。⑤定期复查尿常规和进行培养，以了解病情的变化和治疗效果。

33. AC【解析】①向患儿及家长解释本病的护理要点及预防知识，如幼儿不穿开裆裤，为婴儿勤换尿布，便后洗净臀部，保持清洁；女孩清洗外阴时从前向后擦洗，单独使用洁具，防止肠道细菌污染尿道，引起上行性感染；及时发现男孩包茎、女孩处女膜伞、蛲虫前行尿道等情况，并及时处理。②指导按时服药，定期复查，防止复发与再感染。一般急性感染于疗程结束后每月随访一次，除尿常规外，还应做中段尿培养，连续 3 个月，如无复发可认为治愈，反复发作者每 3~6 个月复查 1 次，共 2 年或更长时间。

第十二章　血液系统疾病患儿的护理

一 A1 型题

1. 慢性淋巴细胞白血病最可能的首发症状是
   A. 贫血　　B. 出血
   C. 感染　　D. 淋巴结肿大
   E. 脾大
2. 高凝期弥散性血管内凝血的实验室检查中可见
   A. 凝血时间延长　　B. 凝血时间缩短
   C. 凝血酶原时间缩短　　D. 血小板黏附性减少
   E. 纤维酶原增加
3. 小儿贫血最常见的原因是
   A. 造血物质缺乏　　B. 造血功能障碍
   C. 红细胞破坏过多　　D. 红细胞丢失过多
   E. 感染性因素
4. 急性白血病的典型骨髓象是
   A. 原始及幼稚细胞减少，幼红和巨核细胞减少
   B. 原始及幼稚细胞增生，幼红和巨核细胞增生
   C. 原始及幼稚细胞增生，幼红和巨核细胞减少
   D. 原始及幼稚细胞减少，幼红和巨核细胞增生
   E. 原始及幼稚细胞正常，幼红和巨核细胞减少
5. 以下选项属于缺铁性贫血特有的临床表现是
   A. 皮肤黏膜苍白　　B. 共济失调
   C. 血红蛋白尿　　D. 异食癖
   E. 发育迟缓
6. 以下叙述不正确的是
   A. 巨幼细胞贫血可出现智力、动作发育落后的现象，但不会出现发育倒退的现象
   B. 贫血患儿可出现骨髓外造血，周围血中可出现幼稚细胞
   C. 吃蚕豆、感染及接触樟脑丸为 G-6-PD 缺乏症的常见诱因

D. 地中海贫血特殊面容即头颅变大、额部隆起、颧高、鼻背塌陷，两眼距增宽
E. 严重缺铁性贫血可引起心力衰竭

7. 急性特发性血小板减少性紫癜的主要死因是
A. 感染
B. 电解质紊乱
C. 缺血性休克
D. 颅内出血
E. 心力衰竭

8. 关于原发性血小板减少性紫癜，以下选项叙述正确的是
A. 急性原发性血小板减少性紫癜一般无感染病史
B. 急性原发性血小板减少性紫癜呈自限性经过，大部分转为慢性
C. 慢性原发性血小板减少性紫癜多见于女性，病程超过 6 个月
D. 原发性血小板减少性紫癜外周血血小板 $<100\times10^9/L$
E. 原发性血小板减少性紫癜骨髓象巨核细胞数正常或减少

9. 血友病的主要治疗方法不包括
A. 祛除病因
B. 预防出血
C. 局部止血
D. 药物治疗
E. 补充凝血因子

10. 以下关于急性白血病化疗治疗原则的叙述，不正确的是
A. 单一用药
B. 足量
C. 间歇
D. 交替
E. 长期

11. 以下关于营养性缺铁性贫血的叙述，正确的是
A. 起病急、常表现为苍白、爱活动、异食癖
B. 为小细胞正色素性贫血
C. 实验室检查胞质发育与胞核发育相近
D. 骨髓象显示早幼红细胞增生
E. 治疗要点为祛除病因、补充铁剂

12. 以下关于贫血的主要治疗措施，不正确的是
A. 营养性缺铁性贫血：祛除病因，补充铁剂
B. 营养性巨幼细胞贫血：祛除病因，补充维生素 B_{12}、叶酸及维生素 C
C. 再生障碍性贫血：应用激素、中药、抗生素，输血，骨髓移植
D. G-6-PD 缺乏症：祛除诱因，保持尿液呈酸性，输 G-6-PD 正常的红细胞制剂
E. 地中海贫血：对症治疗，输血和去铁治疗及脾切除术

13. 被称为治疗缺铁性贫血的特效药是
A. 维生素 C
B. 维生素 B_{12}

C. 铁剂
D. 叶酸
E. 维生素 A

14. 对于血友病患儿的护理措施，叙述正确的是
A. 出血部位早期应局部热敷
B. 凝血因子Ⅸ需每 12 小时输注 1 次
C. 疼痛主要发生在四肢
D. 出血停止时可做适当体疗以防关节畸形
E. 皮肤、黏膜出血者主要靠药物治疗止血

15. 关于铁剂的用药指导，错误的是
A. 从小剂量开始，逐渐增加至全量
B. 与牛乳同服可以促进铁剂的吸收
C. 使用吸管服用铁剂以防牙齿被染黑
D. 首次注射右旋糖酐铁后应观察 1 小时
E. 一般在血红蛋白恢复正常后再继续用药 8 周

16. 确诊白血病的实验室检查是
A. 血象
B. 骨髓象
C. 组织化学染色
D. 胸部 X 线片
E. MRI

17. 年龄在 6 个月至 6 岁的小儿贫血诊断是指血红蛋白值低于
A. 90g/L
B. 100g/L
C. 110g/L
D. 120g/L
E. 130g/L

18. 用于治疗特发性血小板减少性紫癜的肾上腺糖皮质激素类常用药是
A. 泼尼松
B. 丙种球蛋白
C. 长春新碱
D. α-干扰素
E. 抗-D 免疫球蛋白

19. 以下关于特发性血小板减少性紫癜的护理措施，叙述错误的是
A. 应尽量减少肌内注射或深静脉穿刺抽血
B. 可以服用阿司匹林类药物
C. 保持大便通畅以防止用力大便时诱发颅内出血
D. 对患儿进行保护性隔离
E. 注意个人卫生，及时增减衣物

20. 给血友病患儿输注凝血因子Ⅷ应保持
A. 8 小时 1 次
B. 10 小时 1 次
C. 12 小时 1 次
D. 18 小时 1 次
E. 24 小时 1 次

21. 关于血友病患儿的护理措施，叙述错误的是
A. 注意避免外伤
B. 尽量避免肌内注射及深部组织穿刺

C. 必须穿刺时应选用小针　　D. 拔针后延长按压时间

E. 应积极鼓励手术治疗

22. 孕妇产前检查发现胎儿患有血友病时，应及时

A. 改善饮食结构　　B. 进行药物治疗

C. 进行化疗　　D. 进行放疗

E. 终止妊娠

23. 以下关于急性白血病的护理措施，叙述错误的是

A. 感染是最危险、最常见的合并症，也是最主要的死亡原因之一

B. 避免吃坚硬的食物

C. 体温过高的患儿可行酒精擦浴

D. 给予依托泊苷、替尼泊苷等药物时宜用黑纸包裹避光

E. 定期检测血象，观察有无出血倾向，防治感染

24. 体内缺乏铁离子可发生

A. 再生障碍性贫血　　B. 营养性巨幼细胞贫血

C. 营养性小细胞性贫血　　D. 溶血性贫血

E. 珠蛋白生成障碍性贫血

25. 体内缺乏维生素 B_{12}、叶酸可发生

A. 营养性小细胞贫血　　B. 营养性巨幼细胞贫血

C. 再生障碍性贫血　　D. 溶血性贫血

E. 营养性混合性贫血

26. 服用铁剂治疗缺铁性贫血时，粪便颜色呈

A. 黄色　　B. 绿色

C. 黑色　　D. 白色

E. 陶土色

27. 长期单纯以羊乳喂养的小儿可发生

A. 低血糖症　　B. 风湿病

C. 佝偻病　　D. 夜盲症

E. 营养性巨幼细胞贫血

28. 营养性缺铁性贫血与营养性巨幼细胞贫血的临床表现不同之处是后者有

A. 红细胞减少　　B. 疲乏无力

C. 食欲缺乏　　D. 心率增快

E. 神经、精神症状

29. 3岁小儿化验示血红蛋白为70%，其贫血分度是

A. 不贫血　　B. 轻度贫血

C. 中度贫血　　D. 重度贫血
E. 极重度贫血

30. 营养性缺铁性贫血和营养性巨幼细胞贫血易发病的年龄是
A. 出生后 3~4 个月　　B. 出生后 6~9 个月
C. 出生后 1~2 岁　　D. 出生后 6 个月至 2 岁
E. 出生后 1~2 个月

31. 下列哪项不是生理性贫血的原因
A. 红细胞生成素减少　　B. 循环血量增加
C. 红细胞破坏增加　　D. 骨髓造血功能暂时下降
E. 先天储铁不足

32. 下列哪项是缺铁性贫血的主要病因
A. 先天储铁不足　　B. 铁摄入不足
C. 长期慢性失血　　D. 应用广谱抗生素抑制肠道细菌合成维生素
E. 婴儿期生长发育迅速

33. 口服铁剂的最好方法是
A. 餐前服用　　B. 与维生素 C 同服，餐前服用
C. 与维生素 C 同服，两餐之间服用　　D. 与牛奶及钙剂同服，两餐之间服用
E. 餐后服用

34. 小儿白细胞分类中，中性粒细胞与淋巴细胞的两次交叉时间是
A. 4~6 天与 4~6 个月　　B. 4~6 天与 4~6 岁
C. 4~6 个月与 4~6 岁　　D. 4~6 周与 4~6 个月
E. 4~6 天与 4~6 周

35. 下列食物中，含铁最为丰富的是
A. 瘦肉、动物肝脏　　B. 牛奶、蛋黄
C. 牛奶、谷类　　D. 蔬菜、水果
E. 牛奶、水果

36. 下列不符合营养性巨幼细胞贫血的表现是
A. 多见于 2 岁以上儿童　　B. 烦躁不安
C. 肝、脾大　　D. 智力倒退
E. 面色蜡黄

37. 特发性血小板减少性紫癜药物治疗时忌用
A. 阿司匹林　　B. 肾上腺皮质激素
C. 丙种球蛋白　　D. 抗生素
E. 免疫抑制药

38. 关于髓外造血的叙述，正确的是

A. 是正常小儿的主要造血形式
B. 是造血需求增加时而出现的特殊造血状态
C. 其表现为肝大，脾及淋巴结不肿大
D. 末梢血中可出现异常淋巴细胞
E. 多发生在青春期儿童

39. 疑诊为营养性巨幼细胞贫血时，最好的确诊方法是

A. 血象检查
B. 骨髓象检查
C. 胃液检查
D. 血浆B族维生素测定
E. CT

40. 人类维生素B_{12}的来源，主要是

A. 加热的蔬菜
B. 绿色新鲜蔬菜
C. 植物性食物
D. 动物性食物
E. 牛奶

41. 为提高叶酸治疗营养性巨幼细胞贫血的疗效，应同时用

A. 维生素E
B. 维生素K
C. 维生素B_{12}
D. 维生素D
E. 维生素H

42. 胚胎5个月开始造血的器官是

A. 卵黄囊
B. 脾脏
C. 骨髓
D. 肝脏
E. 淋巴组织

43. 小儿造血的两个时期是

A. 中胚叶造血和肝脾造血
B. 肝脾造血和出生后造血
C. 胚胎造血和骨髓造血
D. 骨髓造血和骨髓外造血
E. 胚胎造血和出生后造血

44. 婴幼儿最常见的贫血是

A. 溶血性贫血
B. 失血性贫血
C. 感染性贫血
D. 营养性缺铁性贫血
E. 营养性巨幼细胞贫血

45. 下列哪项可抑制铁吸收

A. 肉末
B. 果糖
C. 牛奶
D. 维生素C
E. 脂肪酸

46. 下列护理缺铁性贫血患儿的措施中，不正确的是

A. 对早产儿可及早给予铁剂
B. 合理搭配患儿膳食

C. 及时添加含铁丰富的辅食　　D. 注意纠正不良的饮食习惯
E. 患儿应卧床休息

47. 关于应用铁剂的护理要点，叙述正确的是
A. 一般服药疗程为 1 年以上　　B. 长期服用不会引起铁中毒
C. 应以大剂量开始服用　　D. 可与牛奶同时服用
E. 如出现黑便停药后可恢复正常

48. 对营养性贫血患儿的饮食指导，正确的是
A. 提倡人工喂养　　B. 及时辅食
C. 避免摄入脂肪酸　　D. 鼓励饮用茶水
E. 避免食用肉食

49. 对白血病患儿使用化疗药物时，错误的操作是
A. 化疗药物多为注射给药　　B. 注射时需确认通畅后方能注入
C. 鞘内用药时需缓慢注入　　D. 操作时最好戴一次性手套
E. 密切观察化疗药物的毒性反应

50. 有关血友病的描述，正确的是
A. 血友病是一组血小板功能异常的遗传性疾病
B. 血友病 A 和 B 均属常染色体不完全性隐性遗传
C. 血友病丙为伴性遗传，常由女性传递，男性发病
D. 血友病 AB 的症状较轻，血友病丙症状较重
E. 临床上血友病 AB 比血友病丙多见

51. 为血友病患儿止血时，治疗首选的药物为
A. 凝血因子Ⅷ浓缩剂　　B. 冷沉淀剂
C. 新鲜冷冻血浆　　D. 凝血酶原
E. 氨甲苯酸

52. 营养性缺铁性贫血铁剂治疗应用至
A. 临床症状好转　　B. 血红蛋白恢复正常后
C. 红细胞计数恢复正常后　　D. 红细胞计数恢复正常后 2 个月左右
E. 血红蛋白达正常水平后 2~3 个月

53. 在护理血友病患儿时，护理措施不正确的是
A. 尽量避免肌内注射
B. 尽量避免深部组织穿刺
C. 注射后不应按压时间长，以防局部淤血
D. 如需肌内注射，应使用细小针头
E. 避免手术

54. 血友病患儿最常受累的部位是
A. 肘关节
B. 腕关节
C. 髋关节
D. 膝关节
E. 踝关节

55. 在下列血液病中，不属于遗传性的是
A. 血友病
B. 珠蛋白生成障碍性贫血
C. 红细胞葡萄糖-6-磷酸脱氢酶缺乏症
D. 原发性血小板减少性紫癜
E. 地中海贫血

56. 以下小儿发病率最高的是
A. 未分化性原粒细胞白血病
B. 分化性原粒细胞白血病
C. 早幼粒细胞白血病
D. 急性淋巴细胞白血病
E. 急性单核细胞白血病

57. 确诊白血病的主要依据是
A. 贫血，发热，出血
B. 肝脾淋巴结肿大
C. 骨关节疼痛
D. 外周血可见原始和/或幼稚粒细胞
E. 骨髓象原始细胞增生 >30%

58. 关于预防白血病患儿感染的护理措施，不正确的是
A. 实施保护性隔离
B. 给抗生素预防感染
C. 严格遵守无菌操作原则
D. 保持口腔清洁
E. 注意个人卫生

59. 小儿出生后的主要造血部位是
A. 肝脏
B. 脾脏
C. 骨髓
D. 淋巴结
E. 胸腺

60. 红细胞葡萄糖-6-磷酸脱氢酶缺乏症患儿应避免吃的食物是
A. 黄豆
B. 蚕豆
C. 蛋黄
D. 木耳
E. 动物肝脏

61. 6~14岁小儿贫血，是指血红蛋白值低于
A. 90g/L
B. 100g/L
C. 110g/L
D. 120g/L
E. 130g/L

62. 原发性血小板减少性紫癜患儿做有关实验室检查，下列哪项结果是不符合的
A. 出血时间延长
B. 凝血时间延长
C. 血块收缩不良
D. 血清凝血酶原消耗不良
E. 血小板减少

63. 导致原发性血小板减少性紫癜患儿出血的主要原因是
A. 病毒感染
B. 毛细血管脆性增加
C. 毛细血管通透性增加
D. 血小板数量的减少
E. 血小板功能异常

64. 婴儿生后 2~3 个月时红细胞计数降至 $3.0\times10^{12}/L$，血红蛋白量降至 110g/L 是
A. 生理性贫血
B. 溶血性贫血
C. 营养性缺铁性贫血
D. 营养性巨幼细胞贫血
E. 再生障碍性贫血

65. 吃蚕豆和接触樟脑丸等诱因作用下发生溶血的疾病是
A. 巨幼细胞贫血
B. 地中海贫血
C. 红细胞葡萄糖-6-磷酸脱氢酶缺乏症
D. 遗传性球形红细胞增多症
E. 再生障碍性贫血

66. 胚胎期造血最早出现在
A. 肝
B. 脾
C. 骨髓
D. 淋巴结
E. 卵黄囊

67. 婴幼儿发生各种感染时，可出现
A. 卵黄囊造血
B. 肝、脾、淋巴结参与造血
C. 红骨髓造血
D. 黄骨髓造血
E. 红、黄骨髓均参与造血

68. 新生儿出生时血红蛋白 150~230g/L，其原因是
A. 胎儿处于相对缺氧状态
B. 胎儿期红细胞寿命长
C. 孕母营养充足
D. 血液黏稠
E. 造血功能亢进

69. 治疗特发性血小板减少性紫癜，常与肾上腺皮质激素合用以促进疗效的药物是
A. 小剂量丙种球蛋白
B. 大剂量丙种球蛋白
C. 小剂量白蛋白
D. 大剂量白蛋白
E. α-干扰素

70. 下列哪种进食习惯易发生营养性巨幼细胞贫血
   A. 爱吃动物性食物：内脏、瘦肉、蛋类
   B. 常吃新鲜瓜果、蔬菜
   C. 常吃富含维生素 C 的食物
   D. 长期用煮沸的牛奶、奶粉或羊奶喂养
   E. 长期摄入过多食物

二 A2 型题

1. 急性白血病患儿化疗后，在缓解期出现头痛、恶心、呕吐、视力障碍。患儿最可能是发生了
   A. 颅内出血　　B. 脑血栓形成
   C. 继发感染　　D. 中枢神经系统白血病
   E. 药物不良反应
2. 患儿，男，5 岁。无明显原因出现面色进行性苍白伴疲乏无力，经常出现鼻出血。查体：肝、脾及淋巴结轻度肿大，皮肤可见瘀斑。血象：红细胞、血红蛋白及血小板均减少。骨髓象可见原始及幼稚细胞极度增生。最可能的诊断是
   A. 营养性贫血　　B. 再生障碍性贫血
   C. 原发性血小板减少性紫癜　　D. 血友病
   E. 白血病
3. 患儿，女，8 个月。因严重感染入院。查体示肝、脾、淋巴结肿大。实验室检查示血红蛋白 80g/L，外周血中出现有核红细胞和幼稚中性粒细胞。可能是出现
   A. 红髓造血　　B. 黄髓造血
   C. 中胚叶造血　　D. 骨髓外造血
   E. 肝替代骨髓造血
4. 患儿，男，8 岁。诊断为贫血，其血红蛋白值低于
   A. 90g/L　　B. 100g/L
   C. 110g/L　　D. 120g/L
   E. 130g/L
5. 患儿，男，4 岁，足月顺产。因面色苍白、进食少、精神差入院。主诉心悸、气促，体温 36.8℃，脉搏 120 次/分，呼吸 32 次/分，叩诊心区扩大。实验室检查：红细胞计数 2.9×10^{12}/L，血红蛋白 65g/L，红细胞平均体积 68fl，红细胞平均血红蛋白量 16.8pg，红细胞平均血红蛋白浓度 24%。针对该患儿的病情，最紧急的护理措施是
   A. 合理安排饮食　　B. 补充铁剂

C. 适当安排休息和活动　　D. 预防感染

E. 防治心力衰竭

6. 患儿，女，5 岁。患有特发性血小板减少性紫癜，因被水果刀割破手指、出血不止入急诊。包扎、服用止血药物无效，出血量约 500ml，意识不清，脉搏细速。此时最有效的抢救方法是

A. 输注浓缩红细胞　　B. 输注血小板

C. 输注全血　　D. 输注洗涤红细胞

E. 输注红细胞悬液

7. 患儿，男，4 岁。患有特发性血小板减少性紫癜，近期出现不爱活动、毛发干枯、发育迟缓、皮肤黏膜苍白、全身无力、头晕等现象。此期针对该现象的有效治疗是

A. 输注浓缩红细胞　　B. 输注洗涤红细胞

C. 输注红细胞悬液　　D. 输注血小板浓缩悬液

E. 输注新鲜血浆

8. 患儿，女，4 岁。患有特发性血小板减少性紫癜，活动时不慎磕碰，出现鼻出血。护士应做的紧急护理措施是

A. 将患儿头后仰

B. 用凉水冲洗患儿额部

C. 捏住鼻子

D. 用浸有 1% 麻黄碱的棉球塞入鼻孔压迫止血

E. 服用止血药物

9. 患儿，女，9 个月。因面色蜡黄、手部发颤而就诊。一直母乳喂养，未加辅食。下列处理措施中最重要的是

A. 增加辅助食品　　B. 口服维生素 C

C. 肌内注射铁剂　　D. 应用维生素 B_{12} + 叶酸

E. 输血

10. 患儿，男，2 岁。近期精神萎靡、食欲缺乏、疲乏无力、不爱活动。查体：皮肤苍白，肝右肋下可触及约 2cm 大小，边缘光滑，质软，无压痛。辅助检查：红细胞计数 3.0×10^{12}/L，血红蛋白量 80g/L，血清铁降低，血清总铁结合力增加，最可能的诊断是

A. 营养性缺铁性贫血　　B. 营养性巨幼细胞贫血

C. 溶血性贫血　　D. 感染性贫血

E. 生理性贫血

11. 患儿，女，11 个月。乳类喂养为主，未加辅食。近 1 个月来面色蜡黄、表情呆滞，10 个月能站，目前站立不稳。辅助检查：血红细胞 2.5×10^{12}/L，血红蛋白 80g/L，血涂

片中红细胞形态大小不等，以大红细胞为多。最可能的诊断为

A. 营养性缺铁性贫血　　B. 营养性巨幼细胞贫血

C. 营养性混合性贫血　　D. 生理性贫血

E. ITP

12. 患儿，男，3岁。诊断为特发性血小板减少性紫癜，发生鼻腔出血时护士的护理错误的是

A. 可用浸有1%麻黄素的棉球局部压迫止血

B. 用0.1%肾上腺素棉球局部压迫止血

C. 以油纱条填塞，止血后立即取出

D. 可给予止血药

E. 可输同型血小板

13. 临床诊断为急性淋巴细胞白血病的患儿，出现哪些表现提示中枢神经系统受累

A. 贫血，发热，出血　　B. 肝脾淋巴结肿大

C. 头痛，呕吐，惊厥　　D. 关节疼痛明显

E. 颅骨出现绿色瘤

14. 8个月患儿，母乳喂养，未加辅食。近2个月面色苍白、食欲低下，经检查诊断为缺铁性贫血，拟用铁剂治疗。下列做法正确的是

A. 贫血纠正后即停铁剂　　B. 不宜在两餐之间服用

C. 忌与维生素C同服　　D. 与牛奶同服

E. 首选二价铁

三 A3/A4型题

（1~3题共用题干）

患儿，男，18个月。近3个月出现疲乏无力，注意力不集中，面色苍白，轻微异食癖现象。血常规：血红蛋白80g/L，红细胞$2.5\times10^{12}/L$。

1. 该患儿最可能的诊断是

A. 急性白血病　　B. 再生障碍性贫血

C. 巨幼细胞贫血　　D. 缺铁性贫血

E. 特发性血小板减少性紫癜

2. 发生该病的主要发病机制是

A. 缺乏叶酸　　B. 缺乏贮存铁

C. 缺乏维生素B_{12}　　D. 红细胞合成障碍

E. 骨髓造血功能障碍

3. 患儿确诊后，医生及时给予补充所缺乏的造血物质，患儿治疗有效的最早期表现是

A. 面色红润　　B. 网织红细胞增多

C. 血红蛋白升高　　D. 铁蛋白升高

E. 红细胞增多

(4~5 题共用题干)

患儿，女，10 岁。以急性白血病入院治疗 2 个月。今患儿皮肤出血点、瘀斑增多，静脉注射部位出血不止。实验室检查：血小板 $30 \times 10^9/L$，凝血酶原时间延长，纤维蛋白原 1.0g/L，FDP 增多，3P 试验阳性。

4. 患儿出血最可能的原因是

A. 血小板减少　　B. 缺乏凝血因子

C. 纤维蛋白合成障碍　　D. 血管壁损伤

E. 发生弥散性血管内凝血

5. 次日，患儿突然出现脉搏细速，呼吸急促，口唇发绀，四肢湿冷，意识模糊，血压 60/45mmHg。根据临床表现应警惕该患儿可能出现

A. 溶血　　B. 贫血

C. 颅内高压　　D. 脑栓塞

E. 休克

(6~8 题共用题干)

患儿，男，3 岁。因"皮肤出现瘀点、瘀斑 3 天"来诊。2 周前患儿出现发热、咳嗽、流涕，诊断为上呼吸道感染。近日无诱因出现皮肤瘀点、瘀斑，大小不等，遍及全身，四肢较为多见，束臂试验(+)。实验室检查：出血时间延长，凝血时间正常。

6. 该患儿可能的诊断为

A. 传染性出血热　　B. 过敏性紫癜

C. 原发性血小板减少性紫癜　　D. 急性淋巴细胞性白血病

E. 弥散性血管内凝血

7. 首选的药物治疗是

A. 凝血酶原　　B. 糖皮质激素

C. 抗肿瘤药物　　D. 免疫抑制药

E. 抗生素

8. 此病危及生命的临床表现是

A. 心率增快　　B. 血压下降

C. 出汗增多　　D. 面色苍白

E. 头痛、呕吐、颈抵抗

(9~12题共用题干)

患儿，男，6个月。生后人工喂养，未加辅食。查体：体重5kg，发育营养差，皮肤黏膜显苍白，心前区Ⅱ级收缩期杂音，肝肋下3cm，脾肋下1cm，血红蛋白66g/L，红细胞计数2.5×10^{12}/L，白细胞、血小板及网织红细胞均正常。

9. 患儿最可能的诊断是

A. 生理性贫血　　B. 营养性缺铁性贫血

C. 感染性贫血　　D. 营养性巨幼细胞贫血

E. 溶血性贫血

10. 有助于诊断的检查下列哪项首选

A. 血清铁蛋白测定　　B. 血清叶酸和维生素B_{12}测定

C. 父母和孩子血型测定　　D. 血红蛋白的电泳检查

E. 总铁结合力测定

11. 医嘱给予铁剂治疗，护士提供的护理指导不正确的是

A. 药物应放在患儿不能触及的地方

B. 服用铁剂后大便变黑是正常的，停药后会恢复

C. 餐前服用

D. 铁剂不可与维生素C同服

E. 液体铁剂可使牙齿染黑，可用吸管或滴管服之

12. 家长询问哪些食物不会抑制铁的吸收，护士回答正确的是

A. 茶　　B. 蛋类

C. 麦麸　　D. 果汁

E. 咖啡

(13~16题共用题干)

患儿，女，10个月。因面色苍白2个月来医院就诊。患儿生后单纯母乳喂养，未加辅食。查体：精神萎靡，营养发育较差，反应迟钝，皮肤黏膜和甲床苍白，头发枯黄，前囟2cm×3cm，心肺无异常，肝肋下2cm，脾肋下1.5cm。血红蛋白70g/L，血涂片见红细胞体积小、含色素低。

13. 该患儿正确的诊断是

A. 生理性贫血　　B. 地中海贫血

C. 营养性缺铁性贫血
D. 营养性巨幼细胞贫血
E. 感染性贫血

14. 该患儿的贫血属于
A. 无贫血
B. 轻度
C. 中度
D. 重度
E. 极重度

15. 应采取的措施是
A. 输血治疗
B. 口服铁剂
C. 口服叶酸
D. 口服维生素 C
E. 肌内注射维生素 B_{12}

16. 用药后的表现为
A. 3~4 天网织红细胞上升
B. 3~4 周后网织红细胞上升
C. 3~4 天血红蛋白逐渐上升
D. 2~3 周血红蛋白逐渐上升
E. 血红蛋白与网织红细胞同时增加

(17~19 题共用题干)

患儿，女，10 个月。自幼羊奶喂养，未按时添加辅食，面色苍白，近 1 个月时有手足颤抖。血常规：血红蛋白 70g/L，红细胞计数 $2.6\times10^{12}/L$，红细胞平均体积 115fl，红细胞平均血红蛋白量 33pg，红细胞平均血红蛋白浓度 30%，白细胞 $3.2\times10^{9}/L$，PLT $95\times10^{9}/L$。

17. 为了明确贫血性质，最有意义的辅助检查是
A. 骨髓象
B. MCV、MCH、MCHC 测定
C. 血涂片
D. 血清铁蛋白测定
E. 血清叶酸含量测定

18. 该患儿首先考虑是
A. 缺氧缺血性脑病 + 缺铁性贫血
B. 营养性缺铁性贫血
C. 维生素 B_{12} 缺乏性营养性巨幼细胞贫血
D. 叶酸缺乏性营养性巨幼细胞贫血
E. 再生障碍性贫血

19. 开始的最佳治疗方案为
A. 镇静药 + 硫酸亚铁
B. 硫酸亚铁 + 维生素 C
C. 维生素 B_{12}
D. 叶酸 + 维生素 C
E. 维生素 B_{12} + 叶酸 + 维生素 C

(20~21题共用题干)

患儿，男，8岁。2周前因呼吸道感染，出现畏寒、发热，随后四肢皮肤出现大片瘀斑，入院诊断为特发性血小板减少性紫癜。

20. 目前针对该患儿首选的治疗方案是
A. 输血小板　　B. 应用肾上腺皮质激素
C. 放疗　　D. 使用止血药
E. 脾切除

21. 下列健康指导不正确的是
A. 尽量进软食
B. 牙龈出血可用棉球贴敷止血
C. 进餐前后漱口
D. 口腔内陈旧血块会引起口臭，可用牙签清理干净
E. 注意个人卫生

(22~23题共用题干)

患儿，女，10个月。人工喂养，未加辅食。因面色苍白2个月，精神、食欲差就诊。查体：面色蜡黄，睑结膜苍白，心前区听诊可闻及Ⅱ级柔和收缩期杂音，肝肋下2.5cm，脾肋下1cm。末梢血：血红蛋白75g/L，红细胞计数$2.0\times10^{12}/L$，网织红细胞0.005。

22. 该患儿肝、脾大的原因最可能是
A. 乙型肝炎　　B. 心力衰竭
C. 巨细胞病毒感染　　D. 髓外造血
E. 先天性代谢疾病

23. 该患儿最可能的诊断为
A. 营养性缺铁性贫血　　B. 营养性混合性贫血
C. 营养性巨幼细胞贫血　　D. 海洋性贫血
E. 再生障碍性贫血

(24~26题共用题干)

患儿，男，9个月。母乳喂养，面色蜡黄，肝肋下2cm，脾肋下1cm，红细胞计数$2.8\times10^{12}/L$，血红蛋白80g/L，红细胞大小不等，大的红细胞内中央淡染区扩大，骨髓象示呈巨幼红细胞增生。

24. 该患儿最可能的诊断为
A. 溶血性贫血　　B. 营养性巨幼细胞贫血

C. 营养性缺铁性贫血　　D. 营养性混合性贫血
E. 白血病

25. 为明确诊断，还需做下列哪项检查
A. 血清铁、叶酸、维生素 B_{12} 含量测定
B. Coomb 试验 + 网织红细胞计数
C. 骨髓糖原染色检查
D. 血红蛋白电泳检查
E. 红细胞寿命测定

26. 最好选择下列哪种治疗方法
A. 铁剂治疗　　B. 铁剂、叶酸、维生素 B_{12} 治疗
C. 叶酸、维生素 B_{12} 治疗　　D. 输血治疗
E. 细胞毒性药物化疗

四 B 型题

（1~2 题共用备选答案）
A. 叶酸和/或维生素 B_{12}　　B. 口服琥珀酸亚铁
C. 丙酸睾酮　　D. 免疫抑制药
E. 造血细胞生长因子

1. 慢性再障首选的治疗药物是
2. 巨幼细胞贫血患儿可选择的治疗药物是

（3~4 题共用备选答案）
A. 正常　　B. 延长
C. 减少　　D. 正常或增多
E. 正常或减少

3. 特发性血小板减少性紫癜巨核细胞数目
4. 特发性血小板减少性紫癜白细胞数目

（5~6 题共用备选答案）
A. 降低　　B. 升高
C. 保持不变　　D. 正常或增多
E. 正常或减少

5. 从出生至生后 2~3 个月，婴儿体内红细胞和血红蛋白数量变化为
6. 生后 6~12 小时内，婴儿体内白细胞数量变化为

（7~8 题共用备选答案）

A. 急性未及时治疗可发生颅内出血
B. 急性未及时治疗半年后转为慢性
C. 急性未及时治疗可发生胃出血
D. 持续时间长，常反复发作，症状轻
E. 85%~90% 的患儿可半年内痊愈

7. 急性原发性血小板减少性紫癜的特点是
8. 慢性原发性血小板减少性紫癜的特点是

（9~10 题共用备选答案）

A. 轻度贫血
B. 异食癖
C. 肢体颤抖
D. 黄疸
E. 两眼呆视

9. 轻度 G -6 -PD 缺陷症可出现
10. 重度 G -6 -PD 缺陷症可出现

（11~12 题共用备选答案）

A. 大细胞性贫血
B. 小细胞低色素性贫血
C. 镰状细胞贫血
D. 正细胞性贫血
E. 球形红细胞性贫血

11. 急性失血性贫血为
12. 再生障碍性贫血为

（13~15 题共用备选答案）

A. 出生后 4~6 天
B. 10 岁以下
C. 4~6 岁
D. 7 岁
E. 8 岁

13. 小儿白细胞数接近成人水平的年龄为
14. 淋巴细胞与中性粒细胞第一次交叉出现于
15. 急性原发性血小板减少性紫癜的好发年龄是

（16~18 题共用备选答案）

A. 胚胎第 3 周
B. 胚胎第 6 周
C. 胚胎第 4~5 个月
D. 出生后 2~5 周
E. 出生后 4~5 天

16. 中胚叶造血开始于
17. 肝脏造血达到高峰的时间是
18. 骨髓成为唯一造血场所的时间是

五 X型题

1. 急性白血病的临床表现有
   A. 有外伤病史　B. 发热、出血、贫血
   C. 肝、脾、淋巴结大　D. 骨关节疼痛
   E. 皮下肌内血肿
2. 对特发性血小板减少性紫癜患儿进行健康教育，说法正确的是
   A. 不玩尖利的玩具　B. 不使用锐利的工具
   C. 不做剧烈运动　D. 不应常剪指甲
   E. 选用软毛牙刷
3. 白血病患儿预防感染的措施包括
   A. 住空气层流室　B. 口腔的清洁
   C. 保持大便通畅　D. 用丙种球蛋白增强抵抗力
   E. 输血以纠正贫血
4. 缺铁性贫血应向患儿家长宣传
   A. 合理喂养　B. 母乳喂养
   C. 及时添加辅食　D. 坚持正确用药
   E. 贫血纠正后，小儿可想吃什么就吃什么
5. 营养性巨幼细胞贫血的主要精神神经症状及体征有
   A. 表情呆滞，嗜睡，智力、动作发育落后，甚至退步
   B. 哭时泪多，出汗多
   C. 头、肢体震颤
   D. 感觉异常，膝反射减弱
   E. 腹壁反射及提睾反射消失
6. 应用铁剂治疗缺铁性贫血，正确的做法是
   A. 多采用口服铁剂的方法
   B. 口服吸收不良者可肌内注射右旋糖酐铁
   C. 首次注射右旋糖酐铁后应观察 1 小时
   D. 铁剂不可注射过深以免组织坏死
   E. 严重贫血者可多次少量输血
7. 有出血性疾病的小儿，出现（　　）说明情况危急
   A. 头痛、惊厥、颈抵抗提示颅内出血

B. 颅内出血伴双侧瞳孔大小不等提示合并脑疝

C. 面色发红，血压上升

D. 血尿、腰痛提示肾出血

E. 腹痛、便血或黑便常提示消化道出血

8. 急性白血病的治疗原则包括

A. 诱导治疗

B. 巩固治疗

C. 预防骨髓外白血病

D. 手术治疗

E. 加强治疗

9. 关于小儿生理性贫血，描述正确的是

A. 出生后 6 个月发生

B. 与红细胞生成素不足有关

C. 红细胞破坏增加

D. 循环血量增加

E. 早产儿不易发生

10. 骨髓外造血的特点是

A. 常见于造血需要增加时

B. 肝、脾、淋巴结恢复到胎儿期造血状态

C. 肝、脾、淋巴结萎缩

D. 外周血可出现幼稚粒细胞和幼红细胞

E. 病因去除后造血可恢复正常

11. 预防营养性巨幼细胞贫血应做到

A. 改善乳母的营养

B. 及时增加辅食

C. 避免单纯羊奶喂养

D. 早产儿出生后 2 个月开始叶酸

E. 及时含铁丰富的食物

12. 下列哪些是急性白血病的护理诊断

A. 体温过低

B. 活动无耐力

C. 有感染的危险

D. 营养失调

E. 潜在并发症：出血、药物不良反应

13. 对接受化疗的急性白血病患儿护理时应做到

A. 严密观察血常规变化，发现有骨髓抑制现象时及时与医师联系

B. 鼓励患儿少饮水以避免排泄

C. 治疗前后 1 小时内避免进食以减轻胃肠道反应

D. 鞘内注射化疗药物后应安置患儿平卧 4~6 小时

E. 注意保护静脉以保证化疗顺利进行

14. 特发性血小板减少性紫癜患儿的护理措施包括

A. 密切观察皮肤瘀点、瘀斑变化

B. 评估有无诱发或加重出血的危险因素
C. 严重出血者绝对卧床休息
D. 口腔黏膜出血可用1%肾上腺素纱条压迫止血
E. 注射或穿刺后延长压迫时间

15. 急性特发性血小板减少性紫癜的治疗措施包括
A. 对症处理
B. 肾上腺皮质激素
C. 大剂量丙种球蛋白
D. 脾切除
E. 造血干细胞移植

16. 下列关于血友病的叙述，正确的是
A. 血友病A较为常见
B. 是遗传性的出血性疾病
C. 由女性传递，男性发病
D. 终生自发性或轻微损伤后出血
E. 均有家族史

六 案例分析题

（1~6题共用题干）

患儿，女，9个月。因“面色苍白2个月”入院。生后单纯母乳喂养，未加辅食。查体：体温36.6℃，脉搏122次/分，呼吸21次/分，面色、口唇、甲床苍白，心音有力、律齐，肝肋下3cm，脾肋下1.5cm。血常规：血红蛋白75g/L，红细胞数3.5×10^{12}/L，白细胞总数10.5×10^{9}/L，外周血涂片示红细胞形态大小不等，以小细胞为主，中央淡染区扩大，血清铁为8.5μmol/L。

1. 最可能的诊断是
A. 轻度营养性缺铁性贫血
B. 中度营养性缺铁性贫血
C. 重度营养性缺铁性贫血
D. 极重度营养性缺铁性贫血
E. 轻度营养性巨幼细胞贫血
F. 中度营养性巨幼细胞贫血
G. 重度营养性巨幼细胞贫血
H. 极重度营养性巨幼细胞贫血

2. 按照形态学分类，此患儿的贫血属于
A. 正细胞性贫血
B. 大细胞性贫血
C. 大细胞低色素性贫血
D. 单纯小细胞性贫血
E. 小细胞低色素性贫血
F. 正细胞低色素性贫血

3. 医师首选口服铁剂治疗该患儿，目前该患儿已口服铁剂1周。该患儿口服铁剂1周后，首先出现的有效观察指标是
A. 血红蛋白量增加
B. 红细胞数增多
C. 血清铁升高
D. 网织红细胞增多
E. 血清铁蛋白增加
F. 总铁结合力下降

4. 该患儿每日口服铁剂的元素铁剂量和最佳时间是
   A. 4~6mg/kg，餐前服　　B. 4~6mg/kg，两餐之间服
   C. 4~6mg/kg，餐后服　　D. 40~60mg/kg，餐前服
   E. 40~60mg/kg，两餐之间服　　F. 40~60mg/kg，餐后服
5. 患儿口服铁剂时，可以同服的食物和药物是
   A. 牛奶　　B. 钙剂
   C. 橙汁　　D. 蛋羹
   E. 肉类　　F. 维生素 C
6. 经过1周的治疗和护理，患儿食欲好，可以出院。对患儿家长出院指导的内容是
   A. 逐步给患儿含铁丰富的辅食，如蛋黄、豆类、肉类
   B. 患儿症状好转，血红蛋白升至正常可以停止口服铁剂
   C. 服用铁剂期间如出现黑便，应立即停药
   D. 铁剂不宜与抗酸药、磷酸盐、鞣酸蛋白以及含磷的食物如菠菜等同服，以免影响吸收
   E. 铁剂可使牙齿变黑，可用滴管服用
   F. 监测血常规，了解治疗效果
   G. 培养良好的饮食习惯，避免偏食

（7~11题共用题干）

患儿，男，10个月。主因“发现皮肤散在出血点3天”入院。患儿发病前3周有“麻疹、风疹、腮腺炎疫苗”接种史，前5天有上呼吸道感染病史。入院后查体：面部、四肢可见散在针尖大小的出血点，面部较密集，头面部、双下肢可见片状瘀斑。血常规：白细胞 $6.31\times10^9/L$，血红蛋白96g/L，红细胞平均体积61.3fl，红细胞平均血红蛋白浓度317g/L，血小板 $4\times10^9/L$，血小板抗体明显升高。

7. 该患儿最可能患的疾病是
   A. 血友病　　B. 白血病
   C. 淋巴瘤　　D. 变态性紫癜
   E. 再生障碍性贫血　　F. 特发性血小板减少性紫癜
8. 该患儿首选的治疗方案是
   A. 脾切除　　B. 血浆置换
   C. 输注浓缩血小板　　D. 糖皮质激素与大剂量丙种球蛋白
   E. 糖皮质激素与环孢素 A　　F. 长春新碱静脉滴注
9. 应用肾上腺糖皮质激素治疗的主要不良反应是
   A. 低钾血症　　B. 神经炎症

C. 血压升高　　D. 十二指肠溃疡
E. 骨髓抑制　　F. 感染

10. 该患儿目前存在的健康问题以及护理诊断是
A. 恐惧　　B. 体液不足
C. 气体交换受损　　D. 皮肤完整性受损
E. 营养失调：低于机体需要量　　F. 有感染的危险
G. 潜在并发症：出血

11. 患儿入院第 2 天出现烦躁、呕吐、抽搐，其可能出现的并发症是
A. 癫痫　　B. 颅内出血
C. 脑膜炎　　D. 肠梗阻
E. 急性肠炎　　F. 低血容量休克

（12～17 题共用题干）

患儿，女，13 岁。主因“反复血小板减少 2 年余”入院。查体：血压 130/80mmHg，库欣貌，颜面部及躯干密集分布大小不等瘀点，压之褪色，双下肢可见瘀斑，腹部可见白色斑纹。血常规：白细胞 $14.29 \times 10^9/L$，血红蛋白 161g/L，血小板 $25 \times 10^9/L$。患儿有长期口服糖皮质激素史，入院诊断为慢性特发性血小板减少性紫癜。

12. 特发性血小板减少性紫癜最主要的发病机制是
A. 骨髓制造巨核细胞功能低下　　B. 免疫反应
C. 毛细血管脆性增加　　D. 脾脏破坏血小板
E. 血小板功能异常　　F. 变态反应

13. 慢性特发性血小板减少性紫癜最常见的出血部位是
A. 皮肤、黏膜　　B. 生殖道
C. 消化道　　D. 颅内
E. 泌尿道　　F. 牙龈

14. 患儿长期应用糖皮质激素，其主要的不良反应是
A. 痤疮、多毛　　B. 向心性肥胖
C. 血压升高　　D. 血糖降低
E. 神经精神性症状　　F. 骨质疏松

15. 该患儿入院后，给予积极治疗，患儿血小板计数低，但未给予血小板输注。对该患儿不采用血小板输注治疗的原因是
A. 易引起溶血现象　　B. 抑制血小板生成
C. 增加毛细血管脆性　　D. 变态反应
E. 产生抗血小板抗体　　F. 增加心脏负担

16. 该患儿入院后月经来潮，此时的护理措施是
A. 监测患儿心率、血压
B. 密切观察月经量
C. 勤换内裤
D. 加强会阴部卫生
E. 给予温水坐浴
F. 卧床休息

17. 患儿经过10天的治疗和护理，血小板升至$60\times10^9/L$，可以出院。对该患儿的出院指导内容是
A. 注意观察有无出血征象
B. 避免坚硬、多刺的食物
C. 患儿活动不受限制
D. 抽血后延长按压时间
E. 注意保持大便通畅
F. 及时增减衣物避免感冒

（18~21题共用题干）

患儿，男，2岁。平日常无明显诱因出现皮肤发绀、关节肿胀，3天前头部外伤后出现呕吐、抽搐。查血常规三系正常，凝血时间延长，部分凝血活酶时间延长。患儿曾有一个舅舅出现过类似出血症状，并于3岁时死亡。

18. 为明确诊断，该患儿最有意义的辅助检查是
A. 纠正实验
B. 骨髓细胞学检查
C. 血常规
D. 出血时间
E. 凝血因子活性测定
F. 凝血酶原时间

19. 经实验室检测，该患儿的Ⅷ因子活性为2%，最可能的诊断是
A. 重型血友病A
B. 中间型血友病A
C. 轻型血友病A
D. 重型血友病B
E. 中间型血友病B
F. 轻型血友病B

20. 该患儿适宜采取的治疗方法是
A. 手术止血
B. 输注血小板
C. 输注凝血酶原复合物
D. 输注Ⅷ因子制剂
E. 输注全血
F. 补充维生素K

21. 该患儿最危险的并发症是
A. 脑血栓
B. 低血容量休克
C. 脑疝
D. 脑膜炎
E. 癫痫
F. 休克

（22~24题共用题干）

患儿，男，8岁。反复关节出血6年，因“踝关节外伤后关节肿大4小时”就诊。出血有家族史。实验室检查：血红蛋白120g/L，白细胞$7.0\times10^9/L$，血小板$200\times10^9/L$，出血

时间、凝血时间正常，部分凝血活酶时间（APTT）60 秒（正常对照 35 秒），不被正常血清纠正，能被吸附正常血浆纠正。经诊断患儿为血友病。

22. 该患儿疑为血友病 A，为了确诊还应该做的检查是

A. 血小板形态　　B. 凝血因子Ⅶ活性
C. 凝血因子Ⅷ活性　　D. 血小板相关抗体
E. 凝血因子Ⅲ活性　　F. 骨髓细胞学检查

23. 该患儿目前存在的健康问题和护理诊断是

A. 出血、疼痛　　B. 营养不良
C. 有感染的危险　　D. 组织完整性受损
E. 有受伤的危险　　F. 躯体活动障碍

24. 患儿需要输入Ⅷ因子制剂，护士在操作时需注意的是

A. 常温下保存
B. 现配现用
C. 剩余的部分应置于冰箱保存，以备下次使用
D. 配制好后勿剧烈震荡
E. 使用注射用水溶解
F. 输液器须带有滤网装置
G. 使用方法包括静脉输入和肌内注射

（25～29 题共用题干）

患儿，男，2 岁 1 个月。以面色苍黄为主要表现入院。查体：患儿精神差，乏力，全身皮肤苍黄，口唇苍白，小便为酱油色。血常规：白细胞 6.21×10^9/L，中性粒细胞 0.42，血红蛋白 77g/L，血小板 229×10^9/L，原始细胞 48%；血生化检查总胆红素升高，以非结合胆红素为主。

25. 该患儿最可能出现的疾病情况是

A. 再生障碍性贫血　　B. 脾功能亢进
C. 特发性血小板减少性紫癜　　D. 溶血性贫血
E. 急性白血病　　F. 营养不良性贫血

26. 以下辅助检查结果，不符合该疾病诊断的是

A. 尿中胆红素阴性，尿胆原增多　　B. 网织红细胞数明显增多
C. 红细胞形态正常　　D. 骨髓内幼红细胞明显减少
E. 血中胆红素增高而肝功能正常　　F. 红细胞寿命缩短

27. 经进一步检查，患儿红细胞葡萄糖-6-磷酸脱氢酶缺乏，有进食蚕豆史。判断该患儿发

生溶血性贫血的病因是

A. 自身免疫性溶血性贫血
B. 阵发性睡眠性血红蛋白尿
C. 遗传性球形红细胞增多症
D. 海洋性贫血
E. 蚕豆病
F. 珠蛋白生成障碍性贫血

28. 患儿入院后，医师开具医嘱，给予患儿应用碳酸氢钠和生理盐水静脉滴注。应用碳酸氢钠的目的是

A. 补充电解质
B. 防止肾衰竭
C. 补充血容量
D. 防止血红蛋白在肾小管内沉积
E. 维持静脉通路
F. 碱化尿液

29. 经过 1 周治疗，患儿症状好转，准予出院。护士对患儿家长的出院宣教指导内容包括

A. 避免进食蚕豆及蚕豆食品
B. 禁止给患儿使用磺胺类、呋喃唑酮等药物
C. 需要时可以使用解热镇痛、阿司匹林药物
D. 可进食营养丰富、含造血物质的食物，如红枣
E. 定期复查血常规
F. 患儿就诊时要随身携带禁忌药物卡

（30～34 题共用题干）

患儿，男，2 岁。以“发热、面色苍白、全身皮肤大片瘀斑 2 天”入院。血常规：白细胞 $24.2\times10^9/L$，血红蛋白 61g/L，血小板 $43\times10^9/L$。骨髓细胞学检查确诊为急性早幼粒细胞白血病（M_3）。

30. 急性早幼粒细胞白血病（M_3）最突出的特征是

A. 肝脾大
B. 发热
C. 最易发生 DIC
D. 关节疼痛
E. 淋巴结肿大
F. 黄疸

31. 患儿入院后第 2 天，护士发现患儿手背部静脉穿刺部位渗血不止。患儿出现该症状的机制是

A. 血小板减少
B. 血小板功能异常
C. 纤维蛋白溶解速度加快
D. 血中有类肝素抗凝物质
E. 白血病细胞释放促凝物质引起弥散性血管内凝血
F. 白细胞增多

32. 患儿目前最主要的健康问题和护理诊断是

A. 活动无耐力　　B. 组织完整性受损

C. 有窒息的危险　　D. 组织灌注量改变

E. 自我形象紊乱　　F. 营养失调：低于机体需要量

33. 对于该患儿的护理，下列叙述正确的是

A. 及时遵医嘱输注新鲜冷冻血浆和血小板

B. 冷冻血浆和血小板应缓慢输注，以免引起输血反应

C. 尽快行中心静脉置管

D. 穿刺后应延长按压时间

E. 每周监测血常规

F. 密切监测生命体征及出血倾向

34. 患儿入院第 5 天，医师开具医嘱，患儿开始化疗，化疗药物应用柔红霉素。柔红霉素的主要不良反应是

A. 恶心、呕吐　　B. 心脏毒性

C. 出血性膀胱炎　　D. 神经毒性

E. 耳毒性　　F. 库欣综合征

G. 变态反应

参考答案与解析

一、A1 型题

1. D【解析】慢性淋巴细胞白血病早期常无症状，常因发现无痛性淋巴结肿大或不明原因的淋巴细胞绝对值升高而就诊。

2. B【解析】儿童弥散性血管内凝血实验室检查高凝期 APTT 可缩短，低凝期及继发性纤溶期 APTT 延长。

3. A【解析】造血物质缺乏是小儿贫血最常见的原因，主要由于摄入不足、需要量增加、吸收和转运障碍及丢失过多等。

4. C【解析】急性白血病的骨髓检查是确立诊断和评定疗效的重要依据。典型的骨髓象为该类型白血病的原始及幼稚细胞极度增生，幼红细胞及巨核细胞减少。但少数患儿的骨髓表现为增生低下。

5. D【解析】异食癖为缺铁性贫血特有的临床表现。

6. A【解析】巨幼细胞贫血可出现烦躁不安、易怒。维生素 B_{12} 缺乏患儿还可出现表情呆滞、目光发直、对周围环境反应迟钝、嗜睡、不认亲人、少哭不笑，智力、动作发育落

后，甚至退步。

7. D【解析】急性特发性血小板减少性紫癜可见便血、呕血、球结膜下出血，偶见肉眼血尿和颅内出血，其中颅内出血是ITP死亡的主要原因。

8. C【解析】原发性血小板减少性紫癜是儿童最常见的出血性疾病，临床上有前驱感染史，皮肤、黏膜出血，血小板减少，但骨髓巨核细胞数量正常或增多，出血时间延长，血块收缩不良/束臂试验阳性为特征。疾病经过呈自限性。小儿多见急性型，10%~20%急性型患儿可转为慢性型。①慢性型：起病缓慢，病程超过6个月，男女发病为1∶(3~4)。②急性型：多为10岁以下儿童，婴幼儿多见，两性发病数无差异，多在冬、春季节发病。血小板 $<50\times10^9/L$ 可见自发性出血；血小板 $<20\times10^9/L$ 时出血明显，$<10\times10^9/L$ 时出血显著。骨髓细胞增生活跃，骨髓巨核细胞数正常或增多，幼稚巨核细胞增多，成熟巨核细胞减少，可见空泡、颗粒减少、胞质少等细胞形态改变。

9. A【解析】血友病的治疗要点如下。①止血：尽快输注凝血因子。②止血药物应用。③局部止血。④基因治疗。⑤替代疗法。⑥预防出血：减少和避免外伤出血。

10. A【解析】急性白血病的治疗主要是以化疗为主的综合疗法。

11. E【解析】营养性缺铁性贫血突出表现为皮肤黏膜苍白，以唇、口腔黏膜及甲床最为明显。患儿头发枯黄、易疲乏、烦躁不安、不爱活动，体重不增或增长缓慢；年长儿可自诉头晕、眼前发黑、耳鸣，少数有异食癖（喜食泥土、煤渣等）。红细胞和血红蛋白含量均降低，以血红蛋白含量降低为显著，呈小细胞低色素性贫血。呈增生活跃，以中、晚幼红细胞增生为主。治疗原则是去除病因和铁剂治疗。各期红细胞体积均比正常小，胞质少，染色偏蓝，胞质成熟程度落后于胞核。

12. D【解析】红细胞葡萄糖-6-磷酸脱氢酶缺乏症（G-6-PD缺乏症）为自限性。诊断后首先应去除诱因，碱化尿液，输G-6-PD正常的红细胞制剂。故选项D说法错误，其余选项治疗措施均正确。

13. C【解析】铁剂是治疗缺铁性贫血的特效药。

14. D【解析】出血部位早期应局部冷敷，抬高患肢、制动并保持其功能位；因子Ⅸ的半衰期为18~24小时，需每24小时输注1次；疼痛主要发生在出血的关节和肌肉部位；皮肤、黏膜出血者应通过棉球或吸收性明胶海绵等压迫止血。

15. B【解析】茶、牛奶、蛋类、咖啡、麦麸、植物纤维、抗酸药物等可抑制铁的吸收，应避免与铁剂或含铁食品同食。因口服铁剂对胃肠道刺激较大，会引起胃肠不适、恶心、呕吐、厌食、腹泻或便秘，故口服宜从小剂量开始，逐渐加至足量；两餐间服用，既可减少对胃肠道的刺激，又有利于铁的吸收；液体铁剂可使牙齿染黑，可使用吸管或滴管服药；铁剂服用疗程至血红蛋白达正常水平后2~3个月停药，以补充铁的储存量。首次注射右旋糖酐铁后应观察1小时，警惕发生过敏现象。

16. B【解析】骨髓检查是确立诊断白血病和评定疗效的重要依据。

17. C【解析】按世界卫生组织（WHO）标准，6 个月至 6 岁者 Hb < 110g/L，6 ~ 14 岁 Hb < 120g/L 为贫血。

18. A【解析】治疗特发性血小板减少性紫癜患儿的肾上腺皮质激素可以抑制血小板抗体产生，降低毛细血管通透性，抑制单核巨噬细胞吞噬有抗体吸附的血小板，应早期、大量和短程应用。常用泼尼松 1.5 ~ 2mg/(kg · d)，分 3 次口服。

19. B【解析】特发性血小板减少性紫癜患儿尽量减少活动，避免外伤，急性期出血明显者应卧床休息。避免服用抑制血小板功能的药物，如阿司匹林等。

20. C【解析】因子Ⅷ的半衰期为 8 ~ 12 小时，每 12 小时输注 1 次；因子Ⅸ的半衰期为 18 ~ 24 小时，每 24 小时输注 1 次。

21. E【解析】血友病防治出血的护理措施如下。①预防出血：自幼养成安静生活习惯，加强照护，避免剧烈活动，防止碰撞，避免外伤；尽可能避免肌内注射、深部组织穿刺。必须穿刺时，须选用小针头，拔针后延长按压时间，以免出血和形成深部血肿；尽量避免手术，必须手术时，应注意在术前、术中和术后补充所缺乏的凝血因子；避免情绪激动、剧烈咳嗽、过度用力排便。②遵医嘱及时输注凝血因子。③局部止血：对表面创伤，鼻或口腔出血可局部压迫止血。

22. E【解析】运用现代诊断技术对基因携带的孕妇进行基因分析和产前诊断，如确定胎儿为血友病，可及时终止妊娠。

23. C【解析】急性白血病的护理措施如下。①维持正常体温：监测体温，观察热型及程度。遵医嘱给予退热药，但忌用安乃近和酒精擦浴，以免降低白细胞数和增加出血倾向。②休息。③加强营养，注意饮食卫生：禁食坚硬、多刺、过于粗糙的食物，避免损伤口腔黏膜及牙龈，导致出血和继发感染。④减轻疼痛。白血病患儿免疫功能低下，化疗常致骨髓抑制，使成熟中性粒细胞减少或缺乏，导致免疫功能进一步下降，极易发生感染。感染又是引起白血病患儿死亡的主要原因之一，应做好预防感染的护理。依托泊苷、替尼泊苷等药物应该在避光条件下储存。

24. C【解析】铁缺乏时，血红蛋白合成减少，细胞质较少，细胞变小；而缺铁对细胞的分裂、增生影响较小，故红细胞数量减少的程度不如血红蛋白含量减少明显，从而形成小细胞低色素性贫血。

25. B【解析】营养性巨幼细胞贫血（NMA）是以骨髓中出现多数巨幼红细胞为突出表现的一类贫血，又称大细胞贫血。由于体内缺乏维生素 B_{12} 或叶酸，导致骨髓造血细胞 DNA 合成障碍，红细胞成熟停滞，生成减少。

26. C【解析】服用铁剂后，大便变黑或呈柏油样，停药后可恢复。

27. E【解析】营养性巨幼细胞贫血的病因如下。①储存量不足。②摄入量不足：出生后单纯乳类喂养（尤其是单纯羊乳喂养）而未及时添加辅食可引起维生素 B_{12} 摄入不足。③吸收不良。④需要量增加。⑤其他。

28. E【解析】营养性巨幼细胞贫血的临床表现如下。①一般表现：面色蜡黄色，睑结膜、口唇、指甲等处苍白，偶有轻度黄疸。毛发纤细、稀疏、枯黄，呈虚胖或颜面轻度水肿。轻度或中度贫血占多数，患儿常感疲乏无力，可有肝脾大。②神经精神症状。③消化系统症状。④其他：易发生感染，可出现皮肤瘀斑和出血点。重症者可出现心脏扩大或心力衰竭。

29. C【解析】贫血分度见表 12-1。

表 12-1　儿童贫血分度

		极重度	重度	中度	轻度
血红蛋白含量/(g/L)	儿童	<30	30~59	60~89	90~120
	新生儿	<60	60~89	90~119	120~144
红细胞数/($\times 10^{12}$/L)		<1	1~1.9	2~2.9	3~4

30. D【解析】营养性缺铁性贫血任何年龄均可发病，以 6 个月至 2 岁最多见。营养性巨幼细胞贫血起病缓慢，多见于 6 个月至 2 岁婴幼儿。

31. E【解析】生理性贫血发生的因素：①生后自主呼吸的建立，血氧含量增加，红细胞生成素减少，骨髓造血功能暂时下降。②胎儿红细胞寿命较短，生后破坏增多（生理性溶血）。③婴儿生长发育迅速，循环血量增加，红细胞数和血红蛋白逐渐降低，至 3 个月后，红细胞数和血红蛋白量又缓慢增加，于 12 岁达成人水平。

32. B【解析】营养性缺铁性贫血的病因：①先天储铁不足。②铁摄入不足。③生长发育快。④铁丢失过多。⑤铁吸收障碍。

33. C【解析】口服铁剂最好在两餐之间服用，以减少铁剂对胃肠黏膜的刺激；若服用液态铁剂，须用吸管吸取，以防牙齿着色；铁剂与维生素 C 同服，有利于吸收（可饮含维生素 C 的果汁，如橙汁、柠檬汁等）。另外，稀盐酸、氨基酸、果糖可促进铁的吸收；不宜与抑制铁吸收的物质，如牛奶、咖啡、茶、蛋类、麦麸、植物纤维、草酸和抗酸药物等同服。

34. B【解析】白细胞分类主要是中性粒细胞与淋巴细胞比例的变化。出生时中性粒细胞约占 65%，淋巴细胞约占 30%。随着白细胞总数的下降，中性粒细胞比例也相应下降。生后 4~6 天时两者比例约相等；至 1~2 岁时淋巴细胞约占 60%，中性粒细胞约占 35%，至 4~6 岁时两者比例又相等；7 岁以后白细胞分类与成人相似。

35. A【解析】选择含铁丰富食物食物中以肝、精肉、鱼类、动物血、大豆等铁剂的含量多，其次黑木耳、发菜、海带的含铁量也高。

36. A【解析】营养性巨幼细胞贫血起病缓慢，多见于 6 个月至 2 岁婴幼儿。一般表现：面色蜡黄色，睑结膜、口唇、指甲等处苍白，偶有轻度黄疸。毛发纤细、稀疏、枯黄，呈虚胖或颜面轻度水肿。轻度或中度贫血占多数，患儿常感疲乏无力，可有肝脾大。可见烦躁不安、易怒等症状。维生素 B_{12} 缺乏患儿可出现表情淡漠、目光发直、对周围环境反应迟钝、嗜睡、少哭不笑、智力及动作发育落后，甚至有倒退现象。

37. A【解析】特发性血小板减少性紫癜患儿应尽量减少活动，避免外伤，急性期出血明显者应卧床休息。避免服用抑制血小板功能的药物，如阿司匹林等。

38. B【解析】骨髓外造血：在正常情况下，骨髓外造血极少。婴儿期发生严重感染、急性失血或溶血性贫血等，造血需要增加，较易出现髓外造血。肝、脾、淋巴结可适应需要恢复到胎儿时期的造血状态。表现为肝、脾和淋巴结的增大，外周血中可出现有核红细胞或幼稚中性粒细胞，称为“骨髓外造血”，是儿童造血器官的一种特殊反应。感染和贫血纠正后，肝、脾即恢复正常。

39. B【解析】骨髓象检查可以排除其他原因引起的红细胞系统和粒细胞系统巨幼变，特别是白血病的可能。

40. D【解析】人体所需的维生素 B_{12} 主要从食物中摄取，含量较为丰富的食物有动物的肉、肝、禽蛋及海产品。

41. C【解析】维生素 B_{12} 和叶酸治疗有神经系统症状者，应以维生素 B_{12} 治疗为主，若单用叶酸治疗，会加重神经系统的损害。

42. C【解析】骨髓自胚胎第 4 个月开始造血，最初骨髓主要造粒细胞，很快成为胎儿后期主要的造血器官，至出生 2~5 周后骨髓成为唯一的造血场所。初生时所有的骨髓都充满造血组织。

43. E【解析】儿童造血分为胚胎期造血及生后造血。

44. D【解析】营养性缺铁性贫血为小儿贫血中最常见，尤以婴幼儿发病率最高，对儿童健康危害大，儿童保健重点防治的“四病”之一。

45. C【解析】茶、牛奶、蛋类、咖啡、麦麸、植物纤维、抗酸药物等可抑制铁的吸收，应避免与铁剂或含铁食品同食。

46. E【解析】缺铁性贫血患儿的护理措施如下。①合理安排休息与活动：贫血程度较轻者，一般不需卧床休息，但应避免剧烈运动。②合理安排饮食：向家长及年长儿解释不良饮食习惯会导致本病，协助纠正不良的饮食习惯；指导合理搭配患儿饮食，告知家长含铁丰富的食物；提倡母乳喂养；指导家长对早产儿和低出生体重儿及早（自出生 2 个月左右）给予铁剂（元素铁不超过每日 2mg/kg，最大不能超过每日 15mg）预防。③应用铁剂的护理：首选易吸收的二价铁（经济、安全、不良反应小）。④输血时的护理。⑤预防感染。⑥健康教育。

47. E【解析】服用铁剂后，大便变黑或呈柏油样，停药后可恢复。

48. B【解析】营养性贫血的饮食护理如下。①满足每天需要铁量：首先母乳喂养，人乳含铁虽少，但吸收率可高达 50%，而牛奶中铁的吸收率仅为 10%~25%。合理搭配饮食，满足机体铁的需求。婴儿 6 个月后，应逐渐减少每日奶类量，增加摄入含铁丰富的辅食或补充铁强化食品如铁强化奶、铁强化食盐。②选择含铁丰富食物食物中以肝、精肉、鱼类、动物血、大豆等铁剂的含量多，其次黑木耳、发菜、海带的含铁量也高。一般由饮食摄取的铁剂其吸收率为 6%，而贫血患儿的吸收率可达 35%。③向家长及年长儿解释不良饮食习惯会导致本病，协助纠正不良的饮食习惯。

49. A【解析】急性白血病治疗的常用化疗药物多为口服和静脉滴注药物。

50. E【解析】血友病是一组遗传性凝血功能障碍的出血性疾病。包括：①血友病 A，即因子Ⅷ（或抗血友病球蛋白）缺乏症。②血友病 B，即因子Ⅸ或凝血活酶前质缺乏症。③血友病丙，即因子Ⅺ缺乏症。以血友病 A 较为常见。其共同特点为终身在轻微损伤后发生长时间出血。血友病 A 和血友病 B 为 X 连锁隐性遗传，由女性传递，男性发病。因子Ⅷ、Ⅸ、Ⅺ缺乏使凝血过程第一阶段中的凝血活酶生成减少，引起血液凝固障碍，导致出血倾向。

51. A【解析】血友病患儿止血：尽快输注凝血因子。血友病 A 首选凝血因子Ⅷ（AHG）浓缩剂。其次可选用冷沉淀剂、新鲜冷冻血浆、浓缩血小板、浓缩红细胞。血友病 B 首选凝血酶原复合物，次选新鲜冷冻血浆。氨基己酸、巴曲酶有利于止血。避免创伤、尽量避免手术及可能引起出血的护理操作。

52. E【解析】铁剂服用疗程至血红蛋白达正常水平后 2～3 个月停药，以补充铁的储存量。

53. C【解析】参见 A1 型题第 22 题解析。

54. D【解析】关节积血是最常见的临床表现之一，多见于膝关节，其次为踝、髋、肘、肩关节等处。

55. D【解析】原发性血小板减少性紫癜是一种自身免疫性疾病。

56. D【解析】根据增生的白细胞种类的不同，可分为急性淋巴细胞白血病（简称急淋，ALL）和急性非淋巴细胞白血病（简称急非淋，ANLL）两大类。小儿以急淋发病率最高。

57. E【解析】骨髓检查是确立诊断和评定疗效的重要依据。典型的骨髓象为该类型白血病的原始及幼稚细胞极度增生 >30%。

58. B【解析】感染是引起白血病患儿死亡的主要原因之一，应做好预防感染的护理：①保护性隔离。②注意个人卫生。③观察感染早期征象。④严格执行无菌技术操作。⑤避免有关接种。

59. C【解析】骨髓是生后主要的造血器官。

60. B【解析】红细胞葡萄糖-6-磷酸脱氢酶缺乏症常见于进食蚕豆或服某些药后出现黄疸、血红蛋白尿、贫血。

61. D【解析】按世界卫生组织（WHO）标准，6 个月至 6 岁者 Hb <110g/L，6～14 岁 Hb <120g/L 为贫血。

62. B【解析】原发性血小板减少性紫癜的辅助检查如下。①外周血象：出血轻重与血小板多少有关。血小板 $<50\times10^9/L$ 可见自发性出血；血小板 $<20\times10^9/L$ 时出血明显，$<10\times10^9/L$ 时出血显著。慢性型者可见血小板大小不等，染色较浅。出血多者可有贫血表现、出血时间延长、血块收缩不良、凝血时间正常。②骨髓象：骨髓细胞增生活跃，骨髓巨核细胞数正常或增多，幼稚巨核细胞增多，成熟巨核细胞减少，可见空泡、颗粒减少、胞质少等细胞形态改变。③血小板抗体（PAIgG）测定：PAIgG 含量明显增高。④束臂试验：阳性。

63. D【解析】原发性血小板减少性紫癜是由于血小板数量减少而出现的止血机制异常，从而导致出血。

64. A【解析】出生后随着自主呼吸的建立，血流动力学改变，血氧含量增加，红细胞生成素减少，骨髓造血功能暂时下降，加上胎儿红细胞寿限较短、红细胞破坏较多（生理性溶血）、婴儿生长发育迅速、循环血量迅速增加等因素，红细胞数和血红蛋白含量逐渐降低，至生后 2~3 个月时红细胞数降至 $3.0\times10^{12}/L$，血红蛋白含量降至 110g/L，出现轻度贫血，此种现象称为生理性贫血。

65. C【解析】红细胞葡萄糖-6-磷酸脱氢酶缺乏症，是红细胞葡萄糖-6-磷酸脱氢酶（G-6-PD）缺乏所致的溶血性贫血，是红细胞酶缺乏所致溶血中最常见的一种。常见于进食蚕豆或服某些药后出现黄疸、血红蛋白尿、贫血。根据病因可分为五种类型：①蚕豆病。②药物诱发的溶血性贫血。③新生儿红细胞 G-6-PD 缺乏溶血症。④感染诱发的溶血性贫血。⑤遗传性非球形细胞溶血性贫血。

66. E【解析】中胚叶造血期：在胚胎第 3 周开始出现卵黄囊造血，之后在中胚叶组织中出现广泛的原始造血成分，其中主要是原始的有核红细胞。

67. B【解析】婴儿期发生严重感染、急性失血或溶血性贫血等，造血需要增加，较易出现髓外造血。肝、脾、淋巴结可适应需要恢复到胎儿时期的造血状态。

68. A【解析】由于胎儿时期处于相对缺氧状态，红细胞数及血红蛋白量较高，出生时红细胞计数（5.0~7.0）$\times10^{12}/L$，血红蛋白量 150~220g/L。

69. B【解析】特发性血小板减少性紫癜治疗要点如下。①预防创伤出血。②肾上腺皮质激素可以抑制血小板抗体产生，降低毛细血管通透性，抑制单核巨噬细胞吞噬有抗体吸附的血小板，应早期、大量和短程应用。③大剂量丙种球蛋白可以抑制巨噬细胞对血小板的结合与吞噬，减少抗血小板抗体的产生。④输注血小板和红细胞。⑤中医中药治疗。⑥其他：激素或丙种球蛋白治疗无效及慢性难治性病例，可给免疫抑制药治疗或行脾切除术。

70. D【解析】长期用煮沸的牛奶、奶粉或羊奶喂养，容易缺乏叶酸和维生素 B_{12}，长期食用易患营养性巨幼细胞贫血。

二、A2 型题

1. D【解析】急性白血病中枢神经系统白血病（CNSL）表现为头痛、头晕、烦躁，严重时出现呕吐、颈项强直、视盘水肿和脑神经、脊髓瘫痪等。

2. E【解析】急性白血病的辅助检查如下。①血象：红细胞及血红蛋白均减少，大多为正细胞正色素性贫血。网织红细胞数大多较低，少数正常，偶在外周血中见到有核红细胞。白细胞计数高低不一，增高者约占50%以上，以原始细胞和幼稚细胞占多数，成熟中性粒细胞减少，血小板减少。②骨髓象：骨髓检查是确立诊断和评定疗效的重要依据。典型的骨髓象为该类型白血病的原始及幼稚细胞极度增生；幼红细胞和巨核细胞减少，但少数患儿的骨髓表现为增生低下。③组织化学染色和溶菌酶检查有助于鉴别白血病细胞类型。

3. D【解析】正常情况下，骨髓外造血极少。在婴幼儿期，当发生严重感染性贫血或溶血性贫血等造血需要增加时，肝、脾、淋巴结可适应需要，恢复到胎儿时期的造血状态，出现肝、脾、淋巴结肿大，外周血中可出现有核红细胞和/或幼稚中性粒细胞。这是小儿造血器官的一种特殊反应，称为“骨髓外造血”，感染及贫血等纠正后即恢复正常。

4. D【解析】按世界卫生组织（WHO）标准，6个月至6岁者 Hb＜110g/L，6～14岁 Hb＜120g/L 为贫血。

5. E【解析】MCV＜80fl，MCH＜27pg，MCHC＜32，根据红细胞形态分类判断为小细胞低色素性贫血，即缺血性贫血，患儿叩诊心区扩大，此时最紧急的护理措施为防治心力衰竭。

6. B【解析】严重出血、有生命危险时可输注血小板，但尽量少输，因为ITP患儿血液中含有大量PAIgG，可致输入的血小板很快被破坏；反复输注还可产生抗血小板抗体。

7. A【解析】特发性血小板减少性紫癜伴贫血者可输浓缩红细胞。

8. D【解析】特发性血小板减少性紫癜患儿控制出血：口、鼻黏膜出血可用浸有1%麻黄碱或0.1%肾上腺素的棉球、纱条或吸收性明胶海绵局部压迫止血；无效者，可请耳鼻喉科医生会诊，根据出血量用油纱条做前、后鼻孔填塞，2～3天后更换。遵医嘱给止血药、输同型血小板。

9. D【解析】营养性巨幼细胞贫血的治疗要点如下。①一般治疗：合理喂养，及时添加辅食；加强护理，防止感染；震颤明显而不能进食者可鼻饲喂养。②去除病因：对引起维生素 B_{12} 和叶酸缺乏的原因应予去除。③维生素 B_{12} 和叶酸治疗。④其他：重度贫血者可输注红细胞制剂，肌肉震颤者可给镇静药。

10. A【解析】参见A1型题第12题解析。

11. B【解析】参见A1型题第29题解析。

12. C【解析】参见A2型题第8题解析。

13. C【解析】临床诊断为急性淋巴细胞白血病的患儿，当临床表现为头痛、头晕、呕吐、颈强直，严重者甚至抽搐、昏迷，提示中枢神经系统受累。

14. E【解析】铁剂是治疗缺铁性贫血的特效药。选择易吸收的硫酸亚铁（含元素铁20%）、富马酸亚铁（含元素铁30%）、葡萄糖酸亚铁（含元素铁12%）等二价铁，口服剂量以元素铁计算，一般为每次 1~2mg/kg，每日 2~3 次。

三、A3/A4 型题

1. D【解析】缺铁性贫血的突出表现为皮肤黏膜苍白，以唇、口腔黏膜及甲床最为明显。患儿头发枯黄、易疲乏、烦躁不安、不爱活动，体重不增或增长缓慢；年长儿可自诉头晕、眼前发黑、耳鸣等症状。肝、脾、淋巴结可轻度肿大。①消化系统：食欲缺乏，可有呕吐、腹泻，少数有异食癖（喜食泥土、煤渣等）。可出现口腔炎、舌炎、舌乳头萎缩，重者可出现萎缩性胃炎或吸收不良综合征等。②神经系统：表现为烦躁不安或萎靡不振，婴幼儿易激惹，注意力不集中、记忆力减退，理解力下降，学习成绩下降，智力多低于同龄儿，以致影响心理的正常发育。③心血管系统：明显贫血时心率加快，严重者心脏扩大或心力衰竭等。④其他：出现皮肤干燥、毛发枯黄易脱落。因细胞免疫功能降低可合并感染。可因上皮组织异常使指甲变薄脆、不光滑甚至而出现反甲。

2. B【解析】营养性缺铁性贫血的发病机制：①铁是合成血红蛋白的原料，铁缺乏时血红素生成不足，进而血红蛋白合成减少，导致新生的红细胞内血红蛋白含量不足，细胞质较少，使细胞变小；而缺铁对细胞的分裂和增生影响较小，故红细胞数量减少的程度不如血红蛋白减少明显，从而形成小细胞低色素性贫血。②缺铁可影响人体肌红蛋白的合成。③某些含铁酶（细胞色素 C、过氧化酶、单胺氧化酶、核糖核酸还原酶等）活性降低，由于这些酶与生物氧化、组织呼吸、神经递质的分解和合成有关，故造成细胞功能紊乱，而引起一系列非造血系统的临床表现，如体力减弱、易疲劳、表情淡漠、注意力不集中和智力减退等。④缺铁还可引起组织器官异常和免疫功能降低。

3. B【解析】铁剂治疗如有效，患儿的网织红细胞在用药后 2~3 天升高，5~7 天达高峰，2~3 周后逐渐下降至正常，1~2 周后血红蛋白逐渐增加，症状逐渐好转。

4. E【解析】弥散性血管内凝血的临床表现如下。①出血：最常见，常为首发症状。②不易用原发病解释的微循环衰竭或休克：幼婴可表现为面色苍白或青灰、发绀、精神萎靡、肢端凉、尿少等。③血管栓塞症状。④微血管病性溶血性贫血。新生儿弥散性血管内凝血的诊断标准：①临床上有出血、微循环障碍及/或休克表现。②以下 5 项主要实验室检查中 3 项阳性，诊断成立，如仅两项阳性，须伴 TT > 25 秒才能确诊：①$PLT < 100 \times 10^9/L$。②出生 4 天内 PT≥20 秒，5 天以上≥15 秒。③APTT > 45 秒。④$Fg < 1.15g/L$。⑤D-D 阳性（ > 200μg/L）。

5. E【解析】弥散性血管内凝血休克或微循环障碍表现：发生率 30%~80%，为一过性或持续性血压下降，早期出现肾、肺、脑等器官功能不全，表现为肢体湿冷、少尿、呼吸困难、发绀及神志改变等。

6. C【解析】原发性血小板减少性紫癜急性型的临床表现：多为 10 岁以下儿童，婴幼儿多见，两性发病数无差异，多在冬、春季节发病，病前 1~3 周多有急性病毒感染史，以上呼吸道感染、风疹、麻疹、流行性腮腺炎、水痘多见，也可在疫苗接种后。主要为皮肤、黏膜出血，往往较严重，皮肤出血呈针尖大小的瘀点，或瘀斑、紫癜，分布不均，以四肢为多；常有鼻出血、牙龈出血；可见便血、呕血、球结膜下出血，偶见肉眼血尿和颅内出血，其中颅内出血是 ITP 死亡的主要原因，出血多者可有贫血表现、出血时间延长、血块收缩不良、凝血时间正常。

7. B【解析】原发性血小板减少性紫癜的治疗要点：①预防创伤出血。②肾上腺皮质激素。③大剂量丙种球蛋白。④输注血小板和红细胞。⑤中医中药治疗。⑥免疫抑制药治疗。⑦脾切除术。

8. E【解析】颅内出血是 ITP 死亡的主要原因。

9. B【解析】营养性缺铁性贫血突出表现为皮肤黏膜苍白，以唇、口腔黏膜及甲床最为明显。患儿头发枯黄、易疲乏、烦躁不安、不爱活动，体重不增或增长缓慢；年长儿可自诉头晕、眼前发黑、耳鸣等症状。红细胞和血红蛋白含量均降低，以血红蛋白含量降低为显著，呈小细胞低色素性贫血。血涂片可见红细胞大小不等，以小细胞为主，中央淡染区扩大。网织红细胞数正常或轻度减少。白细胞、血小板一般无特殊改变。

10. A【解析】血清铁蛋白（SF）<12μg/L 提示缺铁。可敏感地反映体内贮存铁的情况。

11. C【解析】护士告知患儿及家长用药方法，口服铁剂最好在两餐之间服用，以减少铁剂对胃肠黏膜的刺激；若服用液态铁剂，须用吸管吸取，以防牙齿着色；铁剂与维生素 C 同服，有利于吸收（可喝含维生素 C 的果汁，如橙汁、柠檬汁等）。

12. D【解析】参见 A1 型题第 34 题解析。

13. C【解析】该患儿面色苍白，营养、发育较差，反应迟钝，皮肤、黏膜和甲床苍白，头发枯黄，肝、脾大，血红蛋白 70g/L，说明有贫血，生后单纯母乳喂养，未添加辅食，月龄为 10 个月，血涂片见红细胞体积小、含色素低，故可诊断为营养性缺铁性贫血。

14. C【解析】参见 A1 型题第 30 题解析。

15. B【解析】营养性缺铁性贫血的治疗原则是去除病因和铁剂治疗。①一般治疗：加强护理、保证充足睡眠、注意营养、预防感染。②去除病因。③铁剂治疗：铁剂是治疗缺铁性贫血的特效药。选择易吸收的硫酸亚铁（含元素铁 20%）、富马酸亚铁（含元素铁 30%）、葡萄糖酸亚铁（含元素铁 12%）等二价铁，口服剂量以元素铁计算，一般为每次 1~2mg/kg，每日 2~3 次。现也采用每周口服 1~2 次的方法代替每天 3 次防治缺铁性贫血，疗效肯定且患儿顺应性好。④输血治疗：一般无须输血。

16. A【解析】铁剂治疗如有效，患儿的网织红细胞在用药后 2~3 天升高，5~7 天达高峰，2~3 周后逐渐下降至正常，1~2 周后血红蛋白逐渐增加，症状逐渐好转。

17. A【解析】该患者目前已检查血常规，为了明确贫血性质，最有意义的辅助检查是骨髓象，营养性巨幼细胞贫血的骨髓象增生明显活跃，以红细胞系增生为主，各期幼红细胞巨幼变，胞体变大，核质发育不一，巨核细胞核分叶过多。

18. C【解析】巨幼细胞性贫血的表现：神经精神症状主要是表情呆滞、对周围反应迟钝，嗜睡、少哭不笑，智力、动作发育落后甚至出现倒退现象；B 族维生素缺乏可出现肢体、躯干、头部或全身震颤，甚至有抽搐、共济失调等。患儿自幼羊奶喂养，羊奶其成分与牛乳相仿，但 B 族维生素含量较少，叶酸含量极低，长期哺羊奶易致巨幼细胞性贫血。结合患儿临床和巨幼红细胞性贫血表现，以及患儿的喂养史，正确答案为 C。

19. E【解析】营养性巨幼细胞贫血的治疗原则是祛除诱因、加强营养、防治感染。①一般治疗：加强营养，及时添加辅食；防治感染。②去除病因：去除导致维生素 B_{12}和叶酸缺乏的病因。③药物替代治疗：维生素 B_{12}治疗适用于母乳喂养儿及有神经系统症状者。大剂量突击疗法：维生素 B_{12} 500μg 一次肌内注射，适用于不便多次注射的患儿。小剂量持续疗法：维生素 B_{12}每次 100μg，重症加倍，每周 2~3 次肌内注射，连用 2~4 周，或至血象恢复正常为止。单纯维生素 B_{12}缺乏者不宜加用叶酸，以免加重精神神经症状；叶酸治疗：5~20mg/d，口服或肌内注射 7~14 天或持续数月，同时口服维生素 C 200mg/d 以促进叶酸的利用，适用于人工喂养儿，维生素 B_{12}治疗反应差或无明显神经症状者。如叶酸缺乏伴维生素 B_{12}缺乏者，单用叶酸治疗是禁忌，须同时应用维生素 B_{12}，以防神经系统病变恶化。④补钾、补铁：严重巨幼细胞贫血患儿在治疗开始 48 小时后，血钾可突然下降，加之心肌因慢性贫血缺氧，可发生突然死亡，治疗时同时加用氯化钾 0.25~0.5g，每天 3 次，以防低血钾致患儿猝死。恢复期需要大量的铁，要适当加服铁剂以供造血细胞所需。

20. B【解析】治疗特发性血小板减少性紫癜首选糖皮质激素，其作用机制是：抑制单核-吞噬细胞系统吞噬和破坏附有抗体的血小板；减少 PAIgG 的形成；抑制抗原-抗体反应；改善毛细血管脆性；刺激骨髓造血及血小板向外周血的释放。

21. D【解析】口、鼻黏膜出血可用浸有 1% 麻黄碱或 0.1% 肾上腺素的棉球、纱条或吸收性明胶海绵局部压迫止血；给予高热量、高蛋白、高维生素饮食，半流质或软食，温度不宜过高；禁食坚硬的食物，以防止损伤口腔黏膜及牙龈出血。保持出血部位清洁，注意个人卫生。

22. D【解析】骨髓外造血：在正常情况下，骨髓外造血极少。婴儿期发生严重感染、急性失血或溶血性贫血等，造血需要增加，较易出现髓外造血。肝、脾、淋巴结可适应需要恢复到胎儿时期的造血状态。表现为肝、脾和淋巴结的增大，外周血中可出现有核红细胞或幼稚中性粒细胞，称为“骨髓外造血”，是儿童造血器官的一种特殊反应。感染和贫血纠正后，肝、脾即恢复正常。

23. C【解析】参见 A1 型题第 37 题解析。

24. D【解析】患儿发病年龄为婴儿 9 个月，单纯母乳喂养，贫血貌典型呈面色蜡黄色。肝脾轻度增大（髓外造血代偿）。临床未出现典型神经系统症状，以缺铁性贫血表现为主，伴巨幼细胞贫血症状。贫血特点是红细胞减少比血红蛋白降低明显。红细胞大小不等，大的红细胞中心感染区扩大支持混合性贫血。再结合骨髓检查，呈巨幼细胞增生，胞核粗松、胞质较少说明存在大细胞贫血。

25. A【解析】为进一步确诊：测血清铁蛋白（减少），维生素 B_{12}或叶酸含量降低。

26. B【解析】治疗应予铁剂及有针对性用叶酸或维生素 B_{12}。

四、B 型题

1. C【解析】慢性再障首选丙酸睾酮。

2. A【解析】营养性巨幼细胞贫血的治疗要点：①一般治疗。②去除病因。③维生素 B_{12}和叶酸治疗。④其他。

3~4 D、A【解析】特发性血小板减少性紫癜患儿急性病例骨髓巨核细胞数增多或正常，慢性者巨核细胞显著增多；幼稚巨核细胞增多，核分叶减少，常有空泡形成、颗粒减少或胞质少等现象。白细胞数正常。

5. A【解析】由于胎儿时期处于相对缺氧状态，红细胞数及血红蛋白量较高，出生时红细胞数（5.0~7.0）$\times 10^{12}$/L，血红蛋白量 150~220g/L。生后 2~3 个月时红细胞数降至 3.0 $\times 10^{12}$/L 左右，血红蛋白量降至 100g/L 左右，出现轻度贫血，称为“生理性贫血”。

6. B【解析】出生时白细胞数为（15~20）$\times 10^{9}$/L，生后 6~12 小时达（21~28）$\times 10^{9}$/L，然后逐渐下降，1 周时平均为 12 $\times 10^{9}$/L；婴儿期维持在 10 $\times 10^{9}$/L 左右；8 岁以后接近成人水平。

7. E【解析】急性原发性血小板减少性紫癜病程多为自限性，85%~95% 患儿在 1~6 个月内痊愈，约 10% 转变为慢性型。

8. D【解析】慢性原发性血小板减少性紫癜出血症状相对较轻，主要为皮肤、黏膜出血，可持续性或反复发作出血，出血持续期和间歇期长短不一。

9. A【解析】轻度 G－6－PD 缺陷症可出现轻度贫血。

10. E【解析】重度 G－6－PD 缺陷症两眼呆视。

11~12 D、D【解析】正细胞性贫血一般骨髓反应是正常的贫血状态，它可以分为以下几种情况：①骨髓反应正常的贫血，像急性失血后的贫血，还有溶血性贫血，都会引起正细胞正色素性的贫血。②骨髓增生不良性贫血，比如纯红细胞再生障碍性贫血，导致正细胞正色素性贫血。

13. E【解析】婴儿期白细胞数维持在 10 $\times 10^{9}$/L 左右，8 岁以后接近成人水平。

14. A【解析】白细胞分类随年龄变化差别很大，主要是中性粒细胞与淋巴细胞比例的变化。出生时中性粒细胞约占 65%，淋巴细胞占 30%；随后白细胞总数下降，中性粒细胞比例也相应下降，生后 4~6 天两者比例相等（形成第一次交叉）。

15. B【解析】急性型原发性血小板减少性紫癜多为 10 岁以下儿童，婴幼儿多见，两性发病数无差异，多在冬、春季节发病，

16. A【解析】中胚叶造血期：在胚胎第 3 周开始出现卵黄囊造血，之后在中胚叶组织中出现广泛的原始造血成分。

17. C【解析】肝造血期：在胚胎第 6~8 周开始，肝出现活动的造血组织，第 4~5 个月达高峰期，是胎儿中期主要的造血部位，主要产生有核红细胞，以后逐渐减退，胎儿期 6 个月后，肝造血逐渐减退。

18. D【解析】出生 2~5 周，骨髓是唯一的造血场所。

五、X 型题

1. BCD【解析】急性白血病的临床表现如下。①起病：大多较急，少数缓慢。②发热。③贫血。④出血。⑤浸润性表现：肝大、脾大、淋巴结肿大；骨骼和关节疼痛；皮肤和黏膜病变；中枢神经系统白血病（CNSL）；绿色瘤；睾丸病变；其他。

2. ABCE【解析】特发性血小板减少性紫癜患儿避免损伤的措施：①急性期应减少活动，避免创伤，尤其是头部外伤，明显出血时应卧床休息。②提供安全的环境。床头、床栏及家具的尖角用软垫子包扎，忌玩锐利玩具，限制剧烈运动如篮球、足球和爬树等，以免碰伤、刺伤或摔伤出血。③尽量减少肌内注射或深静脉穿刺抽血，必要时应延长压迫时间，以免形成深部血肿。④给予高热量、高蛋白、高维生素饮食，半流质或软食，温度不宜过高；禁食坚硬的食物，以防止损伤口腔黏膜及牙龈出血。⑤保持大便通畅，多食新鲜蔬菜及水果，以免用力大便致腹压增高而诱发颅内出血。⑥穿棉质宽松衣服，避免皮肤受刺激引起出血。⑦发热时禁用酒精擦浴，以免加重出血。

3. ABC【解析】急性白血病预防感染的护理措施如下。①保护性隔离：与其他疾病患儿分室居住，防止交叉感染。粒细胞及免疫功能明显低下的患儿应住单间，有条件者住空气层流病房。②注意个人卫生：勤换衣裤，减少皮肤感染。保持口腔清洁，饭前饭后用温开水或漱口液漱口，选用软毛牙刷刷牙。保持大便通畅，便后用温开水清洁肛周；肛周脓肿或皮肤溃烂感染者，及时通知医生并处理。③观察感染早期征象：监测生命体征，监测血象。④严格执行无菌技术操作。⑤避免有关接种。

4. ABCD【解析】营养性缺铁性贫血的健康指导：①讲解本病的病因、护理要点、预防知识。护理人员应给患儿及家长提供适当的饮食治疗知识。合理饮食，婴儿应添加适量强化铁剂的食品，保障铁剂供给。②合理搭配饮食，纠正不良饮食习惯。③介绍服用铁剂时注意事项。④贫血纠正后，仍应坚持合理安排小儿膳食、培养良好饮食习惯。⑤对早产儿、低体重儿，宜自 2 个月左右给予铁剂补充。

5. ACDE【解析】营养性巨幼细胞贫血的神经精神症状：可见烦躁不安、易怒等症状。维生素 B_{12} 缺乏患儿可出现表情淡漠、目光发直、对周围环境反应迟钝、嗜睡、少哭不笑、智力及动作发育落后，甚至有倒退现象。重症患儿还可出现口唇、头部、四肢、躯干甚至全身震颤，感觉异常，共济失调、踝阵挛和巴宾斯基征阳性等。叶酸缺乏患儿不出现神经系统症状。

6. ABCE【解析】注射铁剂需深部肌内注射，不要在皮肤暴露部位注射，并且抽取药液入空针后，要更换针头注射。

7. ABDE【解析】颅内出血是ITP死亡的主要原因。急性呼吸衰竭少数严重病例可出现消化道出血。消化道出血常伴腹痛、便血；肾出血伴血尿、腰痛等。如有上述情况发生，立即与医生联系，进行抢救。

8. ABCE【解析】急性白血病的治疗主要是以化疗为主的综合疗法。治疗原则是：早诊断、早治疗、严格分型、按型选择方案。①诱导缓解治疗。②巩固治疗。③预防髓外白血病。④维持及加强治疗。

9. BCD【解析】出生后随着自主呼吸的建立，血流动力学改变，血氧含量增加，红细胞生成素减少，骨髓造血功能暂时下降，加上胎儿红细胞寿限较短、红细胞破坏较多（生理性溶血）、婴儿生长发育迅速、循环血量迅速增加等因素，红细胞数和血红蛋白含量逐渐降低，至生后2~3个月时红细胞数降至$3.0\times10^{12}/L$，血红蛋白含量降至110g/L，出现轻度贫血，此种现象称为生理性贫血。早产儿由于红细胞生成素水平低下，先天储铁不足，血容量迅速增加，“生理性贫血”出现早，胎龄越小，贫血持续时间越长，程度越重。

10. ABDE【解析】参见A1型题第39题解析。

11. ABC【解析】营养性巨幼细胞贫血的健康指导：①讲解本病的病因及发生机制，讲解预防本病发生的卫生知识。②提高哺母的营养水平，加添肉类食物。③及时为婴儿添加易消化的辅食，保证足够维生素和叶酸的摄入。④对于年长儿，注意食物搭配均衡，纠正不良饮食习惯。⑤定期复查血象。因羊奶中缺乏叶酸和维生素B_{12}，所以人工喂养婴儿应避免单纯的羊奶喂养。

12. BCDE【解析】急性白血病的护理诊断如下。①体温过高。②活动无耐力。③营养失调——低于机体需要量。④疼痛。⑤有感染的危险。⑥恐惧与病情重、侵入性治疗、护理操作多，预后不良等有关。⑦预感性悲哀。⑧知识缺乏。⑨潜在并发症：出血、药物不良反应。

13. ADE【解析】化疗药鞘内注射时，浓度不宜过大，药量不宜过多，缓慢注入，术后应平卧4~6小时。治疗时多采用静脉给药，因药物刺激性较大，药液渗漏可致局部疼痛、红肿甚至坏死，故注射前应确认静脉通畅方可注入。绝大多数化疗药均可致骨髓抑制而使患儿易感染，应监测血象，及时防治感染；鼓励患儿多饮水，特别在诱导缓解及用大剂量甲氨蝶呤期间，以预防因大量白细胞破坏而引起高尿酸血症，同时有利于药物毒素排泄。有溃疡者，宜给清淡、易消化的流质或半流质饮食；疼痛明显者，进食前可给局麻药或敷以溃疡膜、溃疡糊剂。

14. ABCE【解析】特发性血小板减少性紫癜患儿的护理措施如下。①密切观察病情变化：观察皮肤瘀点、瘀斑情况；监测生命体征，观察神志、面色，记录出血量。②控制出血：口、鼻黏膜出血可用浸有1%麻黄碱或0.1%肾上腺素的棉球、纱条或吸收性明胶海绵局部压迫止血。③避免损伤；急性期应减少活动，避免创伤，尤其是头部外伤，明显出血时应卧床休息。尽量减少肌内注射或深静脉穿刺抽血，必要时应延长压迫时间，以免形成深部血肿。④预防感染：保持病室通风，空气新鲜。给予保护性隔离，应与感染性疾病患儿分室居住。保持出血部位清洁，注意个人卫生。⑤心理护理。

15. ABC【解析】参见 A1 型题第 70 题解析。

16. ABCD【解析】参见 A1 型题第 51 题解析。

六、案例分析题

1. B【解析】该患儿面色苍白，口唇和甲床苍白，血红蛋白 75g/L，说明有中度贫血，生后单纯母乳喂养，未添加辅食，年龄 9 个月，血涂片见红细胞形态大小不等，以小细胞为主，中央淡染区扩大，故可诊断为营养性缺铁性贫血。

2. E【解析】营养性缺铁性贫血（NIDA）是由于体内铁缺乏使血红蛋白合成减少而引起的一种小细胞低色素性贫血。

3. D【解析】参见 A3/A4 型题第 16 题解析。

4. B【解析】营养性缺铁性贫血用铁剂治疗，口服铁剂应选用二价铁盐易吸收。常用制剂硫酸亚铁（含元素铁 20%）剂量按元素铁每日 4~6mg/kg，分 2~3 次口服，最好两餐间服。同时服维生素 C 能促进铁的吸收。

5. CEF【解析】参见 A1 型题第 34 题解析。

6. ADEFG【解析】服用铁剂后，未被吸收的铁剂随大便排出，大便发黑是正常现象，停药后可恢复，选项 C 错误。铁剂服用疗程至血红蛋白达正常水平后 2~3 个月停药，以补充铁的储存量，选项 B 错误。

7. F【解析】参见 A3/A4 型题第 6 题解析。

8. D【解析】参见 A1 型题第 70 题解析。

9. CDF【解析】长期应用糖皮质激素的不良反应：①消化系统可诱发或加重胃十二指肠溃疡，甚至造成消化道出血和穿孔。②诱发或者是加重感染，比如结核复发播散。③可引起肾上腺皮质功能亢进，出现满月脸、水牛背、水肿、皮肤变薄等。④可出现水钠潴留和血脂升高，引起高血压和动脉粥样硬化。⑤会造成骨质疏松肌肉萎缩，伤口愈合延迟。⑥可引起糖尿病。⑦可出现激素性的青光眼，激素性白内障等。

10. ADFG【解析】特发性血小板减少性紫癜常见护理诊断/问题如下。①皮肤黏膜完整性受损：与血小板减少有关。②有感染的危险：与机体免疫力低下有关。③恐惧：与严重出血有关。④知识缺乏：家长及年长儿缺乏疾病的相关知识。

11. B【解析】若患儿烦躁不安、嗜睡、头痛、呕吐，甚至惊厥、昏迷等提示可能有颅内出血。

12. B【解析】特发性血小板减少性紫癜病因尚不清楚，是一种自身免疫性疾病。目前认为病毒感染不是导致血小板减少的直接原因，而是由于病毒感染后使机体产生血小板相关抗体（PAIgG），这类抗体可与血小板膜发生交叉反应，使血小板受损伤而被单核—巨噬细胞系统所清除。

13. A【解析】特发性血小板减少性紫癜主要为皮肤、黏膜出血，往往较严重，皮肤出血呈针尖大小的瘀点，或瘀斑、紫癜，分布不均，以四肢为多。

14. ABCEF【解析】参见案例分析题第 9 题解析。

15. E【解析】严重出血、有生命危险时可输注血小板，但尽量少输，因为 ITP 患儿血液中含有大量 PAIgG，可致输入的血小板很快被破坏；反复输注还可产生抗血小板抗体。贫血者可输浓缩红细胞。

16. ABCDF【解析】月经来潮禁给予温水坐浴，以防感染，应采取沐浴。

17. ABDEF【解析】向患儿及家属介绍本病的基本知识，指导患儿坚持按医嘱服药。用药期间定期检查血压、尿糖、血液白细胞和血小板计数等。避免使用阿司匹林、双嘧达莫、吲哚美辛、保泰松、右旋糖酐等可能引起血小板减少或抑制其功能的药物。根据血小板计数安排患儿休息与活动。当患儿血小板数在（30~40）$\times 10^9$/L 以下时应卧床休息，血小板数在 20×10^9/L 以下时应绝对卧床休息，血小板数在（30~40）$\times 10^9$/L 时可适当活动，但应预防各种外伤。平时要注意保暖，预防呼吸道感染。

18. E【解析】血友病的辅助检查如下。①初筛试验。②凝血因子活性测定：有助于判断血友病的类型。③基因诊断。

19. B【解析】血友病 A，即因子Ⅷ（或抗血友病球蛋白）缺乏症。

20. D【解析】血友病 A 首选凝血因子Ⅷ（AHG）浓缩剂。其次可选用冷沉淀剂、新鲜冷冻血浆、浓缩血小板、浓缩红细胞。

21. C【解析】血友病潜在并发症：出血，脑出血会因为颅内压增高导致脑疝，会随时出现生命危险的可能性。

22. C【解析】血友病 A，即因子Ⅷ（或抗血友病球蛋白）缺乏症。凝血因子活性测定有助于判断血友病的类型。

23. ACDEF【解析】血友病的护理诊断如下。①组织完整性受损：与凝血因子缺乏有关。②疼痛：与关节腔出血（积）血及皮下、肌肉血肿有关。③躯体活动障碍：与关节腔积血、肿痛、活动受限及关节畸形、功能丧失有关。④潜在并发症：出血。

24. BDEF【解析】使用凝血因子Ⅷ的注意事项：①大量反复输入本品时，应注意出现变态反应、溶血反应及肺水肿的可能性，对有心脏病的患者尤应注意。②本品溶解后，一般为澄清略带乳光的溶液，允许微量细小蛋白颗粒存在。但如发现有大块不溶物时，则不可使用。③本品对于因缺乏因子Ⅸ所致的乙型血友病，或因缺乏因子Ⅺ所致的丙型血友病均无疗效，故在用前应确诊患者系属因子Ⅷ缺乏，方可使用本品。④本品不得用于静脉以外的注射途径。⑤本品一旦被溶解后应立即使用。未用完部分必须弃去。⑥请勿使用超过有效期限的产品。如在配制时发现制剂瓶已失去真空度，不得使用。

25. D【解析】患儿全身皮肤苍黄、口唇苍白符合溶血性贫血黄疸、口唇苍白的表现，再结合血常规，该患儿最可能的诊断是急性溶血性贫血。

26. D【解析】溶血性贫血时骨髓内幼红细胞增生明显增多，粒红比例下降或倒置。

27. E【解析】蚕豆病：由于红细胞 G -6-PD 缺乏者食用蚕豆、蚕豆制品或接触蚕豆花粉后发生的急性溶血性贫血。

28. BDF【解析】溶血性贫血患儿的治疗：对危重患儿应注意纠正水与电解质的平衡紊乱，特别是纠正代谢性酸中毒。可输入低分子右旋糖酐以改善微循环，口服碳酸氢钠或静脉滴注 4%~5% 的碳酸氢钠溶液以碱化尿液，防止血红蛋白在肾小管内沉淀。如并发休克、急性心功能不全和急性肾功能衰竭，应积极抢救，给予相应的治疗措施。

29. ABDEF【解析】G -6-PD 患儿的出院指导：①尽量避免接触蚕豆，或其花粉、蚕豆制品，特别是新鲜蚕豆或苯、砷、萘等均易引起溶血的化学物品。如衣橱及厕所不可放置樟脑丸，不要使用甲紫。避免给患儿哺乳的母亲服用上述氧化类药物。②不要随意服药，所有药物均需经由医生处方，特别是磺胺类、呋喃类药物。③慎用杀虫剂，其可能含有容易使血液溶解的成分。④发现患儿有黄疸或贫血、尿液暗红色茶色等现象，应及时就诊。⑤看病时主动告知患有此病，并出示 G -6-PD 缺乏症备忘卡。

30. C【解析】急性早幼粒细胞白血病（APL）是急性髓细胞白血病（AML）的一种特殊类型，被 FAB 协作组定为急性髓细胞白血病 M_3 型。以往 APL 的治疗效果很差，预后凶险，多因并发性弥散性血管内凝血（DIC）或原发性纤维蛋白溶解导致严重出血，而早期死亡。

31. E【解析】穿刺部位或伤口渗血不只是因白血病细胞释放促凝物质引起弥散性血管内凝血。

32. D【解析】急性早幼粒细胞白血病是出血倾向最明显的一种白血病，当血小板计数低于 $20\times10^9/L$，可发生严重的自发性出血，特别是内脏出血，甚至是致命性的颅内出血。

33. ADF【解析】出血明显者，遵医嘱输注浓缩血小板悬液、新鲜血浆或抗血友病球蛋白浓缩剂等。输注前必须认真核对；血小板取回后，应尽快输入；新鲜血浆最好与采集后 6 小时内输完；抗血友病球蛋白浓缩剂用生理盐水稀释时，应沿瓶壁缓缓注入生理盐水，勿剧烈冲击或震荡，以免泡沫形成而影响注射。输注过程中要注意观察患儿有无输血反应，如溶血反应、变态反应等。

34. B【解析】柔红霉素的不良反应如下。①骨髓抑制较严重，故不应用药过久。如出现口腔溃疡（此反应多在骨髓毒性之前出现），应即停药。②胃肠道反应：恶心、呕吐、腹痛、口腔溃疡。③心脏毒性：可引起心肌损害，心电图异常，心律失常，严重者可有心力衰竭，故总量不应超过 25mg/kg。滴速快时也可出现心律失常。④漏出血管外时可致局部组织坏死。

第十三章　神经系统疾病患儿的护理

一 A1 型题

1. 小儿出生时，大脑的重量是

A. 350g　　B. 300g

C. 370g　　D. 380g

E. 390g

2. 新生儿腰椎穿刺进针位置选择

A. 第 1~2 腰椎间隙　　B. 第 2~3 腰椎间隙

C. 第 3~4 腰椎间隙　　D. 第 4~5 腰椎间隙

E. 第 3~5 腰椎间隙

3. 儿童脑脊液压力的正常值为

A. 30~80mmH_2O　　B. 40~90mmH_2O

C. 50~120mmH_2O　　D. 60~180mmH_2O

E. 70~200mmH_2O

4. 关于小儿神经系统的解剖生理特点，说法错误的是

A. 小儿 3 岁时脑的发育与成人无区别　　B. 小儿缺氧的耐受性较成人差

C. 小儿脑脊液量随着年龄增长而增多　　D. 正常新生儿脑脊液蛋白质不超过 1.2g/L

E. 小儿神经系统很不稳定，易出现惊厥或昏迷

5. 化脓性脑膜炎出现颅压高时，首选的脱水药是

A. 50% 葡萄糖液　　B. 20% 甘露醇

C. 50% 甘油口服　　D. 呋塞米

E. 地塞米松

6. 婴儿颅内压增高的主要标志是

A. 烦躁、嗜睡　　B. 频繁、喷射性呕吐

C. 前囟张力增加　　D. 肌张力增加

E. 惊厥

7. 癫痫持续状态时惊厥的时间至少超过

A. 10 分钟　　B. 20 分钟

C. 30 分钟　　D. 40 分钟

E. 60 分钟

8. 引起新生儿化脓性脑膜炎最常见的病原菌是

A. 脑膜炎球菌　　B. 流感嗜血杆菌

C. 肺炎链球菌　　D. B 组溶血性链球菌

E. 大肠埃希菌

9. 婴儿化脓性脑膜炎最常见的感染途径是

A. 呼吸道　　B. 皮肤黏膜

C. 消化道　　D. 脐部

E. 中耳炎、鼻窦炎

10. 急性感染性多发性神经根炎的表现应除外

A. 呼吸肌麻痹　　B. 对称性弛缓性肢体瘫痪

C. 手套、袜套状感觉障碍　　D. 肌张力增高

E. 脑脊液出现蛋白细胞分离现象

11. 根据临床特点，下列哪一项是最常见脑性瘫痪的表现类型

A. 痉挛型　　B. 手足徐动型

C. 共济失调型　　D. 肌张力低下型

E. 混合型

12. 注意缺陷多动障碍患儿的临床表现不包括

A. 注意力缺陷　　B. 活动过度

C. 任性冲动　　D. 情绪不稳

E. 神经检查多异常，智力偏低

13. 除心理治疗和教育外对注意缺陷多动障碍唯一有效的药物为

A. 镇静药　　B. 抗抑郁药

C. 糖皮质激素　　D. 精神兴奋剂

E. 免疫抑制药

14. 关于小儿脑瘫，下列叙述不正确的是

A. 功能训练和理疗是重要的治疗方法

B. 病情常进行性发展

C. 常有不同程度的脑皮质萎缩和脑室扩大

D. 病因为围生期窒息及胆红素脑病（核黄疸）等

E. 常合并有精神发育异常

15. 化脓性脑膜炎脑脊液不应出现

A. 外观混浊　　B. 压力升高

C. 白细胞增多　　D. 蛋白质增多
E. 糖增多

16. 细菌性脑膜炎抗生素治疗的疗程是
A. 1 周　　B. 2~3 周
C. 4~5 周　　D. 5~6 周
E. 7 周

17. 急性感染性多发性神经根炎的脑脊液特征是
A. 蛋白质含量正常　　B. 蛋白-细胞分离
C. 淋巴细胞增多　　D. 糖含量正常
E. 氯化物含量正常

18. 新生儿患化脓性脑膜炎的表现特点是
A. 拒食、吐奶　　B. 面色青灰
C. 临床表现不典型　　D. 嗜睡、凝视、尖叫
E. 脑膜刺激征阳性

19. 下列哪项不是化脓性脑膜炎脑脊液改变
A. 蛋白质 2.0g/L　　B. 糖 3.0mmol/L
C. 白细胞计数 $30 \times 10^9/L$　　D. 氯化物 108mmol/L
E. 外观混浊

20. 化脓性脑膜炎脑脊液检查具有确诊意义的是
A. 压力增高　　B. 外观混浊呈脓性
C. 蛋白质含量增多　　D. 白细胞数增多
E. 涂片找到病原菌

21. 引起 3 个月至 3 岁婴幼儿化脓性脑膜炎常见的病原菌为
A. 肺炎链球菌和流感嗜血杆菌　　B. 肺炎链球和大肠埃希菌
C. 流感嗜血杆菌和大肠埃希菌　　D. 流感嗜血杆菌和葡萄球菌
E. 溶血性链球菌和肺炎链球菌

22. “落日眼”常见于
A. 颅缝早闭　　B. 脑积水
C. 脑膜炎　　D. 白内障
E. 硬脑膜下积液

23. 化脓性脑膜炎的主要传播途径是
A. 昆虫传播　　B. 接触传播
C. 血液传播　　D. 呼吸道传播
E. 粪便传播

24. 化脓性脑膜炎患儿发热时的护理措施，错误的是
A. 密切观察体温变化
B. 多饮水
C. 注意休息
D. 体温超过 38.5℃时给予物理降温
E. 注意加盖被子以利发汗

25. 化脓性脑膜炎患儿最危险的表现为
A. 高热
B. 惊厥
C. 意识障碍
D. 脑疝
E. 脑水肿

26. 病毒性脑炎常见的护理诊断有
A. 体液不足
B. 有感染的危险
C. 自我形象紊乱
D. 清理呼吸道无效
E. 急性意识障碍

27. 注意缺陷障碍的治疗，首选的药物是
A. 苯巴比妥钠
B. 左旋多巴
C. 哌甲酯（利他林）
D. 地西泮
E. 促肾上腺皮质激素

28. 注意缺陷障碍的护理诊断主要是
A. 思维过程改变
B. 脑水肿
C. 呼吸型态改变
D. 进食自理缺陷
E. 急性循环充血

29. 痉挛型脑瘫患儿脑损伤的部位为
A. 小脑
B. 脑干
C. 锥体系
D. 锥体外系
E. 大脑皮质

30. 暴发型化脓性脑膜炎常见致病菌为
A. 大肠埃希菌
B. 肺炎双球菌
C. 脑膜炎双球菌
D. 流感嗜血杆菌
E. 金黄色葡萄球菌

31. 2 岁以内可视为生理现象的病理反射是
A. 戈登征
B. 克尼格征
C. 霍夫曼征
D. 巴宾斯基征
E. 布鲁津斯基征

32. 12 岁以上小儿化脓性脑膜炎常见的致病菌是
A. 大肠埃希菌
B. 肺炎链球菌

C. 副大肠埃希菌　　D. 流感嗜血杆菌

E. 金黄色葡萄球菌

33. 新生儿患化脓性脑膜炎，脑膜刺激征不明显是由于

A. 机体的反应能力差

B. 脑膜炎症反应不如年长儿强

C. 颅缝与囟门未闭，对颅内压升高起缓冲作用

D. 颈肌不发达

E. 大脑处于抑制状态

34. 化脓性脑膜炎病原菌未明时，可首选的抗生素为

A. 青霉素　　B. 头孢曲松钠

C. 青霉素 + 链霉素　　D. 青霉素 + 阿米卡星（丁胺卡那霉素）

E. 青霉素 + 万古霉素

35. 流感嗜血杆菌性脑膜炎患儿，其首选的药物是

A. 青霉素　　B. 红霉素

C. 氯霉素　　D. 磺胺嘧啶

E. 氨苄西林

36. 能缩短急性感染性多发性神经根炎患儿病程，改善预后的治疗方法是

A. 静脉注射大剂量抗生素　　B. 静脉注射大剂量抗病毒药物

C. 高流量吸氧　　D. 静脉营养支持

E. 静脉注射大剂量免疫球蛋白

37. 脑瘫患儿的护理措施中最重要的是

A. 早期功能训练　　B. 生活护理

C. 用药护理　　D. 皮肤护理

E. 预防感染

38. 结核性脑膜炎患儿病变常侵犯神经，最常见者为

A. 动眼神经瘫痪　　B. 面神经瘫痪

C. 外展神经瘫痪　　D. 三叉神经瘫痪

E. 四肢瘫痪

39. 脑瘫患儿最常见的步态为

A. 鸭步　　B. 剪刀步态

C. 蹒跚步态　　D. 跨越步态

E. 醉酒步态

40. 化脓性脑膜炎患儿哪种情况下可排除并发硬脑膜下积液

A. 体温持续不退或退而复升

B. 脑脊液正常，而前囟仍明显隆起
C. 一般症状好转后又发生原因不明的呕吐
D. 持续嗜睡、昏迷或惊厥
E. 头围增大，叩诊闻及“破壶”音

41. 关于神经系统发育，下列叙述错误的是
A. 出生时神经细胞数目已与成人相同
B. 3 岁时神经细胞已基本分化完成
C. 神经纤维 4 岁时完成髓鞘化
D. 新纹状体较旧纹状体发育得早
E. 大脑皮质发育比丘脑发育晚

42. 肺炎链球菌脑膜炎的特点是
A. 脑膜刺激征明显
B. 易并发硬脑膜下积液
C. 脑脊液不易找到病原菌
D. 易有脑神经受损
E. 3 岁以上小儿多见

43. 造成中枢神经系统急性感染的病毒最多见的是
A. M 蛋白缺陷型麻疹病毒
B. 单纯疱疹病毒
C. 乳头状多瘤空泡病毒
D. 朊蛋白
E. EBV 病毒

44. 急性感染性多发性神经根炎存在不同的病理类型，但临床表现相对一致的重要特征是
A. 进行性肌肉无力、肌肉痉挛
B. 癫痫样发作
C. 肢体对称性弛缓性瘫痪
D. 神经样疼痛
E. 共济失调

二 A2 型题

1. 患儿，男，1 岁半，足月顺产。1 岁会走路，会叫爸爸、妈妈，现可独走，精神运动正常。下述哪个反射阳性没有临床病理意义
A. 拥抱反射
B. 巴宾斯基征
C. 觅食反射
D. 布氏征
E. 握持反射

2. 患儿，男，1 岁。患化脓性脑膜炎，脑脊液细菌培养为肺炎链球菌。首选治疗药物为
A. 红霉素
B. 氯霉素
C. 青霉素
D. 庆大霉素
E. 克林霉素

3. 患儿，男，6 个月。患有化脓性脑膜炎，经抗生素治疗后好转，体温下降，继续原方案治疗。2 天后体温又上升至 39℃，并出现频繁呕吐，前囟饱满。首先考虑
A. 硬脑膜下积液
B. 脑水肿

C. 脑脓肿　　D. 脑膜炎复发

E. 脑积水

4. 患儿，男，8 岁。老师反映上课动作过多，不能安静听课和完成作业，干扰课堂秩序，但智力正常。最可能的诊断是

A. 大脑发育不全　　B. 癫痫小发作

C. 注意缺陷障碍　　D. 脑瘫

E. 精神分裂

5. 患儿，男，2 岁 4 个月。出现发热、头痛、呕吐、烦躁，诊断为化脓性脑膜炎，护理措施不正确的是

A. 严密观察患儿生命体征及瞳孔变化

B. 记录 24 小时出入量，防止体液不足

C. 保持室内安静，避免一切刺激

D. 为防止患儿呕吐，应减少患儿食物摄入

E. 给予 20% 甘露醇，降低颅内压

6. 患儿，男，4 个月。吐奶拒食、嗜睡 2 天。查体：前囟饱满，脐部少许脓性分泌物。该患儿的护理措施中，不正确的是

A. 功能训练和理疗并举　　B. 防止外伤和意外

C. 教育家长进行肢体训练　　D. 配合针刺治疗

E. 大量服用中枢抑制剂

7. 患儿，男，5 岁。发热、头痛、呕吐 1 天，抽搐 3 次。查体：体温 39℃，脉搏 98 次/分，呼吸 30 次/分，节律不齐，血压 110/80mmHg，双眼凝视。脑脊液检查：外观混浊，压力高，白细胞计数增多。对此患儿的护理错误的是

A. 立即侧卧吸氧　　B. 头部物理降温

C. 注意观察瞳孔　　D. 观察生命体征

E. 注意保暖

8. 患儿，男，9 个月。因化脓性脑膜炎入院，现患儿颅内压增高，遵医嘱给予甘露醇，正确的护理操作是

A. 尽量选择远端静脉　　B. 缓慢静脉滴注

C. 尽量与其他药物混合滴注　　D. 药液中有结晶不影响使用

E. 注射时药液不能漏到血管外

9. 患儿，男，12 岁。小学五年级学生，主要因上课注意力不集中、学习困难来就诊。患儿自上幼儿园起即开始好动，常常坐不住，不能安静坐下来听故事或看图书。6 岁上学后，老师经常反映患儿上课过程中注意力不集中，常东张西望，小动作多。写作业经常边写边玩。需有他人催促才能完成，而且经常因为粗心大意而出错。患儿常常丢三落四，话

多，爱插话或接话茬，情绪不稳定，常因一点小事而发脾气，学习成绩仅能达到及格水平。该患儿考虑是

A. 正常儿童　　B. 精神发育迟滞
C. 儿童多动症　　D. 抽动障碍
E. 学习困难

10. 患儿，男，1 岁。因化脓性脑膜炎已昏迷数日，患儿如仰卧时间过久，最易发生压疮的部位是

A. 足跟部　　B. 肩胛部
C. 髋部　　D. 骶尾部
E. 膝部

11. 小儿，男，2 个月。查体发现腹壁反射存在，提睾反射未引出。属于

A. 发育迟缓　　B. 正常
C. 病理反应　　D. 先天异常
E. 产伤所致

12. 因脑炎昏迷的患儿，为防止坠积性肺炎发生，主要的护理措施是

A. 观察面色　　B. 观察神志
C. 监测生命体征　　D. 监测瞳孔变化
E. 翻身、拍背、雾化吸痰

13. 患儿，男，4 岁。以化脓性脑膜炎亚急型收入院。经脑脊液涂片革兰染色找菌明确为流感嗜血杆菌感染，使用氨苄西林治疗。目前已经治疗 1 周，患儿病情稳定。患儿家长询问何时可以停止用药，护士正确的回答是

A. 化脑用药疗程为 1~2 周　　B. 化脑用药疗程为 3~4 周
C. 化脑用药疗程为 4~8 周　　D. 化脑用药疗程不少于 2~3 周
E. 化脑用药疗程不少于 4~8 周

14. 患儿，男，4 岁。发热 1 天，惊厥 20 分钟来院。查体：意识不清，口吐白沫，四肢阵挛。决定给予地西泮止痉治疗，用法错误的是

A. 每次 0.3~0.5mg/kg　　B. 稀释后静脉缓慢推注
C. 每次最大量 <10mg　　D. 稀释后若混浊禁用
E. 无效时 15~20 分钟后可重复

15. 患儿，男，2 岁。因不会独站、行走，不会说话就诊。查体：表情呆滞，竖抱时头明显后仰，双下肢肌张力高，支撑架起时双脚尖着地，双下肢交叉呈“剪刀”步态。追问病史，患儿出生时有明显窒息史。该患儿的诊断为

A. 21-三体综合征　　B. 急性感染性多发性神经根炎

C. 婴儿瘫　　D. 脑瘫

E. 先天性甲状腺功能减退症

16. 患儿，男，6岁。夏季发病，因发热、头痛、呕吐3天，抽搐1次来诊。体温38℃，精神萎靡，颈稍亢。心肺未见明显异常，病理征未引出。脑脊液检查：压力明显升高，清亮，白细胞 $350 \times 10^6/L$，蛋白(+)，糖和氯化物未见明显异常。该患儿最可能的诊断为

A. 病毒性脑炎　　B. 化脓性脑膜炎

C. 结核性脑膜炎　　D. 高热惊厥

E. 中毒性脑病

17. 患儿，女，10个月。诊断为化脓性脑膜炎，治疗1周后病情无明显好转，体温又回升，嗜睡，惊厥，囟门隆起，脑脊液蛋白增高。该患儿考虑为

A. 继发病毒性脑膜炎　　B. 并发脑积水

C. 并发硬脑膜下积液　　D. 并发中毒性脑病

E. 并发脑室管膜炎

三 A3/A4 型题

（1~2题共用题干）

患儿，女，5个月。高热40℃ 5天，烦躁不安，抽搐3次。左外耳道积脓，左乳突处压痛。前囟紧张，布氏征(+)，克氏征(+)，血白细胞 $19 \times 10^9/L$，糖2.7mmol/L，氯化物115mmol/L。

1. 确诊该患儿主要依据

A. 病史　　B. 血常规

C. 脑脊液检查　　D. 神经系统检查

E. 头部CT

2. 不符合该患儿治疗原则的是

A. 一旦确诊，尽快进行抗生素治疗　　B. 选择对病原菌敏感的抗生素

C. 静脉给药　　D. 用药至症状消失

E. 使用易通过血脑屏障的抗生素

（3~5题共用题干）

患儿，男，7岁。注意力不集中、多动来院就诊，上学半年来症状明显，时有冲动，人际关系差，学习成绩不稳定。查体未见明显异常，智力正常，脑电图示轻度异常。

3. 此患儿最有可能的诊断是

A. 注意缺陷障碍　　B. 精神分裂病

C. 颅内肿瘤　　D. 多发性抽动症
E. 脑发育不全

4. 治疗患儿最合适的药物是
A. 哌甲酯、匹莫林　　B. 地西泮
C. 可乐定　　D. 丙米嗪
E. 泰必利

5. 下列哪项护理措施不正确
A. 去除致病因素　　B. 引导患儿开展适当的文体活动
C. 将患儿与正常孩子隔离　　D. 以适当方法制止攻击行为
E. 和家长、学校配合管理

（6~8 题共用题干）

患儿，女，2 岁。运动发育落后，下肢肌张力增高，抱起时双腿交叉呈剪刀样。

6. 该患儿的临床诊断是
A. 大脑发育不全　　B. 脑性瘫痪
C. 进行性肌营养不良　　D. 脑膜炎后遗症
E. 癫痫

7. 该患儿的首优护理问题是
A. 营养失调　　B. 躯体移动障碍
C. 社交障碍　　D. 有外伤的危险
E. 有感染的危险

8. 该患儿的护理措施中，不正确的是
A. 功能训练和理疗并举　　B. 防止外伤和意外
C. 教育家长进行肢体训练　　D. 配合针刺治疗
E. 大量服用中枢抑制剂

（9~12 题共用题干）

患儿，男，2 岁。入院诊断为“化脓性脑膜炎”。患儿入院后渐呈昏迷状态，呼吸不规则，两侧瞳孔不等大，对光反射迟钝。

9. 该患儿可能的并发症是
A. 硬脑膜下积液　　B. 脑疝
C. 脑积水　　D. 脑室管膜炎
E. 脑神经损伤

10. 应采取的措施是

A. 应按抗生素血药浓度周期给药

B. 脱水药应在30分钟内进入体内

C. 降低颅内压，防止脑积水发生

D. 保持血浆中药物的浓度，降低细菌产生耐药性的可能

E. 少量多餐，4~6次/天，防止胃反流

11. 此期间的护理措施除外

A. 预防细菌引起的上呼吸道感染

B. 翻身时用力拖、拉，保持平衡

C. 治疗及护理工作应相对集中

D. 患儿肢体在功能位

E. 防止足下垂等并发症的发生

12. 患儿经3周治疗后症状消失，脑脊液检查正常，对其家长健康指导的重点是

A. 观察患儿的生命体征变化

B. 患儿侧卧位或头偏向一侧

C. 积极进行各种功能训练

D. 绝对卧床休息

E. 酒精擦浴，1天1次

（13~15题共用题干）

患儿，女，2个月。因发热、呕吐3天，惊厥2次入院，脑脊液结果支持化脓性脑膜炎的诊断。

13. 此病常见病因病原菌为

A. 脑膜炎双球菌

B. 大肠埃希菌

C. 肺炎链球菌

D. 流感杆菌

E. 副流感杆菌

14. 此病最常见的并发症不包括

A. 脑积水

B. 硬脑膜下积液

C. 脑疝

D. 肺部感染

E. 脑室管膜炎

15. 患儿继而出现一侧瞳孔扩大，四肢肌张力增高，该患儿有可能出现哪种情况

A. 脑积水

B. 硬脑膜下积液

C. 脑疝

D. 蛛网膜下腔出血

E. 脑室管膜炎

（16~18题共用题干）

患儿，1岁。高热、呕吐8小时。面色青灰，嗜睡，测体温40℃。查体：前囟隆起，颈

软，克氏征(-)，布氏征(-)。

16. 此时患儿做（　　）检查对确诊有重大帮助

A. 血培养　　B. 咽拭子培养

C. 脑脊液　　D. 头颅 CT

E. 便常规

17. 最可能的诊断是

A. 急性胃炎　　B. 中毒性痢疾

C. 化脓性脑膜炎　　D. 严重的上呼吸道感染

E. 瑞氏综合征

18. 如确诊而病菌尚不详，应采取的治疗方案为

A. 利巴韦林静脉滴注

B. 青霉素肌内注射

C. 对症处理

D. 头孢曲松（头孢三嗪）或头孢噻肟足量

E. 待进一步检查结果出来后再处理

（19~21 题共用题干）

患儿，女，11 岁。8 岁起发作性意识丧失，伴四肢抽搐，服药后已 2 年未发，近来自行停药，今晨开始又有频繁抽动，在 2 次发作之间意识不清，来院急诊时有频繁发作伴昏迷。

19. 该患儿此时的状态属于

A. 癫痫大发作　　B. 癫痫持续状态

C. 精神运动性发作　　D. 精神运动性持续状态

E. 肌阵挛性癫痫状态

20. 首先采用的抗癫痫药物是

A. 苯妥英钠 10mg/kg，肌内注射　　B. 苯巴比妥 15mg/kg，肌内注射

C. 地西泮静脉注射，0.2~0.3mg/kg　　D. 副醛 8~10ml 保留灌肠

E. 异戊巴比妥静脉缓慢注射

21. 该患儿出院后继续服药，停药时间是

A. 发作完全控制 2~4 年后，再经 3~6 个月的逐渐减量过程后方可逐步停药

B. 持续用药 6 个月左右，不发作就可以停药

C. 发作完全控制后 1~2 个月就可以停药

D. 发作控制后 2 年停药

E. 需终生服药

（22~26题共用题干）

患儿，男，5个月。因发热、咳嗽5天，呕吐2天，间断性抽搐1天来诊。体温39℃，嗜睡状，全身皮肤、黏膜未见皮疹及瘀斑，左上臂有卡介苗瘢痕。前囟饱满，颈尚软，双肺呼吸音粗，可闻及少许细湿啰音。巴宾斯基征(+)，克尼格征(-)，布鲁津斯基征(-)。血常规：白细胞 $20\times10^9/L$，N 0.75。脑脊液检查：外观微混浊，白细胞 $950\times10^6/L$，N 0.85，L 0.15，蛋白质2000mg/L，糖2.2mmol/L，氯化物103mmol/L。

22. 该患儿目前最可能的诊断是
    A. 病毒性脑炎
    B. 化脓性脑膜炎
    C. 结核性脑膜炎
    D. 中毒性脑病
    E. 流行性脑脊髓膜炎

23. 该患儿的护理措施，不正确的是
    A. 各种护理操作应尽量集中进行
    B. 病房保持安静
    C. 维持体温正常
    D. 保证营养供应
    E. 经常为其翻身

24. 若来诊后该患儿很快出现频繁呕吐，昏睡，前囟隆起，双瞳孔忽大忽小。此时最主要的护理诊断是
    A. 体温过高
    B. 有皮肤黏膜完整性受损的危险
    C. 有外伤的危险
    D. 急性意识障碍
    E. 潜在并发症：脑疝

25. 针对目前护理评估采取的护理措施中，最不正确的是
    A. 快速给予甘露醇以降颅内压
    B. 给予心电监护仪监测生命体征
    C. 密切观察瞳孔的变化及呼吸节律的改变
    D. 快速补液防止体液不足
    E. 可使患儿头肩抬高15°~30°，侧卧位

26. 经积极救治4天后该患儿体温下降，前囟渐平软，意识渐清晰。今夜间突然再次出现发热、惊厥，体温39℃，前囟饱满紧张。此时最应做的辅助检查是
    A. 复查脑脊液常规
    B. 头颅CT
    C. 血液分析
    D. 行血培养或脑脊液培养查找病原体
    E. 行血液药物浓度检查，排除药物中毒的可能性

（27~29题共用题干）

患儿，女，2岁。因发热、头痛伴呕吐就诊，需做腰椎穿刺检查以明确诊断。

27. 腰椎穿刺前应做的护理准备是
    A. 将患儿固定于屈曲位
    B. 向患儿及家长解释腰椎穿刺的目的、意义及操作的方法
    C. 消毒
    D. 准备好腰椎穿刺包
    E. 做好术中协助工作
28. 腰椎穿刺的部位应选在
    A. 第1~2腰椎间隙
    B. 第2~3腰椎间隙
    C. 第3~4腰椎间隙
    D. 第4~5腰椎间隙
    E. 第5~6腰椎间隙
29. 患儿腰椎穿刺后应采取的体位是
    A. 去枕平卧位
    B. 侧卧位
    C. 平卧，头偏向一侧
    D. 头低侧卧位
    E. 平卧，头肩部垫高

四 B型题

(1~2题共用备选答案)
    A. 不自主动作过多，呈震颤舞蹈性动作
    B. 智力低下，有运动障碍、听力障碍、语言障碍等
    C. 肌张力低下，步态不稳定，快变轮换动作差
    D. 多动，注意力不集中，有攻击性行为
    E. 双侧肌张力增高，抱起时下肢呈“剪刀”样
1. 运动障碍型脑瘫的临床特点是
2. 共济失调型脑瘫的临床特点是

(3~5题共用备选答案)
    A. 脑脊液外观呈米汤样混浊
    B. 脑脊液外观呈毛玻璃样
    C. 脑脊液外观呈清亮、微浑
    D. 脑脊液外观呈血性状
    E. 脑脊液外观清亮、透明
3. 符合化脓性脑膜炎的是
4. 符合结核性脑膜炎的是
5. 符合病毒性脑膜炎的是

（6~8 题共用备选答案）

A. 布鲁津斯基征阳性　　B. 巴宾斯基征阳性

C. 前囟饱满　　D. 嗜睡、昏迷

E. 双侧瞳孔不等大

6. 属于意识障碍表现的是

7. 属于颅内高压表现的是

8. 属于脑膜刺激征的是

（9~13 题共用备选答案）

A. 握持反射　　B. 颈肢反射

C. 吸吮反射　　D. 吞咽反射

E. 提睾反射

9. 出生时存在，1 岁左右消失的反射是

10. 出生时存在，以后永不消失的神经反射是

11. 出生时不存在，以后逐渐出现并永不消失的反射是

12. 出生时存在，生后 3~4 个月消失的反射是

13. 出生时存在，生后 5~6 个月消失的反射是

（14~16 题共用备选答案）

A. 中毒性脑病　　B. 病毒性脑炎和脑膜炎

C. 结核性脑膜炎　　D. 化脓性脑膜炎

E. 新型隐球菌性脑膜炎

14. 脑脊液糖和氯化物含量明显降低，蛋白质含量增多的是

15. 脑脊液糖和氯化物含量正常，蛋白质含量稍增多的是

16. 脑脊液白细胞数明显增多，分类以中性粒细胞为主的是

（17~18 题共用备选答案）

A. 继发病毒性脑膜炎　　B. 并发脑积水

C. 并发硬脑膜下积液　　D. 并发中毒性脑病

E. 并发脑室管膜炎

17. 化脓性脑膜炎患儿治疗 10 天后，全身症状明显好转，但囟门又隆起，头围逐渐增大，双眼下视，体温与脑脊液正常，应考虑

18. 化脓性脑膜炎患儿治疗 1 周后，病情无明显好转，体温又复回升，嗜睡、惊厥，囟门隆起，脑脊液蛋白增高，考虑为

五 X型题

1. 化脓性脑膜炎常见的致病菌有
   A. 大肠埃希菌
   B. 脑膜炎双球菌
   C. 肺炎克雷伯菌
   D. 流感嗜血杆菌
   E. 铜绿假单胞菌
2. 病毒性脑炎脑脊液可见
   A. 压力增高
   B. 中性粒细胞为主
   C. 淋巴细胞为主
   D. 蛋白质轻中度增高
   E. 糖和氯化物一般正常
3. 关于癫痫发作时的护理，叙述正确的有
   A. 头偏向一侧
   B. 保持呼吸道通畅
   C. 按压肢体预防骨折
   D. 观察患儿病情变化
   E. 坚持服药，按时服药
4. 根据脑性瘫痪的运动性质，可将其分为
   A. 痉挛型
   B. 强直型
   C. 震颤型
   D. 共济失调型
   E. 脑神经障碍型
5. 小儿出生时就存在且伴随终生的神经反射是
   A. 角膜反射
   B. 吞咽反射
   C. 瞳孔反射
   D. 结膜反射
   E. 拥抱反射
6. 小儿出生时不存在，以后逐渐出现且永不消失的神经反射是
   A. 觅食反射
   B. 四肢膝腱反射
   C. 腹壁反射
   D. 角膜反射
   E. 提睾反射
7. 化脓性脑膜炎常见的临床表现
   A. 发热
   B. 眩晕
   C. 脑脊液改变
   D. 头痛
   E. 脑膜刺激征
8. 病毒性脑炎的护理诊断为
   A. 体温降低
   B. 营养失调
   C. 急性意识障碍
   D. 躯体移动障碍
   E. 颅内压降低

9. 脑性瘫痪的治疗原则为
A. 早诊断早治疗
B. 纠正异常姿势
C. 减轻伤残程度
D. 卧床休息
E. 矫形手术

10. 关于注意缺陷障碍的叙述，正确的是
A. 多在幼儿期发生
B. 有遗传倾向
C. 主要表现为注意力不集中，有攻击性行为
D. 常伴有智力低下
E. 与神经递质不足有关

11. 病毒性脑膜炎的主要临床表现包括
A. 发热
B. 头痛
C. 颈项强直
D. 颈背疼痛
E. 意识障碍

12. 脑瘫的临床表现包括
A. 癫痫
B. 智力低下
C. 语言功能障碍
D. 视神经受损
E. 中枢性随意肌功能受累

13. 急性感染性多发性神经根炎患儿呼吸肌麻痹时的表现有
A. 呼吸表浅
B. 呼吸节律改变
C. 咳嗽无力
D. 腹式呼吸增强
E. 呼吸道分泌物增多

14. 细菌性脑膜炎检查脑脊液的特征是
A. 外观混浊
B. 压力增高
C. 白细胞总数减少
D. 糖含量显著降低
E. 蛋白质明显增高

15. 急性感染性多发性神经根炎的典型临床表现是
A. 运动障碍
B. 感觉障碍
C. 癫痫样抽搐
D. 自主神经功能障碍
E. 呕吐、腹泻

16. 关于婴儿痉挛症的特点，下列叙述正确的是
A. 起病的高峰年龄为 4~7 个月
B. 均为原发性癫痫
C. 脑电图为高峰失律
D. 常伴有智力发育迟滞
E. 可用 ACTH 治疗

六 案例分析题

(1~5 题共用题干)

患儿，男，2 岁半。病初 2 天有轻微咳嗽，随后出现高热，体温高达 40℃，烦躁、呕吐。查体：神志清楚，颈强直，脑膜刺激征阳性，巴宾斯基征阳性。脑脊液检查：外观混浊，压力增高，细胞计数 2000×10^6/L，以多核细胞为主，糖 2.2mmol/L，蛋白质 1100mg/L。患儿入院后，经积极治疗，体温逐渐下降。

1. 该患儿最有可能患的疾病是
   A. 病毒性脑膜炎　　B. 脑囊肿
   C. 细菌性脑膜炎　　D. 结核性脑膜炎
   E. 真菌性脑膜炎　　F. 脑肿瘤
2. 为该患儿做脑脊液检查及细菌培养，培养出流感嗜血杆菌。目前该患儿首选的抗生素药物是
   A. 氨苄西林　　B. 红霉素
   C. 氯霉素　　D. 头孢克肟
   E. 阿米卡星　　F. 青霉素
   G. 氨基糖苷类药物
3. 患儿目前体温 38.2℃，心率 102 次/分，呼吸 24 次/分，喉中有痰。该患儿目前的治疗原则包括
   A. 保持呼吸道通畅，遵医嘱用药　　B. 尽早使用抗生素
   C. 保证药物在脑脊液中的有效浓度　　D. 保证足够的疗程
   E. 全部应用广谱抗生素　　F. 充分扩容
4. 该患儿目前的主要护理措施是
   A. 严密观察生命体征变化　　B. 做好呼吸道管理
   C. 严格限制入量　　D. 做好应急准备
   E. 及时遵医嘱应用脱水药或利尿药　　F. 加强支持治疗
5. 患儿经治疗护理，病情好转，但其左侧上肢精细运动欠佳，准备出院。关于该患儿的出院指导内容，下列叙述正确的是
   A. 注意洗手，避免交叉感染
   B. 定时进行康复训练
   C. 注意饮食卫生
   D. 遵医嘱用药，如患儿病情稳定，可自行停药
   E. 定期复诊
   F. 避免受凉、淋雨，预防感冒

（6~10题共用题干）

患儿，女，10岁。外出郊游回家后，突然出现喷射性呕吐、腹泻、高热，6小时后突然出现皮肤瘀斑，伴有意识丧失，家长速带患儿来医院就诊。行各种常规检查后，初步诊断为肺炎双球菌脑膜炎暴发型，收入院治疗。入院后为进一步确诊治疗，行腰椎穿刺进行脑脊液检查。

6. 关于细菌性脑膜炎脑脊液检查的特点，结果中不可能出现的是

A. 外观混浊，压力增高
B. 白细胞增多
C. 糖含量增高
D. 蛋白质明显增高
E. 分类以中性粒细胞为主
F. 伴明显的核左移现象

7. 患儿脑脊液检查结果，证实为细菌性脑膜炎。细菌性脑膜炎常见的并发症是

A. 硬脑膜下积液
B. 脑室管膜炎
C. 脑积水
D. 脑血栓
E. 抗利尿激素异常分泌综合征
F. 癫痫

8. 该患儿入院后进行了脑脊液常规、生化及细菌培养检查，目前患儿体温38.6℃，心率96次/分，律齐，呼吸30次/分。为进一步诊断治疗，该患儿还需要做的检查是

A. 胸部X线平片检查
B. 血培养
C. 皮肤瘀斑涂片
D. 心电图
E. 外周血象
F. 头颅磁共振检查

9. 入院后给予患儿抗生素静脉滴注，患儿病情无改善，医生开具医嘱，给患儿应用肾上腺皮质激素治疗。该患儿应用肾上腺皮质激素药物的目的是

A. 肾上腺皮质激素可增加血管通透性
B. 肾上腺皮质激素可减轻脑水肿和颅高压
C. 肾上腺皮质激素可降低患儿的耐受性
D. 肾上腺皮质激素可增加脑内多种炎性介质，如PGE、TNF的浓度
E. 肾上腺皮质激素可减少脑神经麻痹等后遗症
F. 肾上腺皮质激素可减轻炎性介质的继发性损害

10. 患儿经积极有效的治疗，病情好转，准备出院。关于该患儿的出院指导内容，下列叙述错误的是

A. 教会家长康复训练的手法，定时康复训练
B. 注意饮食卫生
C. 遵医嘱用药，如患儿病情稳定，可自行停药
D. 定期复诊

E. 注意洗手，避免交叉感染
F. 随访6个月到1年，定期行脑脊液检查，注意加强营养

（11~15题共用题干）

患儿，男，8岁。4个月前突然出现嗜睡、发热，学校适应困难，家长未给予重视。3个月前出现癫痫样发作3次，表现为右上肢不自主的抖动、发热、进食困难，并自诉头痛，家长带患儿到当地医院就诊，行脑电图检查，提示弥漫性慢波增多，脑脊液检查外观清，白细胞数正常，以淋巴细胞为主，蛋白质0.8g/L，糖和氯化物正常。患儿入院后，精神反应欠佳，不能正常与责任护士沟通。

11. 该患儿最有可能患的疾病是
A. 细菌性脑膜炎　B. 病毒性脑炎
C. 结核性脑炎　D. 颅内肿瘤
E. 流行性乙型脑炎　F. 癫痫

12. 关于目前该患儿的治疗方法，下列叙述正确的是
A. 足量抗生素的应用　B. 对症支持治疗
C. 控制惊厥的发作　D. 激素治疗
E. 积极控制脑水肿和颅内压增高　F. 控制高热

13. 引起病毒性脑炎的常见病毒是
A. 肠道病毒　B. 虫媒病毒
C. 传染病病毒　D. 单纯疱疹病毒
E. 腺病毒　F. 巨细胞病毒

14. 目前对该患儿应采取的护理措施是
A. 注意患儿生命体征的变化
B. 维持水电解质平衡
C. 观察患儿神经系统变化
D. 加强眼部、耳部护理
E. 做好呼吸道管理，预防肺炎的发生
F. 给予高蛋白、高热量、高纤维素等营养丰富的食物

15. 该患儿入院后，体温38.9℃，呼吸22次/分，心率88次/分，出现意识障碍，不认识家人，无法自行进食。该患儿目前主要的护理问题是
A. 潜在并发症：颅内压增高　B. 生活自理缺陷
C. 营养失调：低于机体需要量　D. 体温过高
E. 气体交换受损　F. 急性意识障碍：与脑实质炎症有关

（16~20题共用题干）

患儿，女，7个月。5天前突然出现发热、咳嗽，最高温度39℃，精神萎靡，食欲缺乏，呕吐呈喷射样，吐后家长描述患儿有3次屏气、握拳样动作；遂到医院就诊。经各项常规检查，初步诊断为单纯疱疹病毒性脑炎。

16. 鉴别病毒性脑炎、化脓性脑膜炎、结核性脑膜炎的主要依据是
A. 脑脊液检查　B. 高热、头痛、呕吐
C. 脑膜刺激征　D. 脑神经障碍
E. 嗜睡、昏迷　F. 精神异常

17. 患儿入院后进行各种常规项目检查，体温目前为38.1℃。静脉血白细胞：3.3×10^9/L，中性粒细胞计数1.8×10^9/L，淋巴细胞计数1.3×10^9/L，C反应蛋白1mg/L。该患儿目前的治疗原则是
A. 积极抗病毒　B. 减轻脑水肿
C. 足量全程抗生素　D. 抑制炎性坏死
E. 对症支持治疗　F. 给予外周静脉营养

18. 关于病毒性脑膜炎，下列叙述不正确的是
A. 急性起病，病程迁延
B. 临床主要表现为发热、头痛、呕吐和颈强直
C. 通常脑脊液蛋白和细胞数轻度升高，糖和氯化物正常
D. 预后欠佳，多数患儿留有后遗症
E. 脑脊液中可分离出病毒
F. 多数会伴有脑膜刺激征

19. 作为该患儿的责任护士，应采取的护理措施是
A. 注意患儿神志、生命体征变化
B. 维持水电解质的平衡
C. 为减少神经系统后遗症，尽早进行干预，多进行刺激
D. 保证营养，对入量不限制
E. 做好消毒隔离，避免院内感染发生
F. 备好负压吸引器，及时清理口腔分泌物

20. 患儿经积极有效的治疗，病情好转，准备出院。责任护士对患儿家长进行出院指导的内容，正确的是
A. 详细告知患儿家长出院带药的服用方法、注意事项
B. 避免过度刺激患儿，劳逸结合
C. 注意饮食卫生，提高机体免疫力

D. 患儿一般情况好转后，可不用复诊

E. 对留有神经系统后遗症的患儿定时进行康复训练

F. 对有惊厥发作的患儿，脑脊液检查正常即可停用抗惊厥发作的药物

(21~24 题共用题干)

患儿，男，13 岁。因“进行性双下肢无力 4 天”，家长背其入医院。查体：体温 36℃，脉搏 80 次/分，呼吸 20 次/分。神志清楚，发育正常，营养中等，双下肢肌力Ⅱ级，呈对称性下降，双上肢肌力Ⅲ级，膝、跟、肱二头肌及肱三头肌腱反射明显减弱。辅助检查：急查血电解质均正常，肌电图示周围神经损害、脱髓鞘改变，血常规示中性粒细胞增多，脑 CT 显示正常。患儿入院后，查体合作，精神状态较好，可很好地与责任护士沟通。

21. 该患儿最可能患的疾病是

A. 细菌性脑膜炎　　B. 急性感染性多发性神经根炎

C. 脑性瘫痪　　D. 多发硬化症

E. 急性播散性脑脊髓炎　　F. 病毒性脑膜炎

22. 关于患儿的病症，下列叙述不正确的是

A. 以肢体对称性弛缓性瘫痪为主要特征

B. 病程自限，瘫痪进程不超过 4 周

C. 瘫痪常常难以缓解

D. 部分患儿会残留不同程度的肌无力

E. 感觉障碍，主要表现为神经根痛和皮肤感觉过敏

F. 不同程度的运动障碍

23. 责任护士观察病情时，患儿突然出现呼吸 38 次/分，进食呛咳，吞咽困难。此时责任护士首先应考虑该患儿出现的并发症是

A. 心肌炎　　B. 呼吸肌麻痹

C. 电解质紊乱　　D. 消化道出血

E. 肺内感染　　F. 心力衰竭

24. 该患儿发生了呼吸肌麻痹，以下护理措施正确的是

A. 开放气道，遵医嘱给予吸氧

B. 充分扩充血容量

C. 及时清理呼吸道，保持呼吸道的通畅

D. 连接心电监护仪，监测生命体征变化

E. 如出现血氧饱和度持续下降，及时通知医师，做好气管切开的用品准备

F. 去枕平卧，松开衣领、腰带，头偏向一侧

（25~28题共用题干）

患儿，女，15岁。主因“进行性双下肢无力3天”入院。入院后行各种常规检查，诊断为急性感染性多发性神经根炎。患儿平时表情淡漠，不愿与人交流，责任护士经常找其沟通，均被拒绝。患儿情绪极度低落，常常在无人时哭泣。

25. 关于急性感染性多发性神经根炎的治疗，下列叙述错误的是

A. 免疫球蛋白的应用　　B. 血浆置换

C. 肾上腺皮质激素的应用　　D. 手术治疗

E. 康复训练　　F. 心理指导

26. 患儿入院后进行腰椎穿刺检查。关于该疾病的脑脊液检查，其最主要的特征是

A. 急性期脑脊液蛋白升高，但白细胞计数和其他均正常

B. 白细胞降低或正常

C. 蛋白质增多

D. 糖含量升高

E. 压力升高

F. 脑脊液混浊

27. 作为该患儿的责任护士，应采取的护理措施是

A. 做好呼吸道管理

B. 多与家长沟通，做好心理护理

C. 勤翻身，防止压疮发生

D. 保证足量水分、热量和电解质的供应

E. 尽早进行康复训练

F. 遵医嘱正确给药，注意药物的作用及不良反应

28. 该患儿进行性双下肢无力，存在肢体障碍。对该患儿不正确的护理措施是

A. 经常翻身、叩背

B. 使用热水袋

C. 用温水擦浴

D. 及时清理呼吸道

E. 保持肢体功能位

F. 指导患儿多进食高热量、高蛋白、高维生素的软食

（29~33题共用题干）

患儿，男，10岁。2个月前在无明显诱因于玩耍中突然出现抽搐，双眼上翻，口周发绀，右侧肢体强直并伴有抽动，2分钟后自然缓解，事后不能回忆，抽搐前无其他征兆，家长未予重视。1个月前患儿又出现2次上次症状，到当地医院就诊。脑电图显示：异常脑电

图，睡眠期两前中后颞区慢波、尖波、尖慢波发放，左侧显著，睡眠期两额极额区慢波、尖形慢波活动，左侧显著。患儿入院后，精神状态欠佳，不爱与人交流，2 天有 1 次发作，每次持续 1~2 分钟后自行缓解。

29. 为明确患儿诊断，还需要做的检查是

A. 心电图　　B. 腹部 B 超

C. 头颅 CT　　D. 血常规

E. 诱发电位　　F. 肌电图

30. 癫痫全身性发作不包括

A. 失神发作　　B. 肌阵挛发作

C. 失张力性发作　　D. 强直性发作

E. 感觉性发作　　F. 强直–阵挛性发作

31. 癫痫复杂部分性发作患儿治疗的首选药物是

A. 丙戊酸钠　　B. ACTH

C. 卡马西平　　D. 苯妥英钠

E. 托吡酯　　F. 奥卡西平

32. 该患儿入院后，再次行脑电图检查。进行脑电图检查时，不正确的做法是

A. 尽力避免使用镇静药

B. 停用抗癫痫药

C. 脑电图监测最好包括睡眠及清醒记录

D. 记录时间不小于 20 分钟

E. 必要时作 24 小时脑电图

F. 必要时检查前要剥夺患儿睡眠

33. 该患儿经口服药物治疗，已控制癫痫发作，准备出院。责任护士为患儿和家长作出院指导。关于出院指导的内容，下列叙述正确的是

A. 避免过度劳累和精神紧张，保持心情愉快，预防感冒、感染等诱发因素

B. 建立合理作息时间，保证良好睡眠

C. 避免患儿单独外出，防止烫伤

D. 癫痫经药物控制后，患儿可独自去游泳、登山等

E. 讲解有关癫痫疾病相关知识，给予其战胜疾病的信心

F. 告知连续用药的重要性，避免因漏服或自行改变药量而诱发癫痫发作

（34~37 题共用题干）

患儿，女，8 岁。为早产儿，出生时体重 1.6kg，出生时诊断为脑性瘫痪。2 岁开始说话，因残疾程度严重，学龄前曾在社区基层康复站接受康复训练，5 岁开始能扶杆走，7 岁

时进入小学。入学体重为 17.2kg，身高 110cm。能够独立进食，但进食时饭粒会撒地，不会自己更衣、上厕所等；坐姿向前冲，不能站立和行走，上下楼梯需要有人抱；存在一定的心理和社交障碍。

34. 关于脑性瘫痪的治疗原则，下列叙述不正确的是

A. 早发现、早期治疗
B. 强制异常姿势
C. 采取综合治疗手段
D. 医师指导和家庭训练相结合
E. 早期康复训练
F. 患儿信心的鼓舞

35. 脑性瘫痪发生的原因是

A. 早产与低出生体重
B. 脑缺血、缺氧
C. 产伤
D. 先天发育异常
E. 遗传
F. 脑外伤

36. 为争取进一步康复，患儿入院治疗。作为该患儿的责任护士，应采取的护理措施是

A. 与患儿建立良好的护患关系，相互信任和尊敬
B. 责任护士常巡视病房，多与患儿进行沟通，充分倾听、尽量解答患儿的问题
C. 告诉家长多为患儿做事，同情患儿
D. 消除其恐惧心理，锻炼其社交能力
E. 协助家长正确引导患儿
F. 鼓励患儿多说多练

37. 该患儿的出院指导内容是

A. 指导家长多与患儿交流、沟通，告诉家长康复是一个长期乃至终生的过程
B. 指导家长帮助患儿进行康复训练
C. 患儿多害羞，可减少社交活动
D. 多带患儿参加社交活动，克服其恐惧心理
E. 定时复诊
F. 当患儿有进步时，多给予鼓励

（38~41 题共用题干）

患儿，男，8 个月。出生体重 3kg，有脐带绕颈，窒息缺氧，刚生下来时不会哭，有新生儿黄疸史，诊断为小儿脑瘫，窒息为主要致病因素。5 个月会抬头，现不能独坐。

38. 下列不符合脑性瘫痪的临床表现是

A. 痉挛型瘫痪
B. 共济失调
C. 可伴智力低下
D. 进行性运动倒退
E. 可伴癫痫
F. 可有多类型表现

39. 为进一步康复治疗，患儿收住院治疗。关于脑性瘫痪的主要治疗方法，下列叙述正确

的是

A. 低温治疗　　B. 手术治疗

C. 使用矫形器　　D. 高压氧

E. 功能训练　　F. 药物治疗

40. 脑性瘫痪运动障碍的特点是

A. 肌张力异常　　B. 反射异常

C. 运动发育正常　　D. 姿势异常

E. 主动运动减少　　F. 肌肉萎缩

41. 经入院后检查，该患儿诊断为痉挛型脑性瘫痪。关于痉挛型脑性瘫痪，责任护士向患儿家长进行康复宣教和指导的内容是

A. 康复中的抱姿是把患儿双腿分开，再弯起来

B. 康复中可以将患儿双手合在一起，双腿靠拢

C. 合理抱姿的目的是防止痉挛姿势的出现，促进正常运动模式

D. 适当户外活动

E. 对于脑性瘫痪的患儿早发现、早治疗

F. 对脑性瘫痪的患儿进行综合治疗，除关注运动外，对语言、行为、智力低下等也需干预

（42~45 题共用题干）

患儿，男，小学 2 年级学生。老师经常向家长反映孩子在学校的情况：上课不遵守课堂纪律，只能安静地坐几分钟，过后有时站起来，有时甚至自顾自走出教室玩耍，即便是坐在座位上也是转前转后，或者自己东摸西摸。老师提问同学时，他经常不等问题讲完就要回答。母亲表示孩子在家也是一刻也不停歇，坐不定，大人讲话时喜欢插嘴，管教很困难。

42. 首先应考虑该患儿存在的问题是

A. 癫痫　　B. 脑膜炎

C. 注意缺陷多动障碍　　D. 免疫性脑炎

E. 智力低下　　F. 发育落后

43. 对该患儿的治疗方法是

A. 药物治疗　　B. 行为疗法

C. 家长教育　　D. 保守治疗

E. 疏泄疗法　　F. 认知训练

44. 药物能改善注意缺陷、降低活动水平，在一定程度上提高学习效果，短期内可改善患儿与家庭成员的关系。注意缺陷多动障碍患儿常用的治疗药物是

A. 哌甲酯　　B. 拉莫三嗪

C. 丙戊酸钠　　D. 苯巴比妥

E. 卡马西平　　F. 奥卡西平

45. 关于该患儿父母对患儿的家庭护理指导，下列叙述正确的是

A. 平时生活中多用奖励法，以求保持和继续改进

B. 出现不合适的行为时，加以漠视，或暂时剥夺一些权利

C. 帮助患儿养成“三思而后行”的习惯

D. 减少体育运动活动，多安排室内安静的活动

E. 鼓励患儿参加有规则的活动

F. 对患儿的攻击性及破坏性行为，应讲明道理，予以制止

（46~49题共用题干）

患儿，男，10岁。经韦氏智力测试，患儿言语智商（VIQ）44，操作智商（PIQ）49，全量表智商（FIQ）45。患儿注意力缺陷多动障碍多年，一直没有服用药物治疗，2年级开始从正常普通小学转读于特殊学校，未进行过感觉统合训练和行为矫正。

46. 下列哪项叙述是注意缺陷障碍的必备表现

A. 注意力缺陷　　B. 活动过度

C. 情绪冲动　　D. 学习困难

E. 智力低下　　F. 运动落后

47. 儿童注意缺陷障碍的主要临床表现特点是

A. 不遵守课堂纪律，不听老师指令　　B. 注意力集中短，经常东张西望

C. 有暴力倾向　　D. 行为冲动急躁，不能推迟需要的满足

E. 过度活动　　F. 情感冷漠

48. 患儿在住院治疗中，夜里经常玩耍，不睡觉，影响他人。该患儿目前可能存在的护理问题是

A. 睡眠型态紊乱：与环境改变及脑功能障碍有关

B. 社交障碍：与易冲动、任性、行为过激有关

C. 角色紊乱：与不能完成学习任务有关

D. 有外伤的危险：与冲动、多动有关

E. 有感染的危险

F. 有个人尊严受损的危险

49. 关于该患儿健康宣教的内容，下列叙述错误的是

A. 针对患儿的行为特点，参与制定行为疗法，给予护理

B. 理解关心患儿，避免打骂、歧视等不良刺激

C. 遵医嘱用药，定期使用量表监测患儿的症状及药物的不良反应

D. 协助患儿养成良好的生活习惯，循序渐进培养注意力
E. 如患儿犯错，应将患儿安置于单独房间进行自省
F. 多与患儿沟通，建立信任感

（50~53 题共用题干）

患儿，男，6 个月。间断抽搐 2 个月，无明显诱因出现抽搐，多在睡眠及进乳后发作，发作时呈点头状，双下肢屈曲，双上肢外展，每次持续 1~2 秒，成串发作，病程中无发热、呕吐及腹泻，无咳喘。既往体健。个人史：第一胎第一产，足月顺产，否认生后窒息及黄疸病史。2 个月会抬头，4 个月会翻身，现不会坐。母乳及辅食喂养。家族史无特殊。

50. 该患儿最可能患的疾病是
A. 婴儿良性肌阵挛
B. 高热惊厥
C. 婴儿痉挛
D. 中枢神经系统感染
E. 低钙惊厥
F. 脑性瘫痪

51. 患儿住院后首先考虑做的实验室辅助检查项目不包括
A. 录像监测脑电图
B. 血电解质
C. 头颅 MRI
D. 血氨、乳酸、丙酮酸
E. 脑脊液检查
F. 血液、尿液有机酸、氨基酸分析

52. 患儿血液、尿液有机酸、氨基酸分析正常。脑电图结果显示：典型的高峰节律紊乱，表现为各导联杂乱、极高幅慢波与棘波组合的混合波形，头颅 MRI 未发现明显病灶。婴儿痉挛症治疗中，不应采用的药物是
A. 促肾上腺皮质激素
B. 糖皮质激素
C. 丙戊酸
D. 托吡酯（妥泰）
E. 阿司匹林
F. 氨己烯酸

53. 关于对患儿家长进行疾病相关知识健康教育的内容，下列叙述正确的是
A. 本病常会导致患儿智力运动发育落后，甚至倒退，目前该患儿尚无明显表现，提示症状较轻，预后好
B. 90% 以上的婴儿痉挛症在 1 岁以内发病，新生儿期不会发病
C. 录像监测脑电图为异常脑电图，主要表现在睡眠期可见高至极高波幅不规则慢波，清醒期正常
D. 用药治疗后，多数患儿发作可控制，但仍需服药一段时间
E. 发病原因有多种，主要有围生期因素，如新生儿缺氧缺血性脑病、神经皮肤综合征，也可以是先天性遗传代谢病
F. 发作时痉挛的持续时间多为 1~2 秒，比肌阵挛的持续时间长，但比强直性发作的持续时间短

参考答案与解析

一、A1 型题

1. C【解析】胎儿时期神经系统最早开始发育，尤其是脑的发育最为迅速，出生时脑重已达成人脑重的 25%（约 370g）。

2. D【解析】儿童脊髓在出生时重 2~6g，结构已较为完善，功能也较为成熟。新生儿脊髓末端位置较低，位于第 2 腰椎下缘，4 岁时达第 1~2 腰椎间隙。故给婴幼儿做腰椎穿刺时，应在第 4~5 腰椎间隙为宜，4 岁以后应以第 3~4 腰椎间隙为宜，以免损伤脊髓。

3. E【解析】新生儿脑脊液检查压力的正常值为 30~80mmH_2O，儿童脑脊液检查压力的正常值为 70~200mmH_2O。

4. A【解析】小儿出生时大脑表面已有较浅而宽的沟回，发育不完善，脑皮质较薄，细胞分化较差，髓鞘形成不全，灰质和白质的分界不明显。生后 3 个月时神经纤维髓鞘逐渐形成，但神经活动不稳定，皮层下中枢兴奋性较高，对外界刺激的反应较慢且易于泛化，表现出肌肉张力较高，常出现无意识的手足徐动。婴幼儿时期遇到强刺激时易发生昏睡或惊厥（选项 E 正确）。随着年龄的增长，脑发育逐渐成熟与复杂化。儿童 1 岁时完成脑发育的 50%、3 岁时完成脑发育的 75%、6 岁时完成脑发育的 90%（选项 A 错误）。在基础代谢状态下，儿童脑耗氧量占机体总耗氧量的 50%，而成人为 20%，所以儿童对缺氧的耐受性较成人差（选项 B 正确）。小儿脑脊液量随着年龄增长而增多（选项 C 正确）。正常新生儿脑脊液蛋白质总量在 0.2~1.2g/L（选项 D 正确）。

5. B【解析】降低颅内压一般用 20% 甘露醇，每次 0.5~1.0g/kg，6~8 小时 1 次；对于颅内压增高严重者，可加大剂量，但每次不能超过 2.0g/kg，或加用利尿药物，防止脑疝发生等。因此化脓性脑膜炎出现颅压高时首选 20% 甘露醇降颅压。

6. C【解析】年长儿颅内压增高典型表现为剧烈头痛和喷射性呕吐，婴儿表现有前囟饱满及张力增高等。

7. C【解析】癫痫一次发作持续 30 分钟以上，或反复发作期间意识不能完全恢复达 30 分钟以上者，称为癫痫持续状态（SE）。

8. E【解析】化脓性脑膜炎常见的致病菌与患儿年龄关系密切。新生儿及 2 个月以下的婴儿，致病菌多以革兰阴性细菌及金黄色葡萄球菌为主，最常见的是大肠埃希菌，其次为变形杆菌、铜绿假单胞菌等。

9. A【解析】化脓性脑膜炎致病菌可通过多种途径致病，大多从呼吸道侵入，其次可由皮肤、黏膜、胃肠道或新生儿脐部侵入，经血液循环到达脑膜。

10. D【解析】急性感染性多发性神经根炎的临床表现如下。①运动障碍：进行性肌无力是突出的临床表现。多数患儿自肢体远端开始呈上行性麻痹进展，首先表现为肌张力减退，下肢对称性肌无力，足下垂、行走无力，易跌倒。2~3 天扩展到上肢、躯干、胸部、颈部、面部、头部，手下垂，不能坐起和翻身，呈对称性、弛缓性肢体瘫痪等，腱反射减弱或消失。急性起病者在 24 小时内即可出现严重的肢体瘫痪以及呼吸肌麻痹。②脑神经麻痹：可表现为对称或不对称脑神经麻痹，以面神经受损引起的面瘫最常见。当两侧Ⅸ、Ⅹ、Ⅻ脑神经受累时，可出现进食呛咳、声音低哑、吞咽困难等症状。③感觉障碍：疾病早期即有肌肉疼痛，下肢远端出现不同程度的感觉异常和麻木感。年长儿可表现为手套或袜套状分布的感觉减退。④自主神经功能障碍：症状较轻微，可出现视物不清，多汗、面色潮红，腹痛、便秘，一过性尿潴留，血压轻度升高或心律失常等。⑤脑脊液检查：80%~90% 的患儿出现脑脊液特征性表现，表现为蛋白-细胞分离现象，即患儿发病第 2 周脑脊液蛋白质逐渐增高，但细胞计数正常，其他指标正常，第 3 周蛋白质增高达到高峰，第 4 周开始蛋白质逐渐降至正常。

11. A【解析】脑性瘫痪痉挛型最多见，约占脑瘫患儿的 70%。

12. E【解析】注意缺陷多动障碍的临床表现：①活动过度始于幼儿时期，如从小摇篮或小车外爬。②注意力不集中，小儿易受环境影响，注意力集中时间短暂。③患儿还有情绪不稳，任性冲动，不能控制自己等。④学习困难，学龄儿童则表现上课不能遵守纪律，小动作多，容易激动，听觉辨别能力差，语言表达能力差，学习能力低，但智力正常。

13. D【解析】注意缺陷多动障碍除心理护理和教育外，应用精神兴奋药有一定的疗效，如哌甲酯、苯丙胺、匹莫林等，用药要从小剂量开始，定期用量表监测患儿症状及药物的不良反应。

14. B【解析】小儿脑瘫是一组多种原因引起的，从出生前到出生后即发病的非进行性脑损伤。多学科协作，早期发现，尽早进行功能训练、针灸、按摩等物理治疗方法，改善运动障碍及异常姿势。脑性瘫痪的病因及发病机制如下。①出生前因素：胎儿期的感染、缺血、缺氧和脑发育畸形，母亲的妊娠期高血压疾病、糖尿病，母亲摄入药物、缺氧和毒血症、接触放射线等。②出生时因素：难产、产钳所致的产伤，羊水或胎粪吸入、脐带绕颈所致的窒息，颅内出血及缺氧。③出生后因素：如早产、胆红素脑病、低出生体重、严重感染及外伤等。④其他因素：许多脑瘫的发生，与产前胎儿的内在缺陷有关；遗传因素在脑瘫发病中的作用逐渐被人们所认识。病理显示程度不同的脑萎缩、脑回变浅、脑沟增宽，皮质下白质的神经纤维稀少。运动障碍是脑瘫患儿最基本的表现，表现为出生后非进行性运动障碍，其特征为运动发育落后，瘫痪肢体运动减少，肌张力异常、姿势异常和神经反射异常。

15. E【解析】化脓性脑膜炎脑脊液压力增高，外观混浊，白细胞数多达 $1000\times10^6/L$ 以上，分类以中性粒细胞为主，可占白细胞总数的 80% 以上；糖和氯化物含量显著下降，糖 $<1.1mmol/L$，甚至难以测出；蛋白质明显增高，定量在 $>1.0g/L$。

16. B【解析】细菌性脑膜炎抗生素的疗程不少于 2~3 周。

17. B【解析】急性感染性多发性神经根炎早期脑脊液正常。在病程 1 周后脑脊液虽然细胞基本正常而蛋白逐渐增高，3~4 周时达高峰。以后逐渐下降。这种蛋白-细胞分离现象在 80%~90% 患儿可见到。

18. C【解析】年龄小于 3 个月的患儿起病隐匿，症状多不典型。表现为体温升高或降低，甚至体温不升；面色青紫或苍白，吸吮力差、拒乳呕吐、黄疸加重等；肌张力减弱或不典型性惊厥发作；由于颅骨缝和囟门的缓冲作用使颅内压增高和脑膜刺激征表现不明显。

19. B【解析】参见 A1 型题第 15 题解析。

20. E【解析】脑脊液检查为化脓性脑膜炎确诊的重要依据。涂片革兰染色检查可早期确定致病菌，指导治疗。

21. A【解析】化脓性脑膜炎常见病原菌随年龄而异，0~2 个月婴儿易患肠道革兰阴性杆菌（最多见为大肠埃希菌，其次为变形杆菌、铜绿假单胞菌或产气杆菌等）和金黄色葡萄球菌性脑膜炎；3 个月至 3 岁婴幼儿易患流感嗜血杆菌性脑膜炎；5 岁以上儿童易患流行性脑脊髓膜炎、肺炎链球菌性脑膜炎。

22. B【解析】脑积水患儿由于颅内压增高压迫眼球，形成双目下视，巩膜外露的特殊表情，称“落日眼”，还可有“破壶”音。

23. D【解析】参见 A1 型题第 9 题解析。

24. E【解析】化脓性脑膜炎的护理措施如下。①维持正常的体温：每 4 小时测体温 1 次，观察热型及伴随症状。高热或超高热患儿每 1~2 小时测 1 次体温。体温超过 38.5℃时，应在 30 分钟内使体温降至正常水平，以减少大脑氧的消耗，防止惊厥。降温的方法：物理降温（冰袋、冷湿敷、酒精拭浴、温水拭浴、冷盐水灌肠等）或药物降温（对乙酰氨基酚、布洛芬、阿司匹林等）。采取降温措施后半小时复测体温 1 次，记录降温效果。保持病室温度在 18~22℃，湿度 50%~60%，空气新鲜，通风良好。鼓励患儿多饮水，必要时鼻饲或静脉补液。出汗后及时更衣，注意保暖。遵医嘱正确使用抗生素，控制颅内感染。②观察病情变化：观察生命体征；观察并发症的发生；观察药物治疗的作用。③保证热量及液体供应。④防止意外。⑤口腔及皮肤护理。

25. D【解析】化脓性脑炎病情严重时可合并脑疝，有呼吸不规则、突然意识障碍加重及瞳孔不等大等体征。

26. E【解析】病毒性脑炎的护理诊断：①体温过高。②急性意识障碍。③躯体活动障碍。④有受伤的危险。⑤潜在并发症，如颅内压增高、脑疝。

27. C【解析】参见 A1 型题第 13 题解析。

28. A【解析】注意缺陷障碍的护理诊断如下。①思维过程改变：与神经发育延迟或损伤、遗传因素有关。②焦虑（家长）：与患儿常有攻击破坏行为及学习成绩落后有关。

29. C【解析】痉挛型脑瘫病变在锥体系。

30. C【解析】暴发型化脓性脑膜炎可由任何化脓性细菌引起，最常见的致病菌为脑膜炎双球菌。

31. D【解析】2岁以内儿童引出踝阵挛、巴宾斯基征阳性可为生理现象，若单侧阳性或者2岁以后出现为病理现象。

32. B【解析】参见A1型题第21题解析。

33. C【解析】新生儿患化脓性脑膜炎，脑膜刺激征不明显，原因是颅缝及前囟未闭，对颅压升高起缓冲作用。

34. B【解析】化脓性脑膜炎在病原菌未明确时，一般选用头孢曲松钠100mg/(kg·d)，或头孢噻肟钠200mg/(kg·d)，治疗10~14天。病原菌明确后，根据细菌药敏试验结果，选用抗生素。

35. E【解析】流感嗜血杆菌脑脊髓膜炎的抗生素治疗，应用氨苄西林、头孢呋辛、头孢曲松。

36. E【解析】急性感染性多发性神经根炎患者静脉滴注大剂量免疫球蛋白，即免疫球蛋白400mg/(kg·d)，连用5天，能明显地缩短病程，降低呼吸肌麻痹的发生率，改善预后。

37. A【解析】由于婴幼儿脑组织可塑性大、代偿能力强，若脑瘫患儿早期进行功能训练，可获最佳治疗效果。

38. B【解析】结核性脑膜炎脑膜刺激期可出现脑神经障碍，最常见者为面神经瘫痪，其次为动眼神经和展神经瘫痪。

39. B【解析】脑性瘫痪的儿童由于髋内收肌痉挛，双膝内侧常靠近，双足尖着地，呈“剪刀”步态。

40. E【解析】大约30%~60%的化脓性脑膜炎并发硬脑膜下积液，患肺炎链球菌和流感嗜血杆菌脑膜炎的婴儿多见。经48~72小时治疗后发热不退或退后复升，病情不见好转或病情反复的患儿，首先应考虑并发硬脑膜下积液的可能。化脓性脑膜炎并发脑积水时，婴儿头围迅速增大，颅骨缝裂开、头支变薄、静脉扩张，患儿额大面小。由于颅骨缝裂开，头颅叩诊可呈“破壶”音。

41. D【解析】新生儿大脑表面已有全部主要的沟回，但皮质较薄，沟回较浅，神经细胞的数目已与成人相同。3岁时神经细胞分化已基本完成，神经纤维到4岁完成髓鞘化。因此婴儿期由于髓鞘形成不全，婴儿对外来刺激反应缓慢且易泛化，易疲劳而进入睡眠状态。新生儿大脑皮质下中枢发育已较为成熟，而大脑的皮质及新纹状体发育尚不成熟，灰白质分界不清，故出生时的各种活动主要靠皮质下中枢调节。

42. B【解析】30%~60%的化脓性脑膜炎并发硬脑膜下积液，常见于1岁以内的肺炎链球菌和流感嗜血杆菌脑膜炎患儿。

43. B【解析】单纯疱疹病毒常造成中枢神经系统急性感染。

44. C【解析】急性感染性多发性神经根炎主要临床特征是急性进行性对称性弛缓性麻

痹，多为上行性进展，常有脑神经受累，重者可出现呼吸肌麻痹甚至危及生命。

二、A2 型题

1. B【解析】病理反射包括巴宾斯基征、戈登征、奥本海姆征等。但2岁以内儿童引出踝阵挛、巴宾斯基征阳性可为生理现象，若单侧阳性或者2岁以后出现为病理现象。

2. C【解析】化脓性脑膜炎的抗生素选择见表13-1。

表 13-1 化脓性脑膜炎的抗生素选择

病原菌	推荐的抗生素
流感嗜血杆菌	氨苄西林、氯霉素、头孢呋辛钠、头孢曲松钠
肺炎链球菌	青霉素G、头孢噻肟钠
脑膜炎双球菌	青霉素G
革兰阴性菌	头孢噻肟钠、阿米卡星
金黄色葡萄球菌	萘夫西林、氨基糖苷类、头孢噻肟钠、头孢呋辛钠、万古霉素、利福平

3. A【解析】参见A1型题第40题解析。

4. C【解析】参见A1型题第12题解析。

5. D【解析】应保持病室安静，空气新鲜，防止窒息和压疮，保证热量及水分供给等。降低颅内压一般用20%甘露醇，每次0.5~1.0g/kg，6~8小时1次。根据体重计算每日需要的热量和液体量，给予高热量、高蛋白、高维生素、易消化的流质或半流质饮食。少量多餐，防止呕吐，注意食物的调配，增加患儿食欲。严密观察患儿生命体征、神志、瞳孔，以及早发现病情变化，进行处理。记录24小时出入水量等。

6. E【解析】该患儿为脑瘫患儿，中枢神经抑制剂抑制神经中枢，会上瘾，减少神经元的活性，脑瘫患者禁用。

7. E【解析】参见A1型题第24题解析。

8. E【解析】遵医嘱给予甘露醇，用药前要检查药液是否有结晶，若有结晶可将液体瓶放在热水中浸泡待结晶消失后再用。先缓慢静脉推注后静脉滴注。不能与其他药液混合静脉滴注。静脉推注药液时不能漏到血管外。

9. C【解析】参见A2型题第4题解析。

10. D【解析】凡是仰卧位身体受压重力大的部位都有可能出现压疮，临床最常见的部位是骶尾部。

11. B【解析】新生儿和婴儿肌腱反射不如成人灵敏，腹壁反射和提睾反射也不易引出，到1岁时才稳定。

12. E【解析】护理脑炎昏迷患儿应保持呼吸道通畅，痰液黏稠不易咳出时，遵医嘱给予翻身、拍背、雾化吸入、吸痰，防止坠入性肺炎。

13. D【解析】化脓性脑膜炎的用药疗程不少于2~3周。

14. D【解析】地西泮注射液分别用生理盐水、5%葡萄糖注射液、注射用水稀释时，均会出现白色沉淀物，可以静脉推注。

15. D【解析】脑瘫痉挛型主要表现为肌张力增高，肩关节内收，上肢的肘及腕关节屈曲，拇指内收，手呈握拳状；双下肢内收、交叉呈“剪刀”腿和尖足。腱反射亢进、活跃，踝阵挛呈阳性，2岁后巴宾斯基征仍阳性。因此，根据该患儿临床表现及病史可诊断为脑瘫痉挛型。

16. A【解析】病毒性脑炎急性起病，或先有上感或前驱传染性疾病。表现为发热、头痛、呕吐，或有皮疹。年长儿会诉头痛，眼球后痛，颈、背、下肢痛及痛觉异常；婴儿则烦躁不安，易激惹。一般很少有严重意识障碍和惊厥，可有颈项强直等脑膜刺激征但无局限性神经系统体征；病程大多在1~2周。脑脊液压力增高或正常，外观透明或微浊，白细胞总数轻度增多，病初以中性粒细胞为主，后期以淋巴细胞为主，蛋白质含量轻度增高，糖和氯化物一般在正常范围。根据该患儿的症状和辅助检查结果可考虑诊断为病毒性脑炎。

17. C【解析】参见A2型题第1题解析。

三、A3/A4型题

1. C【解析】脑脊液检查是确诊化脓性脑膜炎并指导治疗的主要依据。

2. D【解析】化脓性脑膜炎预后差，应力求用药24小时内杀灭脑脊液中的致病菌，故应选择对病原菌敏感且能较高浓度透过血–脑屏障的药物。急性期要静脉用药，做到用药早、剂量足和疗程够。对肺炎链球菌和流感嗜血杆菌脑膜炎，其抗生素疗程应是静脉滴注有效抗生素10~14天，脑膜炎球菌者7天，金黄色葡萄球菌和革兰阴性杆菌脑膜炎应21天以上。若有并发症或经过不规则治疗的患儿，还应适当延长疗程。

3. A【解析】参见A1型题第12题解析。

4. A【解析】参见A1型题第27题解析。

5. C【解析】注意缺陷障碍的健康指导如下。①父母必须学习如何建立良好的方式来限制患儿的某些行为，指导患儿完成力所能及的家务劳动并负有一定责任。父母需要学习前后一致的、正确的、有效行为矫正方式。②对学校方面的教育：与学校老师建立联系，以得到学校的帮助，教师能够经常观察患儿的不良行为，并针对其不良行为采取相应的对策，利于纠正其不良行为。让教师清楚了解患儿多动症病的主要特征，采取适当方法教育。③引导患儿开展正常的文体活动，克服冲动破坏行为。④培养良好的生活习惯，引导患儿遵守公共秩序和道德准则，循序渐进地培养注意力，提高办事效率。对于攻击行为，应制止。⑤家长应与学校取得联系，不要歧视患儿，共同教育，共同管理，使患儿的行为得到控制。

6. B【解析】参见A2型题第15题解析。

7. B【解析】由于患儿运动发育落后，下肢肌张力增高，所以目前最主要的护理问题为躯体移动障碍。其他问题也存在，但非首要问题。

8. E【解析】参见A2型题第6题解析。

9. B【解析】化脓性脑膜炎合并脑疝时，有呼吸不规则、突然意识障碍加重及瞳孔不等大等体征。

10. B【解析】化脓性脑膜炎合并脑疝时，应立即建立静脉通路，同时快速静脉滴注脱水药，应在30分钟滴完，主要作用降低颅内压力，减轻脑水肿。

11. B【解析】化脓性脑膜炎的护理措施：应及时清除大小便，保持臀部干燥，每1~2小时翻身1次，翻身时避免拖、拉、拽等动作，防止擦伤，预防压疮的发生。

12. C【解析】化脓性脑膜炎脑脊液正常后应积极参加功能训练，恢复正常功能。

13. B【解析】参见A1型题第21题解析。

14. D【解析】化脓性脑膜炎最常见的并发症：①硬脑膜下积液。②脑积水。③脑室管膜炎。④水和电解质紊乱。⑤脑疝。

15. C【解析】参见A3/A4型题第9题解析。

16. C【解析】化脓性脑膜炎脑脊液常规涂片检查和培养可进一步明确病原菌。

17. C【解析】化脓性脑膜炎临床表现如下。①感染中毒及急性脑功能障碍症状，包括发热、烦躁不安和进行性加重的意识障碍。随病情加重，患儿逐渐从精神萎靡、嗜睡、昏迷到深度昏迷，部分患儿有全身或局部惊厥发生。②颅内压增高表现：典型表现为剧烈头痛和喷射性呕吐，婴儿表现有前囟饱满及张力增高等。合并脑疝时，有呼吸不规则、突然意识障碍加重及瞳孔不等大等体征。③脑膜刺激征以颈项强直最常见，还可见克尼格征和布鲁津斯基征阳性。

18. D【解析】参见A3/A4型题第2题解析。

19. B【解析】癫痫一次发作持续30分钟以上，或反复发作期间意识不能完全恢复达30分钟以上者，称为癫痫持续状态。临床多见强直-阵挛持续状态，颅内外感染均可引起。

20. C【解析】癫痫持续状态的治疗：首先迅速止惊，可静脉注射足量的地西泮（安定），必要时0.5~1小时后重复使用，24小时内可用2~4次。同时保持呼吸道通畅；采取支持疗法保护心、脑、肺、肾等重要脏器功能；其次结合病因治疗。

21. A【解析】癫痫药物剂量应个体化，疗程要长，坚持服药至末次发作后2~4年，再经3~6个月的逐渐减量过程后方可逐渐减量直至停药。

22. B【解析】参见A3/A4型题第17题解析。

23. E【解析】参见A3/A4型题第11题解析。

24. E【解析】参见A3/A4型题第9题解析。

25. D【解析】化脓性脑膜炎应鼓励患儿多饮水，必要时鼻饲或静脉补液。出汗后及时更衣，注意保暖。

26. B【解析】化脓性脑膜患儿经48~72小时治疗发热不退或退后复升，病情不见好转或病情反复的患儿，首先应考虑并发硬脑膜下积液的可能。行颅内透照检查或 CT 扫描有助确诊。

27. B【解析】进行腰椎穿刺前应向患儿家长介绍腰椎穿刺对本病确诊和治疗的重要性，使家长懂得其不会影响患儿机体功能。

28. D【解析】儿童脊髓在出生时重 2~6g，结构已较为完善，功能也较为成熟。新生儿脊髓末端位置较低，位于第 2 腰椎下缘，4 岁时达第 1~2 腰椎间隙。故给婴幼儿做腰椎穿刺时，应在第 4~5 腰椎间隙为宜，4 岁以后应以第 3~4 腰椎间隙为宜，以免损伤脊髓。

29. A【解析】患儿腰椎穿刺后要去枕平卧 4~6 小时，禁食 2 小时。

四、B 型题

1. A【解析】运动障碍型脑瘫的临床特点是不自主动作过多，呈震颤舞蹈性动作。

2. C【解析】共济失调型脑瘫主要表现为稳定性、协调性差，上肢常有意向性震颤，肌张力低下，步态蹒跚、摇晃，走路时两足间距加宽，四肢动作不协调。

3. A【解析】化脓性脑膜炎脑脊液压力增高、外观米汤样混浊。

4. B【解析】结核性脑膜炎脑脊液典型表现为外观无色透明或呈毛玻璃样改变。

5. E【解析】病毒性脑膜炎脑脊液压力增高或正常，外观透明或微浊。

6. D【解析】意识障碍分为五种：嗜睡、意识模糊、昏睡、昏迷、谵妄。

7. C【解析】颅内压增高典型表现为剧烈头痛和喷射性呕吐，婴儿表现有前囟饱满及张力增高等。

8. A【解析】脑膜刺激征以颈项强直最常见，还可见克尼格征和布鲁津斯基征阳性。

9~13. C、D、E、A、B【解析】出生时已存在而以后逐渐消失的反射包括觅食反射、握持反射、拥抱反射、吸吮反射、颈肢反射等。觅食反射、拥抱反射一般出生后 3~4 个月消失，颈肢反射生后 5~6 个月消失，吸吮反射 1 岁左右完全消失。出生时存在终生不消失的反射包括角膜反射、结膜反射、瞳孔对光反射、吞咽反射等。如果这些反射减弱或消失，则表示神经系统发生了病理改变。出生时并不存在，以后渐出现且终生不消失的反射包括腹壁反射、提睾反射（4~6 个月后明显）和腱反射等。

14. C【解析】结核性脑膜炎脑脊液，蛋白质含量增加，糖和氯化物含量均降低。

15. B【解析】病毒性脑炎和脑膜炎脑脊液，蛋白质含量轻度增高，糖和氯化物一般在正常范围。

16. D【解析】化脓性脑膜炎脑脊液，白细胞数多达 $1000 \times 10^6/L$ 以上，分类以中性粒细胞为主，可占白细胞总数的 80% 以上。

17. B【解析】化脓性脑膜炎并发脑积水多见于新生儿及小婴儿治疗不当者。表现为头围进行性增大，颅缝裂开，头皮变薄、静脉扩张，患儿额大面小。脑积水患儿由于颅内压增高压迫眼球，形成双目下视，巩膜外露的特殊表情，称“落日眼”。头颅 CT 可协助诊断。

18. C【解析】参见 A2 型题第 3 题解析。

五、X 型题

1. ABD【解析】参见 A1 型题第 21 题解析。

2. ACDE【解析】病毒性脑炎脑脊液压力增高，分类以淋巴细胞为主，糖和氯化物一般正常，蛋白质轻中度增高。

3. ABD【解析】癫痫发作时，应立即解开衣领，去枕平卧，头偏向一侧，清除口腔分泌物，保持呼吸道通畅，防止误吸或窒息。在上下牙齿之间，可放置牙垫等物品，防止咬伤舌头。牙关紧闭时，不要强行撬开，以免损伤牙齿。密切观察患儿发作过程、间隙时间，每 30~60 分钟观察患儿神志、瞳孔、呼吸、脉搏及面色变化，并记录。连续抽搐者，不可强行按压肢体，以免引起骨折，并应及时清除口腔分泌物，保持呼吸道通畅。

4. ABD【解析】脑性瘫痪主要是运动障碍，根据临床特点分为：①痉挛型。②手足徐动型。③肌张力低下型。④强直型。⑤共济失调型。⑥混合型。

5. ABCD【解析】出生时存在终生不消失的反射包括角膜反射、结膜反射、瞳孔对光反射、吞咽反射等。

6. BCE【解析】出生时并不存在，以后逐渐出现且终生不消失的反射包括腹壁反射、提睾反射（4~6 个月后明显）和腱反射等。

7. ACDE【解析】化脓性脑膜炎的临床表现如下。①感染中毒及急性脑功能障碍症状：包括发热、烦躁不安和进行性加重的意识障碍。随病情加重，患儿逐渐从精神萎靡、嗜睡、昏迷到深度昏迷，部分患儿有全身或局部惊厥发生。②颅内压增高：典型表现为剧烈头痛和喷射性呕吐，婴儿表现有前囟饱满及张力增高等。合并脑疝时，有呼吸不规则、突然意识障碍加重及瞳孔不等大等体征。③脑膜刺激征：以颈项强直最常见，还可见克尼格征和布鲁津斯基征阳性。脑脊液压力增高、外观混浊，白细胞数多达 $1000\times10^6/L$ 以上，分类以中性粒细胞为主，可占白细胞总数的 80% 以上。

8. BCD【解析】病毒性脑炎的护理诊断如下。①体温过高。②急性意识障碍。③躯体移动障碍。④营养失调：低于机体需要量。⑤焦虑（家长）。⑥有受伤的危险。⑦潜在并发症：颅内压增高、脑疝。

9. ABCE【解析】参见 A1 型题第 14 题解析。

10. ABCE【解析】儿童注意缺陷障碍又称儿童多动综合征，病因尚不清，多项研究表明，注意缺陷障碍的发生和发展与单胺类神经递质不足有关，儿童多动症的患儿的家庭成员此障碍的患病率较高。说明遗传因素在本病中占有相当大的作用。多动症的症状多种多样，并常因年龄、环境和周围人对待态度的不同而有所不同。临床表现具体参见 A1 型题第 12 题解析。

11. ABCD【解析】参见 A2 型题第 16 题解析。

12. ABCD【解析】小儿脑性瘫痪（CP）简称脑瘫，也称 Litter 病，是一组多种原因引起的、从出生前到出生后即发病的非进行性脑损伤综合征。临床主要特征为中枢性运动障碍和姿势异常，重症者可伴有智力发育迟缓，视、听语言功能障碍，抽搐发作与感觉异常等。经过长期综合功能训练、智力开发，给予营养脑细胞及神经、肌肉药物，并配合按摩、针灸等治疗，轻症可以基本治愈。

13. ABCE【解析】急性感染性多发性神经根炎约半数以上的患儿出现轻重不同的呼吸肌麻痹，可使呼吸表浅、咳嗽无力、黏稠分泌物聚积、声音微弱，其中7%~15%的患儿需辅助呼吸。

14. ABDE【解析】细菌性脑膜炎脑脊液：①压力升高，外观混浊或呈脓性，白细胞数明显增多达（500~1000）×10^6/L，以中性粒细胞为主；蛋白升高多>1g/L，糖和氟化物下降。②涂片革兰染色找菌（阳性率70%~90%）。

15. ABD【解析】参见A1型题第10题解析。

16. ACDE【解析】婴儿痉挛症也称West综合征，是婴幼儿期特有的癫痫综合征，为难治性癫痫的一种，可造成儿童严重的智力障碍。1岁内起病，生后4~7个月为高峰，男孩较女孩多见。发作形式特殊，为一连串的肌阵挛发作。屈曲性发作常表现为突然的头与躯干前屈，呈点头状，连续几次至几十次。伸展性发作表现为角弓反张，肢体频繁颤动，在入睡不久和刚醒时加重。部分患儿可表现为混合性发作。若患儿病前已有脑损伤，则治疗效果差，常合并严重的智力倒退或运动发育落后，脑电图背景波异常，有持续高幅不同步、不对称的慢波，若有尖波、棘波或多棘波，称为高度失控或高峰节律紊乱。若患儿病前无明显脑损伤，早期接受治疗后，约40%的患儿智力与运动发育可基本正常。近年来，推荐ACTH作为治疗婴儿痉挛症的首选用药，且早期用药疗效较好，只有尽早控制婴儿痉挛发作，才能最大限度地提高患儿今后的生命质量。

六、案例分析题

1. C【解析】细菌性脑膜炎的典型临床表现如下。①感染性全身中毒症状：体温升高，意识逐渐改变，烦躁不安或精神萎靡、嗜睡甚至惊厥、昏迷。②颅内压增高征：年长儿表现为剧烈头痛、喷射性呕吐等，婴幼儿表现为前囟饱满或隆起、张力增高，头围增大、颅骨缝增宽，易激惹、尖声哭叫、双眼凝视及惊厥等。严重者合并脑疝，有呼吸不规则、突然意识障碍，出现双侧瞳孔大小不等，对光反应迟钝等。③脑膜刺激征：颈强直、克尼格征、布鲁津斯基征阳性，以颈强直最为常见。婴幼儿可不明显。

脑脊液检查：①压力升高，外观混浊或呈脓性，白细胞数明显增多达（500~1000）×10^6/L，以中性粒细胞为主；蛋白升高多>1g/L，糖和氟化物下降。②涂片革兰染色找菌（阳性率70%~90%）。

2. A【解析】参见A2型题第2题解析。

3. ABCD【解析】细菌性脑膜炎的治疗原则：早期用药、联合用药、坚持用药、对症处理。疗程不少于2~3周。

4. ABDEF【解析】细菌性脑膜炎的护理措施如下。①一般措施：生活护理，保护皮肤，注意个人卫生。②高热护理：物理降温和药物降温。③饮食护理：鼓励患儿多饮水，保证机体液量的需求，保证足够的热量摄入。④观察病情对症处理：遵医嘱给予抗生素、镇静、脱水药。⑤药物治疗的护理。⑥心理护理。⑦健康教育。

5. ABCEF【解析】健康教育：①利用各种方式宣传化脓性脑膜炎的预防知识，积极防治上呼吸道、消化道等感染性疾病，预防皮肤外伤和脐部感染。②对恢复期和有神经系统后遗症的患儿，应与家属一起根据患儿具体情况制订系统且行之有效的功能训练计划，指导家长具体的康复训练，促进机体康复。③细菌性脑膜炎治疗疗程不少于2~3周，经过治疗至临床症状消失，脑脊液正常，遵医嘱停药不可自行停药。

6. C【解析】参见案例分析题第1题解析。

7. ABCF【解析】细菌性脑脊髓膜炎的并发症如下。①硬脑膜下积液。②脑室管膜炎。③脑积水。④其他：部分可并发脑性低钠血症；炎症还可导致脑神经受累引起听力丧失、视力损伤等；脑实质病变可发生瘫痪、智力低下或癫痫等。

8. BEF【解析】细菌性脑脊髓膜炎的辅助检查如下。①外周血象。②脑脊液。③特异性细菌抗原测定。④影像学检查：病变早期颅脑CT或MRI检查可正常，有神经系统并发症时可见脑室扩大、脑沟变窄、脑肿胀、脑移位等异常表现，并可发现脑室管膜炎、硬脑膜下积液及局限性脑脓肿。增强MR扫描对诊断脑膜炎比增强CT扫描敏感，增强MR扫描时能显示脑膜渗出和皮质反应。采取合适的技术条件，能显示静脉闭塞和相应部位的梗死。⑤细菌培养。

9. BEF【解析】肾上腺皮质激素药物的目的：①可减轻脑水肿和颅高压。②可减轻炎性介质的继发性损害。③可减少脑神经麻痹等后遗症。

10. C【解析】参见案例分析题第5题解析。

11. B【解析】参见A2型题第16题解析。

12. BCDEF【解析】病毒性脑炎的治疗要点如下。①一般治疗：卧床休息，供给足够的能量和营养，保持水和电解质平衡，对症治疗，如降温、止惊、降低颅内压、改善脑微循环、抢救呼吸和循环衰竭。②控制惊厥发作。③及时处理颅内压增高和呼吸循环功能障碍。④抗病毒治疗。⑤免疫治疗。⑥肾上腺皮质激素的应用。

13. ABDEF【解析】多种病毒可引起病毒性脑膜炎和脑炎，约80%为肠道病毒（柯萨奇病毒、埃可病毒），其次为虫媒病毒（如乙脑病毒）、腮腺炎病毒、疱疹病毒、巨细胞病毒及流脑病毒等。

14. ABCEF【解析】病毒性脑炎的护理措施如下。①维持正常体温。②密切观察患儿的意识状态、瞳孔及呼吸，以防因移动体位致脑疝的形成和呼吸衰竭的发生。③保持昏迷患儿于平卧位，肩背部稍垫高，头偏向一侧，以便分泌物排出；轻拍背促进痰液排出，减少坠积性肺炎。上半身抬高20°~30°，利于静脉回流，降低脑静脉窦压力，利于降低颅内压。每2小时翻身1次，防止出现压疮。④保持呼吸道通畅、给氧，如有痰液堵塞，立即气管插管吸痰，必要时行气管切开或使用人工呼吸机。⑤对昏迷或吞咽困难的患儿，应尽早给予鼻饲，保证能量供应；做好口腔护理。输注能量合剂营养脑细胞，促进脑功能恢复。⑥控制惊厥，保持镇静，因任何躁动不安均能加重脑缺氧，要注意脑水肿的发生。⑦促进脑功能恢复。⑧促进肢体功能的恢复。⑨康复护理。

15. ACDF【解析】病毒性脑炎的护理诊断如下。①体温过高：与病毒血症有关。②急性意识障碍：与脑实质炎症有关。③躯体移动障碍：与昏迷、瘫痪有关。④营养失调——低于机体需要量：与摄入量不足、消耗增加有关。⑤焦虑（家长）：与疾病预后不良有关。⑥有受伤的危险：与惊厥有关。⑦潜在并发症：颅内压增高、脑疝。

16. A【解析】各种病毒引起的脑炎的病情轻重不一。发病前大多有呼吸道感染或消化道感染症状。本病以急性起病多见，常见症状有高热、头痛、呕吐、嗜睡，或有精神异常和意识障碍，并可出现昏迷、全身性或局灶性抽搐。查体可发现脑膜刺激征（+），肢体瘫痪或脑神经麻痹，肌张力增高，肌反射亢进和病理反射等。以脑炎为主者，精神异常和意识障碍表现显著。以脑膜炎为主者，头痛、呕吐比较明显。有些患儿的表现以精神症状为主，兴奋多语，烦躁不安，出现幻觉、错觉，但无明显的神经系统异常体征。有些患儿开始症状很轻，但病情发展迅速，很快进入昏迷状态并突然死亡。疾病鉴别有赖于脑脊液检查，病毒性脑膜炎时脑脊液压力增高或正常，外观透明或微浊，白细胞总数轻度增多，病初以中性粒细胞为主，后期以淋巴细胞为主，蛋白质含量轻度增高，糖和氯化物一般在正常范围。涂片和培养无细菌发现。

17. ABDE【解析】病毒性脑炎的治疗原则如下。①一般治疗：卧床休息，供给足够的能量和营养，保持水和电解质平衡，对症治疗，如降温、止惊、降低颅内压、改善脑微循环、抢救呼吸和循环衰竭。②控制惊厥发作：可用地西泮静脉注射，每次 0.2~0.3mg/kg 或 1mg/min，静脉缓慢推注。必要时 15 分钟后重复 1~2 次，剂量可递增至 0.3~0.4mg/kg，但每次总量不超过 10mg。③及时处理颅内压增高和呼吸循环功能障碍：对于颅内压明显增高的重症患儿，一般选用 20% 甘露醇 0.5~1.5g/kg 每 4~8 小时 1 次，必要时可联合应用呋塞米、白蛋白、糖皮质激素等。出现呼吸功能障碍时则应予以氧气疗法，必要时予以机械通气。④抗病毒治疗：一般选用广谱抗病毒药，如阿昔洛韦可阻止病毒 DNA 的合成，对疱疹病毒感染具有较高的疗效。⑤免疫治疗：应用免疫球蛋白、免疫调节剂等。⑥肾上腺皮质激素的应用。

18. AD【解析】病毒性脑膜炎急性起病病程大多在 1~2 周。病毒性脑炎整体预后良好。

19. ABEF【解析】参见案例分析题第 14 题解析。

20. ABCE【解析】病毒性脑炎的健康指导如下。①加强与患儿及家长的沟通，评估家长的焦虑程度，鼓励其说出自己的感受并予以帮助。指导患儿及家长自我心理调整，减轻焦虑，树立信心。②向家长讲解有关疾病的基本知识、日常生活护理知识，指导提供保护措施。③指导家长做好智力训练和瘫痪肢体的功能训练。让患儿经常与他人交流，促进其语言功能的恢复，帮助瘫痪的肢体处于功能位置。及早对患儿肢体肌肉进行按摩及做伸缩运动。恢复期鼓励并协助患儿进行肢体主动功能锻炼，活动时要循序渐进、注意安全、防止碰伤。④按时接种各种疫苗，进行被动免疫。

21. B【解析】急性感染性多发性神经根炎多数患儿发病前 2~3 周有上呼吸道感染史，起病较急，也可呈亚急性起病。临床表现参见 A1 型题第 10 题解析。半数以上患儿早期有中性粒细胞增多，血清 IgG、IgM、IgA 可有增高。有些患儿血清中可查到抗神经髓鞘抗体。肌电图检查在诊断上有非常重要的价值，可显示下运动神经元受损。一般认为神经传导速度减慢与髓鞘受损有关，复合肌肉动作电位的波幅降低与轴索损害有关。

22. C【解析】瘫痪患儿可以进行康复训练，锻炼瘫痪肌肉。

23. B【解析】参见 X 型题第 13 题解析。

24. ACDEF【解析】若患儿发生了呼吸肌麻痹，应将患儿去枕平卧，松开衣领、腰带，头偏向一侧，及时清理呼吸道的分泌物。呼吸困难者给予低流量氧气吸入。出现呼吸极度困难、呼吸浅慢、咳嗽无力时，应做好气管插管、机械通气准备。对已采取机械通气的患儿，给予定时拍背、雾化、吸痰处理，并做好呼吸道管理。同时要持续心电监护，早期发现心律失常。

25. D【解析】急性感染性多发性神经根炎的治疗要点如下。①支持治疗：摄入足够的水、能量及电解质，保证机体内环境的稳定。吞咽困难者给予鼻饲。注意康复训练，配合针刺、理疗等，促进瘫痪肌群的肌力恢复。②保持呼吸功能：对咳嗽无力、黏稠分泌物聚积、呼吸困难者要及时进行气管插管或切开，必要时应用人工呼吸机。③药物应用：静脉滴注大剂量免疫球蛋白或血浆置换。④自主神经紊乱的治疗。⑤糖皮质激素治疗。

26. A【解析】急性感染性多发性神经根炎早期脑脊液正常。在病程一周后脑脊液虽然细胞基本正常而蛋白逐渐增高，3~4 周时达高峰。以后逐渐下降。这种蛋白细胞分离现象在 80%~90% 患儿可见到。

27. ACDEF【解析】急性感染性多发性神经根炎的对症护理措施如下。①呼吸功能维持：每 2 小时观察患儿的神志、面色、呼吸、心律、心率、血压及胸廓起伏的深度，了解患儿呼吸肌及膈肌麻痹的情况。保持呼吸道通畅，鼓励患儿咳嗽、有咳嗽动作时应双手挤压膈肌，协助排痰。及时清理口鼻腔分泌物。每日口腔护理 2~3 次。②高热的护理：每 4 小时测体温 1 次。保持体温在 36~37.4℃。体温增高时可给予物理降温或药物降温。遵医嘱给予抗生素。③运动障碍的护理：评估躯体障碍的损伤程度。急性期肢体做被动锻炼。④皮肤护理：骨隆突处给予棉垫或气垫圈保护，也可用 30%~50% 红花酒精定时按摩，定时翻身，减轻局部皮肤压力，防止压力性溃疡发生。⑤对危重患儿可采用糖皮质激素治疗，但存在争议，应用激素治疗时注意激素治疗的不良反应。

28. B【解析】参见案例分析题第 27 题解析。

29. C【解析】小儿癫痫的辅助检查如下。①脑电图。②影像学检查：对部分性发作、神经系统检查有局灶性体征、出生后不久即发生惊厥、脑电图显示局限性异常慢波、抗癫痫药物疗效不佳等情况，均应进行 CT、MRI、MRA 等颅脑影像学检查。

30. E【解析】癫痫全身性发作：①强直-阵挛发作。②失神发作。③失张力发作。④肌阵挛发作。⑤阵挛发作。

31. C【解析】卡马西平为临床一线用药。对复杂部分性发作及有精神症状的癫痫有效。

32. B【解析】小儿 EEG 描记方法及要求：EEG 室应安静隔音，并有屏蔽装置和专用有效的接地装置，以去除各种外界干扰；EEG 仪记录笔最好在 16 支以上，至少 8 支；正常清醒 EEG 描记时间不应少于 20 分钟，应包括睁闭眼、闪光刺激、过度换气等状态的描记睡眠 EEG 最好记录到清醒—自然睡眠—唤醒（或自醒）的全过程，并记录到 NREM 睡眠Ⅱ期或更深的睡眠。患儿检查前应洗头，避免空腹检查前避免服用中枢神经系统兴奋剂或镇静药，以减少药物对脑电活动的影响；癫痫患儿已服用抗癫痫药物者检查前不必停药，以防止发生癫痫的严重发作；申请者应注明服药种类、剂量及时间以供阅图时参考。

33. ABCEF【解析】小儿癫痫的一般护理措施如下。①培养生活习惯，注意安全：坚持学习，培养良好的生活习惯，保证充足的睡眠和休息。精神要愉快，情绪要稳定，避免危险的活动，如登高、游泳等。避免过度的兴奋和疲劳，指导学校和患儿对癫痫有正确的认识，防止各种诱发因素。②饮食管理：合理安排饮食，给予高营养、高热量、高维生素饮食，多食新鲜蔬菜或水果，不要暴饮暴食，不饮含兴奋剂饮料，保持大便通畅。③预防感染：积极预防上呼吸道道感染，坚持凉水洗脸，增强自身机体的抵抗力。保持口腔清洁，每日盐水漱口 2~4 次，并与感染患者分室居住，防止交叉感染的发生。

34~35 B、ABCDF【解析】参见 A1 型题第 14 题解析。

36. ABDEF【解析】对痉挛型患儿，除做按摩、推拿治疗外，应鼓励患儿多做某些动作及语言训练，锻炼肌肉的力量和耐力，协助肢体恢复，选项 C 错误。

37. ABDEF【解析】应多鼓励患儿参加社交活动，克服患儿的恐惧心理。

38. D【解析】脑性瘫痪运动障碍的临床表现如下。①痉挛型。②手足徐动型。③肌张力低下型。④强直型：做四肢被动运动时，感觉肢体呈铅管样强直，腱反射正常，常伴有严重智力低下。⑤共济失调型。⑥震颤型：此型很少见，表现为锥体外系相关的静止性震颤。⑦混合型。

39. BCDE【解析】参见 A1 型题第 14 题解析。

40. ABDE【解析】运动障碍是脑瘫患儿最基本的表现，表现为出生后非进行性运动障碍，其特征为运动发育落后，瘫痪肢体运动减少，肌张力异常、姿势异常和神经反射异常。

41. ACDEF【解析】康复中抱姿：患儿母亲一手托住孩子的臀部，一手扶住孩子的肩臂部面对面把孩子双臂伸开，分放在母亲的两侧肩膀上，两腿分开分放在母亲两侧髋部或一侧髋部前后；头可以枕在母亲肩上，也可以与母亲面对面。此抱法的关键在于孩子双腿分开髋、膝关节屈曲，这样可以纠正痉挛型患儿的双下肢硬直伸展、交叉及尖足等异常姿势。

42. C【解析】参见 A1 型题第 12 题解析。

43. ABCEF【解析】参见 A1 型题第 27 题解析。

44. A【解析】参见案例分析题第 43 题解析。

45. ABCEF【解析】多动症的康复治疗如下。①行为矫正疗法：利用学习原理，在训练中合适行为出现时，就给予奖励，以求保持，并继续改进；当不合适行为出现时，就加以漠视，或暂时剥夺一些权力以表示惩罚。药物结合行为矫治疗效比单独应用药物的效果要显著。②认知训练：训练患儿的自我控制、自我制导、多加思考和提高解决问题的能力。训练的目的在于患儿养成“三思而后行”及在活动中养成“停停、看看和听听”的习惯，加强自我调节。一般 10~15 次为一个疗程，每次 1 小时为好。③感觉统合训练：感觉统合是指人的大脑将从各种感觉器官传来的感觉信息进行多次分析、综合处理，并做出正确的应答，使个体在外界环境的刺激中和谐有效地运作。④疏泄疗法：在上课和完成作业前，组织患儿进行跑步等活动，使过剩精力得到疏泄；让患儿讲对人对事的不满和意见都讲出来，然后共同分析，对者加以肯定，错者加以纠正，使其心情舒畅，能配合治疗。⑤为父母和教师提供咨询：可采取多种形式对家长和教师进行培训并提供咨询。家长座谈会是比较好的一种形式。家长应引导患儿开展正常的文体活动，克服冲动破坏行为，选项 D 错误。

46. A【解析】注意缺陷障碍通常表现为注意力缺陷。

47. ABDE【解析】参见案例分析题第 42 题解析。

48. ABCD【解析】参见 A1 型题第 28 题解析。

49. E【解析】参见 A3/A4 型题第 5 题解析。

50. C【解析】参见 X 型题第 16 题解析。

51. E【解析】参见案例分析题第 29 题解析。

52. E【解析】由于小儿脏器处于发育阶段，血脑屏障尚未健全，阿司匹林进入脏器组织与病毒产物结合，发生变态反应，同时抑制抗病毒感染最重要的活性物质——内源性干扰素的产生而诱发瑞氏综合征。

53. E【解析】参见案例分析题第 50 题解析。

第十四章　内分泌系统疾病患儿的护理

一 A1 型题

1. 关于 1 型糖尿病的发病机制，说法不正确的是
   A. 遗传与环境因素共同参与其发病过程　B. 主要与遗传及免疫因素有关
   C. 遗传易感性是主要因素　D. 自身免疫起主要作用
   E. 环境因素导致胰岛素分泌不足
2. 糖尿病诊断的主要依据是
   A. 尿糖测定　B. OGTT
   C. 血糖测定　D. 糖化血红蛋白测定
   E. C 肽测定
3. 雌激素的生理作用体现在
   A. 促进水钠排泄
   B. 加快阴道上皮细胞脱落
   C. 促使宫颈黏液分泌增加，易拉成丝状
   D. 兴奋下丘脑体温调节中枢，基础体温升高
   E. 抑制输卵管平滑肌节律性收缩振幅
4. 治疗先天性甲状腺功能减退症用甲状腺片治疗开始剂量为（　　）mg/d
   A. 1~5　B. 5~10
   C. 10~15　D. 15~20
   E. 20~25
5. 关于儿童糖尿病的表现说法，错误的是
   A. 多饮，多尿，消瘦　B. 尿糖阳性
   C. 空腹血糖增高　D. 糖耐量试验异常
   E. 血压升高
6. 糖尿病治疗错误的是
   A. 控制饮食　B. 餐前运动
   C. 定时服药　D. 自行监测
   E. 学会注射胰岛素

7. 儿童糖尿病酮症酸中毒时，下列哪项治疗是错误的
   A. 常规使用碳酸氢钠溶液纠正　　B. 见尿后补钾
   C. 静脉输入 0.9% 氯化钠溶液　　D. 小剂量胰岛素静脉滴注
   E. 控制感染
8. 糖尿病酮症酸中毒时口腔内可产生
   A. 鼠尿味　　B. 大蒜味
   C. 烂苹果味　　D. 肝臭
   E. 腐烂味
9. 甲状腺激素的主要生理作用，下列说法错误的是
   A. 促进新陈代谢　　B. 促进生长
   C. 加酶活力　　D. 促进中枢神经系统发育
   E. 抑制脂肪分解和利用
10. 无甲状腺组织的先天性甲状腺功能减退症出现症状的时间是
   A. 出生时　　B. 婴儿早期
   C. 3~6 个月　　D. 6~9 个月
   E. 9~10 个月
11. 新生儿甲状腺功能减退症，下列哪项是错误的
   A. 精神及动作反应迟钝　　B. 食量少，吞咽缓慢，常腹泻
   C. 很少哭吵、声音嘶哑　　D. 生理性黄疸时间延长
   E. 不爱活动，多睡
12. 新生儿甲状腺功能减退症常见于
   A. 早产儿　　B. 足月儿
   C. 小于胎龄儿　　D. 过期产儿
   E. 低出生体重儿
13. 儿童糖尿病绝大多数为
   A. 青年成熟期发病型糖尿病　　B. 2 型糖尿病
   C. 1 型糖尿病　　D. 非胰岛素依赖型糖尿病
   E. 继发性糖尿病
14. 先天性甲状腺功能减退症，在新生儿筛查时测定的是
   A. 血清碘　　B. T_3、T_4
   C. TSH　　D. 游离 T_3、游离 T_4
   E. 游离 T_3、游离 T_4、TSH
15. 先天性甲状腺功能减退症患儿，常最早引起注意的症状是
   A. 黏液性水肿　　B. 皮肤粗糙

C. 生理性黄疸时间延长　　D. 生长发育迟缓
E. 特殊面容

16. 先天性甲状腺功能减退症用甲状腺制剂过程中，剂量过大的表现为
A. 嗜睡，少动　　B. 食欲缺乏
C. 脉搏、呼吸减慢　　D. 腹胀，便秘
E. 烦躁，多汗，消瘦，腹泻

17. 先天性甲状腺功能减退症应用甲状腺片治疗后，患儿代谢增强，生理功能改进，生长发育加速，应注意下列哪项
A. 休息　　B. 预防感染
C. 补充水分　　D. 适当补充各种营养
E. 供给大量碘

18. 下列哪项不是儿童糖尿病的临床特点
A. 起病较急骤　　B. 多饮、多尿、多食和体重下降
C. 消瘦、精神不振、倦怠乏力　　D. 容易出现糖尿病性周围神经炎
E. 急性感染时易发生酮症酸中毒

19. 关于性早熟，下列叙述不正确的是
A. 发育启动年龄较正常儿童平均年龄提前 2 个标准差以上
B. 发育启动年龄较正常儿童平均年龄提前 1 个标准差以上
C. 一般认为女孩在 8 岁以前出现性发育征象临床可判断为性早熟
D. 一般认为男孩在 9 岁以前出现性发育征象临床可判断为性早熟
E. 性早熟以女孩多见

20. 关于中枢性性早熟的临床特征，下列错误的是
A. 提前出现的性征发育与正常青春期发育程序相似
B. 提前出现的性征发育与正常青春期发育程序明显不同
C. 有些可在性发育一定程度后停顿一时期再发育
D. 在青春期成熟后，患儿除身高低于一般群体外，其余均正常
E. 青春期前的各个年龄组都可以发病

21. 糖尿病婴幼儿患儿早期的症状多表现为
A. 烦躁　　B. 多食
C. 消瘦　　D. 多饮
E. 遗尿

22. 不属于小儿糖尿病的护理诊断的是
A. 便秘　　B. 排尿异常

C. 酮症酸中毒
D. 营养失调
E. 有感染的危险

23. 地方性甲状腺功能减退症的主要原因是
A. 甲状腺激素合成障碍
B. 垂体分泌促甲状腺激素减少
C. 甲状腺发育异常
D. 孕妇饮食中缺碘
E. 妊娠期母亲应用抗甲状腺药

24. 对先天性甲状腺功能减退症患儿的护理，不正确的是
A. 保暖，防止感染
B. 加强行为训练
C. 定时监测血糖
D. 保证营养供应
E. 保持大便通畅

25. 对糖尿病患儿的护理，不正确的是
A. 控制饮食
B. 预防感染
C. 预防低血糖
D. 记录出入量
E. 监测血清胆红素

26. 胰岛素的应用注意事项，不正确的是
A. 尽量用同一型号的注射器
B. 皮下注射
C. 每次更换注射部位
D. 肌内注射
E. 药物剂量绝对准确

27. 下列哪项不是酮症酸中毒的救护措施
A. 立即建立两条静脉通路
B. 心理护理
C. 查血生化
D. 常规查尿酮体
E. 密切观察生命体征

28. 先天性甲状腺功能减退症患儿需终身服用甲状腺片，应定期测量
A. 血糖
B. 血压
C. 血常规
D. 血小板
E. 体温、脉搏、体重、身高

29. 典型的甲状腺功能减退症患儿的临床表现应除外
A. 头大颈短
B. 皮肤细嫩
C. 眼距宽
D. 鼻背宽平
E. 头发稀少而干枯

30. 为避免神经系统功能损害，先天性甲状腺功能减退症的患儿开始治疗的时间应为
A. 生后1~2个月
B. 生后3~4个月
C. 生后3~5个月
D. 生后5~8个月
E. 生后8~10个月

31. 先天性甲状腺功能减退症患儿的治疗原则是
A. 甲状腺片治疗维持到症状好转
B. 甲状腺片治疗维持到学龄期结束
C. 甲状腺片治疗维持到青春期开始
D. 甲状腺片治疗到青春期结束
E. 甲状腺片维持终生治疗

32. 唯一能促进能量储存的激素是
A. 肾上腺素
B. 胰高血糖素
C. 皮质醇
D. 胰岛素
E. 生长激素

33. 甲状腺功能不足可以引起
A. 智力障碍
B. 代谢亢进
C. 生理功能亢进
D. 生长发育加速
E. 蛋白质合成增加

34. 小儿最常见的内分泌疾病是
A. 先天性甲状腺功能减退症
B. 生长激素缺乏症
C. 垂体性侏儒症
D. 儿童糖尿病
E. 尿崩症

35. 糖尿病患儿糖耐量试验 120 分钟血糖值
A. >4.7mmol/L
B. >5.7mmol/L
C. >6.7mmol/L
D. >7.8mmol/L
E. >11.1mmol/L

36. 下列新生儿筛查的 TSH 结果，还需进一步进行检查的是
A. >3mU/L
B. >5mU/L
C. >10mU/L
D. >15mU/L
E. >20mU/L

37. 先天性甲状腺功能减退症的皮肤、毛发特点不包括
A. 常有湿疹，头发呈黄褐色
B. 面色苍黄，皮肤粗糙
C. 黏液性水肿
D. 少汗
E. 头发稀少、干枯

38. 甲状腺制剂用药期间定期检测的项目不包括
A. 体温
B. 脉搏
C. 体重
D. 身高
E. 血压

39. 新生儿暂时性先天性甲状腺功能减退症患儿，血清中抗甲状腺抗体消失的时间一般为
A. 1 周左右
B. 2 周左右

C. 1个月　　D. 3个月内

E. 6个月

40. 对怀疑有TSH和TRH分泌不足的患儿给TRH刺激试验，若TSH不出现反应，应考虑病变部位为

A. 垂体　　B. 丘脑

C. 甲状腺　　D. 甲状腺受体

E. 大脑

41. 关于地方性甲状腺肿的碘剂治疗，下列叙述正确的是

A. 口服复方碘溶液，每日2~3滴，连服2~4周，休息3周后再服2~4周，共6~12个月

B. 口服复方碘溶液，每日2~3滴，连服2~4周，休息4周后再服2~4周，共6~12个月

C. 口服碘化钾每日10mg，连服4周，休息1个月再继续服用1个月，直至肿块消退

D. 对中度以上腺肿者，可口服甲状腺粉，每日80~100mg，经6~12个月可使腺肿缩小或消失

E. 对中度以上腺肿者，可口服甲状腺粉，每日40~80mg，经12个月以上方可使腺肿缩小或消失

42. 糖尿病患儿在使用短效胰岛素后，低血糖现象通常发生于

A. 每次注射胰岛素后30分钟　　B. 注射胰岛素后3小时

C. 注射胰岛素后2小时　　D. 注射胰岛素后1小时

E. 午夜至次日晨3时之间

二 A2型题

1. 患儿，女，8岁。因双侧甲状腺肿大住院。甲状腺扫描可见弥漫性甲状腺肿，均匀分布。诊断为单纯性甲状腺肿，支持这一诊断的实验室检查结果是

A. T_3、T_4升高，TSH降低　　B. T_3、T_4降低，TSH升高

C. T_3、T_4升高，TSH正常　　D. T_3、T_4降低、TSH正常

E. T_3、T_4正常，TSH正常

2. 患儿，男，11岁。无明显糖尿病临床症状、尿糖偶尔阳性而血糖正常或稍增高，需要做糖耐量试验支持诊断，糖耐量检查过程错误的是

A. 试验当日自0时起禁食

B. 清晨按1.75g/kg口服葡萄糖

C. 每克加水2.5ml

D. 在口服前（0分钟）和服后60分钟、120分钟和180分钟，测定血糖和胰岛素含量

E. 糖尿病患儿的120分钟血糖值<11.1mmol/L（200mg/dl）

3. 患儿，女，出生20天。过期产儿。出生体重4.2kg，哭声低哑，反应迟钝，食量少，黄疸未退，便秘，体重低，腹胀。该患儿最可能的诊断是

A. 甲状腺功能减退症　　B. 苯丙酮尿症

C. 21-三体综合征　　D. 先天性巨结肠

E. 黏多糖病

4. 患儿，男，出生40天。过期产儿，出生后第3天出现黄疸，至今尚未完全消退。生后少哭，少动。吃奶尚可，大便2天1次，色黄。腹软较胀，有脐疝，肝肋下2cm。血清总胆红素170μmol/L，结合胆红素21μmol/L，血红蛋白110g/L，红细胞计数3.8×10^{12}/L。该患儿最可能的诊断是

A. 新生儿肝炎　　B. 先天性胆道闭锁

C. 先天性甲状腺功能减退症　　D. 败血症

E. 先天性巨结肠

5. 患儿，男，8岁。多饮、多尿、多食，体重下降，诊断为1型糖尿病收入院治疗。其饮食中全日热量的分配方法是

A. 早餐1/5，中餐2/5，晚餐2/5　　B. 早餐2/5，中餐2/5，晚餐1/5

C. 早餐2/5，中餐1/5，晚餐2/5　　D. 早餐3/5，中餐1/5，晚餐1/5

E. 早餐1/5，中餐1/5，晚餐3/5

6. 患儿，女，10岁。因多尿、烦渴、疲乏来院就诊。经检查空腹血糖为11mmol/L，临床诊断为糖尿病胰岛素依赖型。护士指导其控制饮食时，每天正确的热卡摄入量为

A. 1200~1500kcal　　B. 1500~2000kcal

C. 1800~2000kcal　　D. 2000~2200kcal

E. 2300~2500kcal

7. 患儿，男，10岁。因多饮、多尿、消瘦入院，确诊为糖尿病，给予胰岛素替代治疗，近日食欲差，今中午突然心悸、脉速、多汗，护士立即给予的处理是

A. 立即呼叫　　B. 立即口服温开水

C. 立即给予高糖40ml口服　　D. 立即保暖

E. 立即输入生理盐水

8. 患儿，男，10岁。诊断为胰岛素依赖型糖尿病。患儿自己测血糖及尿糖，近3个月来所测血糖及尿糖均比较正常，连续2次在医院测得糖化血红蛋白为15%左右。对该患儿情况最适当的判断是

A. 糖尿病控制满意　　B. 食物中脂肪量过高

C. 血糖及尿糖测试欠准确　　D. 胰岛素剂量偏高

E. 肾葡萄糖阈值低

9. 患儿，男，3 岁。诊断为先天性甲状腺功能减退症，给予甲状腺片治疗。医师嘱咐，出现下列情况考虑甲状腺素片过量，但除外

A. 食欲好转
B. 心悸
C. 发热
D. 多汗
E. 腹泻

10. 患儿，女，2 岁。表情呆板，眼距宽，眼裂小，鼻背宽平，舌大唇厚，皮肤干燥，毛发稀少，眼睑水肿，不爱活动。体温 35.9℃，心率 50 次/分。实验室检查 T_3、T_4低，TSH 高。该患儿最可能的诊断是

A. 先天性甲状腺功能减退症
B. 生长激素缺乏症
C. 21-三体综合征
D. 苯丙酮尿症
E. 糖原贮积症

11. 患儿，女，出生 20 天。出生后 3 天行新生儿筛查发现 TSH 浓度为 30mU/L。为进一步明确诊断，必须进行哪项检查

A. 骨龄测定
B. 染色体核型分析
C. 血清 T_3、T_4、TSH 测定
D. TRH 刺激试验
E. 血钙、磷及碱性磷酸酶测定

三 A3/A4 型题

（1~2 题共用题干）

患儿，男，2 岁。因糖尿病入院。

1. 家属提出的不合理要求是

A. 为患儿测量血糖
B. 与相关科室联系
C. 观察有无并发症
D. 自己为患儿提供饮食
E. 监测患儿父母血糖

2. 护士护理该患儿时的任务不包括

A. 监测生命体征
B. 按医嘱给药
C. 为家属测量体温
D. 教会患儿父母及患儿监测血糖、尿糖的方法
E. 对家属进行相关知识的指导

（3~6 题共用题干）

患儿，男，2 岁。经检查发现：患儿智力低下，体重 12kg，身长 75cm，前囟未闭，走

路不稳，不会喊“爸爸”“妈妈”，骨龄落后。

3. 最可能的诊断为

A. 佝偻病　　B. 家族性矮小

C. 脑积水　　D. 先天性甲状腺功能减退症

E. 垂体性侏儒

4. 如该患儿发育正常，2 岁时身高应达到

A. 46cm　　B. 50cm

C. 65cm　　D. 75cm

E. 85cm

5. 正常小儿前囟关闭的月龄是

A. 4~6 个月　　B. 7~9 个月

C. 10~12 个月　　D. 12~18 个月

E. 19~24 个月

6. 为了解患儿甲状腺的位置、大小、形态、血流等指标，应选择的检查为

A. 骨龄测定　　B. 染色体核型分析

C. 血清 T_3、T_4、TSH 测定　　D. TRH 刺激试验

E. 甲状腺 B 超

（7~9 题共用题干）

患儿，男，2 岁。尚不会独立行走，智力落后于同龄儿。护理查体：表情呆板，眼睑轻度水肿，眼距宽，眼裂小，鼻背宽平，智力低下。

7. 最可能的诊断是

A. 生长激素缺乏症　　B. 先天性甲状腺功能减退症

C. 糖原贮积症　　D. 先天愚型

E. 原发性免疫缺陷症

8. 哪项检查对诊断有帮助

A. 染色体核型分析　　B. 智力筛查

C. 手和腕部摄片测骨龄　　D. 血钙、磷、碱性磷酸酶

E. 尿三氯化铁试验

9. 治疗本病的药物是

A. 甲状腺片　　B. 胰岛素

C. 碘油　　D. 碘化钾

E. 人生长激素

（10~11题共用题干）

患儿，男，3岁。因生长发育迟缓来院就诊，表现为身材矮小、智力落后。经检查诊断为先天性甲状腺功能减退症。

10. 在入院评估中发现该患儿精神、食欲差，嗜睡、少哭少动，根据该患儿所患疾病，护士还可能发现的问题是

A. 体温过高 B. 心动过速

C. 腹胀、便秘 D. 喂养过度

E. 神经兴奋性增加

11. 对于此类疾病，为预防神经系统功能损害应当及时开始治疗，正确的时间是

A. 出生后1~2个月内 B. 出生后3~4个月内

C. 出生后5~6个月内 D. 出生后7~8个月内

E. 出生后9~10个月内

（12~15题共用题干）

患儿，女，11岁。近半个月多食、多饮、多尿，人渐瘦，经查尿糖(+++)及空腹血糖16mmol/L。确诊为儿童糖尿病。

12. 该患儿确诊后为降低血糖，应首先选用

A. 甲苯磺丁脲 B. 苯乙双胍

C. 胰岛素 D. 低精蛋白胰岛素

E. 精蛋白锌胰岛素

13. 患儿突然发热、咳嗽、精神萎靡、恶心、腹痛，服退热片，半天后昏迷，呼出气中有酮味。昏迷的最可能原因是

A. 糖尿病酮症酸中毒 B. 高渗性非酮症糖尿病昏迷

C. 糖尿病乳酸酸中毒 D. 低血糖昏迷

E. 瑞氏综合征

14. 最具诊断价值的检查项目是

A. 血糖、尿糖测定 B. 血、尿酮体

C. 血电解质 D. 肝功能及血氨测定

E. 血乳酸

15. 根据患儿目前情况，宜选的治疗方案是

A. 5%碳酸氢钠静脉滴注

B. 小剂量胰岛素，5%葡萄糖静脉滴注

C. 小剂量胰岛素，等渗生理盐水静脉滴注
D. 小剂量胰岛素，低渗生理盐水静脉滴注
E. 大剂量胰岛素静脉注射及皮下注射

(16~18 题共用题干)

患儿，男，6 个月。出生后常便秘、腹胀。查体：体温 36℃，四肢凉，皮肤粗糙，毛发枯黄、稀疏，心率 72 次/分，腹部膨隆，脐疝，四肢短粗，舌大，唇厚。以先天性甲状腺功能减退症收入院。

16. 该患儿典型的实验室检查结果是
A. 血清 T_3、T_4降低，TSH 增高
B. 血清 T_3、T_4增高，TSH 降低
C. 血清 T_3、T_4降低，TSH 正常
D. 血清 T_3、T_4正常，TSH 降低
E. 血清 T_3、T_4正常，TSH 增高

17. 该患儿最主要的护理诊断是
A. 体温过低
B. 便秘
C. 营养失调
D. 生长发育迟缓
E. 喂养困难

18. 对该患儿的服药指导正确的是
A. 终生服药
B. 用药 4 周后开始观察症状有无改善
C. 每年测量体重及身高 1 次
D. 坚持同一用药剂量
E. 疗效与治疗开始时间的早晚无关

四 B 型题

(1~3 题共用备选答案)
A. 禁水试验
B. 血钠水平测定
C. 血渗透压测定
D. 尿渗透压与尿比重测定
E. 垂体加压素试验

1. 可鉴别中枢性尿崩症与肾性尿崩症的是
2. 可鉴别精神性烦渴与尿崩症的是
3. 可鉴别正常与尿崩症的是

(4~6 题共用备选答案)
A. 散发性甲状腺功能减退症
B. 特发性垂体功能不全
C. 继发性垂体功能不全
D. 地方性甲状腺功能减退症
E. 新生儿暂时性甲状腺功能减退症

4. 因先天性甲状腺发育不良、异位或甲状腺激素合成途径中酶缺陷所致的是
5. 多见于甲状腺肿流行的山区，孕妇饮食中缺乏碘致使胎儿在胚胎期即因碘缺乏而导致的是
6. 由于母体内的促甲状腺素受体阻断抗体通过胎盘进入胎儿所致，通常症状在 3 个月内消失的是

五 X 型题

1. 先天性甲状腺功能减退症患儿的护理包括
   A. 保暖，防止感染
   B. 保证营养供给
   C. 保持大便通畅
   D. 症状好转可暂停服药
   E. 重视新生儿筛查
2. 护理糖尿病患儿应注意
   A. 控制饮食
   B. 预防感染
   C. 预防低血糖
   D. 预防酮症酸中毒
   E. 遵医嘱及时停药
3. 造成糖尿病患儿低血糖的常见原因是
   A. 胰岛素注射不足
   B. 胰岛素注射过量
   C. 胰岛素注射过晚
   D. 胰岛素注射后饮食过少
   E. 胰岛素注射后饮食过多
4. 造成糖尿病患儿酮症酸中毒的诱因包括
   A. 过食
   B. 急性感染
   C. 突然中断胰岛素治疗
   D. 诊断延误
   E. 胰岛素注射过量
5. 中枢性尿崩症根据病因可分为
   A. 散发性
   B. 获得性
   C. 特发性
   D. 继发性
   E. 遗传性
6. 护士对先天性甲状腺减退症患儿家长的用药指导，正确的是
   A. 使家长及患儿了解终生用药的必要性
   B. 甲状腺制剂作用缓慢，用药 1 周左右方达最佳效力
   C. 服药后要密切观察患儿生长曲线、智商、骨龄等的变化
   D. 为保证疗效，药量要大
   E. 药量过小，影响智力及体格发育

7. 儿童糖尿病的病因是

A. 胰岛素分泌不足　　B. 细菌感染

C. 自身免疫　　D. 胰岛 B 细胞损伤

E. 遗传

8. 儿童糖尿病饮食控制原则为

A. 详细记录进食情况　　B. 保持正常血红蛋白

C. 减少血糖波动　　D. 维持血脂正常

E. 提供足够的饮用水

9. 糖尿病患儿注射胰岛素过量的临床表现为

A. 突然饥饿感　　B. 心悸

C. 嗜睡　　D. 脉速

E. 多汗

六 案例分析题

（1~4 题共用题干）

患儿，女，7 岁。因“乳房增大及身高增长加速 6 个月”就诊。无阴道出血，否认有误服避孕药、补品病史。查体：身高 128cm，体重 25kg，乳晕颜色正常，乳房 B3 期，未见阴毛、腋毛，手腕骨 X 线片示骨龄 9 岁。诊断为体质性性早熟。

1. 为明确诊断，最具诊断价值的检查项目是

A. 盆腔 B 超检查　　B. 血 T_3、T_4、TSH 测定

C. 血雌二醇浓度测定　　D. 骨龄测定

E. 黄体生成素释放激素刺激试验　　F. CT 或 MRI 检查

2. 患儿确诊为特发性性早熟，该患儿的治疗应首选

A. 甲羟孕酮

B. 环丙氯地孕酮

C. 促性腺激素释放激素类似物

D. 达那唑或雌激素

E. 甲巯咪唑（他巴唑）

F. 暂不用药物治疗，临床观察，同时加强教育与保护

3. 患儿应用 GnRHa 药物 10 天后，出现阴道少量出血、潮热等现象，再次就诊，医师告知家属是药物不良反应引起，并给予相应的处理。除上述反应外，该药常见的不良反应还有

A. 阴道分泌物增多

B. 荨麻疹、皮疹、瘙痒

C. 注射部位局部反应，如红斑、硬化、水疱、无菌性水肿

D. 发热、头痛

E. 食欲增加

F. 体重增加

4. 针对该患儿，目前主要的护理措施是

A. 遵医嘱尽早用药以延缓骨骺愈合

B. 注意掌握药物剂量及不良反应

C. 尽可能使用最大剂量使其达到延缓骨骺愈合

D. 给予心理支持，树立正向的自我概念

E. 保持会阴部清洁，勤换内裤

F. 为预防感染可使用一些外阴冲洗药冲洗，如洁尔阴

（5~9题共用题干）

患儿，男，4岁。因“多尿、多饮和烦渴10余天”就诊。家属诉患儿近几天出现易疲倦、头晕、便秘。入院查体：精神不振，皮肤黏膜干燥，体温37.5℃，心率98次/分，呼吸23次/分，心肺听诊(－)。实验室检查：白细胞9.0×10^9/L，尿比重1.003，尿渗透压132mmol/L，尿蛋白及尿糖均为阴性，肾功能正常。入院诊断为中枢性尿崩症。

5. 目前，该患儿首要的护理问题是

A. 有体液不足的危险：与多尿、供水不足有关

B. 排尿异常，多尿：与抗利尿激素缺乏有关

C. 潜在并发症：药物不良反应

D. 睡眠型态紊乱：与烦渴、多尿、夜尿有关

E. 营养失调，低于机体需要量：与多饮、多尿影响日常活动和睡眠致食欲下降有关

F. 知识缺乏：患儿家长缺乏尿崩症的有关知识

6. 患儿入院第2天，仍烦渴，皮肤黏膜干燥，有脱水征，电解质检查示血清钠180mmol/L。此时应采取的补水措施是

A. 立即快速补水　　B. 应充分饮水

C. 应缓慢补水　　D. 先快速补水，后再给予充分饮水

E. 先快速补水，后再缓慢给水　　F. 限制液体量

7. 目前该患儿的主要护理措施是

A. 为患儿提供充足的水分，保证患儿床旁有饮料可供随时饮用

B. 备好夜用便器，夜间定时唤醒患儿排便

C. 保持皮肤清洁干燥，防止尿频引起的皮肤糜烂

D. 准确记录24小时出入量，监测尿比重、血清钠、血清钾的水平

E. 应用鞣酸加压素时可直接肌内注射

F. 向家长说明本病需长期药物替代治疗，指导用药及用药后的观察，应定期复查

8. 患儿入院第10天，突然出现表情淡漠，面色苍白，四肢冰冷伴小抽动，急查血电解质，血清钠110mmol/L，医师诊断为急性低钠血症。此时应采取的紧急处理措施是

A. 需补充含盐液体，如生理盐水和乳酸林格液

B. 应用利尿药

C. 限制液体量

D. 迅速补充3%的高张氯化钠溶液

E. 纠正速度一般主张每小时提高0.5~1.0mmol/L

F. 血钠浓度提高至120~125mmol/L为宜

9. 患儿经过15天的治疗和护理，生命体征平稳，多尿、多饮和烦渴现象有改善，可以出院。对患儿家长出院指导的内容是

A. 教会家长掌握药物的名称、用法、不良反应及用药后的观察，定期复查

B. 指导家长如患儿无多尿、多饮现象，可自行停药

C. 指导家长要及时记录患儿的尿量和体重的变化

D. 注意预防感染

E. 适当活动，尽量休息

F. 应在患儿身边备足温开水

（10~13题共用题干）

患儿，男，6个月。因“便秘、食欲差15天，加重伴嗜睡、反应迟钝5天”入院。入院查体：体温35.5℃，心率105次/分，呼吸30次/分，体重6kg。呈嗜睡状，面部臃肿，表情淡漠，反应迟钝，口唇干裂，皮肤粗糙、干燥，头大，颈短，眼距宽，鼻背宽平，双肺呼吸音粗，心音低钝，律齐，腹部膨隆、腹胀，肝脾未触及，脐疝，脊柱四肢无畸形，各关节活动自如。辅助检查：白细胞7.0×10^9/L，中性粒细胞百分比0.70；促甲状腺素（TSH）13mU/L，T_3 0.77nmol/L，T_4 43nmol/L。入院诊断为先天性甲状腺功能减退症。

10. 患儿入院后的主要护理措施是

A. 保暖、防止感染

B. 保证营养供应，给予高蛋白、高维生素、富含钙及铁剂的易消化食物

C. 对喂养困难患儿，可用滴管喂养或鼻饲

D. 保持大便通畅，提供充足液体入量

E. 每日逆肠蠕动方向，按摩数次

F. 可暂不使用药物治疗

11. 患儿入院第2天，护士在核对医嘱时，发现左甲状腺素钠药物过量。左甲状腺素钠药物过量的不良反应有

A. 烦躁 B. 食欲好转

C. 多汗 D. 消瘦

E. 腹痛、腹泻 F. 发热

12. 先天性甲状腺功能减退症患儿的用药注意事项有

A. 临床症状消失后停药 B. 密切观察患儿病情变化

C. 随年龄增长而逐渐增加剂量 D. 服药期间定期测 T_3、T_4、TSH

E. 症状减轻可减量或停药 F. 长期服药

13. 患儿经过15天的治疗和护理，体温正常，大便次数及性状正常，食欲好转，腹胀消失，心率维持在正常水平，可以出院。患儿出院后应定期随访，关于随访的间隔时间，下列叙述正确的是

A. 治疗开始时每个月随访1次

B. 治疗开始时每2周随访1次

C. 血清 TSH 和 T_4正常后，每3个月1次

D. 血清 TSH 和 T_4正常后，每6个月1次

E. 服药1~2年后，每6个月1次

F. 服药1~2年后，每年1次

（14~18题共用题干）

患儿，男，10个月。因“生后常便秘、腹胀、少哭”就诊。查体：体温36℃，心率80次/分，腹部膨隆，脐疝，四肢短粗，唇厚，舌大。医师考虑先天性甲状腺功能减退症。

14. 为明确诊断，现在应选择的检查是

A. 三氯化铁试验 B. 血清 T_3、T_4、TSH 检查

C. 染色体检查 D. 代谢疾病筛查

E. 血电解质 F. 钡剂灌肠

15. 第2天，医师根据检查结果，确诊患儿为先天性甲状腺功能减退症。确诊该患儿为先天性甲状腺功能减退症的诊断依据是

A. TSH 15mU/L，T_3 2.1nmol/L，T_4 45nmol/L

B. TSH 9mU/L，T_3 2.1nmol/L，T_4 50nmol/L

C. TSH 15mU/L，T_3 2.1nmol/L，T_4 130nmol/L

D. TSH 15mU/L，T_3 2. 1nmol/L，T_4 160nmol/L

E. TSH 9mU/L，T_3 3. 2nmol/L，T_4 130nmol/L

F. TSH 8mU/L，T_3 3. 2nmol/L，T_4 45nmol/L

16. 明确诊断后医师予以左甲状腺素钠治疗，甲状腺素的主要作用是

A. 促进新陈代谢　　B. 促进生长

C. 增加酶活力　　D. 促进蛋白质合成，抑制糖的吸收

E. 促进中枢神经系统发育　　F. 抑制脂肪分解和利用

17. 为达到早诊断、早治疗、减少对神经系统功能的损害，新生儿甲状腺功能减退症筛查的最佳时间是

A. 出生后 1 周左右　　B. 出生后立即查血

C. 出生后 2~3 天　　D. 出生后 1 个月左右

E. 出生后 3 个月左右　　F. 出生后 6 个月左右

18. 患儿服药后近 1 个月，出现发热，体温 38℃，烦躁、多汗，心率 160 次/分，体重减轻，易激惹。该患儿目前可能出现的病情变化是

A. 甲状腺功能减退　　B. 甲状腺功能亢进

C. 甲状腺结节　　D. 甲状腺炎

E. 甲状腺肿瘤　　F. 基础代谢率增高

参考答案与解析

一、A1 型题

1. D【解析】1 型糖尿病的发病机制迄今尚未完全阐明，目前认为是在遗传易感基因的基础上，由外界环境因素作用引起的自身免疫反应导致了胰岛 β 细胞的损伤和破坏，当胰岛素分泌减少至正常的 10% 时即出现临床症状。①遗传易感性：1 型糖尿病为多基因遗传病，现仅证实位于第 6 号染色体短臂（6p21. 3）上的人类白细胞抗原（HLA）的 D 区Ⅱ类抗原基因与这种易感性有关。②自身免疫反应：近些年的研究发现，1 型糖尿病患儿的胰腺有胰岛炎的病理改变，同时检测到约 90% 的 1 型糖尿病患者在初次诊断时血中出现多种自身抗体，并已证实这类抗体在补体和 T 淋巴细胞的协同下具有胰岛细胞的毒性作用。新近的研究证实，细胞免疫异常在 1 型糖尿病的发病中起重要作用，最终导致胰岛组织 β 细胞的破坏。免疫系统对自身组织的攻击可认为是发生 1 型糖尿病的病理生理基础。③环境因素：除遗传、自身免疫因素外，尚有外来激发因子的作用，如病毒感染（如风疹病毒、腮腺炎病毒、柯萨奇病毒等）、化学毒素（如亚硝胺、链尿菌素等）、饮食中某些成分（如牛奶蛋白）、胰腺遭到缺血损伤等因素的触发。

2. C【解析】血糖检查：空腹全血或血浆血糖浓度分别≥6.7mmol/L（120mg/dl）、≥7.8mmol/L（140mg/dl），一日内任意时刻（非空腹）的血糖≥11.1mmol/L（200mg/dl），即可诊断为糖尿病。

3. C【解析】雌激素可使宫颈口松弛，宫颈黏液分泌增多且稀薄，易拉成丝状；促进阴道上皮的增生、角化；促进输卵管发育；加强输卵管节律性收缩，利于受精卵的运送；促进水钠潴留。但对体温无调节作用。

4. B【解析】治疗先天性甲状腺功能减退症用甲状腺片治疗，开始剂量为5~10mg/d。

5. E【解析】儿童糖尿病典型症状为多尿、多饮、多食和体重下降（即“三多一少”）。但婴儿多饮、多尿不易被察觉，很快可发生脱水和酮症酸中毒。学龄期儿童可因遗尿或夜尿增多而就诊。年长儿可表现为精神不振、疲乏无力、体重逐渐减轻等。尿糖定性一般阳性，糖耐量试验（OGTT）异常，空腹全血或血浆血糖浓度分别≥6.7mmol/L、≥7.8mmol/L（120mg/dl、140mg/dl）；1日内任意时刻（非空腹）的血糖≥11.1mmol/L（200mg/dl）即可诊断为糖尿病。

6. B【解析】儿童糖尿病的一般治疗如下。①饮食控制：是进行计划饮食而非限制饮食，根据患儿年龄和饮食习惯制订每天的总能量和食物成分，以维持正常血糖和保持理想体重。必须与胰岛素治疗同步进行。②运动治疗：通过运动增加葡萄糖的利用，利于血糖控制。运动的种类和剧烈程度应根据年龄和运动能力进行安排。运动时必须做好胰岛素用量和饮食调节，运动前减少胰岛素用量或加餐，固定每天的运动时间，防止发生低血糖。

7. A【解析】儿童糖尿病酮症酸中毒的治疗如下。①纠正脱水、酸中毒和电解质紊乱：酮症酸中毒时脱水量约为100ml/kg，可按此计算输液量，再加继续丢失量后为24小时总液量。补液开始先给生理盐水20ml/kg快速静脉滴入，以扩充血容量，改善微循环，以后根据血钠决定给予1/2张或1/3张不含糖的液体。要求在开始8小时输入总液量的一半，余量在此后的16小时输入，同时见尿补钾。只有当pH<7.2时，才用碱性液纠正酸中毒。②胰岛素应用：采用小剂量胰岛素持续静脉输入。儿童胰岛素用量按每小时0.1U/kg，每小时检测血糖1次。

8. C【解析】约40%患儿以酮症酸中毒为首发表现，常由于急性感染、过食、诊断延误或突然中断胰岛素治疗等而诱发，且年龄越小发生率越高。多表现为起病急，恶心、呕吐、腹痛、食欲缺乏，并迅速出现脱水和酸中毒征象，如皮肤黏膜干燥、呼吸深长、呼气中有烂苹果味、脉搏细速、血压下降，体温不升，随即可出现嗜睡、昏迷，甚至死亡。

9. E【解析】甲状腺素的主要生理作用：加速细胞内氧化过程，促进新陈代谢；促进蛋白质合成，增加酶活性；增进糖的吸收和利用；加速脂肪分解和氧化；促进细胞、组织的分化和成熟；促进钙、磷在骨质中的合成代谢和骨、软骨的生长；促进中枢神经系统的生长发育。

10. B【解析】先天性甲状腺功能减退症（CH）简称甲低，是由于甲状腺激素合成或分泌不足所引起的疾病，又称呆小病或克汀病，是小儿最常见的内分泌疾病，常在婴儿早期出现症状。新生儿暂时性甲状腺功能减退症：由于母体内的促甲状腺素受体阻断抗体通过胎盘进入胎儿所致，通常症状在3个月内消失。

11. B【解析】新生儿甲低的临床表现：出生后胎便排出延迟，常有腹胀、便秘、脐疝。生理性黄疸持续时间达2周以上，患儿常处于睡眠状态，对外界反应低下，伴有反应迟钝、喂养困难、哭声低、声音嘶哑、体温低、前囟较大、后囟未闭、末梢循环差、四肢凉、皮肤出现花斑或硬肿等现象。

12. D【解析】新生儿甲低常为过期产儿。

13. C【解析】儿童糖尿病绝大多数（98%）为1型。

14. C【解析】新生儿出生后需进行甲状腺功能筛查，即采用出生后2~3天的新生儿干血滴纸片检查TSH浓度作为初筛，结果>20mU/L时，再采集血标本检测血清T_4和TSH以确诊。

15. C【解析】散发性甲状腺功能减退症的病儿，在胎儿期母体的甲状腺素可供其生长发育所需，故症状在出生后才逐渐出现。本病临床症状的轻重与起病年龄及甲状腺减退的程度有关。新生儿最早出现的症状是生理性黄疸时间延长，6个月以下小儿突出表现为腹胀、顽固性便秘、腹膨大、常有脐疝、呼吸不畅、吸吮困难、打鼾、体温低、嗜睡、少动、哭声嘶哑、心率减慢等。

16. E【解析】甲状腺制剂若药量过小，可使患儿智力及体格发育迟缓；若药量过大，可引起烦躁、心率增快、多汗、消瘦、呼吸急促、腹痛和腹泻等。

17. D【解析】先天甲低应注意供给高蛋白、高维生素、富含钙及铁剂的易消化食物。对吸吮困难、吞咽缓慢者要耐心喂养，提供充足的进餐时间，必要时用滴管喂或鼻饲，以保证生长发育所需。

18. D【解析】参见A1型题第5题解析。

19. B【解析】性早熟指性发育启动年龄显著提前（较正常小儿平均年龄提前2个标准差以上）。一般认为女孩在8岁以前，男孩在9岁以前呈现第二性征，临床可判断为性早熟。本病女孩多见，男女之比约为1∶4。

20. B【解析】中枢性性早熟（CPP）性发育的过程和正常青春期发育的顺序一致，只是年龄提前。

21. E【解析】参见A1型题第5题解析。

22. A【解析】儿童糖尿病的护理诊断如下。①营养失调——低于机体需要量：与胰岛素缺乏所致代谢紊乱有关。②有感染的危险：与蛋白质代谢紊乱所致抵抗力低下有关。③焦虑：与病程漫长、需长期用药和控制饮食有关。④排尿异常：与渗透性利尿有关。⑤知识缺乏：患儿及家长缺乏糖尿病控制的有关知识和技能。⑥潜在并发症：糖尿病酮症酸中毒、低血糖。

23. D【解析】地方性甲状腺功能减退症多因孕妇饮食中缺乏碘致使胎儿在胚胎期即因碘缺乏而导致甲状腺功能低下，从而造成不可逆的神经系统损害。

24. C【解析】先天性甲状腺功能减退症的护理：①注意保暖，防止感染。②保证营养供给。③保持大便通畅。④加强行为训练，提高自理能力。⑤指导用药使患儿和家长了解终生服药的必要性，以坚持长期服药，并掌握药物服用的方法及进行疗效观察。⑥重视新生儿筛查。

25. E【解析】儿童糖尿病的一般护理措施如下。①饮食控制：以保持正常体重，减少血糖波动，维持血脂正常为原则。②运动锻炼。③病情观察：观察并记录体温、脉搏呼吸、血压、尿量等，监测血气、电解质以及血和尿液中糖和酮体的变化。④预防感染。

26. D【解析】胰岛素的注射方式可用注射针、注射笔、无针喷射装置、胰岛素泵等。如采用胰岛素注射，每次注射尽量用同一型号的注射器以保证剂量的绝对准确。皮下注射，注射部位可选择股前部、腹部、臀部、上臂外侧等。每次注射须更换部位，注射点相隔 1~2cm，1 个月内不要在同一部位注射 2 次，以免局部皮下脂肪萎缩硬化。

27. B【解析】酮症酸中毒护理：密切观察病情变化，监测血气、电解质以及血和尿液中糖和酮体的变化。一旦发现酮症酸中毒，应立即采取措施：①建立 2 条静脉通路，一条为纠正脱水、酸中毒快速输液用，常用生理盐水 20ml/kg，在半小时至 1 小时输入，随后根据患儿脱水程度继续输液；另一条静脉通路输入小剂量胰岛素降血糖，最好采用微量输液泵调整滴速，保证胰岛素匀速滴入。②密切观察并详细记录体温、脉搏、呼吸、血压、神志、瞳孔、脱水体征、尿量等。③及时遵医嘱抽血化验血糖、尿素氮、血钠血钾、血气分析，每次排尿均应查尿糖及尿酮。

28. E【解析】终身服用甲状腺片应评估测量身高、体重、头围、上部量与下部量，检查面容、智力水平。分析手腕、膝关节 X 线片，血清 T_4、T_3、TSH 水平等检查结果。

29. B【解析】甲状腺功能减退症患儿特殊面容：头大，颈短，面色苍黄，皮肤粗糙，干燥，毛发稀少，面部黏液水肿，眼睑水肿，眼距宽，眼裂小，鼻背宽平，唇厚舌大，舌常伸出口外。

30. A【解析】先天性甲状腺功能减退症一般在出生后 1~2 个月即开始治疗者，不致遗留神经系统损害，因此治疗的时间越早越好。

31. E【解析】先天性甲状腺功能减退症治疗原则包括早期诊断，及早治疗，一旦确诊，终身服用甲状腺制剂。

32. D【解析】胰岛素是唯一能促进能量储存的激素。

33. A【解析】甲状腺功能不足时，可引起代谢障碍、生理功能低下、生长发育迟缓、智能障碍等。

34. A【解析】先天性甲状腺功能减退症（CH）简称甲低，是由于甲状腺激素合成或分泌不足引起的疾病，又称呆小病或克汀病，是小儿最常见的内分泌疾病。

35. E【解析】糖耐量试验（OGTT）：正常人 0 分钟血糖 <6.2mmol/L（110mg/dl），口服葡萄糖后 60 分钟和 120 分钟时血糖分别低于 10.0mmol/L 和 7.8mmol/L（180mg/dl 和 140mg/dl），糖尿病患儿 120 分钟血糖 >11.1mmol/L（200mg/dl），且血清胰岛素峰值低下。

36. E【解析】参见 A1 型题第 14 题解析。

37. A【解析】参见 A1 型题第 29 题解析。

38. E【解析】参见 A1 型题第 28 题解析。

39. D【解析】新生儿暂时性甲状腺功能减退症由于母体内的促甲状腺素受体阻断抗体通过胎盘进入胎儿所致，通常症状在 3 个月内消失。

40. A【解析】垂体分泌 TSH，若 TSH 不出现反应，则可能垂体出现问题。

41. B【解析】地方性甲状腺肿口服复方碘溶液，每日 2~3 滴，连服 2~4 周，休息 4 周后再服 2~4 周，共 6~12 个月。

42. B【解析】糖尿病患儿在注射短效胰岛素 3 小时后，常发生低血糖现象。

二、A2 型题

1. E【解析】单纯性甲状腺肿血清 T_3，T_4和 TSH 测定均正常。

2. E【解析】糖耐量试验仅用于空腹血糖正常或正常高限，餐后血糖高于正常而尿糖偶尔阳性的、无明显临床症状的患儿，通常采用口服葡萄糖法。试验当日自 0 时起禁食，在清晨按 1.75g/kg 口服葡萄糖，最大量不超过 75g，每克加水 2.5ml，于 3~5 分钟服完，在口服前（0 分钟）和服后 60 分钟、120 分钟和 180 分钟，分别采血测定血糖和胰岛素浓度。正常人 0 分钟血糖 <6.2mmol/L（110mg/dl），口服葡萄糖后 60 分钟和 120 分钟时血糖分别低于 10.0mmol/L 和 7.8mmol/L（180mg/dl 和 140mg/dl），糖尿病患儿 120 分钟血糖 >11.1mmol/L（200mg/dl），且血清胰岛素峰值低下。

3. A【解析】新生儿甲低常为过期产儿，出生体重较大。生理性黄疸时间延长为最早出现的症状，胎便排出延迟，同时伴有反应迟钝、喂养困难、哭声低、腹胀、便秘、声音嘶哑、脐疝、体温低、前囟较大、后囟未闭、末梢循环差、四肢凉、皮肤出现斑纹或硬肿现象等。

4. C【解析】参见 A2 型题第 3 题解析。

5. A【解析】儿童糖尿病饮食控制：全天热量分三餐，早、午、晚分别占 1/5、2/5、2/5，每餐留少量食物作为餐间点心。

6. C【解析】糖尿病患儿每天所需能量（kcal）= 1000 + 年龄 ×（80~100）= 1000 + 10 ×（80~100）= 1800~2000，对年幼儿宜稍偏高。

7. C【解析】该患儿注射胰岛素后突然心悸、多汗，可能为低血糖，应立即给予糖类补充所需能量。

8. C【解析】糖化血红蛋白是血中葡萄糖与血红蛋白非酶性结合而产生，寿命周期与红细胞相同，反映过去3个月血糖水平，治疗良好的糖尿病患儿应控制<9%，如>12%表明血糖控制不理想。患儿两次在医院测得糖化血红蛋白15%左右，而近三月自测血糖尿糖均正常，显然和检查结果不符，说明其血糖、尿糖测试不准确。

9. A【解析】先天性甲低早期轻型病例以口服甲状腺片或左甲状腺素为主。检测甲状腺功能，维持TSH在正常值范围。过量可以导致心动过速、心律失常、心悸、发热、多汗、消瘦、腹泻等不适。

10. A【解析】参见A1型题第29题解析。

11. C【解析】任何新生儿筛查结果可疑或临床可疑的小儿都应检测血清T_4、TSH浓度，如T_4降低、TSH明显升高即可确诊。T_3可降低或正常。

三、A3/A4型题

1. E【解析】患儿因糖尿病住院，应监测患儿血糖，不需要监测其父母血糖。

2. C【解析】糖尿病患儿的健康指导如下。①向患儿及家长介绍糖尿病的有关知识，告知家长糖尿病是终生性的疾病，出院后家长和患儿应遵守医生的安排进行治疗，同时在家做好家庭记录，包括饮食、胰岛素注射次数和剂量、尿糖情况等。同时指出儿童糖尿病易合并酮症酸中毒、低血糖而危害小儿的身心健康，使家长和患儿对本病有正确的认识，积极主动配合治疗和护理患儿。②教会家长和患儿监测血糖、尿糖的方法及对低血糖症的识别、预防和治疗方法。③患儿随身携带糖果和卡片，写清姓名、住址、病名、膳食治疗量、胰岛素的注射用量、医院的名称和负责医师，以保证发生意外情况时立即救治。

3. D【解析】甲低的症状出现早晚及轻重程度与残留甲状腺组织的多少及功能低下的程度有关。其主要特征包括生长发育迟缓、智力低下和生理功能低下。多数先天性甲低患儿常在出生6个月后出现典型症状。①特殊面容：头大，颈短，面色苍黄，皮肤粗糙，干燥，毛发稀少，面部黏液水肿，眼睑水肿，眼距宽，眼裂小，鼻梁宽平，唇厚舌大，舌常伸出口外。②生长发育落后：身材矮小，躯干长而四肢短，上部量/下部量>1.5，囟门关闭迟，出牙迟，第二性征出现迟，长骨发育明显落后，腹部膨隆、脐疝，呈特殊体态。③生理功能低下：精神、食欲差，不善活动，安静少哭，嗜睡，低体温，怕冷，脉搏及呼吸均缓慢，心音低钝，腹胀，便秘，第二性征出现晚等。④智力低下：动作发育迟缓，记忆力和注意力降低，智力低下，表情呆板、淡漠等。

4. E【解析】2~12岁小儿身高（长）可按下列公式估算：身高（长）(cm) = 年龄×7+77=2×7+77=85。

5. D【解析】前囟为顶骨和额骨边缘形成的菱形间隙，其对边中点连线长度在出生时为1.5~2.0cm，后随颅骨发育而增大，6个月后逐渐骨化而变小，1~1.5岁时闭合。

6. E【解析】甲状腺B超检查患儿甲状腺的位置、大小、形态、血流等。

7. B【解析】参见A3/A4型题第3题解析。

8. C【解析】骨龄落后是先天性甲低早期诊断的重要依据之一。可由X线片观察手腕、膝关节的骨化中心加以判断。

9. A【解析】参见 A1 型题第 31 题解析。

10. C【解析】参见 A2 型题第 3 题解析。

11. A【解析】参见 A3/A4 型题第 3 题解析。

12. C【解析】胰岛素是治疗 1 型糖尿病最主要的药物。

13. A【解析】参见 A1 型题第 8 题解析。

14. B【解析】糖尿病酮症酸中毒的诊断临床上主要是检测血液里面和尿液里面的酮体，血酮体 >4mmol/L，尿酮阳性提示有酮症酸中毒。

15. C【解析】小儿糖尿病酮症酸中毒应选小剂量胰岛素，等渗生理盐水静脉滴注。

16. A【解析】先天性甲低时 T_3、T_4降低，TSH 增高（是最敏感的诊断指标，亚临床期仅 TSH 增高）。

17. D【解析】甲状腺功能减退会导致患儿生长障碍、智力落后，所以最主要的护理诊断是生长发育迟缓。

18. A【解析】参见 A1 型题第 31 题解析。

四、B 型题

1~3 E、A、A【解析】垂体加压素试验可鉴别中枢性尿崩症与肾性尿崩症。禁水试验可鉴别精神性烦渴与尿崩症，也可鉴别正常与尿崩症。

4~6 A、D、E【解析】甲状腺功能减退症根据病因不同可分为三类。①散发性甲状腺功能减退症：系先天性甲状腺发育不良、异位或甲状腺激素合成途径中酶缺陷所造成，发生率为 1/5000~1/3000。②地方性甲状腺功能减退症：多见于甲状腺肿流行的山区，是由于该地区水、土壤和食物中缺碘所致。随着我国碘化食盐的广泛应用，其发病率已大大下降。③新生儿暂时性甲状腺功能减退症：母亲在妊娠期服用抗甲状腺药物或母体存在抗甲状腺抗体，均可通过胎盘影响胎儿，造成甲低，亦称暂时性甲低，通常可在 3 个月内好转。

五、X 型题

1. ABCE【解析】先天性甲低的护理措施如下。①注意保暖，防止感染。②保证营养供给。③保持大便通畅。④加强行为训练，提高自理能力。⑤指导用药使患儿和家长了解终性服药的必要性，以坚持长期服药，并掌握药物服用的方法及进行疗效观察。⑥重视新生儿筛查。

2. ABCD【解析】糖尿病患儿的护理措施：①饮食控制。②指导胰岛素的使用。③运动锻炼。④预防感染。⑤排尿异常的护理。⑥防治糖尿病酮症酸中毒。⑦心理护理。⑧健康指导。

3. BD【解析】糖尿病患儿低血糖的常见原因：①胰岛素注射过量。②胰岛素注射后饮食过少。

4. ABCD【解析】糖尿病酮症酸中毒的诱因如下。①1型糖尿患儿以胰岛素停用或减量过快为最常见诱因，个别患儿对胰岛素可产生耐药性。②感染也是常见的诱因，以急性感染或慢性感染急性发作为多见。其中最常见的为呼吸道、泌尿道及消化道感染。伴有呕吐、感染源易产生酮症。③应激状态，如手术、外伤、骨折、分娩、麻醉、妊娠、急性心肌梗死、脑血管意外、甲状腺功能亢进等，均诱发酮症酸中毒。④精神因素，如精神创伤、精神紧张及过度激动等。⑤饮食失调。过多进食含糖和脂肪的食物，饮酒过度或过分限制碳水化合物，每天进量低于100g。⑥糖尿病未控制或诊断延误。

5. BCE【解析】中枢性尿崩症的病因可分为获得性、特发性和遗传性三种。

6. ABCE【解析】先天性甲低指导用药使患儿和家长了解终生服药的必要性，以坚持长期服药，并掌握药物服用的方法及进行疗效观察。对治疗开始较晚者，虽智力不能改善，但可变得活泼，改善生理功能低下的症状。甲状腺制剂作用缓慢，用药1周左右方达最佳效力，故服药后要密切观察患儿生长发育曲线、智力、骨龄以及血清 T_3、T_4 和TSH的变化等，随时调整剂量。若药量过小，可使患儿智力及体格发育迟缓；若药量过大，可引起烦躁、心率增快、多汗、消瘦、呼吸急促、腹痛和腹泻等。因此，在治疗过程中要注意随访。

7. ACDE【解析】参见A1型题第1题解析。

8. ACD【解析】儿童糖尿病饮食控制的原则为：每日进食应定时、定量，勿吃额外食品，进食量在一段时间内应固定不变，并详细记载进食情况，控制血糖、血脂水平。

9. ABDE【解析】胰岛素过量可致Somogyi现象，即在午夜至凌晨时发生低血糖，随即在反调节激素作用下使血糖升高，以致清晨血糖、尿糖异常增高，只需减少胰岛素用量即可消除。低血糖表现突发饥饿感、心悸、软弱、脉速、多汗等。

六、案例分析题

1. E【解析】黄体生成素释放激素（LHRH）刺激试验对性腺轴功能已启动而促性腺激素基础值不升高者是重要的诊断手段，对鉴别中枢性与外周性性早熟具有重要意义。

2. C【解析】特发性性早熟又称体质性性早熟，是由于下丘脑对性激素的负反馈敏感性下降，使促性腺激素释放激素过早分泌所致。治疗首选促性腺激素释放激素类似物（GnRHa），其作用是竞争性抑制自身分泌的GnRH，减少垂体促性腺激素的分泌，使雌激素恢复到青春期前水平。

3. ABCDF【解析】GnRHa不良反应主要有阴道分泌物增多；荨麻疹、皮疹、瘙痒；注射部位局部反应，如红斑、硬化、水疱、无菌性水肿；发热、头痛；体重增加。

4. ABDE【解析】性早熟的护理措施如下。①指导用药：促性腺激素释放激素类似物可延缓骨骼成熟，应尽早使用，注意掌握药物剂量及副作用。②心理护理：向患儿及家长介绍本病的相关知识和治疗信息，消除其心理上的焦虑和不安，正确看待疾病，增加信心，积极配合治疗，达到身心健康。③会阴部护理：指导患儿及家属积极配合，做好各项检查前的准备。由专人定期用同一标尺对患儿进行身高测量，以保证其准确性。保持会阴部清洁，指导家长为患儿勤洗外阴，勤换内裤，若外阴有炎症表现，用 1∶5000 高锰酸钾溶液坐浴及抗感染治疗。④用药护理：促性腺激素释放激素类似物治疗可延缓骨骺愈合，应尽早使用，注意掌握药物剂量及不良反应。药物注射前轻轻摇动药瓶，抽吸时勿丢失药液以保证剂量，注射时宜选用较大针头并经常更换注射部位，现配现用。在治疗过程中，严密观察患儿用药反应，定期进行 GnRH 刺激试验，测定 LH 和 FSH，以便根据个体变化及时调整用药剂量。

5. B【解析】中枢性尿崩症常见护理诊断/问题如下。①排尿异常：多尿与抗利尿激素缺乏有关。为首要护理问题。②有体液不足的危险与多尿、供水不足有关。③潜在并发症：药物副作用。

6. C【解析】渴感正常的患儿应充分饮水，但若有脱水、高钠血症时应缓慢给水，以免造成脑水肿。

7. ABCDF【解析】中枢性尿崩症的护理措施如下。①加强生活护理、保证患儿休息。为患儿提供充足的水分，渴感正常的患儿应充分饮水。备好夜用便器，夜间每 2~3 小时唤醒患儿排尿。保持皮肤清洁干燥，防止尿频引起的皮肤糜烂。患儿夜间多尿，白天容易疲倦，要注意保持安静舒适的环境，有利于患儿休息。②给予患儿营养丰富的低盐饮食，饭前少饮水，以营养丰富的菜汤或饮料代替饮水，但要注意避免少饮水引起的脱水。③维持液体出入量平衡：准确记录 24 小时出入量，尤其是饮水量和尿量，监测尿比重、血清钠、钾水平。④用药护理：用药期间注意患儿摄水量，以防发生水中毒。有脱水、高钠血症时应缓慢给水，以免造成脑水肿。应用鞣酸加压素时，用前需稍加温并摇匀再做深部肌内注射，且每次更换注射部位，以防止皮下硬结形成。⑤健康教育：向患儿及其家长解释尿崩症及其治疗方案，说明本病需要长期药物替代治疗，教会家长掌握药物的名称、用法、副作用、药物作用、过量或不足的症状观察，嘱定期复查。

8. CDEF【解析】急性低钠血症处理措施：有明显的神经系统症状或血钠低于 120mmol/L，无论病因，首先迅速提升血钠，用高张盐使血钠升高到 125mmol/L（血钠达此水平，症状常缓解），按 3% 氯化钠每千克体重 12ml 提高血钠 10mmol/L 计算，在 4 小时内补完，并监测血钠；补液时滴速宜缓慢，每小时提升钠不超过 1mmol/L，每 2~4 小时复查血钠；嘱患者限制水入量。

9. ACDEF【解析】出院健康教育：向患儿及其家长解释尿崩症及其治疗方案，说明本病需要长期药物替代治疗，教会家长掌握药物的名称、用法、副作用、药物作用、过量或不足症状的观察，定期复查，强调遵医嘱终生用药的重要性，且要求患儿每 6 个月进行 1 次头颅 CT 检查，以便早期发现颅内占位性病变。要求患儿随身携带疾病诊断卡和现用治疗药物，以备紧急状态下使用。由于患儿多尿、多饮，应嘱家长在患儿身边备足温开水。平时注意预防感染，尽量休息，适当活动。

10. ABCD【解析】参见 X 型题第 1 题解析。

11. ACDEF【解析】左甲状腺素钠过量可能出现下列甲状腺功能亢进的临床症状，包括：心动过速、心悸、心律不齐、心绞痛、头痛、肌肉无力和痉挛、潮红、发热、呕吐、月经紊乱、假脑瘤、震颤、烦躁、失眠、多汗、体重下降、腹痛和腹泻。

12. BCDF【解析】参见 X 型题第 6 题解析。

13. BCE【解析】先天性甲低患儿出院后应定期随访，治疗开始时每 2 周随访 1 次，血清 TSH 和 T_4正常后，每 3 个月 1 次，服药 1~2 年后，每 6 个月 1 次。

14. B【解析】测定血清 T_3、T_4、TSH，可以反映甲状腺功能。如 T_4降低、TSH 明显增高即可确诊，T_3可降低或正常。

15. A【解析】1~12 个月 TSH、T_3和 T_4参考值：TSH 0.5~6mU/L、T_3 1.3~3.8nmol/L、T_4 79~192nmol/L。

16. ABCE【解析】参见 A1 型题第 9 题解析。

17. C【解析】为达到早诊断、早治疗、减少对神经系统功能的损害，新生儿甲状腺功能减退症筛查的最佳时间是出生后 2~3 天。

18. B【解析】甲状腺功能亢进症常有易激动、烦躁、心动过速、乏力、怕热、多汗、体重下降、食欲亢进、大便次数增多或腹泻等症状。

第十五章　免疫性疾病患儿的护理

一 A1 型题

1. 不符合类风湿关节炎 X 线表现的是
   A. 关节肿胀
   B. 关节端骨质疏松
   C. 关节间隙增宽
   D. 关节面骨质侵蚀性改变
   E. 关节畸形
2. 关于免疫球蛋白，以下说法错误的是
   A. IgG 是唯一可以通过胎盘的免疫球蛋白
   B. 新生儿血中 IgM 含量低，故易患革兰阴性杆菌感染
   C. 6~7 岁时 SIgA 达成人水平
   D. 婴儿出生后可从母亲初乳中获得部分 SIgA
   E. 来自母体的 IgG 于生后 6 个月时几乎全部消失
3. 小儿风湿热最易侵袭的心脏瓣膜是
   A. 主动脉瓣
   B. 肺动脉瓣
   C. 二尖瓣
   D. 三尖瓣
   E. 各瓣膜均易受累
4. 风湿热患儿的热型一般为
   A. 弛张热
   B. 稽留热
   C. 不规则热
   D. 间歇热
   E. 波状热
5. 对风湿热患儿使用青霉素抗链球菌抗感染，用药时间应不少于
   A. 1 周
   B. 2 周
   C. 3 周
   D. 4 周
   E. 6 周
6. 风湿性心肌炎患儿，应早期使用糖皮质激素，其疗程是
   A. 1~2 周
   B. 3~4 周
   C. 5~6 周
   D. 8~12 周
   E. 12~16 周

7. 关于过敏性紫癜的主要症状，不正确的是
A. 皮肤紫癜
B. 关节肿痛
C. 腹痛、便血
D. 血尿和蛋白尿
E. 舞蹈病

8. 过敏性紫癜患儿若消化道有大量出血时应给予
A. 禁食
B. 半流食
C. 无渣饮食
D. 低盐饮食
E. 低蛋白饮食

9. 风湿热患儿若伴有心力衰竭，心功能恢复正常后需再卧床
A. 1~2 周
B. 2~3 周
C. 3~4 周
D. 1~2 个月
E. 3 个月

10. 幼年型类风湿关节炎与风湿热的主要区别是
A. 发热
B. 心肌炎
C. 关节炎
D. X 线显示关节面骨质损害
E. 红细胞沉降率加快

11. 幼年型类风湿关节炎缓解期间，指导患儿活动的目的是
A. 防止疾病复发
B. 保持关节功能位
C. 防止关节畸形
D. 减少晨僵发生
E. 避免肌肉萎缩

12. 幼年型类风湿关节炎缓解期护理最主要的措施是
A. 注意休息
B. 密切观察药物不良反应
C. 关节功能锻炼
D. 保持乐观
E. 控制感染

13. 皮肤黏膜淋巴结综合征患儿，为了降低冠状动脉病变的发生率可早期使用
A. 丙种球蛋白
B. 阿司匹林
C. 双嘧达莫
D. 糖皮质激素
E. 环磷酰胺

14. 关于皮肤黏膜淋巴结综合征患儿急性期的护理措施，不正确的是
A. 注意休息，适当活动
B. 观察病情
C. 给予清淡的高热量、高维生素、高蛋白质的流质或半流质饮食
D. 促进皮肤恢复正常功能
E. 注意观察药物的疗效和不良反应

15. 与风湿热发病相关性最大的病原菌是
A. 肺炎链球菌　B. 流感嗜血杆菌
C. 金黄色葡萄球菌　D. 大肠埃希菌
E. A 组乙型溶血性链球菌

16. 小儿最常见的原发性免疫缺陷病是
A. 单纯免疫球蛋白免疫缺陷病　B. 细胞免疫缺陷病
C. 联合免疫缺陷病　D. 吞噬免疫缺陷病
E. 补体免疫缺陷病

17. 原发性免疫缺陷病的最典型特征是
A. 易患恶性肿瘤　B. 反复和感染
C. 营养发育差　D. 免疫力低
E. 淋巴结肿大

18. 婴幼儿暂时性低丙种球蛋白血症患儿，自身产生免疫球蛋白含量达到正常水平的年龄是
A. 6~12 个月　B. 1~2 岁
C. 2~4 岁　D. 5~6 岁
E. 7~8 岁

19. 治疗具有严重细胞免疫缺陷患儿的有效措施是
A. 保护性隔离　B. 采用抗生素做预防性治疗
C. 输新鲜血　D. 免疫重建
E. 免疫球蛋白替代疗法

20. 对风湿热患儿的健康指导，下列说法不正确的是
A. 多参加活动量大的运动以增强体质　B. 改善居住条件避免寒冷潮湿
C. 长时间抗风湿治疗，预防复发　D. 同服氢氧化铝可减少抗风湿药对胃的刺激
E. 避免去公共场所，防止链球菌再次感染

21. 幼年类风湿关节炎多关节型疼痛的典型特点是
A. 对称性痛　B. 活动痛
C. 休息痛　D. 游走性痛
E. 晨僵

22. 儿童风湿病少关节型全身症状较轻，少数患儿可伴有
A. 心肌炎　B. 急性肾炎
C. 脑炎　D. 肠炎
E. 虹膜睫状体炎

23. 对过敏性紫癜患儿要注意观察皮疹的
A. 形状、数量部位、是否反复出现　B. 原因

C. 发病机制　　D. 感染情况
E. 治疗效果

24. 以下关于皮肤黏膜淋巴结综合征的护理措施，说法不正确的是
A. 发热期监测体温、热型及伴随症状　　B. 保持皮肤黏膜清洁，防止感染
C. 急性期给予普食　　D. 注意观察心血管症状
E. 注意药物不良反应

25. 细胞免疫是由（　　）介导的一种特异性免疫反应
A. B 淋巴细胞　　B. T 淋巴细胞
C. 浆细胞　　D. 巨噬细胞
E. 单核细胞

26. 关于原发性免疫缺陷病的治疗原则，错误的是
A. 保护性隔离　　B. 免疫替代疗法
C. 使用抗生素　　D. 免疫重建
E. 大量补液

27. 儿童期常见的结缔组织病不包括
A. 风湿热　　B. 儿童类风湿热
C. 脑性瘫痪　　D. 过敏性紫癜
E. 皮肤黏膜淋巴结综合征

28. 原发性免疫缺陷病的病因主要与哪项有关
A. 遗传　　B. 营养不良
C. 放射线　　D. 恶性肿瘤
E. 肾病综合征

29. 婴幼儿类风湿病一般不出现下列哪项表现
A. 长期间歇发热　　B. 心肌炎及心包炎
C. 对称性多关节炎　　D. 肝、脾及淋巴结肿大
E. 一过性多形性皮疹

30. 对过敏性紫癜患儿的护理，不正确的是
A. 保持皮肤清洁　　B. 保持患肢功能位
C. 注意大便次数及性状　　D. 可行腹部热敷
E. 合理安排饮食

31. 皮肤黏膜淋巴结综合征的特征性表现是
A. 恢复期指端膜状脱皮　　B. 病初指端膜状脱皮
C. 淋巴结肿大　　D. 急性发热
E. 心肌梗死

32. 皮肤黏膜淋巴结综合征最严重的临床表现是
A. 急性发热
B. 皮肤红疹
C. 心律不齐
D. 淋巴结肿大
E. 冠状动脉病变

33. 风湿热最严重的临床表现是
A. 关节炎
B. 舞蹈病
C. 皮下结节
D. 环形红斑
E. 心脏炎

34. 风湿热舞蹈病的特点是
A. 不自主运动、动作缓慢
B. 多表现为头部摇晃
C. 精神集中时减轻
D. 入睡后加重
E. 女童多见

35. 儿童类风湿病的特点是
A. 心脏受累常见
B. 年幼儿全身症状轻
C. 环形红斑是特异表现
D. 年长儿以关节受累为主
E. 其发病与链球菌感染密切相关

36. 严重腹型紫癜患儿应当给予
A. 禁食
B. 流食
C. 半流食
D. 低盐饮食
E. 少渣饮食

37. X 连锁无丙种球蛋白血症的特点是
A. 仅男性发病
B. 感染程度较轻
C. 多见于青壮年
D. 新生儿手足搐搦
E. T 细胞功能异常

38. 对腹型紫癜有效的药物是
A. 糖皮质激素
B. 免疫抑制药
C. 抗组胺药
D. 钙剂
E. 非甾体类抗炎药

39. 过敏性紫癜患儿实验室检查，正确的是
A. 血小板计数减少
B. 出血和凝血时间延长
C. 部分患儿毛细血管脆性试验阳性
D. 血块退缩试验异常
E. 大便潜血试验阴性

40. 风湿性心肌炎患儿应卧床休息至
A. 急性症状消失，白细胞计数正常
B. 急性症状消失，C 反应蛋白正常

C. 急性症状消失，心电图正常　　D. 急性症状消失，红细胞沉降率正常
E. 急性症状消失，抗链球菌溶血素“O”正常

41. 皮肤黏膜淋巴结综合征首选的治疗药物是
A. 丙种球蛋白　　B. 阿司匹林
C. 双嘧达莫　　D. 糖皮质激素
E. 环磷酰胺

42. 药物抗风湿疗效最差的是
A. 舞蹈病　　B. 风湿性心肌炎
C. 风湿性心内膜炎　　D. 皮下结节
E. 风湿性关节炎

43. 属于血管变态反应的疾病是
A. 血小板减少性紫癜　　B. 血友病
C. 过敏性紫癜　　D. 儿童类风湿病
E. 肾病综合征

44. 关于幼年型类风湿关节炎多关节型的关节表现特点，描述不正确的是
A. 5个或5个以上关节受累
B. 游走性大关节炎
C. 多为对称性
D. 以晨僵为特征性表现
E. 反复发作者关节发生畸形和强直

45. 风湿病引起关节活动受限的原因不包括
A. 疼痛　　B. 关节腔积液
C. 关节纤维粘连　　D. 关节周围组织受累
E. 因风湿病不能活动导致关节活动退化

二、A2 型题

1. 患儿，女，9岁。诊断为风湿热，关节受累较突出，无明显的心脏炎症状，治疗宜选用
A. 阿司匹林　　B. 安乃近
C. 保泰松　　D. 泼尼松
E. 可的松

2. 患儿，男，9岁。因“双下肢皮疹1周，腹痛1天”来院就诊。体温36.9℃，脉搏80次/分，呼吸19次/分，神志清楚，双下肢可见散在紫红色斑丘疹，高出皮面，压之不褪色，双侧对称分布。腹平软，脐周及下腹部有轻度压痛，无肌紧张及反跳痛。血常规：白细胞 18.6×10^9/L，L 0.19，N 0.72，红细胞计数 4.5×10^{12}/L，血小板计数 423×10^9/L，血红

蛋白 135g/L。出凝血时间正常。大便潜血试验(+)。对该患儿的饮食护理，应采取

A. 禁食　　B. 半流食

C. 无渣流食　　D. 低盐饮食

E. 低蛋白饮食

3. 患儿，男，3 岁。因“发热、四肢关节游走性肿痛”入院。查体：心率快，176 次/分，心音低钝，颈静脉怒张，肝大。下列治疗措施不正确的是

A. 吸氧　　B. 洋地黄制剂

C. 利尿药　　D. 维持电解质平衡

E. 阿司匹林

4. 患儿，女，8 岁。诊断为急性风湿热，心尖区出现舒张期隆隆样杂音时可能的原因是

A. 二尖瓣狭窄　　B. 发热所致

C. 二尖瓣关闭不全　　D. 主动脉瓣关闭不全

E. 有先天性心脏病

5. 小儿，男，3 个月。出生后未接种卡介苗，其父亲患有肺结核。为保护该小儿应该

A. 无须特别处理　　B. 立刻补种卡介苗

C. 立刻预防性服药　　D. 立刻注射链霉素

E. 先做结核菌素试验，阴性者补种卡介苗

6. 患儿，女，9 岁。发热 2 周，大关节肿痛，活动受限 1 周住院，1 个月前患化脓性扁桃体炎。查体：重病面容，面色苍白，心肺、腹部未见异常，右膝、右肘及左腕关节肿痛，局部皮肤潮红、热。关节 X 线示软组织肿胀，关节面正常。应首选以下哪项治疗措施

A. 青霉素 + 泼尼松　　B. 青霉素 + 阿司匹林

C. 青霉素 + 泼尼松 + 阿司匹林　　D. 阿司匹林

E. 泼尼松

7. 患儿，男，5 岁。因高热 5 天入院，口唇干燥、潮红、皲裂。咽部弥漫性充血，四肢末端实性肿胀，疼痛哭闹。最可能的诊断为

A. 上呼吸道感染　　B. 咽炎

C. 扁桃体炎　　D. 皮肤黏膜淋巴结综合征

E. 心脏病

8. 患儿，男，6 岁。低热 3 天，两下肢及臀部有出血性皮疹，伴腹痛、便血 1 次，诊断为过敏性紫癜。1 周前曾患上呼吸道感染。其最有特征的表现为

A. 起病前 1~3 周有上呼吸道感染史　　B. 病程中出现皮肤紫癜

C. 病变可累及膝、踝、腕、肘等关节　　D. 腹痛、腹泻

E. 血尿、蛋白尿

9. 患儿，女，7 岁。低热 1 周，伴双踝部疼痛和阵发性腹痛，发病前 2 周患猩红热。查体：

心、肺正常，踝关节未见明显红、肿、热、痛，但活动稍受限。考虑为急性风湿热早期表现，此时重点的临床观察是

A. 关节炎是否存在　　B. 是否存在心脏损害
C. 链球菌咽峡炎是否已被清除　　D. 有无舞蹈病的表现
E. 有无皮肤损害

10. 患儿，女，6 岁。因风湿热入院，目前使用青霉素和阿司匹林治疗。近日该患儿出现食欲下降、恶心等胃肠道不适，护士可以给予的正确指导是

A. 饭后服用阿司匹林　　B. 停止使用阿司匹林
C. 告知这是青霉素的不良反应　　D. 两餐间服用阿司匹林
E. 阿司匹林与维生素 C 同服

11. 患儿，男，8 岁。因关节肿痛就诊，以儿童类风湿病收入院。目前该患儿体温正常，主要表现为反复发作的游走性关节炎。目前该患儿适宜的护理诊断是

A. 活动无耐力　　B. 如厕自理缺陷
C. 躯体移动障碍　　D. 潜在并发症：心肌受损
E. 潜在并发症：关节水肿

12. 患儿，男，8 岁。反复紫癜 4 天，伴关节肿痛 2 天。3 天前不明原因出现双下肢皮肤紫癜，之后紫癜加重，伴膝关节肿痛，活动障碍。查体：双下肢、臀部、躯干均有紫癜，尤以小腿伸侧较多，皮疹压之不褪色，呈对称分布，分批出现，高出皮面，大小不等。该患儿最可能的诊断是

A. 血小板减少性紫癜　　B. 幼年类风湿关节炎
C. 过敏性紫癜　　D. 皮肤黏膜淋巴结综合征
E. 猩红热

13. 患儿，男，8 个月。确诊为皮肤黏膜淋巴结综合征，2 个月后猝死于家中，死前无明显诱因，该患儿的死因可能为

A. 脑出血　　B. 心肌炎
C. 脑栓塞　　D. 冠状动脉瘤破裂
E. 心包炎

三 A3/A4 型题

（1~2 题共用题干）

患儿，男，12 岁。2 周前患扁桃体炎，近几日右下肢出现对称性皮疹，腕关节疼痛呈游走性，腹部有压痛，症状较重，确诊为过敏性紫癜。

1. 关于该小儿的治疗原则，错误的是

A. 控制感染　　B. 除去病因

C. 止血　　　　　　　　　　　　　　　　D. 脱敏

E. 禁用肾上腺皮质激素

2. 该小儿的护理措施不正确的是

A. 给予高动物蛋白、无渣的流质饮食　B. 保持皮肤清洁，防止出血和感染

C. 去除可能存在的致敏原　　　　　　D. 保持患肢功能位置

E. 观察有无腹绞痛、呕吐、血便

(3~6 题共用题干)

患儿，男，5 岁。因“上下肢暗红色出血性皮疹 5 天，伴腹痛、便血、双膝关节肿痛 2 天”入院。尿常规示：红细胞(++)/HP。查体：双下肢皮肤有散在大小不等暗红色皮疹，双膝关节肿胀、有触痛，腹软，下腹无压痛及反跳痛。

3. 最可能的诊断是

A. 风湿性关节炎　　　　　　　　　　B. 皮肤黏膜淋巴结综合征

C. 过敏性紫癜　　　　　　　　　　　D. 菌痢

E. 消化道溃疡

4. 以下护理措施中，不正确的是

A. 皮肤护理　　　　　　　　　　　　B. 关节肿痛的护理

C. 腹痛的护理　　　　　　　　　　　D. 给予粗纤维食物

E. 心理护理

5. 皮肤护理中哪项不是观察的重点

A. 观察皮疹的形态　　　　　　　　　B. 观察皮疹的数量

C. 观察皮疹的部位　　　　　　　　　D. 是否反复出现

E. 观察皮肤的颜色变化

6. 护士除应采取措施保护患儿皮肤外，还应当注意预防

A. 心脏损害　　　　　　　　　　　　B. 体温过高

C. 口唇干裂　　　　　　　　　　　　D. 消化道出血

E. 淋巴结肿大

(7~8 题共用题干)

患儿，女，2 岁。因“持续发热 1 周伴皮疹”来院就诊。入院后检查发现四肢末端实性肿胀、双眼结膜充血、口唇干燥潮红、咽部黏膜弥漫性发红及颈部淋巴结肿大，诊断为皮肤黏膜淋巴结综合征。

7. 对于该患儿双眼症状，适宜的护理措施是

A. 配戴护目镜　　　　　　　　　　　B. 减少用眼时间

C. 每日做眼保健操　　D. 使用抗生素眼药膏

E. 每日生理盐水擦洗双眼

8. 护士除监测皮肤黏膜受损情况外还应当密切监测

A. 心血管系统症状　　B. 呼吸系统症状

C. 消化系统症状　　D. 泌尿系统症状

E. 骨骼关节症状

（9~12题共用题干）

患儿，男，2岁。因“发热5天伴皮疹2天”入院。查体：体温39~40℃，弛张热，躯干、四肢见猩红热样皮疹，伴有肛周脱皮，双眼球结膜充血，唇红、干裂，口腔黏膜弥漫性充血，呈杨梅舌，手足硬肿，颈部淋巴结非化脓性肿大，心尖部可闻及收缩期杂音，并伴有心音低钝、心律失常。

9. 该患儿可能的诊断是

A. 风湿热　　B. 幼年类风湿关节炎

C. 败血症　　D. 猩红热

E. 皮肤黏膜淋巴结综合征

10. 该患儿首要的护理诊断是

A. 体温过高　　B. 有感染的危险

C. 躯体移动障碍　　D. 皮肤完整性受损

E. 口腔黏膜改变

11. 对于该患儿的双眼症状，适宜的护理措施是

A. 配戴护目镜　　B. 减少用眼时间

C. 每天做眼保健操　　D. 使用抗生素眼药膏

E. 每天用生理盐水擦洗双眼

12. 对该患儿除监测皮肤黏膜受损情况外，还应当密切监测

A. 心血管系统症状　　B. 呼吸系统症状

C. 消化系统症状　　D. 泌尿系统症状

E. 骨骼关节症状

（13~17题共用题干）

患儿，女，11岁。3年来常感胸闷、乏力、活动后心悸，间有四肢关节疼痛，近2天胸闷、气促加剧。查体：面色苍白，咽红，扁桃体Ⅰ度肿大，心率130次/分，心音低钝，心尖区可闻及2/6级收缩期杂音，双下肢轻度水肿。白细胞12×10^9/L，N 0.88，L 0.12，血红蛋白95g/L。

13. 该患儿最可能的诊断是

A. 风湿性心瓣膜病，心力衰竭　　B. 风湿性关节炎

C. 病毒性心肌炎，心力衰竭　　D. 风湿性舞蹈病

E. 先天性心脏病，心力衰竭

14. 判断此病的活动指标是

A. ASO 增高　　B. ESR 增快

C. 类风湿因子阳性　　D. 补体 C_3 下降

E. CRP 阳性

15. 该患儿目前最恰当的治疗方案是

A. 阿司匹林，疗程 4~8 周　　B. 阿司匹林，疗程 8~12 周

C. 泼尼松，疗程 4~8 周　　D. 泼尼松，疗程 8~12 周

E. 阿司匹林 + 泼尼松，疗程 8~12 周

16. 该患儿卧床休息的期限为

A. 卧床休息 2 周，随后 2 周内逐渐恢复活动

B. 卧床休息 4 周，随后 4 周内逐渐恢复活动

C. 卧床休息 4 周，以后 2~3 个月内逐渐恢复活动

D. 卧床休息 8 周，随后 4 周内逐渐恢复活动

E. 卧床休息 8 周，以后 2~3 个月内逐渐恢复活动

17. 预防此病的关键是

A. 切除扁桃体　　B. 预防上呼吸道感染

C. 长期应用长效青霉素　　D. 长期口服泼尼松

E. 长期口服阿司匹林

四 B 型题

（1~3 题共用备选答案）

A. 与 A 组乙型溶血型链球菌感染后的变态反应和自身免疫相关

B. 与感染、自身免疫、遗传、寒冷、潮湿、疲劳、精神因素等有关

C. 以毛细血管变态反应性炎症为病理基础的结缔组织病

D. 与感染、免疫反应和环境污染、药物、化学制剂有关

E. 与感染、脑缺氧、脑肿瘤有关

1. 风湿热

2. 儿童类风湿

3. 皮肤黏膜淋巴结综合征

（4～6 题共用备选答案）

A. 无关节炎，无发热症状
B. 进行性多发性关节炎
C. 侵犯单个或 4 个以内的关节
D. 无发热症状
E. 发热为主

4. 全身型类风湿主要表现为
5. 多关节型类风湿主要表现为
6. 少关节型类风湿主要表现为

（7～10 题共用备选答案）

A. 阿司匹林
B. 苯巴比妥
C. 泼尼松
D. 红霉素
E. 长效青霉素

7. 以发热、关节炎症为主的风湿热首选
8. 预防风湿热复发首选
9. 风湿性舞蹈病首选
10. 风湿性心肌炎首选

（11～13 题共用备选答案）

A. 风湿热
B. 儿童类风湿病
C. 过敏性紫癜
D. 先天性胸腺发育不全
E. 皮肤黏膜淋巴结综合征

11. 会导致关节畸形的是
12. 容易引起肾脏损害的是
13. 容易引起冠状动脉炎的是

五 X 型题

1. 原发性免疫缺陷病的护理措施包括

A. 活动肢体
B. 予以保护性隔离
C. 免疫球蛋白替代疗法
D. 合理喂养
E. 发现感染及早治疗

2. 特异性免疫包括

A. 主动免疫
B. 被动免疫
C. 细胞免疫
D. 体液免疫
E. 人工免疫

3. 风湿热心肌炎患儿的活动量应根据（　　）来调节
   A. 心率　　B. 心音
   C. 呼吸　　D. 脑电图
   E. 有无疲劳
4. 过敏性紫癜主要表现为
   A. 皮肤紫癜　　B. 无尿
   C. 腹痛　　D. 便血
   E. 关节肿痛
5. 过敏性紫癜患儿的护理措施包括
   A. 皮肤护理　　B. 关节肿痛的护理
   C. 眼部护理　　D. 紫癜性肾炎的护理
   E. 心理护理
6. 儿童类风湿关节疼痛时，正确的护理是
   A. 利用夹板、沙袋固定患肢于舒适的位置以减轻疼痛
   B. 用理疗、按摩等方法减轻和消除症状
   C. 用放松及分散注意力的方法控制疼痛
   D. 局部热敷镇痛
   E. 指导家长帮助患儿做被动关节运动
7. 皮肤黏膜淋巴结综合征的治疗原则是
   A. 对症治疗　　B. 支持治疗
   C. 抗血管炎治疗　　D. 抗血小板凝集治疗
   E. 保护性隔离
8. 皮肤黏膜淋巴结综合征的主要临床表现包括
   A. 急性发热　　B. 关节肿痛
   C. 皮肤黏膜病损　　D. 血尿
   E. 淋巴结肿大
9. 幼年类风湿关节炎的临床表现主要包括
   A. 全身型　　B. 银屑病型
   C. 多关节型　　D. 附着型
   E. 少关节型
10. 过敏性紫癜最常见的消化道症状为腹痛，主要表现为
    A. 脐周绞痛　　B. 疼痛可波及任何部位
    C. 有压痛　　D. 常见反跳痛
    E. 一般出现在皮疹发生 1 周内

六 案例分析题

（1~4题共用题干）

患儿，男，6岁。因“发热7天，咳嗽4天，出现双侧小腿腓肠肌疼痛”入院。诊断为过敏性紫癜。患儿入院时意识清醒，体温正常，呼吸音粗，右下肺可闻及湿啰音，心率110次/分，主诉双侧腓肠肌压痛，无肿胀，活动受限，无关节疼痛。入院当天晚21:00出现呕吐，开始为胃内容物，同时发现患儿双踝关节及双耳后出现红色皮疹，高出皮面，压之不褪色，无痒感。后又呕吐数次，呕吐物可见数个暗红色小血块，主诉腹痛，遵医嘱给予开塞露通便后排便1次，可见暗红色血水，约200ml，后又排血便3次。

1. 根据患儿病情变化，护理观察的重点是
   A. 患儿的意识和精神状态
   B. 生命体征，特别是心率和血压
   C. 皮疹部位及形态
   D. 出血及止血药效果
   E. 呕吐时间、频率、性质及量
   F. 患儿饮食与腹痛关系
   G. 腓肠肌压痛
   H. 循环状态
   I. 大便颜色、性质及量
   J. 尿量

2. 患儿入院后除上述临床表现外，其他检查结果如下。血常规：白细胞 $13.54\times10^9/L$，红细胞 $2.56\times10^9/L$，血红蛋白92g/L。血生化：总蛋白52.3g/L，清蛋白21.3g/L，肌酐459.76μmol/L。凝血检查：PT 40.3s。便常规(+)，红细胞10~15个/HP。尿常规：尿蛋白(++)，红细胞10个/HP。B超提示：肠壁水肿征象。根据上述临床表现和检查结果，护士应首先给予患儿的护理措施是
   A. 安置患儿卧床休息
   B. 测量血压
   C. 监测心率变化
   D. 查看脉搏波动情况
   E. 患儿呕吐时防止误吸
   F. 及时更换呕吐物污染的衣物
   G. 遵医嘱给予患儿禁食、补液、止血
   H. 防止皮疹部位受压

3. 患儿经过进一步检查，其变应原检查为：鸡蛋、蛋黄、蛋白(+++)，牛奶(++)。根据患儿变应原检测结果，医嘱给予患儿免鱼虾肉蛋奶饮食，护士应与患儿家长沟通的内容是
   A. 患儿此次入院的原因
   B. 患儿的医疗诊断
   C. 患儿对鸡蛋、蛋黄、蛋白和牛奶过敏检查结果
   D. 注意少吃鸡蛋、少喝牛奶
   E. 住院期间只能食用医院营养科提供的配餐
   F. 回家后做饮食调整，不能吃含有鸡蛋、牛奶的食物
   G. 发现出现皮疹等情况立即就医

4. 患儿双踝关节及双耳后出现红色皮疹，高出皮面，压之不褪色，无痒感。关于过敏性紫

癜的皮疹，下列叙述不正确的是

A. 过敏性紫癜的主要表现是皮疹
B. 皮疹主要分布在负重部位，多见于下肢近端
C. 特征性皮疹高出皮肤
D. 皮疹最初为小型荨麻疹或粉红色斑丘疹
E. 皮疹压之不褪色
F. 皮疹部位还可以形成出血性水疱，甚至溃疡
G. 紫癜可融合成片
H. 皮疹消退后有色素沉着

（5~8 题共用题干）

患儿，女，4 岁。因“3 天前食用虾后双下肢出现少量红色皮疹”就诊，皮疹不高出皮面，压之不褪色。双下肢皮疹逐渐增多，部分融合成片，伴腹痛，以脐周为主，诊断为过敏性紫癜。

5. 关于过敏性紫癜，下列叙述正确的是

A. 儿童时期不常见
B. 以非血小板减少性紫癜、关节炎、关节痛、腹痛、胃肠出血以及肾炎为主要临床表现
C. 主要是速发型变态反应和抗原-抗体复合物反应
D. 感染、食物、药物、花粉等可作为致敏因素
E. 除毛细血管外，还可累及微动脉和微静脉
F. 消化道症状不常见
G. 该病的主要表现是皮疹

6. 由于患儿有腹痛症状，患儿入院后医嘱给予禁食、补液及对症治疗。该患儿需要禁食的原因是

A. 由于不了解变应原，应先查明后再进食
B. 禁食是治疗原则
C. 该疾病为全身性小血管炎，可累及微动脉和微静脉
D. 腹型紫癜肠道改变为出血和水肿，可出现黏膜溃疡
E. 使腹痛患儿肠道休息
F. 安全
G. 保护胃黏膜

7. 患儿的凝血化验 D-二聚体 903μg/L（升高），遵医嘱给予患儿低分子肝素钠抗凝治疗。低分子肝素钠注射的不良反应是

A. 尿量增多
B. 注射部位严重出血性皮疹
C. 注射部位瘀点、瘀斑，可有轻度血肿和坏死
D. 局部或全身变应反应

E. 血小板计数异常降低

F. 机体各部位出血

8. 患儿经过治疗，痊愈出院，出院后预防过敏性紫癜的最有效、最根本的方法是

A. 静脉药物治疗　　B. 尽可能避免诱发症状的刺激物

C. 吸入药物　　D. 口服抗过敏药物

E. 免疫疗法　　F. 中药治疗

G. 饮食治疗

(9~12题共用题干)

患儿，女，3岁5个月。因“间断发热9天”入院，诊断“皮肤黏膜淋巴结综合征”。入院后查体：意识清楚，精神反应可，体温37.2℃，心率90次/分，律齐，心音有力，呼吸22次/分，呼吸平稳，卡介苗接种后瘢痕(+)，双眼球结膜无充血及异常分泌物，颈部可触及数枚肿大淋巴结，最大直径1.5cm，口唇红润，无皲裂，杨梅舌(+)，咽部充血，双扁桃体Ⅲ度肿大，未见异常分泌物，右手示指末端可见轻度膜状脱皮，肛周无潮红、脱皮。

9. 根据皮肤黏膜淋巴结综合征的特征，护士对患儿的观察要点是

A. 体温及降温效果　　B. 精神和意识改变

C. 心率和节律改变　　D. 双眼结膜表现

E. 皮疹状况　　F. 口唇表现及杨梅舌

G. 淋巴结部位及大小　　H. 肛周皮肤黏膜改变

I. 指趾端硬肿及脱皮　　J. 饮食状况

10. 患儿入院后相关检查如下。血常规：白细胞 6.75×10^9/L，淋巴细胞54.5%，中性粒细胞0.34，红细胞 3.97×10^{12}/L，血红蛋白109g/L，血小板 543×10^9/L，C反应蛋白23.4mg/L，红细胞沉降率87mm/h；血生化、肝肾功能、心肌酶、电解质、心电图大致正常。凝血五项：D-二聚体877μg/L，纤维蛋白降解产物（FDP）6.40μg/ml。根据患儿的临床特征和化验结果，患儿可能出现的并发症是

A. 血栓形成　　B. 冠状动脉病变

C. 心肌炎　　D. 心律失常

E. 心力衰竭　　F. 关节炎

G. 无菌性脑膜炎　　H. 感染

11. 患儿入院后医嘱给予阿司匹林口服。皮肤黏膜淋巴结综合征患儿应用阿司匹林的目的是

A. 降温　　B. 解热镇痛

C. 预防血管内血栓形成　　D. 减轻炎症反应

E. 治疗关节炎　　F. 抗风湿

12. 患儿经过治疗和相关检查，炎性指标较前好转，冠状动脉超声未见明显异常，病情平稳，准予出院。对该患儿及家长出院指导的内容是
    A. 避免感染，不要到人多聚集的场所
    B. 少量多餐
    C. 感冒后要马上到大医院就诊
    D. 多吃蔬菜、水果，避免大便干燥后用力排便，防止加重心脏负担
    E. 按时按量服用药物，不能自行停药
    F. 按照复查的时间到医院复诊
    G. 有不适及时就诊

（13~17 题共用题干）

患儿，男，8 个月 19 天。因“间断发热 10 天，皮疹 8 天”入院。入院诊断：皮肤黏膜淋巴结综合征。

13. 关于皮肤黏膜淋巴结综合征的临床特点，下列叙述正确的是
    A. 皮肤黏膜淋巴结综合征是一种以全身血管炎为主要病变的急性发热性出疹性疾病
    B. 好发于 6~18 个月的婴幼儿
    C. 临床特点为发热、皮肤黏膜损害和淋巴结肿大，常累及心脏
    D. 实验室检查有白细胞总数和粒细胞百分数降低
    E. 病程 2~4 周开始形成冠状动脉血栓和动脉瘤
    F. 抗生素治疗有效
    G. 发热 7~14 天甚至更长
14. 患儿入院后面色红润，烦躁，体温 38.5℃，心率 120 次/分，心律齐，呼吸 28 次/分，呼吸节律整，咳嗽、声音嘶哑，面部可见大片暗红色斑丘疹，压之褪色，局部可见破溃，双侧颈部可触及黄豆大小肿大淋巴结，双眼球结膜充血，口唇充血，可见皲裂，口腔黏膜光滑，杨梅舌(+)，指趾端可见硬肿和膜样脱皮。皮肤黏膜淋巴结综合征皮肤黏膜的表现特点是
    A. 双侧眼结膜充血　　B. 结膜充血随体温升高而加重
    C. 双眼分泌物增多　　D. 口唇潮红，有皲裂或出血
    E. 口腔黏膜及咽部弥漫性出血　　F. 舌乳头凸起呈杨梅舌
15. 患儿相关检查结果回报如下。血常规：白细胞 11.27×10^9/L，血红蛋白 104g/L，血小板 670×10^9/L，C 反应蛋白 10.3mg/L，A-ESR 28mm/h（0~15mm/h）。X 线胸片：双肺纹理粗重、模糊，双肺门影粗重。B 超：冠状动脉轻度扩张，颈部淋巴结肿大，肝脏弥漫性增大。根据患儿临床表现和检查结果，该患儿的护理要点是
    A. 监测生命体征

B. 遵医嘱给予患儿物理或药物降温
C. 皮肤破溃处可使用无菌盐水清洁或遵医嘱用药
D. 给予患儿多饮水
E. 口唇皲裂部位可涂抹生理盐水湿润
F. 遵医嘱给予抗凝治疗
G. 防止患儿磕碰发生外伤

16. 患儿入院后，医嘱给予丙种球蛋白支持治疗。关于应用丙种球蛋白患儿的护理重点，下列叙述正确的是
A. 做好基础护理
B. 丙种球蛋白储存在2~8℃的冰箱内
C. 使用时双人核对
D. 输注前测量体温，有发热时告知医师
E. 缓慢输注
F. 注意蛋白制品不良反应
G. 告知家长不能调节输入速度

17. 患儿有双眼球结膜充血，并且烦躁不安。患儿眼部的护理方法是
A. 遵医嘱双眼滴入药物治疗
B. 保持患儿安静，减少流泪
C. 减少用眼
D. 遵医嘱给予镇静
E. 嘱家长多给患儿饮水
F. 及时清洁眼部分泌物
G. 嘱家长哄患儿多睡觉

参考答案与解析

一、A1 型题

1. C【解析】关节间隙因软骨破坏会变得狭窄，为类风湿关节炎Ⅱ期的X线表现。其他分别为不同时期的表现。

2. C【解析】不同年龄健康儿童IgG含量最高，可通过胎盘。孕32周的母体内IgG含量明显增加，胎儿出生时脐血IgG水平甚至可高于母体IgG水平10%，早产儿、小于胎龄儿IgG水平低于母亲。来自母体的IgG在生后6个月内起重要抗感染作用。小儿一般6~7岁时血清IgG水平接近成人。IgM是抗革兰阴性杆菌的主要抗体，有溶菌作用，因新生儿血液中的含量较低，故新生儿期易被革兰阴性杆菌感染，尤其容易患大肠埃希菌败血症。婴儿出生后可从母亲初乳中获得部分SIgA，在呼吸道、肠道发挥作用。2~4岁时SIgA达成人水平。

3. C【解析】小儿风湿热心内膜炎以二尖瓣最常受累，其次为主动脉瓣。

4. C【解析】风湿热的一般症状为发热，热型不规则。

5. B【解析】风湿热清除链球菌感染，应用大剂量青霉素（480~960U/d）静脉滴注，用药时间不少于2周，青霉素过敏者可改用红霉素。

6. D【解析】抗风湿治疗以应用水杨酸盐或肾上腺皮质激素为主。心脏炎时宜早期使用肾上腺皮质激素，常用泼尼松每日 1.5~2mg/kg，分次口服，重症可静脉滴注地塞米松，症状好转后逐渐减量至停药，总疗程 8~12 周，

7. E【解析】过敏性紫癜的临床表现如下。①皮肤紫癜。②消化道症状：半数以上患儿可出现消化道症状，常见脐周或下腹部腹痛，伴恶心、呕吐，部分患儿有腹泻或便血。③关节肿痛。④肾脏症状：多数患儿出现血尿、蛋白尿及管型，伴血压增高和水肿，称为紫癜性肾炎，少数呈肾病综合征表现。⑤其他：中枢神经系统病变是本病潜在威胁之一，患儿偶可因颅内出血导致惊厥、瘫痪、昏迷以及失语，个别患儿有鼻出血、牙龈出血、咯血等症状。

8. A【解析】过敏性紫癜腹痛较重或大便潜血阳性者进半流质饮食，消化道有明显出血者应禁食。

9. C【解析】风湿热伴心力衰竭的患儿待心功能恢复后再卧床 3~4 周。

10. D【解析】幼儿特发性关节炎 X 线检查早期（病程 1 年左右）仅显示软组织肿胀，关节周围骨质疏松，关节附近呈现骨膜炎；晚期才能见到关节面骨破坏，以手腕关节多见。

11. E【解析】幼年型类风湿关节炎应尽早开始保护关节活动及维持肌肉强度的锻炼，防止肌肉萎缩。

12. C【解析】JIA 的治疗要点是控制病变的活动度，减轻或消除关节疼痛和肿胀；预防感染和关节炎的加重；预防关节功能不全和残疾；恢复关节功能及生活与劳动能力。

13. A【解析】静脉注射用丙种球蛋白治疗皮肤黏膜淋巴结综合征疗效显著。早期（病程 10 天以内）应用可明显减少冠状动脉病变发生，尤其适用于具有发生动脉瘤高危因素者。

14. A【解析】皮肤黏膜淋巴结综合征患儿急性期应绝对卧床休息，因休息可以降低代谢，减少能量消耗。

15. E【解析】风湿热是 A 组乙型溶血性链球菌咽峡炎后的晚期并发症。

16. A【解析】各种免疫缺陷病的相对发生率为：单纯免疫球蛋白或抗体缺陷占 50%（其中可能包括因 T 细胞辅助功能缺乏而致 B 细胞产生抗体能力下降的病例），细胞免疫缺陷占 10%，联合免疫缺陷 20%，吞噬细胞缺陷（包括吞噬细胞、中性粒细胞缺陷）18%，补体缺陷 2%。

17. B【解析】反复和感染是原发性免疫缺陷病最典型的特征，表现为反复、严重、持久的感染。感染源为不常见的和致病力低的细菌。

18. C【解析】婴儿暂时性低丙种球蛋白血症是一种自限性疾病，男女均可发生，偶有家族史，患儿自己产生免疫球蛋白的功能常推迟到出生后 9~18 个月，至 2~4 岁时其含量才达到正常水平。

19. D【解析】严重细胞免疫缺陷患儿应免疫重建，移植免疫器官、组织、细胞，再建免疫功能。

20. A【解析】风湿热患儿需要卧床休息，是减轻心脏负担的主要方法之一。

21. A【解析】幼年类风湿关节炎多关节型的特点：5 个或 5 个以上关节受累，先累及大关节，如踝、膝、腕和肘，常为对称性。

22. E【解析】少关节型风湿关节炎女孩多见，起病多在 5 岁以前。多为大关节受累，膝、踝、肘或腕等大关节为好发部位，常为非对称性。虽然关节炎反复发作，但很少致残。20%~30% 患儿发生慢性虹膜睫状体炎而造成视力障碍，甚至失明。

23. A【解析】过敏性紫癜患儿应观察皮疹的形态、颜色、数量、分布，是否反复出现，可绘成人体图形，每日详细记录皮疹变化情况。

24. C【解析】皮肤黏膜淋巴结综合征急性期应给予高热量、高维生素、高蛋白质的流质或半流质清淡饮食，禁食辛辣、冷、硬、烫的食物，鼓励患儿多饮水。因此选项 C 说法不正确，其余护理措施均正确。

25. B【解析】细胞免疫是由 T 淋巴细胞介导产生的免疫反应，胸腺是 T 淋巴细胞发育成熟的重要场所。

26. E【解析】原发性免疫缺陷病的治疗要点如下。①一般治疗：对患儿采取保护性隔离，预防和治疗感染。避免与感染源的接触，使用抗生素以清除或预防细菌、真菌等感染。②替代治疗。③免疫重建。④基因治疗。⑤手术治疗。

27. C【解析】儿童常见的结缔组织病包括：①原发性免疫缺陷病。②风湿热。③儿童类风湿。④过敏性紫癜。⑤皮肤黏膜淋巴结综合征。

28. A【解析】原发性免疫缺陷病病因复杂，尚不清楚，可能与以下因素有关。①遗传因素：原发性免疫缺陷病是由于基因复制或基因突变过程中出现异常而引起。②宫内因素：疱疹病毒、巨细胞病毒、风疹病毒等感染胎儿后可引起免疫系统发育障碍。

29. B【解析】弛张型高热和皮疹为婴幼儿类风湿病的主要症状，体温常达 40℃以上，持续数周或数月，能自行缓解但易复发。多数患儿可于发热时出现淡红色斑丘疹，融合成片，分布于全身，以躯干、四肢近端较多，随体温升降而出现或消退。急性期多有一过性关节炎、关节痛或肌痛，以膝关节受累最为多见，部分可发展成慢性关节炎。约半数患儿有肝、脾、淋巴结肿大。少数患儿出现胸膜炎或心包炎。

30. D【解析】过敏性紫癜腹痛患儿禁止腹部热敷，以防肠出血。

31. A【解析】在恢复期指（趾）端甲床与皮肤移行处出现膜状脱皮，为皮肤黏膜淋巴结综合征特征性表现。

32. E【解析】冠状动脉瘤常在皮肤黏膜淋巴结综合征的第 2~4 周发生，心肌梗死和巨大冠状动脉瘤破裂可致心源性休克甚至猝死。

33. E【解析】心脏炎是风湿热最严重的表现，小儿风湿热以心脏炎起病占 40%~50%，年龄越小，出现机会越多，以心肌炎及心内膜炎多见，亦可发生全心炎。

34. E【解析】非湿热舞蹈病占风湿热患儿的 3%~10%，也称 Sydenham 舞蹈病。女童多见，累及锥体外系，表现为以四肢和面部肌肉为主的不自主、不协调、无目的的快速运动，呈现皱眉、挤眼、伸舌等奇异面容和颜面肌肉抽动、耸肩等动作，以上动作大多为双侧，或仅限于一侧，在兴奋或注意力集中时加剧，入睡后消失。可单独存在或与其他症状同时并存，约 40% 伴心脏损害，伴关节炎者罕见。

35. D【解析】儿童类风湿病又称幼年型类风湿关节炎（JRA），是儿童时期一种常见的结缔组织病，以慢性关节滑膜炎为主要特征，并伴有全身多系统的受累。表现为长期不规则发热及关节肿痛，伴皮疹，肝、脾、淋巴结增大，若反复发作可致关节畸形和功能丧失。年龄越小，全身症状越重，年长儿以关节症状为主。虽有许多关于细菌（链球菌、耶尔森菌、志贺菌、空肠弯曲菌和沙门菌属等）、病毒（细小病毒 B19、风疹病毒和 EB 病毒等）、支原体和衣原体感染与本病有关的报道，但都未证实是诱导本病的直接原因。

36. A【解析】腹痛较重或大便潜血阳性者进半流质饮食，消化道有明显出血者应禁食。

37. A【解析】X 连锁无丙种球蛋白血症（X-LA）属 X-连锁遗传性疾病，有家族史，女性为携带者，男性发病。

38. A【解析】糖皮质激素能有效缓解免疫损伤，减轻水肿，因此对腹型和关节型紫癜有效。

39. C【解析】过敏性紫癜的辅助检查如下。①血液检查：外周血白细胞数正常或轻度增多，中性粒细胞和嗜酸性粒细胞可增高；血小板计数正常甚至升高，出血和凝血时间正常，血块退缩试验正常。部分患儿毛细血管脆性试验呈阳性表现。②尿液检查：肾脏受损可有血尿、蛋白尿、管型。③大便潜血试验可呈阳性反应。④影像学检查：早期 X 线片仅显示软组织肿胀，关节周围骨质疏松，关节附近呈现骨膜炎。晚期可见关节面破坏，以手腕关节多见。腹部超声检查有利于早期诊断肠套叠。⑤其他：红细胞沉降率轻度增快、抗“O”抗体效价增高、C 反应蛋白阳性。血清 IgA 浓度往往增高，IgG、IgM 水平升高或正常。

40. D【解析】风湿性无心脏炎的患儿急性期卧床休息至少 2 周；有心脏炎但无心力衰竭的患儿，急性期应绝对卧床休息至少 4 周；心脏炎伴充血性心力衰竭的患儿，需卧床休息至少 8 周。急性症状完全消失，红细胞沉降率正常时可下床活动；伴心力衰竭的患儿待心功能恢复后再卧床 3~4 周。活动量应根据心率、心音、呼吸、有无疲劳而调节。一般恢复正常活动量所需要的时间：无心脏炎者 1 个月；心脏炎无心衰者 2~3 个月；心脏炎伴心力衰竭者需 6 个月。

41. B【解析】阿司匹林为治疗皮肤黏膜淋巴结综合征的首选药物，具有抗炎、抗凝作用。

42. A【解析】舞蹈病治疗：药物疗效不佳，主要采用支持治疗和对症疗法，如预防外伤、避免环境刺激。可用苯巴比妥、氯丙嗪和地西泮等镇静。

43. C【解析】过敏性紫癜，又称亨-舒综合征，是以全身小血管炎为主要病变的血管炎综合征。

44. B【解析】幼年型类风湿关节炎多关节型的临床表现：女孩多见；发病最初 6 个月

受累关节≥5个，多为对称性，大小关节均可受累，颞颌关节受累时导致张口困难，小颌畸形；晨僵是本型的特点；反复发作者关节发生强直变形，最终一半以上患儿关节发生强直变形并影响关节功能。

45. D【解析】风湿病引起关节活动受限的原因：①疼痛。②关节纤维粘连。③关节腔积液。④因风湿病不能活动导致关节活动退化。

二、A2 型题

1. A【解析】风湿热心脏炎应早期使用糖皮质激素，总疗程 8～12 周；无心脏炎者使用阿司匹林，总疗程 4～8 周。

2. C【解析】该患儿的诊断为过敏性紫癜。患儿大便潜血试验（+），应卧床休息，限制饮食，给予无渣流食。

3. E【解析】根据患儿症状及查体可考虑诊断为风湿热，另外该患儿心动过速、心音低钝，有颈静脉怒张、肝大等心脏压塞表现，无心脏炎者可考虑使用阿司匹林，但该患儿已经出现心脏炎症状，故不能应用阿司匹林。

4. A【解析】心尖部舒张期隆隆样杂音见于二尖瓣狭窄。二尖瓣狭窄最常见的原因是风湿热。

5. E【解析】结核菌素试验可测定受试者是否感染过结核分枝杆菌。儿童感染结核分枝杆菌 4～8 周后，其结核菌素试验即呈阳性反应，属于迟发型变态反应。阴性者补种卡介苗。

6. B【解析】根据患儿的症状及查体可考虑诊断为风湿热。风湿热的治疗如下。①一般治疗：卧床休息，加强营养，补充维生素 A、维生素 C 等。②清除链球菌感染：应用大剂量青霉素（480～960U/d）静脉滴注，用药时间不少于 2 周，青霉素过敏者可改用红霉素。③抗风湿治疗。④对症治疗：关节肿痛时用阿司匹林。

7. D【解析】皮肤黏膜淋巴结综合征主要表现如下。①发热。②皮疹。③双眼球结膜充血。④唇及口腔表现：唇红、干燥、皲裂、口咽结膜充血，舌乳头突起、充血，呈草莓舌。⑤手足硬肿。⑥淋巴结肿大。

8. B【解析】过敏性紫癜患儿皮肤紫癜常为首发症状，反复出现为本病特征，多见于下肢和臀部，以下肢伸面居多，对称分布，严重者累及上肢，躯干、面部少见。

9. C【解析】风湿热是一种由咽喉部感染 A 组乙型溶血性链球菌后反复发作的急性或慢性风湿性疾病，主要累及关节、心脏、皮肤和皮下组织，偶可累及中枢神经系统、血管、浆膜，及肺、肾等内脏。本例患儿猩红热后并发风湿热，故此时应从根本上出发，主要观察了解链球菌咽峡炎是否已被清除 。

10. A【解析】风湿热用药期间注意观察药物副作用，阿司匹林可引起胃肠道反应、肝功能损害和出血，可饭后服药以减少对胃的刺激，并按医嘱加用维生素 K 防止出血。

11. C【解析】类风湿患儿的关节炎发作时有疼痛和活动受限，因此主要的护理问题是患儿存在躯体移动障碍。

12. C【解析】参见 A1 型题第 7 题解析。

13. D【解析】皮肤黏膜淋巴结综合征冠状动脉瘤常在疾病的第 2~4 周发生，心肌梗死和巨大冠状动脉瘤破裂可致心源性休克甚至猝死。

三、A3/A4 型题

1. E【解析】过敏性紫癜的治疗原则如下。①急性发作期应卧床休息，积极控制感染，尽可能寻找并除去致病因素。②止血：肠道出血者可选用止血药肌内注射，出血严重时改为静脉滴注。③脱敏：可应用抗组胺药或静脉注射钙剂。④糖皮质激素与免疫抑制药：糖皮质激素能有效缓解免疫损伤，减轻水肿，因此对腹型和关节型紫癜有效。⑤抗凝治疗：可选用阿司匹林、潘生丁（双嘧达莫）、肝素和尿激酶等。⑥中药：中药治疗本病的原则为清热解毒、活血化瘀，辅以疏通经络、缓急止痛、健脾除湿、利水消肿、补肾益气等。

2. A【解析】参见 A1 型题第 30 题解析。

3. C【解析】参见 A2 型题第 12 题解析。

4. D【解析】参见 A3/A4 型题第 2 题解析。

5. E【解析】参见 A1 型题第 23 题解析。

6. D【解析】过敏性紫癜患儿皮肤护理：保持皮肤清洁，防擦伤和小儿抓伤，如有破溃及时处理，防止出血和感染。

7. E【解析】皮肤黏膜淋巴结综合征的眼部护理：病室内光线应柔和。结膜充血者，用生理盐水或 2% 硼酸溶液洗眼，1~2 次/天；必要时用眼药膏保持眼的清洁，预防感染。

8. A【解析】皮肤黏膜淋巴结综合征应密切监测患儿生命体征及面色、精神状态等，注意有无心动过速、心律不齐、心音低钝、心脏杂音及心电图改变等，如有上述变化，立即进行心电监护，并及时处理。

9. E【解析】皮肤黏膜淋巴结综合征的主要表现如下。①发热：体温 38~40℃，呈稽留热或弛张热，持续1~2 周或更长，抗生素治疗无效。②皮疹：在发热同时或发热后不久出现多形性弥漫性红斑，还可见到猩红热样皮疹，无水疱或结痂，躯干多见，持续 4~5 天后消退。③双眼球结膜充血：于起病 3~4 天出现，无脓性分泌物或流泪，热退后消散。④唇及口腔表现：唇红、干燥、皲裂、口咽结膜充血，舌乳头突起、充血，呈草莓舌。⑤手足硬肿；急性期手足皮肤硬性水肿和掌跖红斑，伴有疼痛和关节强直；恢复期出现指（趾）端膜状脱皮，重者指（趾）甲亦可脱落，此为本病的典型临床特点。⑥淋巴结肿大。

10. A【解析】皮肤黏膜淋巴结综合征的常见护理诊断/问题如下。①体温过高。②皮肤完整性受损。③口腔黏膜改变。④潜在并发症：心脏受损。⑤营养失调：低于机体需要量。⑥焦虑：与高热不退，病程长有关。该患儿体温 39~40℃，体温过高为首要护理诊断。

11. E【解析】参见 A3/A4 型题第 7 题解析。

12. A【解析】参见 A3/A4 型题第 8 题解析。

13. A【解析】风湿热反复发作，可致风湿性心瓣膜病，导致心脏功能下降，出现心悸、气短、胸闷等症状，严重时出现心力衰竭，表现为下肢浮肿、呼吸困难等。由题意可推断该患儿可能患有风湿性心瓣膜病、心力衰竭。

14. B【解析】风湿热活动指标：白细胞计数增多，红细胞沉降率增快、C反应蛋白阳性（CRP）和黏蛋白增高为风湿活动的重要标志，但对诊断本病无特异性。

15. D【解析】抗风湿治疗以应用水杨酸盐或肾上腺皮质激素为主。心脏炎时宜早期使用肾上腺皮质激素，常用泼尼松每日1.5~2mg/kg，分次口服，重症可静脉滴注地塞米松，症状好转后逐渐减量至停药，总疗程8~12周，在停激素之前要用阿司匹林治疗接替，以防激素停药反跳。

16. E【解析】心脏炎伴充血性心力衰竭的患儿，需卧床休息至少8周。急性症状完全消失，红细胞沉降率正常时可下床活动；伴心力衰竭的患儿待心功能恢复后再卧床3~4周。活动量应根据心率、心音、呼吸、有无疲劳而调节。一般恢复正常活动量所需要的时间：无心脏炎者1个月；心脏炎无心衰者2~3个月；心脏炎伴心力衰竭者需6个月。

17. C【解析】预防药物首选长效青霉素，120U肌内注射，每月1次，最少5年，最好持续到25岁。

四、B型题

1. A【解析】风湿热是一种与A组乙型溶血性链球菌感染密切相关的免疫炎性疾病。

2. B【解析】病因不清，认为与感染、自身免疫、遗传、寒冷、潮湿、疲劳、精神因素等有关。其病理变化可累及全身各部位的结缔组织，但以关节的慢性非化脓性炎症变化最为明显。

3. D【解析】皮肤黏膜淋巴结综合征病因不明，流行病学资料提示可能与EB病毒、反转录病毒、链球菌、丙酸杆菌、支原体、立克次体等病原体感染有关，但尚未得到证实。目前认为川崎病是易患宿主对多种感染病原体的特殊成分触发的一种免疫介导的全身性血管炎。也有人认为与环境污染、药物、化学剂、清洁剂等因素有关。

4. E【解析】儿童类风湿病的全身型表现：任何年龄都可发病，2~4岁幼儿多见。弛张型高热和皮疹为此型主要症状，体温常高达40℃以上，持续数周或数月，能自行缓解但易复发。

5. B【解析】参见A1型题第21题解析。

6. C【解析】参见A1型题第22题解析。

7. A【解析】以发热、关节炎症为主的风湿热首选阿司匹林。

8. E【解析】参见A3/A4型题第17题解析。

9. B【解析】风湿性舞蹈病首选苯巴比妥镇静。

10. C【解析】风湿性心肌炎首选泼尼松。

11. B【解析】儿童类风湿病若反复发作可致关节畸形和功能丧失。

12. C【解析】过敏性紫癜30%~60%患儿有肾脏损害的临床表现。

13. E【解析】参见 A2 型题第 13 题解析。

五、X 型题

1. BCDE【解析】原发性免疫缺陷病的护理措施如下。①隔离患儿：应给予患儿保护性隔离，不与感染性疾病患儿接触。②观察病情：密切观察病情，及时发现感染迹象；合并感染时，遵医嘱给予抗生素；应用免疫替代制剂，应注意变态反应的发生。③合理喂养。④特殊护理。⑤心理支持。⑥健康教育。

2. CD【解析】特异性免疫包括细胞免疫、体液免疫。

3. ABCE【解析】无心脏炎的患儿急性期卧床休息至少 2 周；有心脏炎但无心力衰竭的患儿，急性期应绝对卧床休息至少 4 周；心脏炎伴充血性心力衰竭的患儿，需卧床休息至少 8 周。急性症状完全消失，红细胞沉降率正常时可下床活动；伴心力衰竭的患儿待心功能恢复后再卧床 3~4 周。活动量应根据心率、心音、呼吸、有无疲劳而调节。

4. ACDE【解析】参见 A1 型题第 7 题解析。

5. ABDE【解析】参见 A1 型题第 30 题解析。

6. ABCDE【解析】儿童类风湿性关节疼痛的护理措施：急性期应卧床休息，并注意观察关节炎症状，如有无晨僵、疼痛、肿胀、热感、运动障碍及畸形。可利用夹板、沙袋固定患肢于舒适位置或用支被架保护患肢不受压等以减轻疼痛，也可教患儿用放松、分散注意力的方法控制疼痛或局部湿热敷镇痛。急性期过后尽早开始关节的康复训练，指导家长为患儿做关节的被动运动和按摩，同时将治疗性的运动融入游戏中，以恢复关节功能，防止畸形。若运动后关节疼痛肿胀加重可暂时停止运动。鼓励患儿在日常生活中尽量保持独立，像正常儿童一样生活。对关节畸形的患儿注意防止受伤。

7. ABCD【解析】皮肤黏膜淋巴结综合征除对症和支持疗法外，主要是减轻血管炎症和对抗血小板凝集，并预防冠状动脉瘤。

8. ACE【解析】参见 A2 型题第 7 题解析。

9. ABCDE【解析】幼年类风湿关节炎根据全身症状和关节症状分为不同类型。①全身型关节炎。②多关节型。③少关节型。④与附着点炎症相关的关节炎。⑤银屑病性关节炎。

10. ABCE【解析】过敏性紫癜的消化系统症状较为常见，约 2/3 患儿出现消化道症状。一般出现在皮疹发生 1 周以内。最常见的症状为腹痛，多表现为阵发性脐周绞痛，也可波及腹部任何部位，可有压痛，但很少有反跳痛。

六、案例分析题

1. ABEHIJ【解析】参见 A1 型题第 30 题解析。

2. A【解析】严重胃肠疾病应先安置患儿卧床休息。

3. ABCEFG【解析】参见 A1 型题第 30 题解析。

4. BH【解析】皮疹常为过敏性紫癜的首发症状，反复出现为本病特征，多见于下肢和臀部，以下肢伸面为多，对称分布，严重者累及上肢，面部及躯干少见。初起为紫红色斑丘疹，高出皮肤，压之不褪色，此后颜色加深呈暗紫色，最终呈棕褐色而消退。少数重症患儿紫癜可大片融合形成大疱伴出血性坏死。皮肤紫癜一般在 4~6 周后消退，部分患儿间隔数周、数月后再次复发。

5. BCDEG【解析】过敏性紫癜是小儿时期最常见的一种血管炎，主要见于学龄儿童，男孩多于女孩（选项 A 错误）。约有 2/3 的患儿可出现消化道症状（选项 F 错误）。

6. DG【解析】腹型过敏性紫癜主要是胃肠道的黏膜下和浆膜下发生出血和水肿，可出现黏膜溃疡。患儿进食可保护胃黏膜。

7. BCDEF【解析】低分子肝素钠注射的不良反应如下。①出血：使用任何抗凝剂都可产生此反应，出现此种情况时，应立即通知医师。②部分注射部位瘀点、瘀斑、轻度血肿和坏死。③局部或全身变态反应。④血小板减少症（血小板计数异常降低）。⑤少见注射部位严重皮疹发生。⑥增加血中某些酶的水平（转氨酶）。⑦在蛛网膜下腔/硬膜外麻醉时使用低分子量肝素，有出现椎管内血肿的报道。

8. B【解析】过敏性紫癜应去除病因，尽可能查明诱发本病的因素以去除或避免接触变态原。

9. AC【解析】皮肤黏膜淋巴结综合征应密切监测患儿生命体征及面色、精神状态等，注意有无心动过速、心律不齐、心音低钝、心脏杂音及心电图改变等，如有上述变化，立即进行心电监护，并及时处理。

10. ABH【解析】患儿 D-二聚体 >200μg/L，增高或阳性见于继发性纤维蛋白溶解功能亢进，如高凝状态、弥散性血管内凝血、肾脏疾病、器官移植排斥反应、溶栓治疗等。纤维蛋白降解产物 >5.0mg/L，增高可见于下述情况。①原发性纤溶亢进。②继发性纤溶亢进：如高凝状态、弥散性血管内凝血、肺栓塞、静脉血栓、溶栓治疗等。患儿发热 9 天入院未经及时治疗，冠状动脉病变（冠状动脉扩张、冠状动脉瘤形成）可达 25%~40%。

11. CD【解析】阿司匹林为皮肤黏膜淋巴结综合征首选药物，具有抗炎、抗凝作用。

12. AEFG【解析】患儿出院后应避免感染，不要到人多聚集的场所。按时按量服用药物，不能自行停药。指导家长观察病情，定期带患儿复查，对于无冠状动脉病变患儿，于出院后 1 个月、3 个月、6 个月及 1 年全面检查 1 次。有冠状动脉损害者密切随访。

13. ABCEG【解析】参见 A3/A4 型题第 9 题解析。

14. ADEF【解析】参见案例分析题第 13 题解析。

15. AB【解析】川崎病的护理要点如下。①急性期患儿应绝对卧床休息，维持病室适宜的温度湿度，定期监测体温每 4 小时监测 1 次。②给予清淡的高热量、高维生素、高蛋白质的流质或半流质饮食，密切观察患儿有无高热惊厥现象，嘱患儿多饮水，必要时静脉补液。③按医嘱用药并注意观察应用阿司匹林是否有出血倾向和静脉注射丙种球蛋白有无变态反应，一旦发生及时处理。④皮肤护理：患儿出现皮疹且出现指端脱皮应保持皮肤清洁，保持床单整洁平整干燥，被褥衣裤轻软，剪短患儿指甲，防止抓伤皮肤；对半脱痂皮者用清洁剪刀剪除，切忌强行撕脱，防止出血和继发感染。⑤黏膜护理：患儿口腔护理，观察黏膜病损情况，每日做好口腔护理，保持口腔整洁，清洁，用软毛牙刷刷牙，避免食用煎炸和含骨头的食物；每日用生理盐水洗眼 1~2 次，也可涂眼膏，以保持眼的清洁，预防感染。⑥密切观察病情，观测患儿有无心血管损害的表现。⑦心理支持：根据病情患儿心血管需定期做心电图、超声心动图等，应结合患儿年龄进行解释，以取得配合。⑧健康教育：及时向家长交代病情，并给予心理支持。

16. BCDEFG【解析】使用丙种球蛋白时的护理：①丙种球蛋白储存在 2~8℃的冰箱内。②使用时双人核对。③保持静脉通畅，防止药物外渗。④应用丙种球蛋白前要将体温降至 37.5℃以下方可用药，可给冰袋、冰敷等物理降温，或遵医嘱药物降温。⑤密切观察用药后反应，防止发生变态反应，一旦发生及时处理。⑥严格控制输液滴速，丙种球蛋白制剂一旦溶解要在 3 小时内输入，不能与其他药物或液体一同滴注。

17. ABCDG【解析】皮肤黏膜淋巴结综合征眼部护理：病室内光线应柔和。保持患儿安静，减少流泪，减少用眼，遵医嘱给予镇静药，嘱家长哄患儿多睡觉。结膜充血者，用生理盐水或 2% 硼酸溶液洗眼 1~2 次/天；必要时用眼药膏保持眼的清洁，预防感染。

第十六章　遗传代谢性疾病患儿的护理

一 A1 型题

1. 苯丙酮尿症属于
   A. 染色体畸变　　B. 常染色体显性遗传
   C. 常染色体隐性遗传　　D. X 连锁显性遗传
   E. X 连锁隐性遗传
2. 不属于 21-三体综合征的常见体征的是
   A. 眼距宽，眼外侧上斜　　B. 骨龄落后，四肢及指（趾）细长
   C. 头围小于正常　　D. 韧带松弛
   E. 舌常伸出口外
3. 下列不符合苯丙酮尿症临床表现的是
   A. 头发呈黄褐色　　B. 皮肤白皙且多湿疹
   C. 常有通贯掌、智力低下　　D. 尿有鼠臭味
   E. 可伴有惊厥
4. 下列关于苯丙酮尿症的饮食疗法，叙述错误的是
   A. 出生后一经确诊立即开始饮食控制　　B. 最理想的饮食为无苯丙氨酸饮食
   C. 需定期观察血清苯丙氨酸水平　　D. 饮食控制至少维持到青春期后
   E. 饮食疗法开始得越早，预后越好
5. 典型苯丙酮尿症的首要护理诊断是
   A. 潜在并发症：感染　　B. 生长发育改变
   C. 营养失调：低于机体需要量　　D. 皮肤完整性受损
   E. 焦虑
6. 儿科中最先确认的染色体疾病是
   A. 21-三体综合征　　B. 遗传性肾炎
   C. 亚力山大病　　D. 寻常型鱼鳞病
   E. 异染体脑白质营养不良
7. 苯丙酮尿症主要损害的系统是
   A. 循环系统　　B. 呼吸系统

C. 神经系统　　D. 消化系统
E. 免疫系统

8. 关于21-三体综合征患儿的护理，错误的是
A. 长期耐心教育　　B. 预防感染
C. 药物治疗为主　　D. 保持皮肤干燥
E. 加强生活护理

9. 典型苯丙酮尿症是由于体内缺乏
A. 苯丙氨酸羟化酶　　B. 葡萄糖-6-磷酸酶
C. 酪氨酸羟化酶　　D. 谷氨酸脱氢酶
E. 苯丙氨酸氧化酶

10. 苯丙酮尿症最主要的治疗方法是
A. 大量维生素　　B. 限制苯丙氨酸摄入
C. 限制蛋白质摄入　　D. 补充5-羟色氨
E. 对症治疗

11. 苯丙酮尿症低苯丙氨酸饮食控制至少应持续到
A. 幼儿期以后　　B. 学龄期以后
C. 青春期以后　　D. 成人以后
E. 终生使用

12. 正常人体细胞的染色体为
A. 23条　　B. 44条
C. 46条　　D. 2条
E. 48条

13. 染色体主要由（　　）组成
A. 碱基　　B. 两条多核苷酸链
C. DNA和组蛋白　　D. 基因
E. 脱氧核糖和磷酸

14. 下列疾病中不属于单基因遗传病的是
A. 苯丙酮尿症　　B. 先天性甲状腺功能减退症
C. 血红蛋白病　　D. 青少年型糖尿病
E. 糖原贮积症

15. 21-三体综合征染色体畸变绝大部分为
A. D/G易位型21-三体　　B. 嵌合型21-三体
C. G/G易位型21-三体　　D. 标准型21-三体
E. 21/22易位型21-三体

16. 21-三体综合征的主要临床特征是

A. 特殊面容、身体和智力发育差
B. 肥胖、身矮、肝大
C. 头发黄、眼蓝色
D. 智力落后、身矮、皮肤粗糙
E. 面容丑陋、耳聋、多指骨畸形

17. 对21-三体综合征最具诊断价值的是

A. 智力发育落后
B. 特殊面容
C. 通贯手
D. 伴发畸形
E. 染色体核型分析

18. 21-三体综合征治疗要点中，错误的是

A. 注意预防感染
B. 尚无特殊有效治疗方法
C. 如有畸形可手术矫治
D. 可试用γ-氨基酸、谷氨酸、维生素 B_6、叶酸等改善智力
E. 应用激素治疗

19. 苯丙酮尿症的主要诊断依据

A. 智力发育落后
B. 尿三氯化铁试验阳性
C. 尿有鼠尿样臭味
D. 脑电图异常
E. 血清苯丙氨酸浓度升高

20. 苯丙酮尿症临床表现最突出的是

A. 行为异常
B. 智力发育落后
C. 皮肤和虹膜色浅
D. 尿及汗液呈鼠尿样臭味
E. 肌张力减低

21. 尿三氯化铁实验中尿样呈现（　　）提示尿中苯丙氨酸浓度增高

A. 红色
B. 黄色
C. 绿色
D. 白色
E. 黑色

22. 糖原贮积症（GSD）除 GSD Ⅸb 型以外，其余的的遗传形式是

A. 常染色体显性遗传
B. 常染色体隐性遗传
C. X 连锁显性遗传
D. X 连锁隐性遗传
E. X 连锁不完全显性遗传

23. Ⅰ型糖原贮积症的病因是

A. 缺乏苯丙氨酸羟化酶
B. 缺乏肌磷酸化酶
C. 葡萄糖-6-磷酸酶系统活力缺陷
D. 磷酸果糖激酶缺乏
E. 糖原分解酶缺乏

24. 遗传的物质基础是
    A. 基因　　B. 线粒体
    C. 染色体　　D. 生殖细胞
    E. 脱氧核糖核酸

25. 新生儿期进行筛查的遗传代谢病是
    A. 21-三体综合征　　B. 猫叫综合征
    C. 肝豆状核变性　　D. 血友病
    E. 苯丙酮尿症

26. 不符合21-三体综合征皮纹特征的是
    A. 通贯手　　B. atd角度缩小
    C. 第4、5桡箕增多　　D. 踇趾球胫侧弓形纹
    E. 第5指只有1条指褶纹

27. 21-三体综合征最常伴的畸形是
    A. 唇裂　　B. 腭裂
    C. 先天性心脏病　　D. 六指畸形
    E. 消化道畸形

28. 智力正常的是
    A. 猫叫综合征　　B. 先天性甲状腺功能减退症
    C. 糖原贮积症　　D. 苯丙酮尿症
    E. 21-三体综合征

29. 早期饮食控制避免智力低下的是
    A. 猫叫综合征　　B. 先天性甲状腺功能减退症
    C. 糖原贮积症　　D. 苯丙酮尿症
    E. 21-三体综合征

30. 通常有通贯手的是
    A. 猫叫综合征　　B. 先天性甲状腺功能减退症
    C. 糖原贮积症　　D. 苯丙酮尿症
    E. 21-三体综合征

31. 适用于苯丙酮尿症新生儿筛查的试验是
    A. Guthrie试验　　B. 尿三氯化铁试验
    C. 血浆苯丙氨酸浓度测定　　D. 毛细血管脆性试验
    E. 四氢生物蝶呤负荷试验

32. 糖原贮积症属于
    A. 单基因遗传病　　B. 线粒体病

C. 分子病　　D. 染色体病

E. 多基因遗传病

33. 关于糖原贮积症Ⅰ型，下列叙述正确的是

A. 是由于葡萄糖-6-磷酸酶缺陷所导致的常染色体隐性遗传的代谢疾病

B. 是由于葡萄糖-6-磷酸酶缺陷所导致的X连锁隐性遗传的代谢疾病

C. 是由于糖原合成酶缺陷所导致的常染色体隐性遗传的代谢疾病

D. 是由于嘌呤核苷磷酸化酶激酶缺陷所导致的常染色体隐性遗传的代谢疾病

E. 是由于糖原合成酶缺陷所导致的X连锁隐性遗传的代谢疾病

二、A2型题

1. 患儿，男，4岁半。生后4个月发现智力发育落后，尿有鼠尿臭味，毛发及皮肤颜色浅，7月开始出现癫痫小发作。实验室检查确诊为典型的苯丙酮尿症，给予低苯丙氨酸饮食，每天允许苯丙氨酸的摄入量为

A. 5～10mg/kg　　B. 10～30mg/kg

C. 20～40mg/kg　　D. 30～50mg/kg

E. 50～70mg/kg

2. 患儿，9个月。生后6个月起进食后经常呕吐、皮肤湿疹，智力及体格发育渐落后于同龄儿、喜睡，有癫痫小发作，尿有鼠尿臭味，毛发及虹膜颜色浅，皮肤白，尿三氯化铁试验阳性。对该患儿的治疗措施不包括

A. 治疗开始越早，效果越好

B. 给予低苯丙氨酸奶粉喂养

C. 每日仍应保证30～50mg/kg的苯丙氨酸摄入

D. 饮食控制至少需持续至青春期

E. 添加辅食以蛋白质类食物为主

3. 患儿，2岁。诊断为糖原贮积症，饮食护理错误的是

A. 常选食物为谷类、蔬菜、瘦肉、鱼、蛋等

B. 少量多餐

C. 多食糖果、甜点等含糖量高的食物

D. 低脂肪、高蛋白的饮食

E. 避免剧烈运动、防止低血糖

4. 患儿，男，4个月。新生儿期进行筛查时发现苯丙氨酸浓度为171μmol/L（10mg/dl），诊断为苯丙酮尿症。该患儿血中苯丙氨酸浓度应当维持在

A. 68.4μmol/L（4mg/dl）以下　　B. 68.4～171μmol/L（4～10mg/dl）

C. 171~257μmol/L（10~15mg/dl）
D. 171~513μmol/L（10~30mg/dl）
E. 428~513μmol/L（25~30mg/dl）

5. 患儿，男，1岁。表现为眼距宽，眼裂小，外眼角上斜，鼻根低平，通贯手，身材矮小，头围小于正常，智力低下，伴有室间隔缺损。该患儿可能患有
A. 先天性心脏病
B. 甲状腺功能低下
C. 糖原贮积症
D. 苯丙酮尿症
E. 21-三体综合征

6. 患儿，男，6个月。精神运动发育落后，有特殊面容，鼻背低平，双眼外眦上翘，内眦距离增宽，通贯手。临床诊断为21-三体综合征。已做染色体核型分析最常见的是
A. 47，XY（XX），+21
B. 46，XY（XX），-14，+t（14q21q）
C. 47，XY（XX），-21
D. 46，XY（XX），-21，+t（21q21q）
E. 46，XY（XX），47，XY（XX），+21

7. 患儿，男，9个月。出生6个月起进食后经常呕吐，皮肤湿疹，智力及体格发育渐落后于同龄儿，喜睡，有癫痫小发作，尿有鼠尿样臭味，毛发及虹膜颜色浅，皮肤白，尿三氯化铁试验阳性。诊断为苯丙酮尿症。该患儿的治疗措施不包括
A. 治疗开始越早，效果越好
B. 给予低苯丙氨酸奶粉喂养
C. 每天仍应保证30~50mg/kg的苯丙氨酸摄入
D. 饮食控制至少需持续至青春期
E. 辅食以蛋白质类食物为主

8. 患儿，女，2个月。近期出现呕吐、腹泻、湿疹，伴有表情呆滞，血清苯丙氨酸60mg/L，诊断为苯丙酮尿症。目前有效治疗方法是低苯丙氨酸饮食。对于该患儿最大苯丙氨酸推荐摄取量为
A. 70mg/(kg·d)
B. 50mg/(kg·d)
C. 30mg/(kg·d)
D. 20mg/(kg·d)
E. 10mg/(kg·d)

三 A3/A4型题

（1~2题共用题干）

患儿，男，10个月。足月顺产，出生后体格及智力发育落后，眼距宽，两眼角上翘，通贯手，小指一条纹。易患呼吸道感染，曾患三次肺炎。听诊闻及心脏杂音，甲状腺功能正常，父母非近亲结婚，无遗传代谢性家族病史。

1. 对于帮助鉴别疾病最有必要的辅助检查是
A. 血常规
B. 二维超声心动图

C. 染色体核型分析　　D. 头颅 CT
E. TORCH 检查

2. 影响该患儿生长发育的主要因素是
A. 遗传　　B. 孕母情况
C. 营养　　D. 疾病
E. 生长环境

（3~7 题共用题干）

患儿，男，1 岁半。因生长发育落后而就诊。至今不认识父母，不能独坐，常发作抽搐，表情呆滞，皮肤白皙，头发黄褐色，尿有鼠尿味。

3. 该患儿最可能的诊断为
A. 先天性甲状腺功能减退症　　B. 脑性瘫痪
C. 癫痫　　D. 21-三体综合征
E. 苯丙酮尿症

4. 确诊该疾病的主要依据是
A. 智力低下　　B. 尿三氯化铁试验阳性
C. 尿有鼠尿味　　D. 阳性家族史
E. 血清苯丙氨酸明显升高

5. 该病疾的临床表现最突出的特点是
A. 头发呈黄褐色　　B. 可伴有惊厥
C. 智力低下　　D. 喂养困难
E. 皮肤白且多湿疹

6. 该患儿需要控制饮食，护士对其适宜的指导是
A. 高蛋白饮食　　B. 单纯母乳喂养
C. 适当辅食　　D. 低苯丙氨酸奶方
E. 单纯谷类食物喂养

7. 经治疗后患儿病情平稳，血苯丙氨酸浓度控制适宜，准备出院，患儿可以恢复正常饮食的时间为
A. 8~10 岁之后　　B. 6~8 岁之后
C. 4~6 岁之后　　D. 2~4 岁之后
E. 1 岁之后

（8~11 题共用题干）

患儿，2 岁。不能独立行走，生长发育落后，通贯手，鼻背低，唇厚舌大，不会叫爸

爸、妈妈。

8. 最可能的诊断考虑为

A. 先天性甲减

B. 软骨营养不良

C. 21-三体综合征

D. 佝偻病活动期

E. 苯丙酮尿症

9. 确诊的主要依据是

A. 特殊面容

B. 智力低下

C. 通贯手

D. 染色体核型分析

E. 血清 T_3、T_4、TSH 测定

10. 下列关于该病的病因说法，不正确的是

A. 孕妇剖宫产

B. 孕妇高龄

C. 接触放射线

D. 化学因素

E. 病毒感染

11. 为预防 21-三体综合征，常用的产前筛查是

A. 羊水细胞染色体检查

B. 绒毛膜细胞染色体检查

C. 甲胎蛋白、游离雌三醇和绒毛膜促性腺激素检测

D. 彩超

E. 避免近亲结婚

四 B 型题

（1~3 题共用备选答案）

A. 羊水细胞检查，如阳性则终止妊娠

B. 终止妊娠

C. 血清铜蓝蛋白测定，如降低可限制铜摄入量，服用锌制剂

D. 避免近亲结婚

E. 出生后数日做 Guthrie 试验，如阳性则开始治疗

1. 患儿，男，5 岁。只认母，近 1 年反复抽搐，自幼皮肤白嫩，头发黄，尿有鼠尿样臭味，尿中苯丙酮酸多次检查(+)。患儿母亲如要再次生育，应该采取

2. 患儿，男，6 岁。患 21-三体综合征，其母核型分析为 46，XX，-21，t（21q21q）。母现妊娠 1 个月，应该采取

3. 患儿，女，11 岁。动作笨拙、行为异常、智力障碍 1 年，症状渐加重，诊断为肝豆状核

变性。患儿弟弟现 7 岁，无不适主诉，应该采取

五 X 型题

1. 医学遗传咨询主要咨询对象包括
   A. 不明原因的反复流产、死胎、死产及不孕不育夫妇
   B. 性发育异常者
   C. 脑瘫患者及残疾人
   D. 疑与遗传有关的先天畸形、原发性低智者
   E. 连续发生不明原因疾病的家庭成员
2. 下列属于基因病的是
   A. 单基因遗传病　B. 线粒体病
   C. 分子病　D. 多基因遗传病
   E. 染色体病
3. 遗传性疾病的传递方式有
   A. 常染色体显性遗传　B. 常染色体隐性遗传
   C. 常染色体伴性遗传　D. X 连锁显性遗传
   E. X 连锁隐性遗传
4. 糖原贮积症重症患儿可诱发
   A. 高血糖　B. 低血糖
   C. 酸中毒　D. 呼吸困难
   E. 肝大
5. 糖原贮积症辅助检查，正确的是
   A. 清晨空腹血糖较高
   B. 葡萄糖耐量试验上升极峰不一定很高
   C. 血小板黏附和聚集功能低下
   D. 血清丙酮酸、甘油三酯、磷脂、尿酸增高
   E. 分子生物学检测鉴定患儿携带的突变等位基因
6. 关于苯丙酮尿症的叙述，错误的是
   A. 属常染色体显性遗传
   B. 典型 PKU 系由于患儿肝细胞缺乏苯丙氨酸羟化酶
   C. 经饮食控制后，脑电图正常，特殊气味消失
   D. 出生后早发现、早治疗可预防智力发育落后
   E. 尿及汗液中排出苯丙酮酸致使有特殊的鼠尿样臭味

7. 苯丙酮尿症常用的实验室检查项目是
   A. Guthrie 细菌生长抑制试验　　B. 尿三氯化铁试验
   C. 血游离氨基酸分析　　D. DNA 分析
   E. 中和抗体试验
8. 糖原贮积症Ⅰ型的临床表现有
   A. 临床表现轻重不一，呈娃娃脸，肌张力低，智力发育多正常
   B. 重症患儿在学龄期逐渐出现严重低血糖、酸中毒、呼吸困难和肝大等症状和体征
   C. 患儿可有高乳酸血症、高尿酸血症
   D. 可出现骨质疏松
   E. 可并发肾病或肾功能异常
9. 临床为确诊糖原贮积症，需要做的实验室检查是
   A. 血液生化测定　　B. 外周血白细胞 DNA 分析
   C. 胰高血糖素试验　　D. 肝组织活体检查和酶活力测定
   E. 血尿有机酸、氨基酸分析

六　案例分析题

（1~4 题共用题干）

患儿，男，1 岁半。至今不会独立行走，智力发育落后于同龄儿。查体：眼距增宽，鼻背平，腭弓高，舌常伸出口外，小指向内侧弯曲，通贯掌，面部无水肿，皮肤细嫩，无异常气味。

1. 根据临床表现，该患儿最可能患的疾病是
   A. 呆小病　　B. 21-三体综合征
   C. 苯丙酮尿症　　D. 软骨发育不良
   E. 黏多糖病　　F. 婴儿痉挛症
2. 患儿体质差，易发生感染，每次感染时查血常规、电解质正常，血液、尿液有机酸、氨基酸代谢分析未发现异常。能够明确该患儿疾病诊断的检查是
   A. 骨骼 X 线检查　　B. 染色体检查
   C. 血清 T_3、T_4 检查　　D. 尿氨基酸过筛
   E. 智力测定　　F. 脑电图
3. 患儿尿氨基酸过筛检查正常，智力低于同龄儿，染色体检查 46XY，-14，+t（14q21q）。该疾病患儿不常见的症状是
   A. 免疫功能低下　　B. 性发育延迟
   C. 骨龄落后　　D. 先天性心脏病
   E. 先天性肾病　　F. 指纹改变

4. 关于该疾病的特点，下列叙述错误的是

A. 免疫功能低下 B. 白血病的发生率较低

C. 性发育延迟 D. 智力低下

E. 喂养困难 F. 行为障碍

（5~12题共用题干）

患儿，男，10个月。近1周来抽搐发作4次，父母为近亲婚配。查体：智力发育差，皮肤白，毛发黄，可闻及鼠尿味，脑电图可见痫样放电。

5. 该患儿最可能患的疾病是

A. 呆小病 B. 苯丙酮尿症

C. 呆小症 D. 原发性癫痫

E. 低钙惊厥 F. 21-三体综合征

6. 确诊的检查项目是

A. 血浆游离氨基酸分析 B. 染色体分析

C. 血清 T_3、T_4检查 D. 血电解质检查

E. 颅脑影像学检查 F. 脑电图

7. 患儿血浆游离氨基酸分析中，苯丙酮酸浓度1400μmol/L。该疾病患儿的遗传方式是

A. 常染色体显性遗传 B. 常染色体隐性遗传

C. X连锁显性遗传 D. X连锁隐性遗传

E. 伴性不完全显性遗传 F. 性染色体遗传

8. 该疾病患儿的临床症状，通常出现于

A. 新生儿期 B. 3~6个月

C. 1岁时 D. 1岁半

E. 2岁以后 F. 青春期

9. 典型性患儿所缺乏的酶是

A. 二氢生物蝶呤还原酶 B. 四氢生物蝶呤合成酶

C. 酪氨酸羟化酶 D. 苯丙氨酸-4-羟化酶

E. GTP环化水合酶 F. 三羟基环化酶

10. 对患儿家长介绍该病症最为关键的治疗措施是

A. 低苯丙酮饮食 B. 四氢生物蝶呤

C. 二氢生物蝶呤 D. 5-羟色氨酸

E. 左旋多巴 F. 康复训练

11. 对于患儿来说，天然饮食的最佳选择是

A. 母乳 B. 米粉

C. 豆制品　　D. 牛奶
E. 面食　　F. 肉类

12. 关于该病症的生化改变，下列叙述错误的是
A. 苯丙氨酸在血液和脑脊液中堆积　　B. 酪氨酸产生减少
C. 甲状腺、肾上腺合成增多　　D. 黑色素合成不足
E. 尿中苯乙酸排出增多　　F. 色素脱失和鼠气味

（13~16 题共用题干）

患儿，女，1 岁 3 个月。易感染，生长落后，身材矮小，本次因感染就诊。检查发现肝大，肝功能正常，血小板功能异常，血糖低，高血脂，酮症酸中毒，尿酸升高。为明确诊断，经进一步检查发现，患儿骨质疏松，肌张力低，进行肾上腺素试验，血糖无明显升高。

13. 根据以上情况，该患儿可能患的疾病是
A. 苯丙酮尿症　　B. 黏多糖病
C. 糖原贮积症　　D. 肝豆状核变性
E. 戊二酸血症　　F. 枫糖尿病

14. 患儿曾在院外反复就诊，未发现病因。此次入院为明确疾病诊断，除进行了以上各项检查外，做胰高血糖素试验：血糖在 15~45 分钟升高不明显。家长非常焦虑。此疾病确诊需要做的实验室检查项目是
A. 血液生化测定　　B. 肾上腺素试验
C. 四氢蝶呤试验　　D. 肝组织活体检查和酶活力测定
E. 血尿有机酸分析　　F. 血尿氨基酸分析

15. 该病常出现的临床表现是
A. 鼻出血　　B. 呼吸困难
C. 高乳酸血症　　D. 耳聋
E. 可并发肾病或肾功能异常　　F. 肝大

16. 关于该患儿的出院进行健康宣教，下列叙述正确的是
A. 无病因治疗，对症治疗
B. 严重低血糖时，注意维持血糖稳定
C. 1 岁以后可用生玉米淀粉治疗
D. 饮食治疗中注意补充维生素，但矿物质不必额外补充
E. 家庭中如有未发病的同胞兄妹，应定期检查，如需生下一胎可进行遗传咨询
F. 预防感染

参考答案与解析

一、A1 型题

1. C【解析】苯丙酮尿症是一种最常见的氨基酸代谢障碍性疾病，是由于苯丙氨酸代谢途径中酶缺陷导致苯丙氨酸及其酮酸蓄积并从尿中大量排出而得名，属常染色体隐性遗传病。

2. B【解析】21－三体综合征患儿出生时即有明显的特殊面容：表情呆滞，头圆而小，眼距宽，眼裂小，外眦上斜，内眦赘皮，鼻背低平，硬腭窄小，常张口伸舌，外耳小，颅骨缝较宽，前囟增大且闭合延迟，头发细软且较少；颈短、宽，颈周皮肤松弛，四肢及指（趾）粗短。

3. C【解析】苯丙酮尿症的临床表现为如下。①神经系统表现：以智力发育落后为主，可有行为异常如兴奋不安、多动、攻击性行为、肌痉挛或癫痫小发作，少数呈肌张力增高和腱反射亢进，80% 的患儿有脑电图异常。四氢生物嘌呤缺乏型 PKU 患儿的神经系统症状出现较早且较重，智力明显落后，常有肌张力明显低下、嗜睡和惊厥，如不治疗，常在幼儿期死亡。②外貌：患儿出生数月后因黑色素合成不足，毛发变为棕色或黄色，皮肤和虹膜色泽变浅；皮肤干燥、常伴湿疹，甚至持续数年。③其他：尿液和汗液有鼠尿臭味，为排出的苯乙酸所致，可有呕吐、喂养困难。

4. B【解析】苯丙酮尿症一旦确诊，应立即开始饮食控制，饮食治疗的年龄越小，效果越好。低苯丙氨酸饮食为主要治疗手段，其原则是使摄入苯丙氨酸的量既能保证生长发育和体内代谢的最低需要，又能使血中苯丙氨酸浓度维持在理想控制范围内。治疗时应定期监测血中苯丙氨酸浓度，同时注意生长发育情况。饮食控制应至少持续到青春期以后，终身治疗对患者更有益。

5. B【解析】典型苯丙酮尿症的首要护理诊断是生长发育改变，与高浓度苯丙氨酸导致脑细胞受损有关。

6. A【解析】唐氏综合征又称先天愚型、21－三体综合征，是人类最早被确定的常染色体病，也是最常见的一种小儿染色体病。

7. C【解析】苯丙酮尿症主要损害的是神经系统。

8. C【解析】21－三体综合征目前尚无有效治疗方法，主要是进行教育和训练，以提高患儿的生活自理能力。注意防治感染，可辅用 γ－氨基酸、谷氨酸、叶酸、B 族维生素，以促进智力发育和体能改善。如伴有畸形，可行手术矫正。

9. A【解析】典型苯丙酮尿症是由于患儿肝细胞缺乏苯丙氨酸羟化酶。

10. B【解析】低苯丙氨酸饮食治疗是目前国内外治疗苯丙酮尿症唯一有效的方法。

11. C【解析】参见 A1 型题第 4 题解析。

12. C【解析】人类细胞染色体数为 23 对（46 条），其中 22 对男性和女性都一样，称常染色体。

13. C【解析】染色体是细胞遗传物质（基因）的载体，由 DNA 和组蛋白组成。

14. D【解析】青少年型糖尿病属于多基因遗传病。

15. D【解析】21-三体综合征因常染色体畸变导致第 21 号染色体呈三体型所致，主要由受精卵在有丝分裂或生殖细胞在减数分裂过程中发生不分离，使体细胞内存在一条额外的 21 号染色体。根据染色体的异常，可分为以下三种类型：①标准型，约占患儿总数的 95%。②易位型占 2.5%~5%。③嵌合型占 2%~4%。

16. A【解析】21-三体综合征主要临床表现为智力低下、特殊面容及体格发育迟缓。小于胎龄儿多见，有 20% 为早产儿，生后活动少。

17. E【解析】21-三体综合征属染色体畸变，是染色体病中最常见的一种，确诊需行染色体核型分析。其余选项均为 21-三体综合征的典型症状，可用于辅助诊断。

18. E【解析】参见 A1 型题第 8 题解析。

19. E【解析】苯丙酮尿症的主要诊断依据是血清苯丙氨酸浓度升高，正常浓度 <120μmol/L（2mg/dl），典型苯丙酮尿症为 >1200μmol/L，中度苯丙酮尿症为 360~1200μmol/L，轻度苯丙酮尿症为 120~360μmol/L。

20. B【解析】参见 A1 型题第 3 题解析。

21. C【解析】进行尿三氯化铁试验时，将三氯化铁滴入尿液中，如立即出现绿色反应，提示阳性，表明尿中苯丙氨酸浓度增高。

22. B【解析】糖原贮积症（GSD）依其所缺陷的酶可分为 12 型，多数属分解代谢上的缺陷，使糖原异常堆积。除 GSD Ⅸb 型为 X 连锁隐性遗传外，其余均为常染色体隐性遗传性疾病。

23. C【解析】Ⅰ型糖原贮积症最多见，约占总数的 25%，是由肝、肾组织中葡萄糖-6-磷酸酶系统活力缺陷造成的。

24. A【解析】遗传的物质基础是基因。

25. E【解析】苯丙酮尿症为新生儿期进行筛查的遗传代谢病。

26. B【解析】21-三体综合征皮纹特点：一侧或双侧通贯手，手掌三叉点 t 移向掌心，atd 角增大，多 >58，斗纹少，第 4 指、第 5 指桡侧箕形纹多，脚跗趾球胫弓形纹和第 5 指只有 1 条指褶纹等。

27. C【解析】约 50% 的 21-三体综合征患儿伴有先天性心脏病，其次是消化道畸形。

28. C【解析】糖原贮积症临床表现轻重不一，娃娃脸，肌张力低下，智力发育多正常。

29. D【解析】苯丙酮尿症饮食治疗应有周密计划，出生后要及早给予饮食限制。治疗应在 3 个月以前开始，超过 1 岁以后治疗者，虽可改善惊厥症状，但智力低下是不可逆转的。

30. E【解析】21-三体综合征表现为通贯手和特殊皮纹。

31. A【解析】苯丙酮尿症新生儿期筛查，采用 Guthrie 细菌生长抑制试验，半定量测定新生儿血液苯丙氨酸浓度。

32. A【解析】糖原贮积症属于单基因遗传病。

33. A【解析】Ⅰ型糖原贮积症是由肝、肾组织中葡萄糖-6-磷酸酶系统活力缺陷造成的。葡萄糖-6-磷酸酶是所有参与糖代谢途径中唯一存在于细胞内质网内的酶，其编码基因位于第17号染色体。

二、A2 型题

1. B【解析】低苯丙氨酸饮食主要适用于典型苯丙酮尿症及血苯丙氨酸持续高于1.22mmol/L（20mg/dl）的患儿。苯丙氨酸需要量：2个月以内需 50~70mg/(kg·d)，3~6个月约 40mg/(kg·d)，2岁为 25~30mg/(kg·d)，4岁以上 10~30mg/(kg·d)，以能维持血中苯丙氨酸浓度在 0.12~0.6mmol/L（2~10mg/dl）为宜。

2. E【解析】苯丙酮尿症的饮食管理：给予低苯丙氨酸饮食，原则是苯丙氨酸的摄入量既能保证患儿的生长发育和体内代谢的最低需要，又能控制血中苯丙氨酸浓度维持在 0.12~0.6mmol/L（2~10mg/dl）。对轻症婴儿应选母乳喂养，母乳中苯丙氨酸含量较牛乳明显为低；人工喂养给予特制的低苯丙氨酸奶粉；添加辅食应以淀粉类、蔬菜、水果等低蛋白食物为主；忌用肉、蛋、豆类等含蛋白质高的食物。

3. C【解析】糖原贮积症的饮食护理：给予针对性的饮食指导，告诉家长及患儿饮食治疗为该病的主要疗法。鼓励患儿进食高蛋白蛋、低脂肪（避免肥肉、动物内脏）、富含维生素、避免高嘌呤的饮食，总热量不宜过高，避免各种浓缩甜食、糕点、果汁等食物。平时应少量多餐，在两餐之间和夜间应加餐1~2次淀粉类食物，以维持血糖正常水平。根据不同年龄和血糖浓度及时调整食物种类，保证营养供给。避免剧烈活动，减少体力消耗，防止低血糖。

4. B【解析】血苯丙氨酸浓度的理想控制范围为：0~1岁，120~240μmol/L；1~12岁，120~360μmol/L；>12岁，120~600μmol/L。

5. E【解析】参见 A1 型题第2题解析。

6. A【解析】21-三体综合征标准型约占患儿总数的95%。体细胞染色体总数为47条，核型为47，XX（或 XY），+21，有一个额外的21号染色体。

7. E【解析】参见 A2 型题第2题解析。

8. A【解析】参见 A2 型题第1题解析。

三、A3/A4 型题

1. C【解析】参见 A1 型题第18题解析。

2. D【解析】根据该患儿症状及查体考虑诊断为21-三体综合征，因此疾病为影响生长发育的主要因素。

3. E【解析】参见 A1 型题第 3 题解析。

4. E【解析】参见 A1 型题第 20 题解析。

5. C【解析】苯丙酮尿症患儿以智力发育落后为主。

6. D【解析】参见 A2 型题第 2 题解析。

7. A【解析】患儿病情平稳，血苯丙氨酸浓度控制适宜，8~10 岁之后可以恢复正常饮食。

8. C【解析】参见 A1 型题第 2 题解析。

9. D【解析】参见 A1 型题第 18 题解析。

10. A【解析】21-三体综合征的病因如下。①孕母年龄：女性在 35 岁以上时妊娠，发病率明显增高，可能与母体卵细胞老化有关。孕母年龄越大，子代发生染色体病的可能性越大。孕母 20 岁时发生率为 0.05%，35 岁时约为 0.3%，40 岁以上可高达 2%~5%。②致畸变物质和疾病的影响：孕期接触放射线、化学制剂（如抗代谢药物、抗癫痫药物、农药及毒物等）、病毒感染（EB 病毒、风疹病毒、流行性腮腺炎病毒及肝炎病毒等）可使染色体发生畸变。③遗传因素：父母染色体异常可遗传给子代。

11. C【解析】对高危孕妇可做羊水细胞或绒毛膜细胞染色体检查进行产前诊断，目前还可在孕中期筛查相关血清标志物。常用的三联筛查：甲胎蛋白（AFP）、游离雌三醇（FE3）和血清 β-人绒毛膜促性腺激素（β-HCG）的检测。

四、B 型题

1. E【解析】参见 A1 型题第 32 题解析。

2. B【解析】通过染色体检查、基因分析或对其表达产物的测定进行诊断，如有异常发现则可终止妊娠。

3. C【解析】肝豆状核变性应进行血清铜蓝蛋白测定，如降低，限制铜摄入量，服用锌制剂。

五、X 型题

1. ABDE【解析】医学遗传咨询的主要咨询对象应包括：已确诊或怀疑为遗传病的患者及其亲属；连续发生不明原因疾病的家庭成员；疑与遗传有关的先天畸形、原发性低智者；易位染色体或致病基因携带者；不明原因的反复流产、死胎、死产及不孕（育）夫妇；性发育异常者；孕早期接触放射线、化学毒物、致畸药物或病原生物感染者；有遗传病家族史并拟结婚或生育者。

2. ABCD【解析】染色体病不属于基因病。

3. ABDE【解析】遗传性疾病按遗传方式分为常染色体显性（AD）、常染色体隐性

（AR）、X-连锁显性、X-连锁隐性和Y-连锁遗传等几类。

4. BCDE【解析】糖原贮积症重症者在新生儿期即发病，可表现为：①低血糖。②酸中毒。③肝大。④呼吸困难。

5. BCDE【解析】糖原贮积症的辅助检查如下。①血液生化检查：空腹血糖低，胆固醇升高，血乳酸、尿酸升高，肝功能多数正常。空腹测定血糖和血乳酸，口服葡萄糖2g/kg后30分钟、60分钟、90分钟、120分钟、180分钟测定血糖和血乳酸。正常时血乳酸升高不超过20%，明显下降提示GSD Ⅰ型。②胰高血糖素试验：肌内注射胰高血糖素，每15分钟测血糖1次，持续2小时。正常时在15~45分钟内血糖可上升1.5~2.8mmol/L，患儿血糖升高不明显。③肝穿刺活检和酶活性测定：是本病的确诊依据。肝组织糖原染色见糖原增多，特异性酶活性降低。④外周血白细胞DNA分析：进行基因诊断。

6. AE【解析】苯丙酮尿症是一种常染色体隐性遗传病（选项A错误）。由于尿及汗液中排出较多苯乙酸，有明显的鼠尿样臭味（选项E错误）。

7. ABCD【解析】苯丙酮尿症的辅助检查如下。①新生儿期筛查：采用Guthrie细菌生长抑制试验，半定量测定新生儿血液苯丙氨酸浓度。②尿三氯化铁试验和2，4-二硝基苯肼试验。③尿蝶呤分析。④DNA分析。⑤血游离氨基酸分析和尿液有机酸分析。⑥脑电图。

8. ACDE【解析】糖原贮积症Ⅰ型临床表现轻重不一，娃娃脸，肌张力低下，智力发育多正常。重症在新生儿期即出现严重低血糖、酸中毒、呼吸困难、肝大和腹部饱满等症状和体征，少数出现低血糖惊厥。患儿有高乳酸血症、高尿酸血症，轻症仅表现为生长发育迟缓、腹部膨隆等。由于糖代谢异常和慢性酸中毒，患儿身材矮小，骨龄落后，骨质疏松，肝大而使腹部膨隆，肌肉松弛，四肢伸侧皮下常可见黄色瘤，身体各部比例正常，时有低血糖和腹泻发生，常有鼻出血等出血倾向，少数患儿可并发进行性肾小球硬化症。

9. ABCD【解析】糖原贮积症的辅助检查：①血液生化检查。②胰高血糖素试验。③肝穿刺活检和酶活性测定。④外周血白细胞DNA分析。

六、案例分析题

1. B【解析】参见A1型题第2题解析。

2. B【解析】参见A1型题第18题解析。

3. E【解析】该患儿为易位型21-三体综合征，表现如下。①智力落后。②特殊面容。③生长发育迟缓：患儿头围小于正常，身材矮小，骨龄落后于实际年龄。④皮纹特点表现为通贯手和特殊皮纹。⑤伴发畸形：约50%的患儿伴有先天性心脏病，其次是消化道畸形。

4. B【解析】21-三体综合征先天性甲状腺功能减退症和急性淋巴细胞性白血病的发生率明显高于正常人群。

5. B【解析】参见A1型题第3题解析。

6. A【解析】血游离氨基酸分析和尿液有机酸分析可为本病提供生物化学诊断依据。

7. B【解析】该患儿可考虑诊断为苯丙酮尿症，该病是由于苯丙氨酸代谢途径中酶缺陷导致苯丙氨酸及其酮酸蓄积并从尿中大量排出而得名，属常染色体隐性遗传病。

8. B【解析】苯丙酮尿症患儿出生时正常，通常在 3~6 个月时出现症状，以后逐渐加重，1 岁时症状明显。

9. D【解析】典型 PKU 是由于患儿肝细胞缺乏苯丙氨酸羟化酶，不能将苯丙氨酸转化为酪氨酸。

10. A【解析】告知家长低苯丙酮饮食治疗成功与否直接影响到患儿智力及体格发育，必须坚持。

11. A【解析】对轻症婴儿应选母乳喂养，母乳中苯丙氨酸含量较牛乳明显为低。

12. C【解析】典型 PKU 由于酪氨酸的来源减少，使甲状腺素、肾上腺素和黑色素等合成不足，患儿的毛发、皮肤色素减少。

13. C【解析】参见 X 型题第 8 题解析。

14. D【解析】肝穿刺活检和酶活性测定是糖原贮积症的确诊依据。肝组织糖原染色可见糖原增多，特异性酶活性降低。

15. ABCEF【解析】参见 X 题型第 8 题解析。

16. ABCEF【解析】糖原贮积症治疗的目的是维持正常血糖水平，减轻临床症状。需合理饮食，防止低血糖，给予高蛋白、低脂肪、丰富的维生素和无机盐，但总热量不宜过高的食物，注意补充各种微量元素和矿物质。患儿 1 岁以后可口服生玉米淀粉混悬液。家庭中有未发病的同胞兄妹，应定期检查；生育二胎时，可进行遗传咨询、产前基因诊断。指导患儿适度锻炼，增强抵抗力。一旦发现患儿有感染迹象应及时给予治疗，以免诱发低血糖和酸中毒。

第十七章　感染性疾病患儿的护理

一 A1 型题

1. 目前诊断流行性乙型脑炎最常用的检测方法是
   A. 脑脊液常规检查　　B. 脑脊液抗体测定
   C. 血清学检查特异性 IgM 抗体测定　　D. 病毒分离
   E. 血常规检查
2. 细菌性痢疾的临床表现不包括
   A. 腹痛、腹泻　　B. 高热
   C. 米泔水样便　　D. 脓血便
   E. 里急后重
3. 下列水痘患儿治疗原则错误的是
   A. 加强皮肤护理　　B. 预防继发细菌感染
   C. 对症治疗　　D. 皮疹广泛时加用激素
   E. 疱疹破溃处可涂 2% 甲紫及抗生素软膏
4. 乙脑病变最严重的部位是
   A. 大脑皮质、脊髓、间脑　　B. 大脑皮质、脊髓、中脑
   C. 脊髓、间脑、中脑　　D. 大脑皮质、间脑、中脑
   E. 大脑皮质、中脑、小脑
5. 未经免疫患儿麻疹的潜伏期为
   A. 1~3 天　　B. 6~18 天
   C. 15~20 天　　D. 3~4 周
   E. 3 个月
6. 麻疹的最常见并发症是
   A. 肺炎　　B. 喉炎
   C. 心肌炎　　D. 脑炎
   E. 结核
7. 典型急性菌痢患儿大便呈
   A. 米泔水样便　　B. 柏油样便

C. 灰陶土样便　　D. 少量脓血便
E. 果酱样腥臭便

8. 下列关于中毒性痢疾的描述，不恰当的是
A. 混合型中毒型痢疾病情最严重　　B. 必须采用综合性抢救措施
C. 抗生素治疗应采取注射途径　　D. 常规应用大剂量肾上腺皮质激素
E. 以抗高热、惊厥为主，退热无效者可采用冬眠疗法

9. 关于麻疹的流行病学正确的是
A. 患儿是唯一的传染源　　B. 以消化道传播为主
C. 病后可获暂时性免疫力　　D. 发病以夏季为主
E. 恢复期患儿存在携带病毒现象

10. 下列哪一项不是水痘皮疹特点
A. 皮疹向心性分布　　B. 皮疹最初形态为斑丘疹
C. 黏膜处不出皮疹　　D. 皮疹伴瘙痒
E. 同一部位可见不同形态皮疹

11. 下列哪项不是水痘的常见并发症
A. 蜂窝织炎　　B. 脓包疮
C. 丹毒　　D. 水痘脑炎
E. 结核

12. 水痘患儿作为唯一的传染源，具有传染性的时段为
A. 潜伏期　　B. 出疹期
B. 出疹前 10 天至出疹后 5 天　　D. 出疹前 5 天至第一批疹退
E. 出疹前 1~2 天至全部疱疹结痂

13. 小儿中毒型细菌性痢疾全身症状重，肠道反应轻，诊断困难。确诊该病最直接的证据为
A. 黏液脓血便　　B. 有相关接触史
C. 血常规检查白细胞增多　　D. 便标本培养出痢疾杆菌
E. 大便镜检可见大量脓细胞

14. 痢疾杆菌致病作用的决定因素是
A. 内毒素　　B. 肠毒素
C. 神经毒素　　D. 细胞毒素
E. 侵袭作用

15. 菌痢的病原体属于
A. 志贺菌属　　B. 沙门菌属
C. 类志贺毗邻单胞菌属　　D. 弧菌属
E. 弯曲菌属

16. 下列疾病中，最早出现皮疹的是

A. 水痘　　B. 猩红热

C. 麻疹　　D. 斑疹伤寒

E. 幼儿急疹

17. 细菌性痢疾病理改变最严重的部位是

A. 盲肠　　B. 直肠和乙状结肠

C. 降结肠　　D. 回肠末端

E. 升结肠

18. 诊断细菌性痢疾的主要依据是

A. 有腹痛、腹泻、黏液脓血便、里急后重

B. 便镜检有红细胞、白细胞、脓细胞

C. 便培养阳性

D. 乙状结肠镜检查肠黏膜充血、水肿、散在性溃疡

E. 便涂片查细菌

19. 抗结核药物属于抑菌药的是

A. 异烟肼　　B. 利福平

C. 链霉素　　D. 乙胺丁醇

E. 吡嗪酰胺

20. 不符合原发型肺结核临床特点的是

A. 起病缓慢　　B. 有结核中毒症状

C. 肺部体征明显　　D. 可伴有肝脾大

E. 可出现疱疹性结膜炎

21. 不符合 6 个月以下婴儿患急性粟粒性肺结核特点的是

A. 症状不典型　　B. 受累器官多

C. 常伴发结核性脑膜炎　　D. 病情进展快，病死率高

E. 查体可发现明显体征

22. 急性粟粒性肺结核伴结核性脑膜炎时，在应用足量抗结核药物的同时可加用泼尼松，疗程为

A. 1~2 个月　　B. 2~3 个月

C. 3~4 个月　　D. 4~5 个月

E. 5~6 个月

23. 不属于结核性脑膜炎早期表现的是

A. 性情改变　　B. 精神呆滞

C. 双目凝视　　D. 睡眠不安

E. 频繁惊厥

24. 小儿结核性脑膜炎中期的主要临床表现为

A. 脑膜刺激征阳性　　B. 昏迷

C. 频繁惊厥　　D. 性情改变

E. 精神呆滞

25. 对结核性脑膜炎患儿，最正确的用药是

A. 青霉素 + 氯霉素　　B. 青霉素 + 甘露醇

C. 青霉素 + 更昔洛韦　　D. INH + RFP + PZA + SM

E. 青霉素 + INH + RFP

26. 对结核性脑膜炎患儿，在应用足量抗结核药物的同时可加用

A. 环磷酰胺　　B. 泼尼松

C. 甲氨蝶呤　　D. 环孢素 A

E. 丙种球蛋白

27. 对于麻疹患儿发热的护理正确的是

A. 酒精擦浴　　B. 冷敷降温

C. 立即给予退热药物　　D. 超过 40℃时给予少量退热剂

E. 不予处理

28. 对于麻疹患儿隔离时间正确的是

A. 对患儿采取呼吸道隔离至出疹后 10 天，有并发症者延至出疹后 5 天

B. 对患儿采取呼吸道隔离至出疹后 5 天，有并发症者延至出疹后 20 天

C. 对患儿采取呼吸道隔离至出疹后 5 天，有并发症者延至出疹后 10 天

D. 对患儿采取呼吸道隔离至出疹后 10 天，有并发症者延至出疹后 20 天

E. 对患儿采取呼吸道隔离至出疹后 20 天，有并发症者延至出疹后 10 天

29. 麻疹出疹的顺序是

A. 头面—耳后—躯干—四肢末端—全身

B. 耳后发际—面部—躯干—四肢—手掌—足底

C. 四肢末端—头面—躯干—背部—胸部

D. 四肢末端—躯干—头面—耳后发际

E. 四肢末端—头面—耳后发际—前胸—后背

30. 关于麻疹的叙述，以下不正确的是

A. 患者是唯一传染源

B. 只通过呼吸道传染

C. 凡未患过麻疹或未接种过麻疹疫苗者为易感者

D. 感染后可终生免疫

E. 潜伏期末2~3天至出疹后5天有传染性

31. 患儿皮肤同一区域出现丘疹、水疱疹，有的水疱内含清亮液体，也有的呈浊性液。考虑发生的疾病是

A. 脓疱疹

B. 水痘

C. 带状疱疹

D. 手足口病

E. 丘疹样荨麻疹

32. 对水痘的临床症状描述，正确的是

A. 口周苍白圈

B. 疹退留有色素沉着

C. 潜伏期为1~12天

D. 水痘为自限性，7日左右自愈

E. 皮疹分批出现，同一部位可见不同性状皮疹

33. 水痘皮疹的演变顺序为

A. 斑疹—丘疹—脓疱—结痂

B. 斑疹—脓疱—丘疹—结痂

C. 丘疹—斑疹—脓疱—结痂

D. 丘疹—脓疱—斑疹—结痂

E. 脓疱—丘疹—斑疹—结痂

34. 流行性腮腺炎最常见的并发症是

A. 肾炎

B. 喉炎

C. 胰腺炎

D. 心肌炎

E. 脑膜脑炎

35. 流行性腮腺炎主要的治疗措施为

A. 对症治疗

B. 隔离、休息

C. 抗病毒治疗

D. 抗生素治疗

E. 流质饮食、休息

36. 流行性腮腺炎患儿应隔离至

A. 腮肿消退后5天

B. 腮肿消退后9天

C. 腮肿消退后2周

D. 腮肿消退后30天

E. 腮肿消退后3天

37. 下列哪项不是流行性腮腺炎的并发症

A. 睾丸炎

B. 卵巢炎

C. 胰腺炎

D. 心肌炎

E. 脑膜炎

38. 无明显自觉症状的原发型肺结核的治疗方案以（　　）为主

A. INH

B. RFP

C. EMB　　D. PZA

E. SM

39. 半杀菌抗结核药是

A. 异烟肼　　B. 吡嗪酰胺

C. 乙胺丁醇　　D. 氨硫脲

E. 乙硫异烟肼

40. 对急性粟粒性肺结核患儿及家长进行健康教育时，应强调其化疗疗程为

A. 5~6 个月　　B. 7~8 个月

C. 9~12 个月　　D. 12 个月以上

E. 1 年半以上

41. 脊髓灰质炎减毒活疫苗初次免疫时需

A. 口服 1 次　　B. 每周 1 次，口服 2 次

C. 每周 1 次，口服 3 次　　D. 每月 1 次，口服 2 次

E. 每月 1 次，口服 3 次

42. 麻疹减毒活疫苗初次免疫需要

A. 注射 1 次　　B. 每月 1 次，注射 2 次

C. 每月 1 次，注射 3 次　　D. 每周 1 次，注射 2 次

E. 每周 1 次，注射 3 次

43. 小儿结核病的主要传染源是

A. 结核菌素强阳性患儿　　B. 结核菌涂片阳性患儿

C. 体内有活动结核灶患儿　　D. 肺部 X 线胸片阳性患儿

E. 红细胞沉降率加快患儿

44. 结核性脑膜炎最简便的确诊方法是

A. 脑脊液做豚鼠接种　　B. 结核菌素试验

C. 脑脊液做结核菌培养　　D. 脑脊液沉渣或薄膜涂片找结核分枝杆菌

E. 头颅 CT

45. 结核病原发综合征典型的胸部 X 线片表现是

A. 云雾状阴影　　B. 团块状阴影

C. 哑铃状双极影　　D. 斑点状阴影

E. 粟粒状阴影

46. 结核病预防性化疗使用的药物是

A. 异烟肼　　B. 利福平

C. 链霉素　　D. 乙胺丁醇

E. 吡嗪酰胺

47. 原发型肺结核出现百日咳样痉挛性咳嗽的原因是
A. 并发百日咳
B. 支气管痉挛
C. 支气管异物
D. 发生了支气管内膜的结核
E. 支气管分叉处受压迫
48. 麻疹前驱期最有诊断价值的表现是
A. 皮肤红色斑丘疹
B. 上呼吸道卡他症状
C. 结膜炎
D. 麻疹黏膜斑
E. 高热
49. 麻疹患儿具有传染性的时期是
A. 接触麻疹后7天至出疹后5天
B. 接触麻疹后7天至出疹时
C. 出疹开始至出疹后5天
D. 出疹后3~7天
E. 出疹前5天至出疹后5天
50. 小儿结核性脑膜炎的早期临床表现是
A. 前囟饱满
B. 性格改变
C. 意识模糊
D. 惊厥
E. 脑膜刺激征阳性
51. 引起水痘的病原体是
A. 水痘病毒
B. 带状疱疹病毒
C. EB病毒
D. 水痘-带状疱疹病毒
E. 单纯疱疹病毒
52. 下列预防水痘的措施，不正确的是
A. 隔离患儿至全部皮疹结痂为止
B. 隔离患儿直至全部皮疹出现为止
C. 对接触的易感儿留检3周
D. 水痘减毒活疫苗有较好的保护作用
E. 对使用大剂量激素、免疫功能受损、恶性病患儿和接触过患儿的孕妇，在接触水痘72小时内肌内注射水痘-带状疱疹免疫球蛋白，可起到预防作用
53. 以下哪一项是流行性腮腺炎的流行病学特点
A. 通过隐性感染者传染
B. 人群对本病普遍易感，感染后具持久免疫
C. 夏天为本病的高峰季节
D. 婴幼儿为好发人群
E. 主要经消化道传播

54. 关于结核菌素试验结果，下列哪项不正确
A. 阴性结果可排除结核病
B. 年龄越小，阳性反应的意义越大
C. 机体免疫反应受抑制时，可表现为假阴性
D. 强阳性反应表示体内有活动性结核病
E. 儿童呈阳性反应并不代表体内有活动性结核病灶

55. 关于麻疹患儿的护理，错误的是
A. 高热时给予冷敷及酒精擦拭
B. 保持皮肤清洁，勤剪指甲
C. 保护眼睛、耳，口腔清洁
D. 给予清淡、易消化、营养丰富的流食、半流饮食
E. 密切观察有无喉炎、脑炎、肺炎等并发症

56. 水痘的治疗药物首选
A. 阿昔洛韦
B. 干扰素
C. 青霉素
D. 丙种球蛋白
E. 水痘减毒活疫苗

57. 流行性腮腺炎的首发体征通常是
A. 头痛、发热、颈项强直
B. 睾丸肿胀疼痛
C. 中上腹剧痛
D. 腮腺肿大
E. 发热、流涕、咳嗽

58. 脊髓灰质炎的主要传播方式为
A. 粪–口传播
B. 飞沫呼吸道传播
C. 血液传播
D. 母婴传播
E. 虫媒传播

59. 脊髓灰质炎的治疗要点不包括
A. 静脉滴注高渗葡萄糖和维生素 C
B. 静脉注射丙种球蛋白
C. 应用促神经传导和增强肌张力药物
D. 恢复期可针灸、按摩及理疗
E. 应用 20% 甘露醇

60. 脊髓灰质炎患儿隔离至
A. 病后 30 天
B. 病后 40 天
C. 病后 20 天
D. 病后 10 天
E. 病后 15 天

61. 乙脑主要的传染源及中间宿主是
A. 蚊虫，猪
B. 飞沫，蚊子
C. 飞沫，人畜
D. 蚊虫，患畜
E. 血液，猪

62. 乙脑的护理诊断不包括
A. 体温过高
B. 疼痛
C. 急性意识障碍
D. 潜在并发症：惊厥，呼吸衰竭
E. 焦虑

63. 中毒型细菌性痢疾的大便培养可分离出
A. 柯萨奇病毒
B. 志贺菌属痢疾杆菌
C. 埃可病毒
D. 乙型溶血性链球菌
E. 金黄色葡萄球菌

64. 中毒性菌痢的护理措施不包括
A. 亚冬眠疗法
B. 保暖和建立静脉通道
C. 密切观察生命体征及排便性状
D. 保持呼吸道通畅
E. 密切接触者应医学观察 10 天

65. 经过昆虫为媒介传播的疾病是
A. 麻疹
B. 腮腺炎
C. 脊髓灰质炎
D. 流行性脑脊膜炎
E. 流行性乙型脑炎

66. 麻疹病毒在流通的空气或日光下失去活力的时间为
A. 10 分钟
B. 15 分钟
C. 30 分钟
D. 40 分钟
E. 50 分钟

67. 经过呼吸道传播的疾病是
A. 麻疹
B. 肝炎
C. 脊髓灰质炎
D. 细菌性痢疾
E. 流行性乙型脑炎

68. 下列哪项描述对判断发热患儿是否患麻疹最有价值
A. 颈部淋巴结肿大
B. 发热、呼吸道卡他症状及结膜充血
C. 麻疹黏膜斑
D. 1 周前有麻疹接触史
E. 身上有皮疹

69. 麻疹的检疫期为
A. 7 天
B. 14 天

C. 21 天　　D. 28 天
E. 35 天

70. 中毒性痢疾的护理要点不包括
A. 观察生命体征　　B. 用药前做便培养
C. 防止肛门和直肠脱垂　　D. 记录大便次数、性状
E. 做好抢救的准备

71. 易感人群接触麻疹患儿后给予免疫血清球蛋白的最佳时间是
A. 接触患儿 14 天内　　B. 接触患儿 10 天内
C. 接触患儿 7 天内　　D. 接触患儿 5 天内
E. 接触患儿 3 天内

72. 流行性腮腺炎最主要的病理特征是
A. 腮腺呈囊性变　　B. 非化脓性腮腺炎症
C. 腮腺及周围组织充血、水肿　　D. 腮腺管细胞坏死、脱落
E. 腮腺导管化脓、水肿

73. 休克型中毒型细菌性痢疾的主要表现为
A. 高热　　B. 脓血便
C. 惊厥　　D. 循环衰竭
E. 呼吸衰竭

74. 有关传染性单核细胞增多症的流行病学特征，下列叙述错误的是
A. 患儿是唯一的传染源
B. 病毒大量存在于涎腺和涎液中
C. 6 岁以下儿童患病后症状不明显
D. 15 岁以上感染者呈典型症状
E. 全年均可发病，以秋末至初春为多

二、A2 型题

1. 患儿，女，6 岁。发热 1 天后出现皮疹，躯干多，四肢少，为红色斑丘疹，数小时后变成小水疱，痒感重，部分结痂。护士考虑该患儿可能是
A. 麻疹　　B. 水痘
C. 猩红热　　D. 腮腺炎
E. 幼儿急疹

2. 患儿，女，4 岁。高热不退，体温 39℃。因发现第一磨牙对面的颊黏膜出现白斑入院，精神萎靡、嗜睡倦怠，或终日烦躁不安，咳嗽加重有痰、唇舌干燥、咽极度充血、眼睑水肿，分泌物多。颈部淋巴结及肝脾大，肺部常闻干、湿啰音。从临床上考虑此患儿发

生了哪种疾病

A. 喉炎　　B. 水痘

C. 乙型脑炎　　D. 麻疹

E. 流行性腮腺炎

3. 患儿，男，3岁。以突然高热、进行性呼吸困难入院，怀疑为中毒型痢疾。为早日检出痢疾杆菌，护士留取大便，正确的做法是

A. 标本多次采集，集中送检　　B. 可用开塞露灌肠取便

C. 患儿无大便时，口服泻剂留取大便　　D. 如标本难以采集，可取其隔日大便送检

E. 选取大便黏液脓血部分送检

4. 患儿，男，6岁。因“发热伴右耳下疼痛3天”腹痛半天，入院。查体：体温40℃，右腮腺肿胀压痛明显，右上腹压痛，无反跳痛。护士考虑该患儿可能是腮腺炎并发

A. 脑膜炎　　B. 胰腺炎

C. 睾丸炎　　D. 卵巢炎

E. 胃肠炎

5. 患儿，男，8岁。因“低热、干咳、疲乏、食欲缺乏3周入院”。患儿于3周前无明显诱因出现低热，最高体温38.1℃，夜间易出汗，间中咳嗽、无痰。家中祖父有结核病病史，患儿未接种卡介苗。该患儿最可能的临床诊断是

A. 支原体肺炎　　B. 支气管肺炎

C. 腺病毒肺炎　　D. 原发型肺结核

E. 粟粒性肺结核

6. 患儿，男，5岁。发热、腹痛数天，伴一侧腮腺肿大，外周血检测正常。应最先进行的检查是

A. 尿常规检查　　B. 胸部X线检查

C. 血糖及尿糖　　D. 转氨酶及肝功能检查

E. 血清及尿淀粉酶测定

7. 患儿，女，3岁。突然出现发热、惊厥，经询问该患儿平日吃东西不注意卫生，前一日吃生地瓜没清洗。该患儿可能是

A. 急性上呼吸道感染　　B. 急性支气管炎

C. 急性细菌性痢疾　　D. 急性喉炎

E. 急性肾小球肾炎

8. 患儿，男，7岁。低热2个月，X线胸片示肺门淋巴结肿大，诊断支气管淋巴结结核。对该患儿应用抗结核药物治疗，应向患儿及家长强调其疗程应为

A. 1~2个月　　B. 3~4个月

C. 5~6 个月　　D. 7~8 个月

E. 9~12 个月

9. 患儿，女，1 岁半。患儿母亲近期患开放性肺结核，患儿 X 线胸片显示“哑铃状”阴影。对该患儿最佳的治疗方案是

A. INH + RFP + SM　　B. INH + RFP + PZA

C. INH + RFP + EMB　　D. INH + PZA + SM

E. INH + EMB + SM

10. 患儿，男，15 个月。哭闹、烦躁半个月，时有喷射性呕吐。查体：体温 37.8℃，心肺正常，前囟隆起，克氏征阴性，膝腱反射亢进。脑脊液：白细胞 $250 \times 10^6/L$，中性 0.35，淋巴 0.65，糖 1.5mmol/L，氯化物 93mmol/L。OT 试验 1∶2000 阴性。胸部 X 线示两肺散在点状阴影。该患儿的首优护理诊断是

A. 有窒息的危险　　B. 有受伤的危险

C. 活动无耐力　　D. 营养失调：低于机体需要量

E. 潜在并发症：颅内压增高，水电解质紊乱

11. 患儿，男，3 岁。不规则低热，消瘦、盗汗、食欲下降，有痉挛性咳嗽，PPD 试验(+)，X 线示肺门淋巴结肿大。该小儿可能患有

A. 原发综合征　　B. 支气管淋巴结结核

C. 急性粟粒性肺结核　　D. 结核性脑膜炎

E. 干酪性肺炎

12. 患儿，女，2 岁。未接种过卡介苗。其父近日胸部 X 线片示浸润型肺结核，时有咯血。目前小儿与父母同住，无任何症状，胸部 X 线片正常，PPD 试验(+)。除隔离父亲，此时对小儿宜采取最恰当的措施是

A. 立即给小儿接种卡介苗

B. 隔离小儿，继续观察

C. 小儿口服异烟肼 + 肌内注射链霉素，疗程 1 年

D. 小儿定期复查胸部 X 线片，发现病灶后再行抗结核治疗

E. 小儿口服异烟肼，疗程 6~12 个月

13. 患儿，男，1 岁。发热 3 周，咳嗽伴喘憋。查体：浅表淋巴结轻度肿大，双肺未闻及啰音。患儿已接种卡介苗，PPD 试验(+++)。为明确诊断，首选的检查是

A. 胸部 X 线检查　　B. 变应原检查

C. 淋巴结活检　　D. 胸部 CT

E. 肺功能检查

14. 患儿，女，4 岁。患粟粒性肺结核，近两天出现头痛、呕吐、惊厥，疑为结核性脑膜炎。

为明确诊断，首选的检查是

A. 胸部X线检查　　B. 头颅CT

C. 脑脊液检查　　D. 脑电图

E. 结核菌素试验

15. 患儿，2岁。因“痉挛性咳嗽、低热1个月”就诊。查体：精神好，有卡介苗接种后瘢痕阳性，双肺呼吸音粗，未闻及啰音、喘鸣音。血常规：白细胞 $7.4\times10^9/L$，中性粒细胞0.36，淋巴细胞0.64。胸片提示右肺门阴影增大，右肺中叶不张。5UPPD试验红肿硬结直径19mm。初步诊断是

A. 肺炎合并肺不张　　B. 百日咳合并肺炎

C. 原发综合征　　D. 支气管淋巴结核

E. 支气管异物

16. 患儿，1岁。2周前患麻疹，发热7天，体温39℃，咳嗽，气促，双肺呼吸音粗，未闻啰音。PPD（+++）。X线胸片：双肺见分布均匀、大小一致、密度一致的粟粒状阴影。可能的诊断是

A. 支气管肺炎　　B. 麻疹肺炎

C. 麻疹合并急性粟粒性肺结核　　D. 原发型肺结核

E. 金黄色葡萄球菌肺炎

17. 患儿，男，4岁。因麻疹入院治疗。目前该患儿处于出疹期，体温40.5℃。正确的护理措施是

A. 适当活动　　B. 酒精擦浴

C. 冰袋冷敷　　D. 小量退热剂

E. 冷盐水灌肠

18. 患儿，女，3岁。因水痘来院就诊。该患儿目前皮肤瘙痒严重，护士可以采用的措施是

A. 局部涂5%冰片炉甘石洗剂　　B. 局部涂5%碳酸氢钠溶液

C. 局部涂2%甲紫溶液　　D. 约束患儿四肢

E. 热水洗浴

19. 患儿，女，5岁。因患水痘目前发热39℃，此患儿忌用

A. 阿司匹林　　B. 对乙酰氨基酚

C. 阿昔洛韦　　D. 维生素C

E. 物理降温

20. 患儿，男，6岁。高热，面色苍白，四肢厥冷，有脓血便，诊断为中毒性菌痢。该患儿应隔离至

A. 便常规正常　　B. 体温恢复正常

C. 病情稳定后1周　　D. 便培养1次阴性
E. 临床症状消失后1周或3次便培养阴性

21. 患儿，男，14岁。在患流行性腮腺炎后出现睾丸肿大、触痛，诊断为腮腺炎并发睾丸炎。针对该并发症，护士应当告诉家长的是
A. 女性患儿不发生生殖器官受损情况　　B. 该并发症常发生在学龄期儿童
C. 睾丸炎多为双侧受累　　D. 睾丸炎多不影响生育功能
E. 睾丸炎多可引起睾丸萎缩

22. 患儿，女，3岁。未接种麻疹疫苗，在托儿所中接触麻疹患儿，立即给予免疫血清球蛋白注射，应观察
A. 5天　　B. 7天
C. 14天　　D. 21天
E. 28天

23. 患儿，女，7岁。春季，发热、头痛、咽痛、食欲缺乏，8小时后右耳周围肿痛，同学中有类似患者。查体：右耳为中心，皮肤发热，触之坚韧有弹性，有疼痛及触痛。该患儿最可能发生了
A. 麻疹　　B. 化脓性腮腺炎
C. 急性淋巴结炎　　D. 流行性腮腺炎
E. 传染性单核细胞增多症

三 A3/A4型题

（1~3题共用题干）

患儿，男，6岁。近1日发热，皮肤可见较多皮疹，有丘疹、疱疹、水疱混浊，体温高达40℃，精神萎靡。

1. 最可能的诊断为
A. 脓疱疹　　B. 带状疱疹
C. 水痘　　D. 药物疹
E. 丘疹样荨麻疹

2. 确定此病的隔离期的重要依据是
A. 潜伏期　　B. 传染期
C. 前驱期　　D. 症状明显期
E. 恢复期

3. 对此病的管理原则是
A. 早观察、早报告、早隔离、早诊断、早治疗

B. 早发现、早报告、早隔离、早诊断、早治疗

C. 早发现、早观察、早隔离、早诊断、早治疗

D. 早发现、早报告、早观察、早诊断、早治疗

E. 早发现、早报告、早诊断、早观察、早治疗

（4~8题共用题干）

患儿，男，7岁。8月份外出旅游时发病。表现高热、惊厥3次急诊入院。体温39.5℃，面色苍白，四肢厥冷，意识模糊。

4. 护士考虑该患儿是

A. 高热惊厥　　B. 中毒型细菌性痢疾

C. 乙型脑炎　　D. 麻疹脑炎

E. 结核性脑膜炎

5. 为尽快做出诊断，医生急查大便，护士正确的做法是

A. 患儿无大便时，口服泻剂留取大便

B. 标本多次采集，集中送检

C. 如标本难以采集，可取隔日大便送检

D. 开塞露灌肠取便

E. 选取大便黏液脓血部分送检

6. 本病确诊的最直接证据是

A. 黏液脓血便　　B. 发病季节、不洁饮食及接触史

C. 血常规：白细胞增多　　D. 便培养出痢疾杆菌

E. 便镜检：大量脓白细胞

7. 确诊后，为预防传播，护士告诉家长隔离时间是

A. 临床症状好转　　B. 临床症状消失

C. 3次便培养阴性　　D. 2次便培养阴性

E. 1次便培养阴性

8. 本病最严重的临床表现是

A. 高热　　B. 反复惊厥

C. 黏液脓血便　　D. 感染性休克

E. 频繁吐泻

（9~10题共用题干）

患儿，男，4岁。以高热、抽搐4小时之后由急诊入院。查体：体温40℃，神志不清，

面色苍白，四肢发冷，脉细速。血象示白细胞总数 $18\times10^9/L$，中性粒细胞 0.90。追问病史，其母亲表示前一日曾进食未洗的黄瓜。

9. 该患儿的诊断应首先考虑
   A. 乙型肺炎　　B. 暴发型流脑
   C. 中毒性菌痢　　D. 败血症
   E. 脑型疟疾
10. 为进一步诊断，应立即进行下列哪项检查
   A. 血培养　　B. 血涂片找疟原虫
   C. 肛拭子采集大便镜检　　D. 脑脊液涂片找细菌
   E. 腰穿脑脊液常规检查

（11~13 题共用题干）

患儿，女，4 个月。因发热 3 天、抽搐 1 天入院，体温波动于 38~39.5℃，无咳嗽，1 天前出现频繁抽搐，伴喷射性呕吐。查体：精神萎靡，易激惹，外耳道有脓性分泌物，克氏征和巴宾斯基征阳性。诊断为化脓性脑膜炎。

11. 该患儿发生化脓性脑膜炎的原因可能是
   A. 体温过高　　B. 上呼吸道感染
   C. 中耳炎　　D. 频繁抽搐
   E. 频繁呕吐
12. 该患儿最重要的护理措施是
   A. 避免一切刺激　　B. 让患儿侧卧位休息
   C. 密切观察抽搐表现　　D. 监测患儿体温和呼吸变化
   E. 准确记录呕吐量和性状
13. 若经治疗该患儿病情好转，将要出院时健康指导应强调
   A. 介绍本病的病因　　B. 说明本病的预防方法
   C. 介绍肢体功能锻炼方法　　D. 介绍观察有无智力障碍的方法
   E. 介绍中耳炎的护理方法

（14~16 题共用题干）

患儿，男，3 岁。有饮食不洁史，高热 2 小时，体温 40℃，呕吐 1 次，面色苍白，四肢冰冷，神志不清。

14. 最有可能的诊断是
   A. 流行性乙型脑炎　　B. 中毒型细菌性痢疾

C. 病毒性脑炎
D. 结核性脑膜炎
E. 败血症

15. 为进一步确诊，应立即进行的检查是
A. X 线胸片
B. 血常规
C. 脑脊液检查
D. 便检查
E. 血培养

16. 防止出现循环衰竭治疗中，错误的是
A. 低分子右旋糖酐扩容
B. 碳酸氢钠纠正酸中毒
C. 根据心功能使用毛花苷 C
D. 多巴胺解除微循环痉挛
E. 1∶4 液扩容

（17～18 题共用题干）

患儿，男，2 岁。因 2 周来发热、头痛、呕吐、精神不振，3 天来头痛、呕吐加剧，抽风 1 次并发现颈项强直而入院治疗。患儿半年前曾被确诊为原发性肺结核，曾服异烟肼治疗 3 个月，症状好转后自行停药。查体：嗜睡，颈项强直，心肺(-)，脑膜刺激征(+)。

17. 该患儿的首优护理诊断是
A. 有窒息的危险
B. 有受伤的危险
C. 活动无耐力
D. 营养失调：低于机体需要量
E. 潜在并发症：颅内压增高

18. 针对该患儿的护理措施，不正确的是
A. 监测体温变化
B. 注意休息，适当活动
B. 保证营养摄入
D. 注意药物毒副作用
E. 严格消毒隔离

（19～20 题共用题干）

患儿，男，10 个月。近 2 个月低热、咳嗽、消瘦、夜间多汗。胸部 X 线显示肺部可见“哑铃状”双极影。患儿未接种过卡介苗，结核菌素试验为(++)。

19. 该患儿的诊断可能是
A. 肺炎
B. 支气管淋巴结结核
C. 原发综合征
D. 干酪性肺炎
E. 粟粒性肺结核

20. 该患儿治疗应首选
A. 青霉素
B. 头孢菌素（先锋霉素）

C. 异烟肼
D. 链霉素
E. 利福平

(21~24 题共用题干)

患儿，女，2 岁。因“高热 4 天，出皮疹 1 天”来诊。1 天之内患儿耳后、发际相继出现淡红色斑丘疹，疹间皮肤正常，伴有流涕、畏光，咳嗽重，精神、食欲差。查体：球结膜充血，咽红，口腔黏膜粗糙。

21. 该患儿最可能的诊断是
A. 麻疹
B. 猩红热
C. 水痘
D. 手足口病
E. 流行性腮腺炎

22. 该病症的病原体为
A. 腺病毒
B. 人疱疹病毒 6 型
C. 柯萨奇病毒
D. 水痘病毒
E. 麻疹病毒

23. 患儿一般应隔离至出疹后（　　）天
A. 3
B. 5
C. 7
D. 10
E. 14

24. 患儿住院后咳嗽加重，声嘶、犬吠样咳嗽，吸气性呼吸困难，可能的并发症是
A. 支气管炎
B. 肺炎
C. 喉炎
D. 呼吸衰竭
E. 心力衰竭

(25~27 题共用题干)

患儿，男，3 岁。因“发热、咳嗽、乏力、消瘦、盗汗 15 天”来诊。查体：双肺呼吸音粗。胸部 X 线片：原发综合征。PPD 试验(+++)。

25. 该患儿最可能的致病菌为
A. 人型结核分枝杆菌
B. 牛型结核分枝杆菌
C. 鸟型结核分枝杆菌
D. 鼠型结核分枝杆菌
E. 马型结核分枝杆菌

26. 该患儿应用异烟肼的疗程为
A. 3~6 个月
B. 6~9 个月

C. 9～12 个月　　D. 12～18 个月

E. 18～24 个月

27. 为防止感染传播，对该患儿应采取的隔离措施是

A. 呼吸道隔离　　B. 体液隔离

C. 严格隔离　　D. 接触隔离

E. 接种卡介苗

四 B 型题

（1～3 题共用备选答案）

A. X 线显示肺部“哑铃状”双极阴影

B. X 线显示肺门淋巴结肿大

C. X 线显示两肺均匀对称的大小一致的粟粒状阴影

D. X 线显示肺片状阴影

E. X 线显示整个肺部高密度阴影

1. 原发综合征

2. 粟粒性肺结核

3. 支气管淋巴结结核

（4～5 题共用备选答案）

A. 利福平　　B. 氨硫脲

C. 吡嗪酰胺　　D. 乙胺丁醇

E. 乙硫异烟胺

4. 属于半效杀菌药物的是

5. 属于全效杀菌药物的是

（6～7 题共用备选答案）

A. 呼吸道感染　　B. 消化道感染

C. 淋巴播散　　D. 皮肤感染

E. 血行播散

6. 小儿结核病的主要传播途径是

7. 小儿结核性脑膜炎的主要传播途径是

（8～10 题共用备选答案）

A. 异烟肼 + 链霉素　　B. 侧脑室引流

C. 肾上腺皮质激素　　D. 利福平

E. 脱水药

8. 结核性脑膜炎早期治疗应采用
9. 结核性脑膜炎早期为减少脑积水形成应采用
10. 结核性脑膜炎发生脑积水，降压无效时应采用

（11~15 题共用备选答案）

A. 红色斑丘疹，退疹后有细小脱屑及色素沉着

B. 对乙醚敏感

C. 病后免疫力短暂不稳定

D. 皮疹向心性分布，红斑疹、丘疹、疱疹混合

E. 一般室温下 2~3 天失去传染性

11. 麻疹的皮疹特点是
12. 水痘的皮疹特点是
13. 腮腺炎病毒的特点是
14. 水痘-带状疱疹病毒的特点是
15. 细菌性痢疾的特点是

（16~17 题共用备选答案）

A. 发热 3~4 天后出斑丘疹，疹退后麦麸样脱屑，色素沉着

B. 发热 1~2 天后出斑丘疹，伴枕后淋巴结肿大

C. 发热 3~4 天，热退疹出

D. 发热当天出疹，之后伴有水疱疹

E. 发热 1~2 天出疹，皮肤普遍充血，疹退后有鳞片状脱皮

16. 麻疹出现皮疹的时间是
17. 水痘出现皮疹的时间是

（18~19 题共用备选答案）

A. 全身散在斑疹、丘疹、水疱疹

B. 感染性休克、惊厥、呼吸衰竭

C. 阵发性痉挛性咳嗽，吸气末鸡鸣样吼声

D. 发热、流涕、结合膜充血、口腔黏膜斑

E. 发热、全身皮肤充血、鸡皮样皮疹

18. 中毒型细菌性痢疾的临床特点是

19. 水痘的临床特点是

五 X 型题

1. 急性粟粒性肺结核的治疗可选用
   A. 抗结核药联合用药
   B. 有严重中毒症状者，在应用足量抗结核药时可用异烟肼
   C. 抗结核药分阶段用药
   D. 抗结核药坚持全疗程
   E. 抗结核药规律用药
2. 下列关于结核化疗说法，正确的是
   A. 分段治疗
   B. 杀灭病灶中的结核分枝杆菌
   C. 服药必须连续一个足够的时间
   D. 防止血行播散
   E. 治疗方案必须包括对结核分枝杆菌敏感的多种药物
3. 结核性脑膜炎并发脑积水时应采取的措施包括
   A. 应用脱水药
   B. 应用利尿药
   C. 应用肾上腺皮质激素
   D. 侧脑室引流
   E. 反复做腰椎穿刺放液
4. 结核菌素试验结果阴性，可见于
   A. 未感染过结核
   B. 初次感染结核 4~8 周内
   C. 接种麻疹活疫苗后
   D. 机体免疫反应低下
   E. 结核菌素试验技术存在误差
5. 关于流行性腮腺炎的护理，叙述正确的有
   A. 卧床休息，控制体温
   B. 观察有无并发症
   C. 口服抗病毒药物
   D. 禁食高蛋白制品
   E. 做好消毒隔离
6. 关于水痘，叙述正确的是
   A. 早发现、早治疗、早隔离，应隔离至疱疹全部结痂为止
   B. 易感儿按时接种水痘疫苗
   C. 接触后注射免疫球蛋白
   D. 皮肤和黏膜相继出现并同时存在斑疹、丘疹、疱疹及结痂
   E. 皮疹呈离心性分布，躯干少，四肢多
7. 急性粟粒性肺结核的特点有
   A. 突发高热，呈稽留热或弛张热
   B. 多数起病时出现脑膜炎征象

C. 双肺分布大小一致、均匀的粟粒状阴影

D. 眼底检查可发现脉络膜结核结节

E. 起病缓慢，症状重而不典型

8. 幼儿园最近发现麻疹患儿，对其他儿童的处理，正确的是

A. 暂不去幼儿园　　B. 口服抗生素

C. 检疫　　D. 口服维生素

E. 注射丙种球蛋白

9. 麻疹的护理诊断不包括

A. 体温过高　　B. 有皮肤完整性受损的危险

C. 有感染的危险　　D. 疼痛

E. 清理呼吸道无效

10. 流行性乙脑极期的严重症状包括

A. 颅内高压症　　B. 高热

C. 惊厥　　D. 昏迷

E. 呼吸衰竭

11. 脊髓灰质炎典型病例可分为

A. 前驱期　　B. 瘫痪后期

C. 瘫痪期　　D. 后遗症期

E. 恢复期

12. 典型水痘的出疹特点为

A. 在起病当日或次日出现皮疹

B. 皮疹集中出现，先见于耳后

C. 皮疹呈向心性分布

D. 黏膜疱疹可出现在口腔、咽、眼结膜处，疼痛明显

E. 为自限性疾病，10 天左右自愈

13. 关于麻疹的预防，叙述正确的是

A. 患儿隔离一般至出疹后 5 天，并发肺炎者至出疹后 10 天

B. 易感儿接触患儿后，从第 1 天起隔离观察直至出疹后 21 天

C. 易感儿接触患儿后用过被动免疫制剂者，应延长隔离期至 28 天

D. 易感儿接触患儿后 5 天内肌内注射麻疹疫苗球蛋白，可使其免于发病

E. 自动免疫，免疫力维持 3~4 周

14. 流行性腮腺炎的临床表现包括

A. 急性起病

B. 病后 24 小时内出现腮腺肿大

C. 腮腺导管开口红肿，挤压时可有脓液溢出

D. 腮腺四周的蜂窝组织水肿

E. 腮腺以耳垂为中心，呈弥漫性肿胀，边界不清，表面不红

15. 麻疹前驱期症状有

A. 厌食、吐、泻

B. 发热

C. 呼吸道卡他症状

D. 麻疹黏膜斑

E. 皮疹

16. 流行性乙型脑炎恢复期的临床表现

A. 体温下降

B. 通常于神经症状好转3周左右完全恢复

C. 神志不清

D. 吞咽困难

E. 四肢强直性瘫痪等症状，多于4个月内恢复

六 案例分析题

（1~5题共用题干）

患儿，3岁。1个月前出现咳嗽，近2周加重，持续发热38℃左右，并伴有盗汗，疲乏无力，食欲低下，体重不增，体型消瘦，营养差。双肺上中部可闻及细湿啰音及少许哮鸣音。胸部X线平片可见哑铃状阴影。

1. 患儿入院后护理评估的内容包括

A. 询问患儿卡介苗接种史

B. 了解有无与结核病患者密切接触史

C. 检查浅表淋巴结有无肿大

D. 了解患儿平时饮食、睡眠情况

E. 评估患儿家长对本病的认知情况

F. 了解患儿有无百日咳、麻疹等病史

2. 患儿母亲曾患肺结核，父母皆为农民，患儿未接种过卡介苗，结核菌素试验(++)。患儿入院后，可能的疾病诊断是

A. 支原体肺炎

B. 原发型肺结核

C. 百日咳

D. 麻疹

E. 哮喘

F. 支气管炎

3. 患儿胸部X线平片显示哑铃状阴影，其发生机制是

A. 肺门炎症

B. 肺原发病灶渗出性病变

C. 结核性淋巴管炎

D. 肺部弥漫性充血

E. 肺门部肿大的淋巴结

F. 淋巴管结节

4. 该患儿目前存在的护理问题和护理诊断是

A. 体温过低：与新陈代谢降低、活动量减少有关

B. 疲乏：与结核分枝杆菌感染中毒有关

C. 营养失调：低于机体需要量

D. 知识缺乏：与家长缺乏本病相关知识有关

E. 自理缺陷：与发育障碍有关

F. 有传播感染的可能：与呼吸道排出病原体有关

5. 护士对患儿家属进行健康教育，下列叙述不恰当的是

A. 对患儿采取肺结核隔离，其呼吸道分泌物、餐具、痰杯应消毒处理

B. 给予高热量、高蛋白、高维生素饮食

C. 避免患儿与其他急性传染病患儿接触

D. 定期复查

E. 坚持全程正规服药，出现毒副作用亦不可停用或减量

F. 治疗期间，服药过程中可以自行停药

（6~9 题共用题干）

患儿，男，6 个月。间断咳嗽 3 个月，低热、喘息、呼吸困难 40 余天。入院查体：体温 37.4℃，呼吸 32 次/分，脉搏 132 次/分，血压 80/50mmHg，意识清楚，精神反应可，无发绀，全身浅表淋巴结未触及肿大，咽充血。肺呼吸音粗，可闻及粗大痰鸣音及喘鸣音。胸部 X 线平片示粟粒样阴影，均匀分布。72 小时 PPD 试验：红肿硬结平均直径 20mm。

6. 患儿入院后行胸部增强 CT 示气管受压变窄，纵隔内及肺门淋巴结肿大，纤维支气管镜可见支气管内膜结核。其父曾有结核病史。关于纤维支气管镜检查患儿的围术期护理，下列叙述错误的是

A. 术前禁食水 4~6 小时

B. 向患儿家属解释检查的目的及注意事项

C. 术前半小时遵医嘱注射阿托品

D. 术后及时清洁患儿口鼻

E. 术后为患儿常规漱口

F. 密切观察患儿咳嗽、咳痰情况

7. 患儿诊断为急性粟粒性肺结核，可以选择的治疗方案是

A. 异烟肼、卡那霉素、吡嗪酰胺

B. 异烟肼、链霉素、卷曲霉素

C. 氨硫脲、乙胺丁醇、对氨基水杨酸

D. 利福平、异烟肼、丙硫异烟胺

E. 异烟肼、链霉素、对氨基水杨酸

F. 异烟肼、卷曲霉素、氨硫脲

8. 关于患儿用药期间的护理注意事项，下列叙述错误的是

A. 告知患儿家属用药名称、剂量及方法

B. 用药过程中定期检查肝肾功能

C. 用药过程中不可擅自停药

D. 利福平一般应饭后服用

E. 异烟肼服用后患儿排泄物可呈橘红色

F. 用药中注意观察胃肠道不良反应

9. 关于结核病患儿消毒隔离的基本原则，下列叙述正确的是

A. 病区独立，布局合理
B. 保持通风，按时清洁消毒
C. 医疗废物严格分类、消毒处理
D. 采取患儿血标本时无须戴手套
E. 接触患儿前后要洗手
F. 减少探视，婴幼儿可以陪住

（10~15 题共用题干）

患儿，女，3 岁。因 2 周来发热、头痛、呕吐、精神不振，2 天来头痛、呕吐加重，抽搐 1 次并发现颈部发硬而入院治疗。半年前患原发型肺结核，曾服异烟肼 3 个月，症状好转后，家长自行停药。查体：嗜睡，颈强直，心肺(−)，脑膜刺激征(+)。

10. 该患儿的临床诊断很可能是

A. 原发型肺结核
B. 结核隐性感染
C. 支气管淋巴结结核
D. 结核性脑膜炎
E. 粟粒性肺结核
F. 淋巴结结核

11. 该患儿目前首要的护理问题和护理诊断是

A. 潜在并发症：颅内压增高
B. 有窒息的危险
C. 有受伤的危险
D. 有皮肤完整性受损的危险
E. 营养失调
F. 体温升高

12. 患儿入院后呕吐呈喷射状，出现 1 次惊厥，并伴有眼睑下垂、眼外斜等表现。根据患儿的临床表现，其病程目前正处于

A. 前驱期
B. 昏迷期
C. 脑膜刺激期
D. 早期
E. 晚期
F. 末期

13. 该患儿当前适宜的护理措施是

A. 绝对卧床休息
B. 鼻饲饮食
C. 病室内保持安静，操作集中进行，避免刺激
D. 必要时配合医师行侧脑室引流
E. 油纱布覆盖眼睛
F. 注意防止惊厥时发生舌咬伤

14. 诊断结核性脑膜炎最可靠的依据是

A. 脑脊液放置 24 小时有薄膜形成
B. 脑脊液压力增高
C. 脑脊液外观呈毛玻璃样
D. 脑脊液中找到结核分枝杆菌
E. 脑脊液中糖和氯化物降低
F. 脑脊液蛋白质增高

15. 对患儿行侧脑室引流术，并放置引流瓶。关于侧脑室引流患儿的护理，下列叙述正确的是

A. 引流瓶应高过脑室 10~20cm

B. 引流速度前期可以较多、较快，逐渐放慢速度

C. 患儿哭闹时保持引流管畅通，防止颅压过高

D. 出现引流量骤减时，应考虑是否发生引流管堵塞

E. 引流液量递减至 <50ml/d，可以考虑夹闭引流管

F. 引流瓶必须用高效含氯消毒液浸泡 24 小时以上方可处理

（16~21 题共用题干）

患儿，女，11 个月。因“发热、流涕、打喷嚏 3 天，出疹 1 天”来院就诊。查体：体温 40.5℃，口腔黏膜粗糙，耳后、颈部沿发际边缘见数颗红色斑丘疹，双肺呼吸音粗。

16. 为明确病因诊断，需进行的检查项目是

A. 病原学检查　　B. 胸部 X 线平片

C. 血清学检查　　D. 血生化

E. 动脉血气分析　　F. 血常规

17. 入院后 1 小时，患儿呼吸急促。查体：体温 40.5℃，心率 130 次/分，呼吸 35 次/分，血压 80/50mmHg，血氧饱和度 100%。此时，应尽快采取的治疗护理措施是

A. 小剂量退热剂　　B. 肌内注射安乃近

C. 大血管周围冷敷　　D. 温水擦浴

E. 酒精溶液擦浴　　F. 吸氧

G. 多喂开水

18. 患儿住院后烦躁不安，咳嗽加重，声嘶，犬吠样咳，伴吸气样呼吸困难，口周发青。此时患儿可能出现的并发症是

A. 脑炎　　B. 喉炎

C. 气管炎　　D. 肺炎

E. 呼吸衰竭　　F. 心力衰竭

19. 入院次日，患儿持续高热，咳嗽加剧，呼吸急促 40 次/分，鼻翼扇动，面色发绀，鼻导管吸氧下血氧饱和度 90%。肺部能闻及干、湿啰音。胸部 X 线检查显示浸润性改变，有大小不等的斑片状阴影。血常规：白细胞计数 $18\times10^9/L$，中性粒细胞 0.81，淋巴细胞 0.19。血气分析报告：PaO_2 48mmHg，$PaCO_2$ 51mmHg。该患儿目前应采取的主要治疗护理措施是

A. 气管插管，人工呼吸机支持治疗

B. 保持气道通畅

C. 定时翻身，做好胸部物理疗法

D. 用冰毯机将患儿体温恢复正常，以减轻消耗，防止抽搐

E. 早期联合应用抗生素

F. 大剂量使用肾上腺皮质激素

20. 目前该患儿存在的护理问题是

A. 体温过高：与病毒血症、继发感染有关

B. 气体交换受损：与肺部炎症、人工气道有关

C. 潜在并发症：肺炎、脑炎、心肌炎

D. 皮肤完整性受损：与麻疹病毒引起的皮损有关

E. 营养失调，低于机体需要量：与摄入不足、消耗增加有关

F. 清理呼吸道无效：与呼吸道分泌物多及人工气道有关

21. 入院第3天上午患儿面色苍白，全身皮肤花斑，肢端冷，心率170次/分，血压70/50mmHg。考虑患儿出现感染性休克。此时，该患儿的治疗要点是

A. 建立中心静脉通路

B. 液体复苏，首选生理盐水

C. 中心静脉滴注去甲肾上腺素

D. 使用洋地黄制剂

E. 米力农注射液静脉维持

F. 使用足量抗生素控制感染

G. 短期适量使用肾上腺皮质激素

（22~27题共用题干）

患儿，男，5岁。突发体温37.5~38℃，次日起出皮疹主要为红色斑丘疹，大部分在头面部和躯干，部分皮疹已形成疱疹，疱疹呈卵圆形，壁薄易破，周围绕以红晕，疱疹之间有正常皮肤，少数疱疹被患儿抓破。

22. 该患儿最可能患的疾病是

A. 麻疹

B. 风疹

C. 水痘

D. 猩红热

E. 幼儿急疹

F. 传染性单核细胞增多症

23. 关于水痘的典型皮疹特点，下列叙述正确的是

A. 皮疹首发于头、面和躯干

B. 多见于四肢和颜面部

C. 最初的皮疹为红色斑丘疹

D. 水疱易破溃，2~3天迅速结痂

E. 与带状疱疹的分布部位相同

F. 弥漫性皮疹为主，疹间皮肤正常
G. 斑疹、丘疹、疱疹和结痂等同时存在，以疱疹最多见，分批出现
H. 愈后大多留有瘢痕

24. 对该患儿采取的治疗护理原则，下列叙述正确的是
A. 积极镇痛和使用抗生素预防合并感染
B. 急性期应卧床休息，注意水、电解质和各种营养素的供给
C. 与带状疱疹的处理原则相同
D. 口服苯海拉明糖浆
E. 积极使用糖皮质激素减少免疫损伤
F. 尽早使用抗病毒药物
G. 抗病毒药物首选阿昔洛韦
H. 如有高热可适量口服阿司匹林

25. 该患儿目前皮肤瘙痒严重，护士可以采取的措施是
A. 局部涂 5% 炉甘石洗剂
B. 局部涂 5% 碳酸氢钠溶液
C. 局部涂 2% 甲紫溶液
D. 口服抗组胺药物
E. 必要时给少量镇静药
F. 约束患儿四肢
G. 用肥皂清洁后热水擦浴
H. 帮患儿剪短指甲，戴连指手套

26. 水痘患儿可能出现的并发症是
A. 暴发性紫癜
B. 喉炎
C. 胰腺炎
D. 败血症
E. 面神经瘫痪
F. Reye 综合征
G. 心肌炎和肝炎

27. 关于水痘的病后免疫，下列叙述正确的是
A. 皮疹出现 1~4 天后，机体产生特异性细胞免疫和抗体
B. 病后免疫力不强，易反复感染
C. 病后可获得持久免疫力，病毒完全清除
D. 病后可获得持久免疫力，但仍可发生带状疱疹
E. 有多种血清型，因此病后免疫并无多大保护作用
F. 无病后免疫，病毒易于潜伏感染

（28~32 题共用题干）

患儿，男，7 岁。昨日起右侧腮部肿胀疼痛，今日晨起测体温 38.5℃，来院就诊。入院查体：体温 38℃，心率 90 次/分，呼吸 30 次/分，血压 100/70mmHg。诊断为流行性腮

腺炎。

28. 流行性腮腺炎的特征是

A. 肿大的腮腺以耳垂为中心　B. 腮腺边缘不清

C. 腮腺表面发热、红肿，有触痛　D. 腮腺管口可见红肿

E. 下颌下腺和舌下腺可肿大　F. 预期腮腺肿大可持续1周以上

29. 关于流行性腮腺炎的并发症，下列叙述正确的是

A. 流行性腮腺炎病毒经常累及中枢神经系统，并发脑膜脑炎

B. 并发脑膜脑炎时，脑脊液呈无菌性脑膜炎样改变

C. 部分患儿可发生耳聋，大部分为一过性耳聋

D. 男性患儿常并发睾丸炎，大都为双侧对称性

E. 并发睾丸炎时，可用棉花及丁字带将睾丸托起，局部热敷以尽快消肿

F. 并发心肌炎时，可早期足量使用肾上腺皮质激素

30. 患儿腮腺肿大后3天，出现上腹部剧痛，有压痛和肌紧张，体温达39.3℃，呕吐2次，非喷射状，为胃内容物，腹部稍胀，无腹泻。实验室检查：白细胞6.2×10^9/L，中性粒细胞0.70，血红蛋白128g/L。该患儿可能发生的并发症是

A. 脑膜脑炎　B. 急性胃炎

C. 胰腺炎　D. 原发性腹膜炎

E. 胆囊炎　F. 心肌炎

31. 协助胰腺炎诊断的检查项目有

A. 尿淀粉酶增高　B. 血淀粉酶增高

C. 胰蛋白酶增高　D. 血脂肪酶增高

E. 血常规中白细胞计数升高　F. 涎液中分离到腮腺炎病毒

32. 该患儿血清淀粉酶96U/L，尿淀粉酶1519U/L，血清脂肪酶26U/L，明确并发胰腺炎。目前该患儿的主要治疗和护理措施是

A. 尽早给患儿接种腮腺炎减毒活疫苗　B. 卧床休息

C. 应禁食，静脉输液加用抗生素　D. 以对症治疗为主

E. 静脉滴注利巴韦林　F. 注意观察患儿腹痛的性质、范围、持续时间

G. 腹痛时予屈膝侧卧位或半卧位　H. 腹痛消失后开始进食少量低脂饮食

（33~37题共用题干）

患儿，男，10岁。昨日起发热，体温在38.5℃以上，咽痛，双侧颈部淋巴结肿大，扁桃体肿大，白细胞7.4×10^9/L，异型淋巴细胞0.34。查体：体温38.8℃，心率90次/分，呼吸26次/分，血压105/70mmHg，咽部充血，肝脏肋下未及，可触及脾脏，轻度增大有压

痛，胸腹部皮肤可见少许红色斑丘疹。

33. 该患儿有可能患的疾病是

A. 急性淋巴细胞白细胞　　B. 急性扁桃体炎
C. 嗜血细胞增多症　　D. 颈部淋巴结炎
E. 淋巴瘤　　F. 传染性单核细胞增多症

34. 该患儿所患疾病的传播途径是

A. 口–口传播　　B. 飞沫传播
C. 输血传播　　D. 母婴垂直传播
E. 粪便传播　　F. 昆虫传播

35. 对诊断有价值的辅助检查是

A. 血常规　　B. 血生化
C. 尿常规　　D. 骨髓常规
E. 血清嗜异性凝集试验　　F. EB 病毒特异性抗体检测
G. 呼吸道病毒分离

36. 该患儿目前主要的治疗护理措施是

A. 急性期卧床休息
B. 注意观察是否有呼吸困难和吞咽困难
C. 阿昔洛韦抗病毒治疗
D. 早期联合抗生素治疗
E. 早期短疗程应用肾上腺皮质激素可明显减轻症状
F. 该患儿避免剧烈活动，以防脾破裂
G. 进食高热量、高蛋白、易消化食物

37. 关于传染性单核细胞增多症，下列叙述正确的是

A. 传染性单核细胞增多症患者是唯一的传染源
B. 淋巴细胞的良性增生是本病的基本病理特征
C. 本病是由 EB 病毒感染所致
D. 咽部肿胀严重者可行气管切开
E. 本病临床表现呈现多样性，密切观察病情变化，随时观察患儿意识、面色、四肢末梢循环等情况
F. 鼓励患儿少食多餐，进食高热量、高蛋白、清淡、易消化食物
G. 由于病毒感染后累及全身多个脏器，故患儿病情重，预后不佳

（38~42 题共用题干）

患儿，女，5 岁。畏寒、高热、头痛、呕吐、昏迷 20 小时，皮肤见大片瘀斑多处，颈

强直，瞳孔直径左侧 0.5mm、右侧 0.3mm。体温 39.6℃，心率 168 次/分，呼吸节律不规则，血压60/40mmHg。入院后查血常规：血红蛋白120g/L，白细胞 $19\times10^9/L$，中性粒细胞 0.88，淋巴细胞 0.12，血小板 $263\times10^9/L$。

38. 该患儿最可能的诊断是
    A. 血小板减少性紫癜并发颅内出血
    B. 中毒型细菌性痢疾
    C. 流行性脑脊髓膜炎暴发型
    D. 手足口病脑干脑炎
    E. 肺炎双球菌性脑膜炎
    F. 流行性乙型脑炎
    G. 结核性脑膜炎昏迷期

39. 此时对该患儿应实施的急救处理是
    A. 吸氧
    B. 开通静脉通路
    C. 抗凝剂肝素应用防止 DIC
    D. 纠正酸中毒
    E. 应用甘露醇注射液降低颅内压
    F. 小剂量青霉素静脉滴注
    G. 扩容
    H. 小剂量糖皮质激素应用
    I. 应用降压药
    J. 降温

40. 为明确诊断，该患儿需要做的检查是
    A. 皮肤瘀斑渗出物涂片革兰染色找细菌
    B. 腰穿脑脊液常规检查 + 培养
    C. 血常规
    D. 尿常规
    E. 红细胞沉降率
    F. 血培养
    G. 血气分析
    H. 头颅 CT
    I. 胸部 X 线平片检查
    J. 血清或脑脊液免疫学检查
    K. 化验 DIC：血小板计数、凝血酶原时间、纤维蛋白定量、3P 试验

41. 流脑患儿脑脊液的特点是
    A. 压力高
    B. 外观呈混浊或脓样
    C. 白细胞数量显著增加，以中性粒细胞为主
    D. 蛋白降低
    E. 糖含量可以正常
    F. 脑脊液涂片可以找到革兰阴性双球菌
    G. 抗生素治疗后脑脊液仍保持典型改变

42. 关于流行性脑脊髓膜炎，下列叙述正确的是
    A. 患儿是唯一传染源
    B. 通过飞沫传播
    C. 为儿童传染病，成人已获得相应的抗体
    D. 一般呈大规模流行性，很少有散发性
    E. 采集标本后应在保温下直接送检
    F. 磺胺类药物对治疗、预防都很有效
    G. 脑膜炎双球菌对青霉素、氨苄西林、红霉素、氯霉素均敏感
    H. 实行呼吸道隔离至症状消失后 3 天，但不少于发病后 7 天

（43~47 题共用题干）

患儿，男，7 岁。因“发热、嗜睡、抽搐 2 天”急诊入院。查体：体温 40℃，浅昏迷，颈强直，双侧瞳孔小，膝反射亢进，巴宾斯基征阳性。脑脊液无色透明，白细胞数 95×10^6/L，多核细胞 0.55，单核细胞 0.45，糖 3.0mmol/L，氯化物 109mmol/L，蛋白 0.6g/L。外周血：白细胞 14.5×10^9/L，中性粒细胞 0.80，淋巴细胞 0.20。怀疑流行性乙型脑炎。

43. 为早期明确诊断，需要做的实验室检测是
    A. 乙脑病毒特异性 IgM 测定
    B. 血凝抑制试验
    C. 血清病毒分离
    D. 免疫荧光实验检测乙脑 IgG 或 IgM 抗体
    E. 脑脊液病毒分离
    F. RT-PCR 法检测乙脑病毒核酸片段
44. 患儿入院后，经各项检查确诊为流行性乙型脑炎。乙脑患儿脑脊液的特点是
    A. 脑脊液无色透明
    B. 压力仅轻度增高
    C. 白细胞计数增加
    D. 糖明显减少
    E. 脑脊液可分离到病毒
    F. 蛋白轻度增高
    G. 氯化物减少
45. 该患儿极期有可能出现的症状是
    A. 双侧瞳孔针尖样大小
    B. 持续高热，体温可达 40℃以上
    C. 意识障碍和清醒交替
    D. 肢体阵挛性抽搐
    E. 全身性强直性痉挛
    F. 软瘫
    G. 腱反射亢进
    H. 中枢性呼吸衰竭
46. 入院后患儿反复抽搐，此时正确的护理措施是
    A. 保持气道通畅，防止窒息
    B. 适当约束防止坠床
    C. 保护易于摩擦部位皮肤，防止擦伤

D. 给予药物降温配合物理降温，尽量使体温降到正常

E. 惊厥发作时可用地西泮注射液快速静脉推注

F. 降颅压脱水治疗，严格限制液体量

G. 常规进行昏迷评分，低于 8 分时可考虑进行气管插管

47. 关于流行性乙型脑炎，下列叙述正确的是

A. 重症患儿在充分扩容的基础上可应用多巴胺、酚妥拉明等，以改善微循环，减轻脑水肿

B. 中枢性呼吸衰竭时尽早使用呼吸机

C. 大多数患儿可能留有后遗症

D. 病程多在 2 周以上，大多数患儿恢复期常有神经、精神异常，或瘫痪、失语等症状

E. 病理反射阳性，浅反射消失，深反射先亢进后消失

F. 乙型脑炎病毒为嗜神经的 RNA 病毒

G. 乙脑流行在夏秋季节

H. 在流行季节前 1 个月完成接种乙型脑炎疫苗，可有效预防乙脑发生

参考答案与解析

一、A1 型题

1. C【解析】血清学检查特异性 IgM 抗体测定：特异性 IgM 抗体在感染后第 3~4 天即出现，2~3 周达高峰。阳性率 95% 以上，是目前诊断流行性乙型脑炎最常用的检测方法。

2. C【解析】细菌性痢疾的临床表现如下。①毒血症状：畏寒发热，全身不适。②肠道症状。a. 腹痛：便前加重、便后缓解，左下腹明显。b. 腹泻：稀水便或黏液脓血便，10~20 次/日，有里急后重。③体征：肠鸣音亢进，左下腹压痛。

3. D【解析】水痘的治疗要点如下。①对症治疗：急性期卧床休息；保持皮肤清洁，避免因抓伤而继发细菌感染；皮肤瘙痒时可局部应用含 0.25% 冰片炉甘石洗剂或 5% 碳酸氢钠溶液局部涂擦，也可口服抗组胺药；高热时给予退热药；疱疹破溃处可涂甲紫或抗生素软膏以防感染；维生素 B_{12} 500~1000mg 肌内注射，1 次/天，连用 3 天可促进皮疹干燥结痂；有并发症时进行相应对症治疗。②抗病毒治疗。③其他：继发感染用抗生素，因脑炎出现脑水肿及颅内高压应脱水治疗，糖皮质激素可导致病毒播散，一般不用。

4. D【解析】乙脑病变可累及脑和脊髓，以大脑皮质、间脑和中脑病变最严重。

5. B【解析】典型麻疹潜伏期一般 6~18 天，平均 10 天左右。在潜伏期末可有轻度发热、精神差、全身不适。

6. A【解析】肺炎是麻疹最常见的并发症，也是患儿的主要死因，多见于 5 岁以下

患儿。

7. D【解析】细菌性痢疾便常规：起病初期可无异常发现，以后大便中含黏液及脓血，镜下可见大量红细胞、脓细胞和巨噬细胞。

8. D【解析】中毒性痢疾短期可以用肾上腺皮质激素。

9. A【解析】①传染源：麻疹患者是唯一传染源。②传播途径：主要经空气飞沫传播，密切接触者也可经污染病毒的手、玩具、衣物等传播，传染性强。③易感人群：麻疹传染性很强，人群普遍易感，易感者接触后90%以上可发病，感染后大多能获得终生免疫。④流行特点：一年四季均可发病，以冬春季多见，高峰在2~5月。

10. C【解析】水痘皮疹分批出现，开始为红色斑丘疹或斑疹。由于皮疹分批出现，故同一时间可见上述3种形态皮疹同时存在，是水痘皮疹的重要特征。皮疹脱痂后一般不留瘢痕。皮疹向心性分布，先出现于躯干、头或面部，然后达四肢。躯干多，四肢少，这是水痘皮疹的第二大特征。黏膜疱疹可出现在口腔、咽、眼结膜、生殖器等处，易破溃形成溃疡，疼痛明显。水痘多为自限性疾病，10天左右痊愈。

11. E【解析】水痘可并发皮肤细菌感染，以金黄色葡萄球菌和A族链球菌感染最常见，可表现为脓疱疮、蜂窝织炎等。神经系统可有水痘后脑炎、面神经瘫痪、瑞氏综合征等并发症。少数病例可发生原发性水痘肺炎、心肌炎、肝炎、肾炎、关节炎及睾丸炎等。

12. E【解析】水痘潜伏期一般为2周左右。发病过程可分为前驱期和出疹期。前驱期仅1天左右，常在起病当天或次日出疹。从出诊前1~2天至病损结痂为止，均有很强的传染性。

13. D【解析】中毒性细菌性痢疾可见周围血白细胞总数和中性粒细胞增多，大便黏液脓血样，镜检可见大量脓细胞、红细胞及巨噬细胞。从粪便培养出痢疾杆菌是确诊的最直接证据。

14. A【解析】痢疾杆菌的致病性以及传播性均很强，经口进入肠道侵犯结肠和肠系膜淋巴结，当菌体裂解时释放内毒素，进入血液循环，引起内毒素血症。

15. A【解析】细菌性痢疾病原体是痢疾杆菌，为志贺菌属革兰阴性需氧菌。

16. A【解析】参见A1型题第12题解析。

17. B【解析】细菌性痢疾病理改变最严重的部位是直肠和乙状结肠。

18. C【解析】参见A1型题第13题解析。

19. D【解析】抑菌药物常用的有乙胺丁醇（EMB）和乙硫异烟胺（ETH）。

20. C【解析】原发型肺结核症状轻重不一。轻者可无症状，仅查体时发现。一般起病缓慢，可有低热、食欲缺乏、消瘦、乏力、盗汗等结核中毒症状，多见于年龄较大儿童。婴幼儿及重症患儿可急性起病，表现为高热，但一般情况尚好，与发热不相称，持续2~3周后转为低热，并伴结核中毒症状。部分高度过敏状态的小儿可出现疱疹性结膜炎、皮肤结节性红斑和一过性关节炎；婴幼儿可表现为体重不增或生长发育障碍；支气管淋巴结肿大出现压迫症状，压迫气管分叉处者可出现百日咳样痉挛性咳嗽，压迫支气管可引起喘鸣、呼吸困难、窒息等表现。周围淋巴结有不同程度肿大，婴儿可伴肝脾大。肺部体征不明显，与肺内病变不一致。

21. E【解析】6个月以下婴儿粟粒性结核的特点为发病急、症状重而不典型，累及器官多，特别是伴发结核性脑脊髓膜炎者居多，病程进展快，病死率高。

22. B【解析】急性粟粒性肺结核有严重中毒症状及呼吸困难者，在应用足量抗结核药物的同时，可用泼尼松1～2mg/(kg·d)，1个月后逐渐减量，疗程8～12周。

23. E【解析】结核性脑膜炎早期（前驱期）临床表现为持续1～2周，主要表现为小儿性格改变，如激惹、目光呆滞、嗜睡、懒动、易倦、烦躁、凝视、睡眠不安等。婴儿可表现为皱眉，或凝视、嗜睡，或以手击头、啼哭，或发育迟滞等。同时可有发热、食欲缺乏、盗汗、消瘦、呕吐、便秘（婴儿可为腹泻）等。年长儿可诉头痛，多轻微，初可为间歇性，后持续性头痛，休息后可缓解。

24. A【解析】结核性脑膜炎中期（脑膜刺激期）临床表现为持续1～2周，表现为因颅内压增高而出现剧烈头痛、喷射性呕吐、感觉过敏、烦躁不安，逐渐出现意识模糊、嗜睡或惊厥等颅内压增高的症状，体温进一步增高。脑膜刺激征（颈强直、克尼格征、布鲁津斯基征）明显，婴幼儿则以前囟饱满、骨缝裂开为主。此期还可有面神经、动眼神经、展神经瘫痪而出现眼球运动障碍及复视。定向力障碍及运动、语言异常，脑神经受累严重引起肢体瘫痪。

25. D【解析】结核性脑膜炎的抗结核治疗要点如下。①强化治疗：用异烟肼（INH）、利福平（RFP）、吡嗪酰胺（PZA）和链霉素（SM），疗程3～4个月。②巩固治疗：继续使用INH、RFP或EMB。RFP或EMB 9～12个月。抗结核药总疗程不少于12个月，或待脑脊液正常后继续治疗6个月。

26. B【解析】肾上腺糖皮质激素可迅速减轻结核中毒症状，抑制炎症渗出，改善毛细血管通透性，减轻脑水肿，降低颅内压，且可减轻粘连和脑积水的发生。在应用足量抗结核药物的同时，可加用泼尼松。

27. D【解析】麻疹患儿治疗要点如下。降低体温：监测体温变化，高热时可采取物理降温的方法降低体温，如减少盖被、温水擦浴等，避免给予冷敷、冰袋及酒精擦浴等，因体温骤降可引起末梢循环障碍导致皮疹突然隐退，影响出疹。体温达到40℃以上，可使用小剂量退热药，以免诱发惊厥。

28. C【解析】麻疹传染源管理：患儿需按呼吸道隔离至出疹后5天，有并发症者应延长至10天；易感儿接触麻疹患儿后要隔离检疫21天。

29. B【解析】麻疹出疹先后顺序：耳后、发际、额、面、颈部，自上而下蔓延至躯干、四肢，最后至手掌与足底。

30. B【解析】参见A1型题第9题解析。

31. B【解析】水痘皮疹分批出现，开始为红色斑丘疹或斑疹，数小时后变为深红色丘疹，迅速发展为椭圆形小水疱，疱液先透明后混浊。

32. E【解析】水痘的潜伏期一般为 2 周左右。发病过程可分为前驱期和出疹期。前驱期仅 1 天左右，常在起病当天或次日出疹。急性起病，前驱期婴幼儿多无症状或仅有轻微症状，表现为低热、不适、畏食、流涕、咳嗽等。年长儿可有轻、中度发热及头痛、全身不适、四肢酸痛、乏力、食欲缺乏、咽痛、咳嗽等，持续 1~2 天即迅速进入出疹期。水痘为自限性疾病，10 天左右可以自愈。皮疹分批出现，开始为红色斑丘疹或斑疹，数小时后变为深红色丘疹，迅速发展为椭圆形小水疱，直径 3~5mm，位置表浅，周围伴有红晕。

33. A【解析】水痘皮疹分批出现，开始为红色斑丘疹或斑疹，数小时后变为深红色丘疹，迅速发展为椭圆形小水疱，直径 3~5mm，位置表浅，周围伴有红晕。疱液先透明后混浊，且疱疹出现脐凹现象，易破溃，常伴瘙痒，若继发化脓性感染则成脓疱，常因瘙痒使患儿烦躁不安。2~3 天开始干枯结痂。由于皮疹分批出现，故同一时间可见上述 3 种形态皮疹同时存在，是水痘皮疹的重要特征。皮疹脱痂后一般不留瘢痕。

34. E【解析】脑膜炎和脑炎为儿童期流行性腮腺炎的常见并发症，常在腮腺炎高峰时出现，也可出现在腮腺肿大前或腮腺肿大消失以后。

35. A【解析】流行性腮腺炎是自限性疾病，无须特殊治疗，以对症处理为主。

36. E【解析】发现流行性腮腺炎患儿后要立即采取呼吸道隔离直至腮腺肿大完全消退后 3 天为止，接触者实行隔离观察 3 周。

37. B【解析】流行性腮腺炎的并发症如下。①脑膜脑炎可在腮腺炎出现前、后或同时发生，表现为发热、头痛、呕吐、颈项强直，少见惊厥和昏迷，脑脊液呈无菌性脑膜炎样改变。大多预后良好，但也偶见死亡及留有神经系统后遗症者。②睾丸炎是男孩最常见的并发症，多为单侧受累，睾丸肿胀疼痛，约半数病例可发生萎缩，双侧萎缩者可导致不育症。③急性胰腺炎较少见。常发生于腮腺肿胀数日后，出现中上腹剧痛，有压痛和肌紧张，伴发热、寒战、呕吐、腹胀、腹泻或便秘等。④其他：可有心肌炎、肾炎、肝炎等。

38. A【解析】无明显症状的原发型肺结核选用标准疗法，每日服用 INH、RFP 和/或 EMB，疗程 9~12 个月。

39. B【解析】杀菌药物有全杀菌药物如异烟肼（INH）和利福平（RFP），以及半杀菌药物如链霉素（SM）和吡嗪酰胺（PZA）。

40. E【解析】急性粟粒性肺结核目前主张分两阶段进行化疗，即强化治疗阶段和维持治疗阶段。在强化治疗阶段，给予强有力的四联杀菌药物如 INH、RFP、PZA 及 SM，总疗程 1 年半以上。

41. E【解析】对所有小儿均应口服脊髓灰质炎减毒活疫苗糖丸进行主动免疫。基础免疫自出生后 2 月龄的婴儿开始，连服 3 剂，每次间隔 1 个月，4 岁时加强免疫一次。还可根据需要对 5 岁以下的儿童实施基础免疫外的强化补充免疫接种。

42. A【解析】我国儿童免疫规划程序规定出生后8个月为麻疹疫苗的初种年龄，18~24月龄儿童要完成第2剂次接种。

43. B【解析】开放性肺结核患者（排菌者）是小儿结核病的主要传染源。

44. D【解析】结核性脑膜炎的最简便确诊方法为脑脊液检查。脑脊液静置24小时后有薄膜形成，涂片检查找到结核分枝杆菌可确诊。

45. C【解析】结核病原发综合征的X线胸片呈典型哑铃状“双极影”；支气管淋巴结结核表现为肺门淋巴结肿大，边缘模糊称炎症型，边缘清晰称结节型。

46. A【解析】异烟肼为治疗小儿结核病的首选药物，10mg/(kg·d)，晨起空腹顿服，因短时间的高峰浓度比在较长时间内维持较低浓度疗效更好。

47. E【解析】原发型肺结核支气管淋巴结肿大出现压迫症状，压迫气管分叉处者可出现百日咳样痉挛性咳嗽，压迫支气管可引起喘鸣、呼吸困难、窒息等表现。

48. D【解析】麻疹前驱期从发热到出疹，一般为3~4天。起病较急，主要表现如下。①发热，多为中度以上发热，热型不一。②上呼吸道感染，在发热的同时出现咳嗽、打喷嚏、流涕、声嘶、咽部充血等症状。③眼结膜充血、畏光、流泪、眼睑水肿等症状是本病特征。④麻疹黏膜斑，于起病1~2天，90%以上的患儿在口腔两侧颊黏膜与第二磨牙相对处，可见直径0.5~1mm白色小点，周围有红晕；该斑点迅速增多，可波及口腔其他部位，互相融合成片，1~2天迅速消失，有早期诊断价值。

49. E【解析】麻疹患者是唯一传染源，在前驱期和出疹期患者口、鼻、咽、气管及眼部的分泌物中均含有麻疹病毒，患者出诊前5天至出疹后5天均有传染性，如合并肺炎，传染期可延长至出疹后10天。

50. B【解析】早期（前驱期）结核性脑膜炎表现为持续1~2周，主要表现为小儿性格改变，如激惹、呆滞、嗜睡、凝视、食欲缺乏、消瘦、便秘、发热，年长儿可诉头痛。

51. D【解析】水痘-带状疱疹病毒属疱疹病毒科水痘-带状疱疹病毒a亚科，DNA病毒，人是该病毒唯一宿主，其对外界抵抗力弱，不耐酸，不耐热，对各种有机溶剂敏感，在痂皮中不能存活。

52. B【解析】水痘的预防感染传播如下。①管理传染源：小儿发生水痘无并发症者多留在家中进行隔离治疗，保持居室空气新鲜，予呼吸道隔离直至疱疹全部结痂为止。易感儿接触水痘患者后应隔离观察3周。②托幼机构应做好晨间检查、空气消毒，防止扩散，尤其对免疫功能低下、体弱者更应保护。易感儿接触水痘患者后于72小时内肌内注射水痘-带状疱疹免疫球蛋白，可起到预防或减轻症状的作用。

53. B【解析】流行性腮腺炎人群普遍易感，感染后免疫力持久。多发生在5~15岁（特别是5~9岁）儿童。

54. A【解析】结核菌素试验阳性反应见于：①接种卡介苗后。②年长儿无明显临床症状仅呈一般阳性反应者，表示曾感染过结核分枝杆菌。③3岁以下尤其是1岁以内未接种过卡介苗者，中度阳性反应多表示体内有新的结核病灶，年龄越小，活动性结核的可能性越大。④强阳性和极强阳性反应者，表示体内有活动性结核病。⑤由阴性反应转为阳性反应，或反应强度由原来小于10mm增至大于10mm，且增幅超过6mm，表示新近有感染。阴性反应见于：①未感染过结核。②结核迟发型变态反应前期。③假阴性反应，机体免疫功能低下或受抑制所致。④技术误差或结核菌素失效。

55. A【解析】麻疹患者高热时可采取物理降温的方法降低体温，如减少盖被、温水擦浴等，避免给予冷敷、冰袋及酒精擦浴等，以防影响透疹。

56. A【解析】水痘的抗病毒治疗首选阿昔洛韦10~20mg/kg静脉滴注，8小时1次，疗程7~10天。

57. D【解析】腮腺肿大常是流行性腮腺炎的首发体征。

58. A【解析】人是脊髓灰质炎病毒的唯一自然界宿主。粪-口感染为本病的主要传播方式。

59. E【解析】脊髓灰质炎的治疗要点如下。①前驱期和瘫痪前期：卧床休息，隔离40天，避免劳累、肌内注射及手术等刺激，肌肉痉挛疼痛可用热敷或口服镇痛剂，静脉滴注高渗葡萄糖及维生素C，可减轻神经组织水肿，有条件的可静脉输注丙种球蛋白400mg/(kg·d)，连用2~3天，有减轻病情的作用。②瘫痪期：瘫痪肢体置于功能位置，防止畸形，地巴唑0.1~0.2mg/(kg·d)顿服，10天为一疗程，有兴奋脊髓和扩张血管的作用。③恢复期及后遗症期：可采用针灸、按摩及理疗等，促进功能恢复，严重肢体畸形可手术矫正。

60. B【解析】一般以病后40天作为脊髓灰质炎的隔离期。

61. A【解析】乙脑属人畜共患的自然疫源性传染病。因人感染后病毒血症期短，血中病毒含量少，故患者不是主要传染源。动物中以猪、马、狗等感染率高，特别是猪（尤其是幼猪）因饲养面广、更新率快、易感率高、感染后血中病毒含量多而成为最主要的传染源。蚊子是乙脑的主要传播媒介。

62. B【解析】乙脑常见的常见护理诊断如下。①体温过高。②急性意识障碍。③潜在并发症：惊厥、呼吸衰竭。④焦虑（家长）。

63. B【解析】中毒型细菌性痢疾病原体是痢疾杆菌，为志贺菌属革兰阴性需氧菌。

64. E【解析】中毒性痢疾的护理措施如下。①降低体温：对应用亚冬眠疗法降温的患儿，注意体温变化、睡眠和呼吸情况。②保证营养供给。③维持有效循环。④防治脑水肿和呼吸衰竭：密切观察生命体征的变化，注意惊厥发生的次数、持续时间，各项操作尽量集中进行以减少对患儿的刺激。⑤预防感染传播。⑥心理护理。⑦健康教育。⑧有密切接触者应医学观察7天。

65. E【解析】蚊子是乙脑的主要传播媒介。

66. B【解析】麻疹由麻疹病毒引起，该病毒属副黏液病毒，在低温下生存能力较强，耐热差，55℃时经15分钟即可被破坏。

67. A【解析】麻疹病毒主要经空气飞沫传播，进入人体呼吸道。

68. C【解析】参见A1型题第48题解析。

69. C【解析】麻疹患儿需按呼吸道隔离至出疹后5天，有并发症者应延长至10天；易感儿接触麻疹患儿后要隔离检疫21天。

70. C【解析】中毒型细菌性痢疾的护理如下。①病情观察：密切观察患儿的生命体征、神志、面色、皮温、尿量，是否出现休克，观察意识状态、瞳孔，注意颅内压增高表现。②腹泻的护理：记录大便的次数、性质及量；用药前采集新鲜脓血便标本或做肛拭子培养，采集大便标本送检做细菌培养和药物敏感试验；做好肛周皮肤护理，保持清洁干燥，大便次数频繁者肛周涂凡士林油或鞣酸软膏，以防糜烂；坐盆时间不宜过长，排便不要用力过度，以防脱肛。③呼吸衰竭护理：发生呼吸衰竭时，必须保持呼吸道通畅，给予氧气吸入，做好人工呼吸、气管插管、气管切开的准备工作，必要时遵医嘱使用呼吸机。保证抽搐患儿安全，防止外伤。

71. D【解析】年幼、体弱易感儿在接触麻疹5天内可予注射人血丙种球蛋白，多能避免发病，6天后注射能够减轻发病症状，一般可维持3~8周有效免疫期。

72. B【解析】腮腺炎主要病变是腮腺非化脓性炎症，腮腺导管壁细胞肿胀，管腔内充满坏死细胞及渗出物，周围炎性细胞浸润、间质组织水肿等病变可造成腮腺导管的阻塞，淀粉酶排出受阻，经淋巴管进入血流，使血和尿中淀粉酶含量增高。

73. D【解析】休克型中毒型细菌性痢疾主要表现为感染性休克。初起患儿面色发灰、口唇发绀、肢端凉、血压下降且心率加快；后期出现青紫，尿量减少，血压下降，脉细速或细弱，甚至不能触及，心音低钝，无尿；重者青紫严重，心音微弱，心率减慢，血压测不出。可伴有心、肺及肾等多脏器衰竭的表现。

74. A【解析】传染性单核细胞增多症患者和隐性感染者均是传染源。

二、A2型题

1. B【解析】参见A1型题第32题解析。

2. D【解析】参见A1型题第48题解析。

3. E【解析】中毒性细菌性痢疾起病1~2天用肛拭子取粪便中带有脓血的部分尽快送检，进行大便培养，阳性率较高。

4. B【解析】腮腺炎并发急性胰腺炎较少见。常发生于腮腺炎肿胀数日后。出现中上腹剧痛，有压痛和肌紧张，伴发热、寒战、呕吐、腹胀、腹泻或便秘等。

5. D【解析】原发型肺结核症状轻重不一。轻者可无症状，仅查体时发现。一般起病缓慢，可有低热、食欲缺乏、消瘦、乏力、盗汗等结核中毒症状，多见于年龄较大儿童。婴幼儿及重症患儿可急性起病，表现为高热，但一般情况尚好，与发热不相称，持续2~3周后转为低热，并伴结核中毒症状。部分高度过敏状态的小儿可出现疱疹性结膜炎、皮肤结节性红斑和一过性关节炎；婴幼儿可表现为体重不增或生长发育障碍；支气管淋巴结肿大出现压迫症状，压迫气管分叉处者可出现百日咳样痉挛性咳嗽，压迫支气管可引起喘鸣、呼吸困难、窒息等表现。

6. E【解析】根据患儿症状考虑诊断为腮腺炎，首选血清、尿淀粉酶测定。90% 患儿血、尿淀粉酶增高，并与腮腺肿胀平行，第 1 周达高峰，第 2 周左右恢复正常。

7. C【解析】急性细菌性痢疾的致病性以及传播性均很强，经口进入肠道侵犯结肠和肠系膜淋巴结，当菌体裂解时释放内毒素，进入血液循环，引起内毒素血症。潜伏期多为 1～2 天，短者数小时。起病急，发展快，患儿突发高热，甚至出现 40℃以上的超高热，于起病 24 小时之内反复惊厥、呼吸衰竭，甚至休克，而胃肠道症状不明显。

8～9 E、C【解析】标准化疗疗法一般用于无明显自觉症状的原发型肺结核或轻型病例。每日用 INH、RFP 和/或 EMB，疗程 9～12 个月。

10. E【解析】粟粒性肺结核胸部 X 片常对诊断起决定性作用，在起病后 2～3 周胸部摄片可发现大小一致、分布均匀的粟粒状阴影，密布于两侧肺野。结核性脑膜炎中期（脑膜刺激期）：约 1～2 周，因颅内高压出现剧烈头痛、喷射性呕吐、嗜睡或惊厥，体温进一步增高。脑膜刺激征（颈强直，克尼格征、布鲁津斯基征）阳性是结核性脑膜炎最主要和常见的体征。幼婴以前囟饱满为主。此期还可出现脑神经障碍，最常见者为面神经瘫痪。因此该患儿首优的护理诊断是潜在并发症：颅内压增高、水电解质紊乱等。

11. B【解析】支气管淋巴结结核分三种类型。①炎症型：呈现从肺门向外扩展的密度增深阴影，边缘模糊，此为肺门部肿大淋巴结阴影。②结节型：表现为肺门区域圆形或卵圆形致密阴影，边缘清楚，突向肺野。③微小型：特点是肺纹理紊乱，肺门形态异常，有时稍有增宽，肺门部周围呈小结节状及小点片状模糊阴影。

12. E【解析】患者为未接种卡介苗婴幼儿，其父患活动性肺结核，时有咯血。目前小儿与父母生活在一起（结核接触史），但无任何症状。小儿胸部 X 线片未见异常，PPD 试验（+）。结合患儿的症状和实验室检查，不能确诊肺结核，因患儿有结核密切接触史及 PDD 试验阳性，宜对该患儿采用预防性抗结核治疗，具体治疗为口服异烟肼，疗程 6～12 个月。

13. A【解析】根据患儿病史特点怀疑有肺结核可能，确诊小儿肺结核最有效的检查方法是胸部 X 线检查，其可确定病灶部位、范围、性质等。

14. C【解析】脑脊液结核菌培养阳性可确诊结核性脑膜炎。

15. D【解析】支气管结核主要表现为支气管淋巴肿大，结核分枝杆菌感染到呼吸道支气管，由于支气管上丰富的神经末梢在结核分枝杆菌作用下被炎症反应刺激，引起咳嗽。由 PPD 试验结果为阳性及题干临床表现，符合结核病的表现，故该患者发生支气管淋巴结核的可能性大。

16. C【解析】急性粟粒性肺结核胸部 X 线片检查常对诊断起决定性作用。早期因粟粒阴影细小而不易查出，至少在起病 2～3 周胸部 X 线片方可发现大小一致、分布均匀的粟粒状阴影，密布于两侧肺野。

17. D【解析】麻疹患儿体温达到40℃以上，可使用小剂量退热药，以免诱发惊厥。

18. B【解析】水痘患儿皮肤瘙痒可用含0.25%冰片的炉甘石洗剂或5%碳酸氢钠溶液局部涂擦，疱疹破溃处可涂甲紫或抗生素软膏以防感染。

19. A【解析】水痘患儿高热时可用物理降温或适量退热剂，忌用阿司匹林，以免增加Reye综合征的危险。

20. E【解析】中毒性菌痢患儿应隔离至临床症状消失后1周或3次便培养阴性。

21. E【解析】睾丸炎是男孩最常见的并发症，多为单侧受累，睾丸肿胀疼痛，约半数病例可发生萎缩，双侧萎缩者可导致不育症。

22. D【解析】未接种麻疹疫苗的儿童接触到麻疹患者，应立即注射免疫血清球蛋白，并隔离观察21天。

23. D【解析】流行性腮腺炎的临床表现如下。①腮腺肿大：常是疾病的首发体征。可累及单侧或双侧，其特点为肿大以耳垂为中心，边缘不清，向前、后及下发展，局部皮肤紧张、发亮、有弹性，但不发红，张口和咀嚼时，特别是进食酸性食物时疼痛加剧。同时伴周围组织水肿、灼热、疼痛与感觉过敏，腮腺管口早期红肿，压之无脓液流出。腮腺肿大在2~3天时达高峰，持续4~5天逐渐消退。②下颌下腺和舌下腺肿：大在腮腺肿大时，下颌下腺、舌下腺及颈淋巴结常同时受累。③发热：可有不同程度的发热，持续时间不一，亦有体温始终正常者。

三、A3/A4型题

1. C【解析】水痘患者皮疹分批出现，开始为红色斑丘疹或斑疹，数小时后变为深红色丘疹，迅速发展为椭圆形小水疱，直径3~5mm，位置表浅，周围伴有红晕。

2. B【解析】小儿发生水痘无并发症者多留在家中进行隔离治疗，保持居室空气新鲜，予呼吸道隔离直至疱疹全部结痂为止。传染期是确定传染病隔离期的依据。

3. B【解析】对于水痘患者应遵循早发现、早报告、早隔离、早诊断、早治疗的原则。

4. B【解析】中毒型细菌性痢疾的致病性以及传播性均很强，经口进入肠道侵犯结肠和肠系膜淋巴结，当菌体裂解时释放内毒素，进入血液循环，引起内毒素血症。潜伏期多为1~2天，短者数小时。起病急，发展快，患儿突发高热，甚至出现40℃以上的超高热，于起病24小时之内反复惊厥、呼吸衰竭，甚至休克，而胃肠道症状不明显。

5. E【解析】中毒型细菌性痢疾的辅助检查：起病1~2天用肛拭子取粪便中带有脓血的部分尽快送检，进行便培养，阳性率较高。

6. D【解析】便细菌培养为确诊细菌性痢疾的依据。

7. C【解析】中毒型细菌性痢疾患儿应隔离至临床症状消失后1周或3次便培养阴性。

8. D【解析】中毒型细菌性痢疾主要表现为感染性休克。初起患儿面色发灰、口唇发绀、肢端凉、血压下降且心率加快；后期出现青紫，尿量减少，血压下降，脉细速或细弱，甚至不能触及，心音低钝，无尿；重者青紫严重，心音微弱，心率减慢，血压测不出。可伴有心、肺及肾等多脏器衰竭的表现。

9. C【解析】参见 A3/A4 型题第 8 题解析。

10. C【解析】起病 1~2 天用肛拭子取粪便中带有脓血的部分尽快送检，进行便培养，阳性率较高，粪便细菌培养为确诊细菌性痢疾的依据。

11. C【解析】少数化脓性脑膜炎可因患中耳炎、鼻窦炎、乳突炎、脑脊膜膨出或头颅骨折时，细菌直接蔓延至脑膜引起炎症，以蛛网膜、软脑膜及表面脑组织为主。该患儿查体外耳道有脓性分泌物，考虑患儿发生化脓性脑膜炎的原因可能是中耳炎。

12. A【解析】该患儿最重要的护理措施是保持环境和患儿安静，护理操作动作尽量轻柔、集中进行，避免一切刺激。

13. D【解析】化脓性脑膜炎预后严重，应介绍观察有无智力障碍的方法，对恢复期和有神经系统后遗症的患儿，应根据患儿具体情况与家属一起制订系统且行之有效的功能训练计划，指导家长具体的护理措施，促进患儿机体康复。

14. B【解析】参见 A3/A4 型题第 8 题解析。

15. D【解析】参见 A3/A4 型题第 10 题解析。

16. E【解析】防治循环衰竭的方法包括扩充血容量，纠正酸中毒，维持水、电解质平衡；在充分扩容的基础上应用血管活性药物，改善微循环，常用药物有东莨菪碱、酚妥拉明、多巴胺等；及早使用肾上腺皮质激素。

17. E【解析】参见 A2 型题第 10 题解析。

18. B【解析】结核性脑膜炎患儿应绝对卧床休息，保持室内空气新鲜、安静，护理操作尽量集中进行，减少对患儿的刺激。

19. C【解析】原发综合征在 X 线胸片上表现为肺内病灶、肺门淋巴结肿大及连接二者的淋巴管炎，三者构成的典型哑铃状双极阴影已少见。症状轻重不一。轻者可无症状，仅查体时发现。一般起病缓慢，可有低热、食欲缺乏、消瘦、乏力、盗汗等结核中毒症状，多见于年龄较大儿童。

20. C【解析】无明显症状的原发型肺结核选用标准疗法，每日服用 INH、RFP 和/或 EMB，疗程 9~12 个月。活动性原发型肺结核宜采用直接督导下短程化疗（DOTS）。强化治疗阶段宜用 3~4 种杀菌药：INH、RFP、PZA 或 SM，2 个月后以 INH、RFP 或 EMB 巩固维持治疗。常用方案为 2HR2/4HR。

21. A【解析】参见 A1 型题第 48 题解析。

22. E【解析】麻疹是由麻疹病毒引起，该病毒属副黏液病毒，在低温下生存能力较强，耐热差，55℃时经 15 分钟即可被破坏。

23. B【解析】麻疹患儿需按呼吸道隔离至出疹后 5 天，有并发症者应延长至 10 天；易感儿接触麻疹患儿后要隔离检疫 21 天。

24. C【解析】急性感染性喉炎起病急、症状重，多有发热、犬吠样咳嗽、声嘶、吸气性喉鸣和三凹征。

25. A【解析】原发型肺结核是结核分枝杆菌初次侵入人体后发生的原发感染，是小儿肺结核的主要类型，在原发型结核病中最常见。人型结核分枝杆菌是人类结核病的主要病原体。

26. C【解析】无明显症状的原发型肺结核选用标准疗法，每日服用INH、RFP和/或EMB，疗程9~12个月。

27. A【解析】预防感染的传播，原发型肺结核患儿多数在家治疗护理，采取呼吸道隔离，对患儿的呼吸道分泌物、餐具、痰杯要进行消毒处理。

四、B型题

1. A【解析】原发综合征在X线胸片上表现为肺内病灶、肺门淋巴结肿大及连接二者的淋巴管炎，三者构成的典型哑铃状双极阴影已少见。

2. C【解析】急性粟粒性肺结核早期因粟粒阴影细小而不易查出，至少在起病2~3周胸部X线片方可发现大小一致、分布均匀的粟粒状阴影，密布于两侧肺野。

3. B【解析】当原发病灶极小或已经吸收到X线胸片无法查出，而只见到肺门淋巴结肿大时，则诊断为支气管淋巴结结核。

4~5 C、A【解析】杀菌药物：①全效杀菌药，如异烟肼（INH）和利福平（RFP），对细胞内外处于生长繁殖期的细菌和干酪病灶内代谢缓慢的细菌均有杀灭作用。②半效杀菌药，如链霉素（SM）和吡嗪酰胺（PZA），链霉素能杀灭在碱性环境中生长、分裂、繁殖活跃的细胞外的结核分枝杆菌，而吡嗪酰胺能杀灭在酸性环境中细胞内结核分枝杆菌和干酪病灶内代谢缓慢的结核分枝杆菌。

6. A【解析】小儿结核病以呼吸道为主要传播途径，健康儿吸入带菌的飞沫或尘埃后引起感染；其次是消化道传染，多因饮用未消毒的污染牛型结核分枝杆菌的牛奶或污染人型结核分枝杆菌的食物而得病；经皮肤或胎盘传染者极少。

7. E【解析】结核性脑膜炎为全身性粟粒性结核的一部分，由于小儿神经系统发育不成熟，血脑屏障功能不完善，免疫功能低下，结核分枝杆菌由原发感染灶经血行播散至大脑皮质或脑膜，形成干酪性病灶，在局部进一步繁殖并扩散至蛛网膜下腔，引起结核性脑膜炎。

8. A【解析】结核性脑膜炎的抗结核治疗要点如下。①强化治疗：用异烟肼（INH）、利福平（RFP）、吡嗪酰胺（PZA）和链霉素（SM），疗程3~4个月；开始治疗的1~2周，将INH全日量的一半加入10%葡萄糖注射液中静脉滴注，余量口服，待病情好转后改为全日量口服。②巩固治疗：继续使用INH、RFP或EMB。

9. C【解析】结核性脑膜炎患儿早期使用糖皮质激素可减轻炎症反应，降低颅内压，并可减少粘连，防止或减轻脑积水的发生。

10. B【解析】侧脑室引流适用于急性脑积水或慢性脑积水急性发作，用其他降颅压措施无效或疑有脑疝形成者。

11. A【解析】麻疹于发热第3~4天开始出现皮疹，皮疹先见于耳后、发际，渐及前额、面部、颈部，自上而下蔓延至躯干及四肢，最后到达手掌、足底。皮疹初为红色斑丘疹，疹间皮肤正常；以后皮疹增多、密集，可相互融合呈暗红色，少数病例可表现为出血性皮疹。

12. D【解析】水痘皮疹呈向心性分布，先出现于躯干、头或面部，然后达四肢。

13. E【解析】腮腺炎病毒属于副黏液病毒科的单股RNA病毒，腮腺炎病毒只有一个血清型，人是其唯一宿主，存在于患儿唾液、血液、尿及脑脊液中，病毒对理化因素抵抗力不强，加热至56℃、20分钟被灭活，很容易被甲醛、紫外线等灭活，但在低温下可存活较久，室温下2~3天失去传染性。

14. B【解析】水痘-带状疱疹病毒对乙醚敏感。

15. C【解析】细菌性痢疾病后可获得一定的免疫力，但短暂而不稳定，且不同菌群和血清型之间无交叉免疫，容易多次复发和重复感染。

16. A【解析】参见B型题第11题解析。

17. D【解析】参见A1型题第33题解析。

18. B【解析】中毒型细菌性痢疾的临床表现如下。①休克型主要表现为感染性休克。②脑型：因脑缺氧、水肿而发生反复惊厥、昏迷和呼吸衰竭。③肺型又称呼吸窘迫综合征，以肺微循环障碍为主，常在中毒型细菌性痢疾休克型或脑型基础上发展而来，病情危重，病死率高。

19. A【解析】皮疹分批出现，开始为红色斑丘疹或斑疹，数小时后变为深红色丘疹，迅速发展为椭圆形小水疱，直径3~5mm，位置表浅，周围伴有红晕。皮疹向心性分布，先出现于躯干、头或面部，然后达四肢。躯干多，四肢少，这是水痘皮疹的第二大特征。

五、X型题

1. ACDE【解析】急性粟粒性肺结核的治疗要点：早期抗结核治疗甚为重要。①抗结核药物：目前主张将抗结核治疗的全疗程分为两个阶段进行，即强化抗结核治疗阶段及维持治疗阶段，此方案可提高疗效，前者于治疗开始时即给予强有力的四联杀菌药物如INH，RFP，PZA和SM。②糖皮质激素：有严重中毒症状及呼吸困难者，在应用足量抗结核药物的同时，可用泼尼松1~2mg/(kg·d)，疗程1~2个月。

2. ABCDE【解析】化疗成功的关键：①治疗方案必须包括对结核分枝杆菌敏感的多种药物。②服药必须连续一个足够的时间。治疗目的：①杀灭病灶中的结核分枝杆菌。②防止血行播散。治疗要点：①早期治疗。②适宜剂量。③联合用药。④规律用药。⑤坚持全程。⑥分段治疗。

3. ABCD【解析】结核性脑膜炎的降低颅内压治疗要点如下。①脱水药：常用20%甘露醇注射液，一般剂量每次0.5~1g/kg，于30分钟内快速静脉注入，4~6小时1次。脑疝时可加大剂量至每次2g/kg。2~3天后逐渐减量，7~10天停用。②利尿药：一般于停用甘露醇前1~2天加用乙酰唑胺，每日20~40mg/kg（0.75g/d），分2~3次口服，可减少脑脊液生成。③侧脑室引流：适用于急性脑积水或慢性脑积水急性发作，用其他降颅压措施无效或疑有脑疝形成者。④早期使用糖皮质激素可减轻炎症反应，降低颅内压，并可减少粘连，防止或减轻脑积水的发生。

4. ABDE【解析】结核菌素试验阴性反应见于：①未感染过结核分枝杆菌。②虽已感染或已接种卡介苗，但在4~8周内，尚未产生变态反应。③假阴性反应，由于机体免疫功能低下或受到抑制，如严重的结核病患儿，急性传染病如麻疹、水痘、百日咳等，重度营养不良者等，应用糖皮质激素或其他免疫抑制药治疗时，患有原发或继发免疫缺陷病等。④技术误差，如注入皮下、剂量不足、试剂失效等均可影响反应结果。

5. ABCE【解析】流行性腮腺炎的护理措施如下。①休息与活动：保证休息，防止过劳，发热伴有并发症者应卧床休息至热退。②饮食护理：饮食以清淡、易消化、营养丰富的半流食或软食，忌酸、辣、干、硬食物，以免唾液分泌增加及咀嚼加剧疼痛。③病情观察：注意有无脑膜脑炎、睾丸炎、急性胰腺炎等临床表现，如有立即给予相应治疗和护理。睾丸肿痛时可局部间歇冷敷，并用丁字带托起减轻疼痛。④降温：高热者给予物理降温或药物降温。可采用头部冷敷、温水擦浴或酒精擦浴，鼓励患儿多饮水，保证休息。⑤减轻疼痛：常用温盐水漱口，保持口腔清洁，防止继发感染。局部冷敷，减轻炎性充血及疼痛，也可用中成药如意金黄散调茶水或食醋敷于患处。⑥管理传染源：发现腮腺炎患儿立即采取呼吸道隔离措施，直至腮腺肿大消退后3天。有接触史的易感儿应观察3周。⑦切断传播途径：流行期间加强幼儿园等机构的晨间检查，保持室内空气新鲜。对患儿口、鼻分泌物及污染物消毒。⑧保护易感儿：易感儿可接种腮腺炎减毒活疫苗。

6. ABCD【解析】水痘患儿皮疹呈向心性分布，先出现于躯干、头或面部，然后达四肢。躯干皮疹最多，次为头面部，四肢远端较少，手掌、足底更少。

7. ABCD【解析】急性粟粒性肺结核的临床表现如下。①起病多急骤，婴幼儿多突然高热（39~40℃），呈稽留热或弛张热。②约50%以上的患儿在起病时就出现脑脊髓膜炎征象。③部分患儿伴有肝脾以及浅表淋巴结肿大等。④6个月以下婴儿粟粒性结核的特点为发病急、症状重而不典型，累及器官多，特别是伴发结核性脑脊髓膜炎者居多，病程进展快，病死率高。⑤全身性粟粒性结核患者的眼底检查可发现脉络膜结核结节，后者分布于视网膜中心动脉分支周围。

急性粟粒性肺结核的辅助检查如下。①胸部X线片：早期因粟粒阴影细小而不易查出，至少在起病2~3周胸部X线片方可发现大小一致、分布均匀的粟粒状阴影，密布于两侧肺野。②结核菌素试验。③肺部CT。

8. ACE【解析】麻疹的预防感染传播措施如下。①管理传染源：患儿需按呼吸道隔离至出疹后5天，有并发症者应延长至10天；易感儿接触麻疹患儿后要隔离检疫21天。

②切断传播途径：定时用紫外线灯进行病室的空气消毒或通风半小时，患儿用过的衣物要暴晒 2 小时；医护人员接触患儿后如需再护理其他患儿，其间必须在室外日光下或流动空气中停留 30 分钟以上。③保护易感儿：为 8 个月以上未患过麻疹的小儿接种麻疹减毒活疫苗是最有效的预防方法，经 1 个月血中的抗体可达高峰；年幼、体弱易感儿在接触麻疹 5 天内可予注射人血丙种球蛋白，多能避免发病，6 天后注射能够减轻发病症状，一般可维持 3~8 周有效免疫期。此外，在流行期间应尽量避免去公共场所。

9. DE【解析】麻疹的常见护理诊断如下。①体温过高。②皮肤完整性受损。③营养失调。④潜在并发症：肺炎、心肌炎和脑炎。

10. ABCDE【解析】流行性乙脑极期症状加重，并出现脑实质损害表现。①高热。②意识障碍。③惊厥或抽搐。④呼吸衰竭。⑤颅内高压症：除呼吸变化外，同时有面色苍白、反复或持续惊厥、脉搏减慢、高热、昏迷加重或烦躁不安、瞳孔扩大、对光反应迟钝或消失等表现。⑥其他神经系统症状和体征。

11. ACDE【解析】脊髓灰质炎的典型分类：①前驱期。②瘫痪前期。③瘫痪期。④恢复期。⑤后遗症期。

12. ACDE【解析】水痘前驱期仅 1 天左右，常在起病当天或次日出疹。皮疹呈向心性分布，先出现于躯干、头或面部，然后达四肢。躯干皮疹最多，次为头面部，四肢远端较少，手掌、足底更少。部分患儿鼻、咽、口腔、结膜和阴道等处黏膜可出现黏膜疹，易破，形成溃疡，常伴疼痛。水痘为自限性疾病，10 天左右可以自愈。黏膜疱疹可出现在口腔、咽、眼结膜、生殖器等处，易破溃形成溃疡，疼痛明显。水痘多为自限性疾病，10 天左右痊愈。

13. ABCD【解析】参见 X 型题第 8 题解析。

14. ABDE【解析】参见 A1 型题第 23 题解析。

15. ABCD【解析】参见 A1 型题第 48 题解析。

16. ACD【解析】流行性乙型脑炎恢复期的临床表现：体温下降，精神、神经症状好转，通常于 2 周左右完全恢复。重症患儿可有神志不清、痴呆、吞咽困难、失语、多汗、面瘫、四肢强直性瘫痪等症状，多于 6 个月内恢复。

六、案例分析题

1. ABCEF【解析】原发型肺结核为结核分枝杆菌初次侵入机体后发生的原发感染，是小儿肺结核的主要类型，包括原发综合征和支气管淋巴结结核，与患儿平时的饮食习惯和睡眠情况无关。

2. B【解析】参见 A1 型题第 20 题解析。

3. BCE【解析】患儿胸部 X 线平片显示哑铃状阴影，其发生机制是肺原发病灶渗出性病变，局部淋巴结病变和两者相连的淋巴管炎组成，支气管淋巴结结核以胸腔内肿大淋巴结为主。

4. BCDF【解析】原发型肺结核的护理诊断如下。①活动无耐力：与结核分枝杆菌感染有关。②知识缺乏：家长及患儿缺乏结核病防治的相关知识。③营养失调：低于机体需要量：与食欲下降、消耗过多有关。④有传播感染的可能：与感染未控制、结核菌排出有关。⑤潜在并发症：抗结核药物不良反应。

5. EF【解析】合理用药：患儿应早期诊断、早期治疗、合理化疗、规律用药。化疗期间密切观察病情变化及药物的副作用，定期复查以便了解治疗效果和药物使用情况，便于根据病情调整治疗方案。由于抗结核药物大多有胃肠道反应，故要注意患儿食欲的变化。有些药物对肝、肾有损害，应定期检查尿常规、肝功能。使用链霉素的患儿，尤其要注意有无发呆、抓耳挠腮等听神经损害的现象，发现异常及时和医生联系，以决定是否停药，选项E、F错误。

6. E【解析】纤维支气管镜检查为避免患儿术中呕吐窒息，应在术前禁食水；术前遵医嘱注射阿托品，减少唾液分泌，降低术中唾液误吸入气道的风险；术后及时清洁患儿口鼻，密切观察患儿咳嗽咳痰情况；术后因局麻药物影响，应避免给患儿漱口。

7. E【解析】参见X型题第1题解析。

8. DE【解析】进食影响利福平吸收，应于餐前1小时或餐后2小时服用；服用利福平后尿、唾液、汗液等排泄物均可显橘红色。

9. ABCE【解析】对结核病患儿应做好消毒隔离工作，病区独立，布局合理；保持通风，按时清洁消毒；接触患儿前后要洗手；医疗废物严格分类、消毒处理。

10. D【解析】结核性脑膜炎一般起病缓慢，婴幼儿进展较迅速，可骤起高热、惊厥、脑梗死、昏迷等。典型临床表现分三期，各期间无明显的界限。①早期（前驱期）：持续1~2周，主要表现为小儿性格改变，如激惹、呆滞、嗜睡、凝视、食欲缺乏、消瘦、便秘、发热，年长儿可诉头痛。②中期（脑膜刺激期）：持续1~2周，表现为剧烈头痛、喷射性呕吐、嗜睡或烦躁不安、惊厥等颅内压增高的症状。脑膜刺激征明显，定向力障碍及运动、语言异常，脑神经受累严重引起肢体瘫痪。③晚期（昏迷期）：持续1~3周，意识障碍进一步加重，进入昏迷期。颅内压明显增高，肢体松弛瘫痪，或呈去大脑强直状态。患儿极度消瘦，呈舟状腹，常有水、电解质紊乱。

11. A【解析】该患儿脑膜刺激征（+），首要护理诊断是潜在并发症：颅内压增高。

12. C【解析】结核性脑膜炎中期（脑膜刺激期）持续1~2周，表现为剧烈头痛、喷射性呕吐、嗜睡或烦躁不安、惊厥等颅内压增高的症状。脑膜刺激征明显，定向力障碍及运动、语言异常，脑神经受累严重引起肢体瘫痪。

13. ACDF【解析】结核性脑膜炎的护理措施如下。①密切观察病情，维持正常生命体征。②患儿绝对卧床休息，保持室内空气新鲜、安静，护理操作尽量集中进行，减少对患儿的刺激。③保证安全，惊厥发作时齿间放置牙垫，防止舌咬伤。必要时配合医生做好腰穿或侧脑室引流以减低颅内压，做好术后护理，腰穿后去枕平卧4~6小时，防止脑疝发生。

④保证营养，维持水、电解质平衡：提供足够热量、丰富蛋白质及维生素、易消化的食物，增强机体抗病能力；少量多餐，耐心喂养。昏迷不能进食者采取鼻饲和肠外营养，维持水、电解质平衡。鼻饲时压力不能过大，以免呕吐。病情好转能自行吞咽时，停止鼻饲。⑤维持皮肤、黏膜的完整性：注意眼部护理，保护好角膜，对眼睑不能闭合者，可涂眼膏并用纱布覆盖于眼部。⑥隔离消毒：结核性脑膜炎的患儿大部分伴肺结核病灶，应采取呼吸道隔离措施。⑦心理护理。⑧健康教育。

14. D【解析】结核性脑膜炎脑脊液检查典型表现为外观无色透明或呈毛玻璃样改变，压力增高，白细胞总数增高，分类以淋巴细胞为主，蛋白定量增加，糖和氯化物含量均降低。脑脊液静置 24 小时后有薄膜形成，涂片检查找到结核分枝杆菌可确诊。

15. ADEF【解析】术后早期控制引流速度，若引流过快过多，易出现低颅压头痛、恶心、呕吐。患儿哭闹、抱起时，要夹闭引流管，以防逆行感染。

16. ACF【解析】根据该患儿症状及查体考虑诊断为麻疹，为明确病因诊断，需进行的检查项目如下。①血常规。②血清学检查。③病原学检查。④多核巨细胞检查取初期患儿鼻咽部分泌物、痰和尿沉渣涂片，查多核巨细胞有助于早期诊断。

17. ADG【解析】麻疹的对症护理措施如下。①降低体温：监测体温变化，高热时可采取物理降温的方法降低体温，如减少盖被、温水擦浴等，避免给予冷敷、冰袋及酒精擦浴等，因体温骤降可引起末梢循环障碍导致皮疹突然隐退，影响出疹。体温达到 40℃ 以上，可使用小剂量退热药，以免诱发惊厥。②皮肤护理：勤换内衣，选择透气的衣服；保持皮肤清洁，每日用温水擦浴，不用凉水及肥皂，勤剪指甲；透疹不畅时可用鲜芫荽煎水擦拭全身，促进血液循环帮助诱疹。③口腔、眼、耳、鼻部的护理：多饮水，并以生理盐水或 2% 硼酸等溶液漱口，避免口腔感染；用生理盐水清洗双眼后滴入抗生素眼药，避免强光对眼睛的刺激，并加服鱼肝油预防干眼症；避免眼泪、呕吐物等液体流入耳道，引起中耳炎；及时清除鼻痂，保持鼻腔通畅、清洁。

18. B【解析】急性感染性喉炎起病急、症状重，多有发热、犬吠样咳嗽、声嘶、吸气性喉鸣和三凹征。

19. ABCE【解析】处理麻疹患儿高热时需兼顾透疹，不宜用药物及物理方法强行降温，以免皮肤血管收缩、末梢循环障碍，使皮疹不宜透发或突然隐退。出现喉炎并发症的患儿可以适量使用肾上腺皮质激素缓解喉部水肿，出现喉梗阻者则应及早行气管切开术或气管插管。

20. ACDE【解析】麻疹的护理诊断如下。①体温过高：与病毒血症、继发感染有关。②皮肤完整性受损：与麻疹病毒引起的皮损有关。③营养失调——低于机体需要量：与食欲下降、消化吸收功能下降、高热消耗增多有关。④有传播感染的危险：与呼吸道排出病毒有关。⑤潜在并发症：肺炎、喉炎、脑炎、心肌炎。

21. ABCEFG【解析】感染性休克的治疗要点如下。①液体复苏：充分液体复苏是逆转病情、降低病死率最关键的措施。②血管活性药物：在液体复苏的基础上休克难以纠正，血压仍低或仍有明显灌注不良，可考虑使用血管活性药物以提高血压、改善脏器灌流。如多巴胺、肾上腺素、去甲肾上腺素、莨菪类药物、正性肌力药物、硝普钠。③控制感染和清除病灶。诊断脓毒性休克后的1小时内应静脉使用有效抗微生物制剂，尽早实行经验性抗微生物治疗。积极控制感染源，尽快确定和去除感染灶，如采取清创术、引流、冲洗、修补、去除感染装置等措施。④肾上腺皮质激素：对重症休克疑有肾上腺素皮质功能低下（如流脑）、ARDS及长期使用肾上腺皮质激素或出现儿茶酚胺抵抗性休克时可以使用。目前主张小剂量、中疗程。⑤纠正凝血障碍：早期可给予小剂量肝素5~10μg/kg皮下或静脉输注，每6小时1次。⑥其他治疗：保证氧供及通气；注意各脏器功能支持；保证能量营养供给。

22. C【解析】水痘的临床表现：初为红色斑疹，数小时后变为深红色丘疹，再经数小时发展为疱疹。疱疹多为椭圆形，直径3~5mm，位置表浅，形似露珠，壁薄易破，周围有红晕。疱疹液初为透明，数小时后变为混浊，若继发化脓性感染则成脓疱，常因瘙痒使患儿烦躁不安。1~2天后疱疹从中心开始凹陷，红晕消失，1周内结痂，再经数日痂皮脱落，一般不留瘢痕，若继发感染则脱痂时间延长，可能遗留瘢痕。

23. ACDG【解析】水痘皮疹初为红色斑疹，数小时后变为深红色丘疹，再经数小时发展为疱疹。疱疹多为椭圆形，直径3~5mm，位置表浅，形似露珠，壁薄易破，周围有红晕。疱疹液初为透明，数小时后变为混浊，若继发化脓性感染则成脓疱，常因瘙痒使患儿烦躁不安。1~2天后疱疹从中心开始凹陷，红晕消失，1周内结痂，再经数日痂皮脱落，一般不留瘢痕，若继发感染则脱痂时间延长，可能遗留瘢痕。由于皮疹在1~6天内分批出现，故出疹2~3天后可见各阶段皮疹同时存在。皮疹数目为数个至数百个不等，皮疹数目愈多，则全身症状愈重。呈向心性分布，先出现于躯干、头或面部，然后达四肢。躯干皮疹最多，次为头面部，四肢远端较少，手掌、足底更少。部分患儿鼻、咽、口腔、结膜和阴道等处黏膜可出现黏膜疹，易破，形成溃疡，常伴疼痛。

24. BDFG【解析】水痘的治疗要点如下。①对症治疗：急性期卧床休息，进食易消化食物，注意水分和营养的补充。保持皮肤清洁，避免因抓伤而继发细菌感染。皮肤瘙痒可用含0.25%冰片的炉甘石洗剂或5%碳酸氢钠溶液局部涂擦，疱疹破溃处可涂甲紫或抗生素软膏以防感染。维生素B_{12} 500~1000mg肌内注射，1次/天，连用3天可促进皮疹干燥结痂。②抗病毒治疗：首选阿昔洛韦10~20mg/kg静脉滴注，8小时1次，疗程7~10天。轻症患儿可采用片剂，600~1000mg/d，分4~5次口服，疗程同前。阿糖腺苷每天10mg/kg静脉滴注，疗程5~7天。早期使用干扰素能较快抑制皮疹发展，加速病情恢复。③防治并发症：皮肤继发感染时加用抗菌药物，因脑炎出现脑水肿及颅内高压者应行脱水治疗，糖皮质激素可导致病毒播散，一般不用。但病程后期水痘已结痂，若并发重症肺炎或脑炎，全身中毒症状重，可酌情使用。

25. ABDEH【解析】参见案例分析题第24题解析。

26. ADEFG【解析】水痘可并发皮肤细菌感染，以金黄色葡萄球菌和A族链球菌感染最常见，可表现为脓疱疮、蜂窝织炎等。神经系统可有水痘后脑炎、面神经瘫痪、瑞氏综合征等并发症。少数病例可发生原发性水痘肺炎、心肌炎、肝炎、肾炎、关节炎及睾丸炎等。

27. AD【解析】皮疹出现1~4天后，产生特异性细胞免疫和抗体，病毒血症消失，症状随之缓解。病后可获得持久免疫力，一般不再发生水痘，但病毒可以长期潜伏在体内，多年后仍可发生带状疱疹。

28. ABDE【解析】参见A2型题第23题解析。

29. ABF【解析】参见A1型题第37题解析。

30. C【解析】参见案例分析题第29题解析。

31. ABD【解析】血、尿淀粉酶测定：90%患儿发病早期血清和尿淀粉酶含量增高。淀粉酶含量增高的程度与腮腺肿胀的程度成正比，第1周达高峰，第2周左右恢复正常。血脂肪酶含量增高，有助于胰腺炎的诊断。

32. BCDFG【解析】易感儿可接种腮腺炎减毒活疫苗，预防感染流行性腮腺炎。腮腺炎发病早期可使用利巴韦林每天15mg/kg静脉滴注，疗程5~7天。合并胰腺炎患儿无呕吐、腹痛，血、尿淀粉酶及脂肪酶正常后恢复饮食，从流质逐渐过渡到普食。

33. F【解析】传染性单核细胞增多症的临床表现如下。①发热：体温38~40℃不等，无固定热型，热程大多1~2周，少数可达数月。②咽峡炎：咽部、腭扁桃体、腭垂充血肿胀，可见出血点，伴有咽痛，少数有溃疡或假膜形成。咽部肿胀严重者可出现呼吸及吞咽困难。③淋巴结肿大：大多数患者有浅表淋巴结肿大，在病程第1周就可出现。全身淋巴结均可受累，以颈部最为常见。肘部滑车淋巴结肿大常提示有本病可能。肿大淋巴结直径很少超过3cm，中等硬度，无明显压痛和粘连，常在热退后数周才消退。肠系膜淋巴结肿大时，可引起腹痛。④肝、脾大：肝大者占20%~62%，大多数在2cm以内，可出现肝功能异常，并伴有急性肝炎的上消化道症状，部分有轻度黄疸。约半数患者有轻度大，伴疼痛及压痛，偶可发生脾破裂。⑤皮疹：部分患者在病程中多出现多形性皮疹，如丘疹、斑丘疹、出血性皮疹等。多见于躯干。皮疹大多在4~6天出现，持续1周左右消退。

34. ABCE【解析】传染性单核细胞增多症传播途径主要是口-口传播，可经飞沫传播、偶可经输血传播及粪便传播。

35. AEF【解析】传染性单核细胞增多症的辅助检查：①血常规。②血清嗜异性凝集试验。③EBV特异性抗体检测。④EBV-DNA检测。

36. ABCFG【解析】传染性单核细胞增多症的护理措施如下。①饮食护理：由于发热、咽峡炎均影响食欲，选择高蛋白质、易消化的流质、半流质软食，避免粗纤维，干硬，辛辣食物；待患儿体温恢复正常，咽部症状减轻后，给予高热量、高蛋白、高维生素少油腻饮食。②高热的护理。③咽部的观察与护理：患儿易出现咽部充血及腭扁桃体肿大，可给予雾化吸入，以减轻局部肿胀并缓解呼吸道阻塞，并积极配合医生做咽拭子培养。予流质、半流质及软食，进餐宜慢，餐后30分钟抬高床头，取半坐卧位，吃药时把药片碎成糊状。④皮肤淋巴结的观察与护理。⑤腹部的观察与护理：脾破裂是本病最严重的并发症，常发生在疾病的第2周。本病患儿脾有自然破裂的可能，故应了解其破裂的临床征象。密切观察患儿的血压、心率、心律及尿量变化，绝对卧床休息，避免撞击腹部，向患儿及家长讲述其重要性，查体时动作轻柔，防止用力过猛。抗病毒治疗可用阿昔洛韦口服，更昔洛韦静脉注射亦可改善病情。

37. BCDEF【解析】传染性单核细胞增多症患者和隐性感染者均是传染源（选项A错误）。传染性单核细胞增多症系自限性疾病，若无并发症，预后大多良好（选项G错误）。

38. C【解析】暴发型流行性脑脊髓膜炎（休克型）的主要临床表现为全身的广泛瘀点、瘀斑，休克、周围循环衰竭，血培养阳性，高热、中毒症状严重。

39. ABDEGJ【解析】针对该患儿应采取的急救措施有：吸氧，开通静脉通路，纠正酸中毒，应用甘露醇注射液降低颅内压，扩容，降温。

40. ABCFJK【解析】该患儿需要做的检查如下。①血常规：白细胞总数明显增加，一般在$20\times10^9/L$左右，高者达$40\times10^9/L$或以上，中性粒细胞占80%~90%。②脑脊液检查：病程初期仅有腰穿压力增高，外观正常。典型脑膜炎期，压力高达1.96kPa以上，外观呈混浊或脓样，白细胞数达每立方毫米数千个至数万个，以中性粒细胞为主，蛋白质含量显著增高，而糖含量明显减少，有时可完全测不出，氯化物降低。若临床有脑膜炎症状及体征，而早期脑脊液检查正常，则应于12~24小时后复检脑脊液。③涂片检查：用针尖刺破皮肤瘀点，挤出少许血液及组织液，涂片染色后镜检，阳性率高达80%以上。脑脊液沉淀涂片的阳性率为60%~70%，脑脊液标本不宜搁置太久，否则病原菌易自溶而影响检出。④细菌培养：流脑的血培养阳性率较低，但血培养对普通型流脑败血症期、暴发型败血症及慢性脑膜炎球菌败血症诊断仍甚为重要，故必须注意在应用抗菌药物前采血作细菌培养，并宜多次采血送验。脑脊液应于无菌试管内离心，取沉渣直接接种于巧克力琼脂上，同时注入葡萄糖肉汤中，在5%~10%二氧化碳的环境下培养。⑤免疫学试验：脑脊液中抗原的检测有利于早期诊断，其敏感性高、特异性强，目前临床常用的抗原检测方法有对流免疫电泳、乳胶凝集、反向间接血凝试验、菌体协同凝集试验、放射免疫法、酶联免疫吸附试验等。⑥化验DIC：血小板计数、凝血酶原时间、纤维蛋白定量、3P试验。

41. ABCF【解析】脑脊液检查，病程初期仅有腰穿压力增高，外观正常。典型脑膜炎期，压力高达1.96kPa以上，外观呈混浊或脓样，白细胞数达每立方毫米数千个至数万个，以中性粒细胞为主，蛋白质含量显著增高，而糖含量明显减少，有时可完全测不出，氯化物降低，脑脊液沉淀涂片的阳性率为60%~70%。

42. BEFGH【解析】脑膜炎双球菌属奈瑟氏菌属，人类是该细菌唯一的天然宿主，在体外易自溶而死。本病遍布全球，在温带地区可出现地方性流行，全年经常有散发病例，但在冬春季节会出现季节性发病高峰。脑膜炎双球菌主要通过口水或呼吸道分泌物传染。脑脊液标本不宜搁置太久，否则病原菌易自溶而影响检出。尽早足量应用细菌敏感并通过血脑屏障的抗菌药物，如青霉素、头孢菌素等。应用磺胺嘧啶后24~48小时后一般情况即有显著进步，体温下降，神志转清，脑膜刺激征于 2~3 天内减轻而逐渐消失。早期发现患者就地隔离治疗，隔离至症状消失后 3 天，一般不少于病后 7 天。密切观察接触者，应医学观察 7 天。

43. ABDF【解析】流行性乙型脑炎的辅助检查如下。①血常规。②脑脊液检查。③血清学检查：特异性 IgM 抗体一般在病后 3~4 天即可出现，脑脊液中最早在病程第 2 天可测到，2 周达高峰，可进行早期诊断。④病毒分离：病程第 1 周内死亡病例的脑组织中可分离到病毒，但脑脊液和血中不易分离到病毒。

44. ABCF【解析】乙脑患儿的脑脊液检查：压力增高，外观无色透明或微混浊，白细胞计数轻度增加，分类早期以中性粒细胞为主，后以淋巴细胞多见，蛋白质轻度增高，氯化物正常，糖正常或稍增加。

45. BDEFGH【解析】乙脑患儿极期的临床表现如下。①高热：体温持续升高达 39~40℃，甚至更高，多呈稽留热型。一般持续 7~10 天，重者可达 3 周。②意识障碍。③惊厥或抽搐：可由于高热、脑实质炎症及脑水肿所致。先出现面部、眼肌、口唇的小抽搐，随后肢体呈阵挛性抽搐，可为单侧或双侧肢体，重者呈全身强直性抽搐，历时数分钟或数十分钟不等，均伴有意识障碍，频繁抽搐可导致发绀和呼吸暂停。④呼吸衰竭：多见于重症患儿，是本病的主要死亡原因，为中枢性呼吸衰竭，由脑实质炎症、脑水肿、脑疝、颅内高压所致。⑤颅内高压症。⑥其他神经系统症状和体征：多在病程 10 天内出现，主要有浅反射减弱或消失，深反射先亢进后消失，可有肢体强直性瘫痪、偏瘫或全瘫，伴肌张力增高，病理反射阳性，常出现脑膜刺激征。

46. ABCDG【解析】密切观察患儿病情，及时采取有效降温措施。及时发现惊厥先兆表现，如烦躁不安、口角或指（趾）抽动、两眼凝视、肌张力增高等。一旦出现上述表现，应立即通知医生，并及时配合处理。让患儿取仰卧位，头偏向一侧，松解衣服和领口，清除口鼻分泌物；用牙垫或开口器置于患儿上下臼齿之间，防止咬伤舌头，或用舌钳拉出舌头，以防止舌后坠阻塞呼吸道。同时，遵医嘱使用止惊药物，如地西泮肌内注射或缓慢静脉推注。保持呼吸道通畅，必要时行气管切开术。

47. ABEFGH【解析】恢复期体温下降，精神、神经症状好转，通常于 2 周左右完全恢复。重症患儿可有神志不清、痴呆、吞咽困难、失语、多汗、面瘫、四肢强直性瘫痪等症状，多于 6 个月内恢复。患病 6 个月后如仍遗留有精神、神经症状者，称为后遗症，以意识障碍、痴呆、肢体瘫痪和精神失常多见，经积极治疗可有不同程度恢复。癫痫后遗症可持续终身。

第十八章　急危重症患儿的护理

一 A1 型题

1. Ⅱ型呼吸衰竭的动脉血气诊断标准是
   A. $PaO_2 < 50mmHg$，$PaCO_2 > 60mmHg$
   B. $PaO_2 < 65mmHg$，$PaCO_2 > 45mmHg$
   C. $PaO_2 < 50mmHg$，$PaCO_2 > 50mmHg$
   D. $PaO_2 < 75mmHg$，$PaCO_2 > 45mmHg$
   E. $PaO_2 < 50mmHg$，$PaCO_2 > 40mmHg$
2. 急性心力衰竭的发病原因中不包括
   A. 急性广泛前壁心肌梗死
   B. 高血压性心脏病伴快速性心律失常
   C. 输液过多、过快
   D. 感染性心内膜炎引起的瓣膜性急性反流
   E. 呼吸道感染
3. 下列哪一损伤易引起急性肾衰竭
   A. 肝、脾破裂
   B. 多发肋骨骨折
   C. 肾挫裂伤
   D. 挤压伤
   E. 多发性骨折伴休克
4. 休克时反映生命器官血液灌流最简单、最可靠的指标是
   A. 神志
   B. 肢体温度
   C. 血压
   D. 脉率
   E. 尿量
5. 心脏骤停诊断时，触摸颈动脉搏动，一手示指和中指并拢，置于患儿的
   A. 气管正中
   B. 气管正中旁开 1cm
   C. 气管正中旁开 2~3cm
   D. 气管正中旁开 3~4cm
   E. 气管正中旁开 4cm
6. 以下选项不属于小儿急性中毒首发症状的是
   A. 头痛
   B. 腹泻
   C. 腹痛
   D. 呕吐
   E. 惊厥
7. 可引起呼气及呕吐物气味出现蒜臭味的毒物是
   A. 铅
   B. 毒蕈

C. 氨　　D. 有机磷

E. 汽油

8. 诊断中毒的最可靠方法是

A. 血液检查　　B. 免疫学检查

C. 毒物鉴定　　D. 影像学检查

E. 骨髓象检查

9. 对于中毒原因未明确者的首要急救原则是

A. 中断毒物接触，排出毒物　　B. 保持有效呼吸

C. 维持正常体液灌注量　　D. 保持神志清醒

E. 头偏向一侧

10. 遵医嘱给予洋地黄药物时，为避免中毒应

A. 及时补充含钙食品　　B. 注射前测心率

C. 注射速度应快　　D. 可与其他药物混合注射

E. 注射前测血压

11. 不属于惊厥的典型临床表现是

A. 突然发生意识丧失　　B. 眼球上翻，凝视或斜视

C. 出现强直性或阵挛性抽动　　D. 严重者可持续十分钟或反复发作

E. 抽搐停止后多不易入睡

12. 惊厥持续状态是指惊厥发作时间持续超过

A. 15 分钟　　B. 20 分钟

C. 25 分钟　　D. 30 分钟

E. 35 分钟

13. 以下关于地西泮治疗小儿惊厥的叙述，正确的是

A. 抗惊厥药物首选地西泮，一次总量不超过 12mg

B. 地西泮作用持久

C. 保留灌肠地西泮的见效速度比肌内注射快

D. 地西泮静脉注射速度 4~5mg/min

E. 静脉注射有困难时首选肌内注射方式给药

14. 为降低急性颅内压增高患儿首选的脱水药是

A. 山梨醇　　B. 甘露醇

C. 高渗葡萄糖　　D. 尿素

E. 地塞米松

15. 以下选项不属于急性呼吸衰竭临床表现的是

A. 三凹症　　B. 潮式呼吸

C. 尿频　　D. 发绀

E. 早期烦躁

16. 以下关于心力衰竭临床诊断指标的叙述，不正确的是

A. 安静时心率正常，运动时心率明显加快

B. 呼吸困难、青紫突然加重

C. 肝大达肋下 3cm 以上

D. 心音明显低钝或出现奔马律

E. 突然烦躁不安、面色苍白或发灰，并不能用原发病解释

17. 急性肾衰竭少尿期的临床表现不包括

A. 尿毒症　　B. 电解质紊乱

C. 代谢性碱中毒　　D. 水钠潴留

E. 感染

18. 急性肾衰竭少尿期电解质紊乱常表现为“三高三低”，以下对其叙述，不正确的是

A. 高钾血症　　B. 高钠血症

C. 高磷血症　　D. 低钙血症

E. 低氯血症

19. 以下关于感染性休克的临床表现，叙述不正确的是

A. 面色苍白　　B. 脉搏细速

C. 呼吸急促　　D. 精神烦躁

E. 多尿

20. 以下关于感染性休克的治疗原则，叙述错误的是

A. 必须争分夺秒进行单一治疗　　B. 积极控制感染

C. 迅速扩充血容量　　D. 维护重要脏器功能

E. 调整微血管舒缩功能

21. 以下关于心搏呼吸骤停的临床表现，叙述不正确的是

A. 意识突然丧失　　B. 大动脉搏动不会消失，但很微弱

C. 心跳、呼吸相继停止　　D. 瞳孔散大，对光反射消失

E. 心电图显示多为心搏徐缓、心室停搏

22. 心肺复苏的最佳给药途径是

A. 静脉输液　　B. 静脉注射

C. 肌内注射　　D. 皮下注射

E. 心内注射

23. 心搏呼吸骤停的患儿应最先进行的抢救措施是

A. 气管切开　　B. 建立静脉通路

C. 简易呼吸机　　D. 气管插管
E. 口对口人工呼吸

24. 颅内压增高时，错误的护理措施是
A. 保持室内安静　　B. 抬高头肩部侧卧位
C. 护理操作集中进行　　D. 严密观察生命体征
E. 静脉用降颅内压药应先慢后快

25. 急性感染性多发性神经根炎患儿，出现呼吸肌重度麻痹时应
A. 去枕平卧　　B. 静脉给呼吸兴奋药
C. 高流量面罩给氧　　D. 人工呼吸
E. 迅速准备气管插管或切开

26. 禁用催吐方式清除毒物的急性中毒者不包括
A. 婴幼儿　　B. 神志不清者
C. 强碱或强酸中毒者　　D. 胃溃疡患儿
E. 油剂中毒者

27. 以下宜采用全肠灌洗清除毒物的是
A. 中毒时间超过 1 小时以上者　　B. 中毒时间超过 2 小时以上者
C. 中毒时间超过 3 小时以上者　　D. 中毒时间超过 4 小时以上者
E. 中毒时间超过 5 小时以上者

28. 以下关于惊厥的护理措施，不正确的是
A. 就地抢救　　B. 保持呼吸道通畅
C. 束缚四肢，以防坠床　　D. 将舌轻轻外拉
E. 严重者给予吸氧

29. 对惊厥发作持续时间较长的患儿，家长日后观察患儿有无神经系统后遗症的方法是
A. 心理测验　　B. 智力测试
C. 游戏　　D. 查体
E. 心理、智力测试

30. 以下关于小儿惊厥的叙述，错误的是
A. 由于神经细胞异常放电引起
B. 发作时让患儿去枕平卧，头偏一侧
C. 在上下牙间放置牙垫或纱布包裹的压舌板
D. 高热惊厥的患儿日后发热仍有可能出现惊厥
E. 癫痫是小儿惊厥最常见的原因

31. 以下关于颅内压增高患儿的护理措施，叙述正确的是
A. 患儿取头肩抬高 30°侧卧位休息

B. 患儿取头肩抬高 30°平卧位休息

C. 患儿取头肩抬高 35°侧卧位休息

D. 患儿取头肩抬高 0°侧卧位休息

E. 患儿取头肩抬高 0°平卧位休息

32. 运用洋地黄类药物治疗充血性心力衰竭前需要测量脉搏，下列叙述正确的是

A. 年长儿脉搏 <60 次/分，需暂停用药并报告医生

B. 年长儿脉搏 <70 次/分，需暂停用药并报告医生

C. 年长儿脉搏 <80 次/分，需暂停用药并报告医生

D. 年长儿脉搏 <90 次/分，需暂停用药并报告医生

E. 年长儿脉搏 <100 次/分，需暂停用药并报告医生

33. 以下关于急性呼吸衰竭患儿的护理措施，叙述不正确的是

A. 患儿应取半卧位或坐位休息

B. 定时帮助患儿翻身，并轻拍胸、背部

C. 严重缺氧、紧急抢救时可用 60%~100% 纯氧

D. 严重先天性心脏病患儿可以使用呼吸机给氧

E. 肺部广泛病变者（超过 3 叶以上者）不可用呼吸机给氧

34. 呼吸衰竭患儿气管插管后护理需注意

A. 观察患儿呼吸频率　　B. 及时吸痰

C. 经常翻身　　D. 插管时间不宜过长

E. 严格无菌操作技术

35. 静脉注射强心苷制剂时间不少于

A. 1 分钟　　B. 2 分钟

C. 3 分钟　　D. 4 分钟

E. 5 分钟

36. 以下关于急性肾衰竭少尿期的护理，不正确的是

A. 限制水、盐的摄入　　B. 限制钾、磷的摄入

C. 限制蛋白质的摄入　　D. 以优质蛋白为佳

E. 选择低糖饮食

37. 以下血钾浓度为急性肾衰竭危险界限的是

A. 血钾 >4. 5mmol/L　　B. 血钾 >5. 5mmol/L

C. 血钾 >6. 5mmol/L　　D. 血钾 >7. 5mmol/L

E. 血钾 >8. 5mmol/L

38. 以下关于重症感染性休克的护理措施，叙述错误的是

A. 维持有效循环，增加组织灌注量　　B. 密切观察病情变化

C. 积极控制感染　　D. 保证营养均衡

E. 心理支持

39. 以下关于心肺复苏成功的标志，叙述不正确的是

A. 扪到颈、肱、股动脉跳动　　B. 测得血压 >70mmHg

C. 听到心音　　D. 瞳孔收缩

E. 口唇、甲床颜色转红

40. 小儿惊厥最常见的颅外感染性疾病是

A. 上呼吸道感染　　B. 支气管肺炎

C. 败血症　　D. 中毒性痢疾

E. 急性尿路感染

41. 护士为高热惊厥患儿静脉推注地西泮 4mg，至少需时

A. 30 秒　　B. 1 分钟

C. 2 分钟　　D. 3 分钟

E. 4 分钟

42. 颅内压增高时的头部体征不包括

A. 前囟隆起　　B. “破壶”音阴性

C. 头皮静脉怒张　　D. 头围增大

E. 颅缝裂开

43. 急性肾衰竭在少尿期造成死亡的主要原因是

A. 高钠血症　　B. 高磷血症

C. 高镁血症　　D. 高钾血症

E. 低钙血症

44. 急性肾衰竭患儿在利尿期易发生的电解质紊乱是

A. 低钠血症和低钾血症　　B. 低钙血症

C. 低镁血症　　D. 高钠血症和高钾血症

E. 高钙血症

45. 中枢性呼吸衰竭常表现为

A. 吸气性呼吸困难　　B. 呼气性呼吸困难

C. 混合性呼吸困难　　D. 呼吸节律紊乱

E. 鼻翼扇动

46. 1 岁以内小儿心力衰竭，最常见的原因是

A. 心肌病　　B. 病毒性心肌炎

C. 先天性心脏病　　D. 风湿性心脏病

E. 急性肾炎

47. 硝普钠在治疗心衰时，应注意
A. 避免与利尿药合用
B. 避免与强心药合用
C. 避免患儿便秘
D. 静脉输注时液体及管道应避光
E. 鼓励患儿进食含钾丰富的食物

48. 惊厥持续状态地西泮治疗无效时应选用
A. 苯巴比妥钠
B. 10%水合氯醛
C. 甘露醇
D. 肾上腺皮质激素
E. 苯妥英钠

49. 以下关于单纯型高热惊厥的临床特点，说法错误的是
A. 多呈全身强直-阵挛性发作
B. 发作后清醒慢
C. 在一次热性疾病中大多只发作一次
D. 发作后除原发病表现外一切正常
E. 一半患儿在以后热性疾病中再次或多次发作

50. 惊厥的护理措施不包括
A. 预防窒息
B. 预防外伤
C. 预防脑水肿
D. 预防教育
E. 合理营养

51. 颅内高压是指脑脊液压力超过
A. $160mmH_2O$
B. $170mmH_2O$
C. $180mmH_2O$
D. $190mmH_2O$
E. $200mmH_2O$

52. 周围性呼吸衰竭主要表现为
A. 呼吸困难
B. 潮式呼吸
C. 毕奥式呼吸
D. 双吸气和下颌式呼吸
E. 哮喘

53. 缺氧的典型表现是
A. 呼吸困难
B. 发绀
C. 潮式呼吸
D. 血压升高、心率增快
E. 神志模糊

54. 使用机械通气的指征，错误的是
A. 经综合治疗后病情加重
B. 急性呼吸衰竭 $PaCO_2>60mmHg$，$pH<7.3$，经治疗无效
C. 吸入50%氧时，$PaO_2>50mmHg$
D. 吸入纯氧时，$PaO_2<50mmHg$
E. 呼吸骤停或即将停止

55. 对惊厥昏迷时间较长的患儿，以下护理措施不正确的是
A. 保暖
B. 保持固定体位
C. 吸痰
D. 皮肤护理
E. 口腔护理

56. 新生儿惊厥时会出现下列哪种情况
A. 二便失禁
B. 高热
C. 舌咬伤
D. 两眼凝视
E. 角弓反张

57. 使用甘露醇降低颅内压时需要注意
A. 保持药物低温输入
B. 药物外渗后使用冷湿敷
C. 甘露醇需要在 1 小时内注入
D. 药物外渗后使用硫酸镁湿敷
E. 甘露醇两次使用需要间隔 12 小时

58. 水合氯醛中毒可以引起
A. 呼吸带有大蒜味
B. 喉头水肿
C. 瞳孔缩小
D. 皮肤潮红
E. 惊厥

59. 脑细胞死亡出现于心搏、呼吸停止后
A. 1~3 分钟
B. 4~6 分钟
C. 7~9 分钟
D. 10~12 分钟
E. 13~15 分钟

60. 麻醉药和镇静药中毒时最有效的解毒药是
A. 阿托品
B. 纳洛酮
C. 氧气
D. 亚甲蓝
E. 葡萄糖酸钙

61. 在心肺复苏抢救中，最基本的是
A. 保持呼吸道通畅
B. 人工辅助呼吸
C. 循环支持
D. 肾上腺素静脉推注
E. 阿托品静脉推注

62. 关于急性呼吸衰竭的基本治疗原则，说法错误的是
A. 促进氧气摄取
B. 减少二氧化碳排出
C. 纠正酸、碱失衡及电解质紊乱
D. 维持重要器官的功能
E. 预防感染

63. 关于急性肾衰竭患儿的护理措施，错误的是
A. 控制液体的入量，坚持量入为出

B. 血液透析在 1~2 小时内使血钾降至正常范围
C. 保持居室卫生，严格无菌操作
D. 定时翻身、拍背
E. 透析治疗者应注意限制蛋白入量

64. 关于充血性心力衰竭患儿的护理措施，正确的是
A. 取中凹卧位
B. 减少含钾丰富食物的摄取
C. 注射强心苷药物前需测量患儿脉搏 1 分钟
D. 增加富含钙的食物的摄取
E. 鼓励患儿多饮水

65. 关于充血性心力衰竭，叙述不正确的是
A. 左心衰竭主要是体循环淤血的表现
B. 婴幼儿水肿和肺部啰音等体征不明显
C. 年长儿的表现与成人相似
D. 左右心同时衰竭可出现体循环、肺循环衰竭的表现
E. 婴儿的表现不典型

66. 急性呼吸衰竭患儿使用呼吸机的指征不包括
A. 经各种治疗无效，精神神经症状加重
B. 虽然吸入高浓度氧，$PaCO_2$仍低于 60mmHg
C. 慢性二氧化碳潴留
D. 呼吸过慢，仅为正常的 1/2
E. 呼吸骤停或即将停止

67. 进行气囊加压给氧的有效标志为
A. 两肺闻及呼吸音
B. 呼吸监护仪提示存在呼吸运动
C. 胸廓随加压而起伏
D. 心率减慢、好转
E. 尿量减少

68. 不符合高热惊厥特点的是
A. 多在高热消退时发作
B. 恢复后无阳性神经系统体征
C. 热退后 1 周脑电图检查正常
D. 发病年龄多在 6 个月至 3 岁
E. 发作呈全身性、次数少、时间短

69. 关于治疗颅内压增高而使用甘露醇的方法，不正确的是
A. 用药前检查药液性状
B. 不可以与其他药液混合静脉滴注
C. 在 15~30 分钟内快速滴注尽快达到所需浓度

D. 推注时不能漏到血管外

E. 有结晶的药液可将制剂瓶放在热水中浸泡，待结晶消失后继续使用

70. 下列选项中由微生物及其毒素、代谢产物微循环障碍引起的是

A. 心源性休克　B. 过敏性休克

C. 感染性休克　D. 急性中毒

E. 低血容量性休克

71. 在现场抢救急性一氧化碳中毒时，应首先采取的步骤是

A. 迅速离开现场　B. 吸氧

C. 注射激素　D. 高压氧治疗

E. 输血

72. 颅内压的调节主要依靠

A. 脑组织的压缩　B. 颅腔的扩大

C. 脑脊液量的增减　D. 血压的下降

E. 脑血流量减少

73. 下列哪一项最符合心力衰竭的概念

A. 心输出量不能满足机体代谢需要　B. 心肌收缩功能障碍

C. 心肌舒张功能障碍　D. 心输出量减少

E. 心泵功能较低

74. 休克患儿的皮肤改变为

A. 发红　B. 发绀

C. 皮温升高　D. 弹性差

E. 苍白

75. 小儿应用苯巴比妥后最应注意的是

A. 呼吸抑制　B. 心率增快

C. 血压增高　D. 休克

E. 皮疹

二 A2 型题

1. 患儿，男，8 岁。体重 28kg。因惊厥入院，即刻使用地西泮的剂量应当是

A. 5mg　B. 7mg

C. 10mg　D. 13mg

E. 15mg

2. 患儿，男，3 岁。1 小时前误服浓盐酸少许入院，意识清楚，唇、口腔有灼伤，上腹区疼

痛，无肌紧张及反跳痛。应采取的急救措施是

A. 催吐
B. 洗胃
C. 导泻
D. 口服氢氧化铝凝胶
E. 口服碳酸氢钠溶液

3. 患儿，男，1岁。发热5天，昏迷2天。皮肤潮红，体温38.5℃，伴有颈抵抗，病理反射阳性，呼吸不规律，出现潮式呼吸，两肺未闻及湿啰音，呼吸130次/分，$PaCO_2$ 45mmHg。初步诊断该患儿为

A. 肺炎
B. 心力衰竭
C. 支气管炎
D. 周围性呼吸衰竭
E. 中枢性呼吸衰竭

4. 患儿，女，10个月。因高热、惊厥入院，经治疗痊愈，准备出院，护士对其家长进行出院指导的重点是

A. 婴儿喂养方法
B. 加强体格锻炼
C. 预防惊厥复发及急救措施
D. 预防接种的时间
E. 监测体格发育情况

5. 患儿，女，8个月。1周前诊断为急性肺炎，3天前出现双眼凝视无神，面色发灰，皮肤淤血花纹，无反应或哭闹。查体：体温38.7℃，心率145次/分，血压55/35mmHg，脉搏细速。诊断该患儿出现

A. 心力衰竭
B. 呼吸衰竭
C. 感染性休克
D. 颅内压增高
E. 贫血

6. 患儿，女，3岁。因败血症入院治疗。出现寒战、发绀、四肢皮肤湿冷、精神萎靡等感染性休克症状。应最先实施的急救是

A. 扩充血容量
B. 保证呼吸道通畅
C. 纠正代谢紊乱
D. 给予扩张血管的药物
E. 控制感染

7. 患儿，男，10个月。频繁抽搐入院。查体：前囟紧张，呼吸增快。首先宜采取的措施是

A. 吸氧
B. 建立静脉通路
C. 保持呼吸道通畅
D. 镇静止惊，降颅压
E. 头颅CT

8. 患儿，男，5岁。在使用呼吸机的过程中突然出现出汗，烦躁不安，浅表静脉充盈，呼吸急促，皮肤潮红的现象，护士应立即

A. 加大氧流量
B. 增加呼吸频率

C. 应用呼吸兴奋剂
D. 检查呼吸道及呼吸机管路是否通畅
E. 做血气分析

9. 患儿因急性呼吸衰竭严重缺氧，为提高氧饱和度而调节氧浓度达到65%，其持续时间应当为
A. 4~6 小时以内
B. 6~8 小时以内
C. 8~10 小时以内
D. 10~12 小时以内
E. 12~24 小时以内

10. 患儿，女，3 岁。溺水 10 分钟后被救起，无呼吸、心搏，现场予胸外心脏按压。判断按压是否有效需观察的体征不包括
A. 颈动脉搏动
B. 股动脉搏动
C. 呼吸频率
D. 瞳孔变化
E. 皮肤颜色

11. 患儿，男，3 岁。玩耍时不慎吞入强碱，应首先给予的处理是
A. 立即洗胃
B. 立即催吐
C. 立即将少量食醋注入胃内
D. 洗胃后将少量食醋注入胃内
E. 洗胃后将少量盐酸稀释后注入胃内

12. 患儿，女，3 岁。进食豆粒时不慎呛咳，随即出现呼吸困难，面色发绀，神志不清。对该患儿应采取的护理措施是
A. 将患儿平卧，头偏向一侧
B. 用吸痰器清理呼吸道
C. 人工呼吸
D. 做好协助气管取物的准备
E. 给予吸氧

13. 患儿，女，2 岁。自 1 岁后每次体温升至 38℃以上，即出现全身强直-阵挛性发作，已类似发作 3 次，每次持续 15~20 分钟。发作后约嗜睡半小时，清醒后恢复正常活动。查体无异常。患儿最可能的诊断是
A. 复杂性高热惊厥
B. 单纯性高热惊厥
C. 原发性癫痫
D. 继发性癫痫
E. 低钙惊厥

14. 患儿，女，7 岁。因低热伴反复头痛、呕吐 3 天入院。入院后经一系列辅助检查，考虑为病毒性脑炎。患儿于次日突然意识障碍加重，呼吸不规则，时有呼吸暂停，双瞳孔对光反应减弱。病情加重最可能的原因是合并
A. 枕骨大孔疝
B. 小脑幕切迹疝
C. 中枢性呼吸衰竭
D. 周围性呼吸衰竭
E. 颅内压增高加重

15. 患儿，男，3岁。发热3天，昏迷2天。查体：呼吸快慢不均，有双吸气，两肺未闻及湿啰音，病理反射阳性，伴有颈抵抗。血气示：PaO_2 45mmHg，$PaCO_2$ 55mmHg。考虑为

A. 重症肺炎
B. 心力衰竭
C. 中枢性呼吸衰竭
D. 周围性呼吸衰竭
E. 喉炎

16. 患儿，女，10个月。拟“先天性心脏病伴心力衰竭”收入院，为该患儿输液时速度应控制在

A. 3ml/(kg·h)
B. 4ml/(kg·h)
C. 5ml/(kg·h)
D. 6ml/(kg·h)
E. 10ml/(kg·h)

三 A3/A4型题

（1~2题共用题干）

患儿，男，6个月。因支气管肺炎入院。体温39℃，心率185次/分，呼吸困难，口、唇黏膜青紫，心音低钝，突然出现烦躁不安的现象，诊断该患儿为肺炎合并心力衰竭。

1. 首先最应需要采取的护理措施是

A. 保持安静，避免烦躁，哭闹
B. 物理降温
C. 患儿取右侧卧位
D. 清理呼吸道
E. 限制钠、水的摄取

2. 患儿入院3天后突然出现意识丧失，出现昏迷、抽搐，测不出血压，心音消失，瞳孔散大，对光反射消失。该患儿最可能的诊断是

A. 急性呼吸衰竭
B. 高热惊厥
C. 心搏呼吸骤停
D. 感染性休克
E. 癫痫

（3~4题共用题干）

患儿，男，5岁。因急性肺炎入院2天，体温39℃，脉搏130次/分，呼吸25次/分，意识清楚，其余结果正常，在查体过程中突然发生意识丧失，眼球上翻，四肢出现强直性或阵挛性抽动。

3. 该患儿可能的诊断为

A. 脑膜炎
B. 急性呼吸衰竭
C. 高热惊厥
D. 癫痫
E. 感染性休克

4. 针对该患儿的护理措施不正确的是

A. 松开衣领　　B. 摇晃患儿使其清醒

C. 在上下牙间垫牙垫　　D. 保持环境安静

E. 降低体温

(5~7 题共用题干)

患儿，女，8 个月。晨起咳嗽，流涕，午后体温 38.3℃，傍晚突然抽搐持续 2 分钟，去医院途中停止，神志清楚。查体：发育正常，体温 39.1℃，前囟已闭，咽充血，心肺(-)，颈无抵抗。

5. 该患儿最可能的诊断是

A. 中枢神经系统感染　　B. 婴儿手足抽搐症

C. 癫痫发作　　D. 破伤风

E. 上呼吸道感染，高热惊厥

6. 抗惊厥首选的药物是

A. 苯巴比妥钠　　B. 苯妥英钠

C. 地西泮　　D. 水合氯醛

E. 氯丙嗪

7. 如患儿惊厥时，发生窒息最主要的护理措施是

A. 立即吸出呼吸道分泌物并进行人工呼吸

B. 立即予呼吸兴奋剂

C. 立即报告医生

D. 立即予止惊药

E. 立即气管切开

(8~11 题共用题干)

患儿，女，15 个月。因“头痛、发热、呕吐 2 天”入院。今晨患儿出现精神差．呕吐频繁，呈喷射性。查体：颈项强直，眼神呆滞，体温 38.2℃，脉搏 90 次/分。

8. 护士急需的处理是

A. 观察病情及呕吐次数　　B. 询问父母有关患儿病史

C. 物理降温　　D. 让其平卧休息

E. 立即通知医师

9. 应考虑以下哪种疾病

A. 高热惊厥　　B. 颅内高压

C. 癫痫　　D. 维生素D缺乏手足抽搐症

E. 急性中毒

10. 治疗原则为

A. 消除病因，降低颅内压　　B. 补液，先晶体后胶体

C. 药物、物理降温相结合　　D. 止惊-补钙-补维生素D

E. 应用抗生素及止吐药物

11. 在治疗过程中，患儿出现脑疝，眼部特征为

A. 落日眼　　B. 复眼

C. 两侧瞳孔不等大　　D. 眼球固定

E. 瞳孔缩小

（12~14题共用题干）

患儿，女，6岁。暑假时一人在家，父母回家时发现患儿神志不清，口中流涎，皮肤湿冷，多汗，身旁有打翻的装敌敌畏的可乐瓶，呕吐物中有强烈的农药味，急送医院抢救。查体：昏迷，瞳孔缩小，肌肉震颤，两肺可闻及干、湿啰音，心率60次/分。

12. 该患儿最有可能发生了

A. 肺炎　　B. 脑炎

C. 癫痫　　D. 有机磷农药中毒

E. 惊厥发作

13. 该患儿的抢救首先是

A. 洗胃　　B. 止惊

C. 抗感染　　D. 大量补液

E. 吸氧

14. 该患儿抢救药物中最主要的是

A. 肾上腺素　　B. 阿托品

C. 碘解磷定　　D. 苯巴比妥

E. 甘露醇

（15~17题共用题干）

患儿，男，10个月。突发高热、烦躁，吃奶后频繁呕吐，入院就诊。查体：体温38℃，意识模糊，眼神呆滞，颈有抵抗，前囟隆起。

15. 该患儿应考虑为

A. 高热惊厥　　B. 颅内压增高

C. 婴儿痉挛症
D. 维生素 D 缺乏性手足搐搦症
E. 癫痫

16. 该病发病机制主要为
A. 神经细胞突然异常放电引发惊厥
B. 下呼吸道不畅引起低氧血症
C. 脑实质及液体量超过了代偿限度
D. 血钙降低，神经、肌肉兴奋性增高
E. 脑组织突然缩小

17. 该病治疗原则首先应
A. 补液，先胶体后晶体
B. 保持呼吸道通畅，应用强有力的抗生素
C. 清除病因，降低颅内压
D. 药物、物理降温相结合
E. 立即补钙

四 B 型题

（1~2 题共用备选答案）
A. 口唇樱红色
B. 呼气呈苦杏仁味
C. 烦躁
D. 喉头水肿
E. 心率过速

1. 误服氰化物的主要中毒表现是
2. 一氧化碳中毒后的特征性表现是

（3~4 题共用备选答案）
A. 吸氧
B. 针刺人中穴
C. 物理降温
D. 清洁口腔
E. 用生理盐水纱布遮眼

3. 可以降低颅内压的护理措施有
4. 患儿惊厥时的护理措施是

（5~6 题共用备选答案）
A. 心源性休克
B. 过敏性休克
C. 感染性休克
D. 急性中毒
E. 低血容量性休克

5. 由大量失液、失水、失血引起血容量减少，血压降低属于
6. 进食 1 小时后出现严重的恶心、呕吐、腹痛、皮肤湿冷、脉搏细速属于

（7~9 题共用备选答案）

A. 惊厥　　B. 血尿

C. 心动过速　　D. 瞳孔扩大

E. 皮肤湿润

7. 麻黄碱中毒引起

8. 阿托品中毒引起

9. 水杨酸盐中毒引起

（10~12 题共用备选答案）

A. 消化道吸收　　B. 皮肤接触

C. 呼吸道吸入　　D. 注入吸收

E. 经伤口吸收

10. 强酸中毒的途径是

11. 有机磷农药中毒的途径是

12. 一氧化碳中毒的途径是

（13~15 题共用备选答案）

A. 催吐　　B. 洗胃

C. 导泻　　D. 灌肠

E. 吸氧

13. 服毒物 6 小时以上者，需要使用的清除毒物的方法是

14. 10% 甘露醇溶液可以用来

15. 1% 肥皂水可以用来

五 X 型题

1. 可引起小儿惊厥的疾病包括

A. 低钙　　B. 脑膜炎

C. 原发癫痫　　D. 电击

E. 破伤风

2. 小儿惊厥发作时为预防窒息采取的护理措施包括

A. 就地抢救　　B. 平卧，头偏向一侧

C. 清除口鼻分泌物　　D. 上下臼齿之间放置牙垫

E. 按医嘱给予止惊药物

3. 避免颅内高压患儿颅内压增高加重需做到
   A. 检查和治疗分散进行
   B. 护理患儿动作轻柔，不要猛力转动头部
   C. 抬高床头 30°左右
   D. 避免患儿躁动，剧烈咳嗽
   E. 降低体温，头置冰帽
4. 颅内高压患儿的常见护理问题包括
   A. 急性意识障碍
   B. 有窒息的危险
   C. 体温过高
   D. 头痛
   E. 潜在并发症：脑疝、呼吸骤停
5. 关于心衰患儿的休息，陈述正确的是
   A. 取右侧卧位
   B. Ⅰ度心衰可起床活动，增加休息时间
   C. Ⅱ度心衰限制活动，延长卧床时间
   D. Ⅲ度心衰绝对卧床休息
   E. 避免情绪激动和过度活动
6. 呼衰患儿在应用呼吸机时应注意
   A. 应专人监护
   B. 消毒隔离防止继发感染
   C. 向患儿及家长做好解释取得配合
   D. 密切观察呼吸机的运转情况
   E. 教会家属操作方法
7. 下列可以引起无热惊厥的疾病有
   A. 新生儿颅内出血
   B. 癫痫
   C. 低血糖症
   D. 化脓性脑膜炎
   E. 中毒型细菌性痢疾
8. 小儿心力衰竭的应急处理是
   A. 迅速洋地黄化以控制心力衰竭
   B. 应用强利尿药
   C. 应用脱水药以防止脑水肿
   D. 应用激素以增强机体应激能力
   E. 积极控制原发病，消除病因
9. 小儿惊厥持续状态的临床表现有
   A. 惊厥反复发生
   B. 一次惊厥持续 30 分钟以上
   C. 患儿处于昏迷状态
   D. 两次惊厥间歇期意识状态不能完全恢复
   E. 体温恢复正常 1 周后脑电图异常
10. 重症感染性休克最常见的临床表现有
   A. 体温不升或骤升
   B. 心律失常
   C. 精神萎靡、嗜睡
   D. 皮肤淤血、花纹
   E. 肝脾大
11. 关于气管切开患儿的护理措施正确的是
   A. 严格消毒及无菌操作
   B. 定时吸痰

C. 吸痰前先吸氧
D. 每次吸痰时间不得少于15秒
E. 定时向气管内滴10ml生理盐水

六 案例分析题

（1~4题共用题干）

患儿，男，14个月。咳嗽、流涕2天，午后突然全身抽搐，持续1分钟，无尿便失禁，抽搐后神志清。查体：体温40℃，前囟平，咽充血，心肺及神经系统(-)。白细胞8.5×10^9/L，N 0.54。

1. 该患儿首先考虑为
   A. 维生素D缺乏性手足搐搦症
   B. 低血糖症
   C. 化脓性脑膜炎
   D. 高热惊厥
   E. 癫痫
2. 引起婴幼儿抽搐的最常见原因是
   A. 支气管炎
   B. 上呼吸道感染
   C. 毛细支气管炎
   D. 支气管肺炎
   E. 急性扁桃体炎
3. 对该患儿应立即给予的处理是
   A. 静脉推注高渗葡萄糖
   B. 物理降温
   C. 立即降温并注射止惊药
   D. 静脉推注葡萄糖酸钙
   E. 选择有效抗生素
   F. 吸氧
   G. 约束肢体
4. 对患儿有效的药物包括
   A. 地西泮
   B. 苯巴比妥钠
   C. 10%水合氯醛
   D. 苯妥英钠
   E. 阿托品

（5~8题共用题干）

患儿，男，6岁半。入院诊断：严重脓毒症，脓毒性休克。患儿入院时体温38.8℃，心率134次/分，呼吸35次/分，血压60/30mmHg，体重18.5kg。意识模糊，烦躁，口周发绀，面色苍黄，全身皮肤及巩膜轻度黄染，四肢末梢凉，毛细血管充盈时间大于3秒，左侧颈部肿胀，腹部膨隆，9小时未排尿。

5. 休克监测的基本指标是
   A. 体温
   B. 意识改变

C. 心率　　D. 血压

E. 低氧血症　　F. 尿量

6. 入院后，患儿的意识状态由入院时的意识模糊转为昏迷。该患儿意识状态改变的原因是

A. 当血压降低时，脑血流降低，脑供氧发生障碍

B. 心功能衰竭

C. 缩血管因子释放加重了脑灌流障碍，使脑缺氧加重

D. 循环中的炎性介质作用

E. 肾衰竭

F. 机体酸碱失衡影响脑功能

G. 水电解质紊乱使脑功能发生障碍

7. 患儿入院后遵医嘱给予鼻导管吸氧，40 分钟左右出现呻吟、烦躁，心电监护显示心率 158 次/分，呼吸 31 次/分，血压 57/14mmHg，经皮血氧饱和度 80%。血气分析示：pH 7.233，$PaCO_2$ 31.9mmHg，PaO_2 61.9mmHg，K^+ 3.10mmol/L，Na^+ 132mmol/L。医师立即行气管插管术，改为有创呼吸机辅助通气。应用呼吸机患儿预防呼吸机相关肺炎应采取的措施是

A. 严格执行气管内吸痰无菌技术操作　　B. 每日更换呼吸机管路

C. 及时倾倒呼吸机管路中的冷凝水　　D. 每日做空气消毒

E. 做好手卫生工作　　F. 定时清理呼吸道，必要时拍背

G. 每日做口腔护理 1~2 次

8. 患儿呈昏迷状态，面色苍黄，口唇发绀，四肢末梢凉，水肿明显。体温 35.2℃，心率 155 次/分，呼吸 30 次/分，血压 67/33mmHg，SpO_2 95%，给予中心静脉置管，CVP 5cmH_2O。关于中心静脉压，下列叙述正确的是

A. 中心静脉压是指右心房和上下腔静脉胸腔段的压力

B. 中心静脉压反映右心前负荷和左心功能

C. 正常值是 6~12cmH_2O

D. 当中心静脉压低于 6cmH_2O 时提示有效循环血量不足

E. 中心静脉压的变化一般晚于动脉压改变

F. 中心静脉压不能准确评价危重患儿的左心前负荷

G. 中心静脉压反映血容量、回心血量及右心室排血功能之间的变化

(9~13 题共用题干)

患儿，女，11 个月。因“发热 2 天，排稀便 1 天”入院。入院后诊断：严重脓毒症脓毒性休克，急性肾衰竭，DIC。患儿入院时意识清楚，精神反应弱，体温 39.8℃，心电监护

显示：呼吸40~60次/分，心率180~200次/分，SpO_2 95%~100%，血压88/59mmHg；呼吸困难明显，双肺可闻及大量喘鸣音，腹胀，肛周红，可见破溃，四肢末梢暖，其他查体未见明显异常。血常规：白细胞2.86×10^9/L。血气分析：$PaCO_2$ 27.9mmHg，BE -14.5mmol/L，其余正常。

9. 根据上述临床表现和相关检查结果，该患儿处于休克的哪一期
   A. 休克前期
   B. 休克代偿期
   C. 休克失代偿期
   D. 可逆性休克期
   E. 不可逆休克期
   F. 休克末期

10. 入院后患儿经腹部超声检查示：阑尾炎，脓肿形成。当天转入外科急诊行腹腔镜探查，术中证实阑尾肿胀，行阑尾切除术，放置腹腔引流管。手术后患儿出现血清清蛋白进行性下降，全身疱疹增多，瘀斑面积增大，腹胀较前明显，给予胃肠减压，引出咖啡色液体量约35ml，留置导尿，尿量少。腹水常规：白细胞790×10^6/L，李凡他试验(++)。由于病情进展，患儿转入ICU治疗。根据患儿病情，手术后护理观察的重点是
    A. 生命体征
    B. 血小板计数及凝血指标
    C. 引流管及引流情况
    D. 腹部及伤口情况
    E. 尿量
    F. 皮疹征象
    G. 意识状态及精神反应

11. 脓毒性休克可引起机体重要器官功能改变，导致该患儿肾脏功能损害的原因是
    A. 感染性休克时有效循环血量减少，致使肾血流不足
    B. 肾小球滤过率下降
    C. 肾实质发生改变
    D. 肾素-血管紧张素-儿茶酚胺系统激活使肾血管收缩，肾血流减少
    E. 肾小管坏死
    F. 醛固酮和抗利尿激素增多，水钠重吸收增加，导致少尿或无尿
    G. 严重肾缺氧缺血引起肾小管上皮细胞坏死及基底膜破裂，使肾间质水肿、肾小管堵塞

12. 患儿入院时意识清楚，精神反应弱。心电监护显示：呼吸40~60次/分，心率180~200次/分。关于休克患儿的心率增快，以下描述正确的是
    A. 休克时交感神经-儿茶酚胺系统兴奋
    B. 心率过快时使心室充盈不足，不仅使心排血量减少，还可因舒张期缩短而影响心肌冠脉舒张期的灌流
    C. 心率增快使心肌耗氧量增加
    D. 心率与脓毒性休克患儿的预后相关

E. 低血容量休克时，心肌供血、供氧不足

F. 心率增快和心肌供氧不足造成心肌能力代谢障碍

G. 心肌代谢障碍影响心肌舒缩功能

13. 患儿病情继续恶化，从少尿到无尿，医嘱给予连续肾脏替代治疗。空气栓塞是连续肾脏替代疗法的致命并发症之一，关于空气栓塞并发症，下列叙述正确的是

A. 血液内一次进入 1ml 气体即可出现明显栓塞症状

B. 一次大量气体进入血液可导致死亡

C. 空气进入血管引起的后果与进入的空气量相关

D. 空气进入血管引起的后果与体位相关

E. 取坐位透析者，空气进入血管后引起脑血管栓塞

F. 取卧位透析者，空气进入血管后影响心脏排血功能

G. 当空气从右心室进入血管后，可引起肺动脉高压及急性右心衰竭

(14~17 题共用题干)

患儿，女，9 岁。心源性休克、心力衰竭、MODS、呼吸衰竭、肝功能衰竭。患儿入院时体温 36.8℃，呼吸 60 次/分，呼吸困难，鼻扇、三凹征(+)；心率 120 次/分，律齐，心音低钝；血压 113/50mmHg；面色暗、苍白，双肺呼吸音粗，心界向下扩大，心间搏动位于左锁骨中线外 2cm，肝右肋下约 3cm，四肢末梢凉。实验室检查：肝酶、心肌酶升高；心肌损伤标志物均明显升高。床旁心脏超声示：右心饱满、左室收缩功能明显降低。

14. 鉴于患儿的临床表现和相关检查结果，护士应采取的护埋措施是

A. 保持室内安静

B. 集中治疗，减少刺激

C. 抬高床头，减少回心血量，减轻心脏负担

D. 控制输液速度

E. 遵医嘱给予氧气吸入及心电监护

F. 监测尿量

G. 遵医嘱快速补充液体纠正休克

15. 患儿入院后，经检查明确是因为暴发性心肌炎引起心力衰竭、心源性休克。关于心功能衰竭，下列描述正确的是

A. 心功能障碍

B. 运动耐力减低

C. 心肌收缩力减弱

D. 肺循环、体循环充血

E. 心脏指数降低

F. 心肌酶增高

G. 心律失常

16. 由于患儿病情危重，医嘱给予多巴胺、多巴酚丁胺治疗。关于多巴胺的药物治疗，下列描述正确的是

A. 多巴胺通过兴奋 β 受体，增强心肌收缩力

B. 作用于肾动脉、肠系膜动脉、冠状动脉、脑动脉的多巴胺受体，使相应的血管扩张

C. 高浓度多巴胺可使周围血管收缩

D. 多巴胺不易透过血-脑脊液屏障，静脉注射 10 分钟起效

E. 长时间滴注可致局部坏死

F. 不良反应有心动过速和心律失常

G. 多巴胺作用时间长短与剂量相关

17. 应用多巴胺静脉输注时，导致局部坏死的原因是

A. 大剂量应用多巴胺可使周围血管阻力增加

B. 滴注时间长，外周血管长时间收缩

C. 多巴胺起效时间快

D. 多巴胺起效时间慢

E. 多巴胺作用时间长

F. 多巴胺输入时容易渗出

（18~20 题共用题干）

患儿，男，9 个月。因“呼吸急促 20 余天，加重半天”入 ICU 病房，诊断为心内膜弹力纤维增生症、心力衰竭、心源性休克、心功能Ⅲ级。患儿入院后精神反应差，呼吸 64 次/分，心率 180 次/分，血压 101/61mmHg，SpO_2 96%。

18. 患儿呼吸增快的原因是

A. 交感神经兴奋代偿增强

B. 急性体循环淤血

C. 肺静脉淤血

D. 肺毛细血管压力增高

E. 肺间质水肿

F. 肝脏增大

G. 脾脏增大

19. 由于患儿心力衰竭，医嘱严格控制液体量，为 50~60ml/（kg·d）。关于控制患儿液体量的原因，下列叙述正确的是

A. 减少体内液体量

B. 加强心肌收缩力

C. 减轻心脏负担

D. 治疗目标是使心室充盈正常化

E. 减轻肺水肿

F. 增加心脏排血

G. 恢复足够的组织灌注

20. 患儿呼吸 64 次/分，心率 180 次/分，血压 101/61mmHg，SpO_2 96%，左侧胸壁隆起，心

界扩大，心音低钝，肝肋下 3.0cm，剑突下 3.5cm，缘钝，脾脏肋下 1.0cm，四肢末梢暖。心脏超声示：左室收缩功能显著减低，舒张功能轻度减低。胸片示：肺血增多，心影增大，以左心缘显著。医嘱给予地高辛化量，咪达唑仑镇静，应用激素及丙种球蛋白，给予无创呼吸机辅助呼吸。根据该患儿情况，护士除执行医嘱给予的各项治疗外，此时患儿最需要的是

A. 安静环境

B. 氧气吸入

C. 心电监护

D. 应用无创呼吸机辅助呼吸

E. 给予地高辛，心率小于 100 次/分时告知医师

F. 完成基础护理

G. 防止压疮

H. 集中护理

(21~25 题共用题干)

患儿，男，5 个月。因“咳嗽 2 周，发热 5 天，抽搐 2 次，心搏骤停 1 次”入院。患儿入急诊时意识不清，面色发绀，前囟凹陷，无自主呼吸及心搏，血压测不出，双侧瞳孔不等大，右侧直径 3mm，左侧直径 2mm，对光反应弱，皮肤发花，末梢凉，CRT 6 秒，医护人员立即给予患儿胸外按压及球囊加压给氧，心电监护，患儿心率恢复至 140 次/分，血压仍持续测不出，血氧饱和度 81%。

21. 关于婴儿心肺复苏，以下叙述正确的是

A. 婴儿心肺复苏应选用小号复苏气囊

B. 选用与患儿年龄适合的口罩

C. 胸外按压频率至少 100 次/分

D. 胸外按压与放松比为 1∶1

E. 按压深度至少为胸廓前后径的 1/3，大约 4cm

F. 氧流量为 8~10L/min

G. 每 5 个循环分钟评估生命体征 1 次

22. 患儿经复苏后，经皮血氧饱和度为 81%，持续给予氧气吸入。血气分析示：pH 6.89，$PaCO_2$ 22.2mmHg，PaO_2 362mmHg，HCO_3^- 4.0mmol/L，SaO_2 99%，BE-28.2mmol/L。关于患儿复苏后的血氧饱和度，以下叙述正确的是

A. 监测动脉血氧饱和度

B. 逐步调整给氧，以保证血氧饱和度≥94%

C. 在避免组织内氧过多的同时，确保输送足够的氧

D. 血氧饱和度为100%时，可能对应的 PaO_2 为80~500mmHg之间的任意值

E. 当血氧饱和度达到94%时，通常可以停止用氧

F. 脉搏血氧饱和度探头应放置在患儿的前臂掌侧桡动脉处

G. 脉搏血氧饱和度与血氧分压值成比例下降

23. 由于患儿呼吸、心搏骤停，在给予患儿心肺复苏的同时，立即进行气管插管。医师在给予患儿气管插管时，护士需要做的配合是

A. 根据患儿年龄准备气管插管喉镜和插管

B. 复苏气囊

C. 准备吸氧、吸痰用物

D. 准备牙垫

E. 准备胶布

F. 插管同时进行胸外按压

G. 协助清理呼吸道

24. 患儿心肺复苏后双侧瞳孔不等大，医嘱给予甘露醇静脉推注，降低颅压。复苏后给予静脉推注甘露醇的目的是

A. 甘露醇渗透压是正常血浆的3.66倍，具有渗透性脱水效应

B. 将细胞间液的水分迅速移入血管内，使组织脱水

C. 用药后血浆渗透压升高，减少脑细胞含水量

D. 注射后20分钟即可发挥明显的脱水作用

E. 形成脑脊液渗透压差

F. 使水分从脑组织及脑脊液中移入血管内，由肾脏排出

G. 甘露醇应大剂量应用

25. 该患儿入院检查时发现臀部及阴囊处有多处破溃。对该患儿的皮肤问题，护士应给予的护理措施是

A. 清洁局部皮肤　　B. 使用碘伏消毒剂消毒

C. 防止受压　　D. 保持局部干燥

E. 因气管插管不能翻身时可使用垫圈　　F. 遵医嘱用药

G. 先抢救暂不做处理

（26~32题共用题干）

患儿，男，1岁3个月。体重10.5kg，因“突然高热4小时伴惊厥1次”入院，诉家中抽搐1次，持续时间约2分钟，表现为四肢强直性收缩，双眼上翻，牙关紧闭，面色发绀，意识

丧失。入院后查体：精神尚可，体温38℃，脉搏146次/分，呼吸62次/分，血压80/55mmHg，咽部中度充血，扁桃体Ⅱ度肿大，无异常神经系统体征。血常规检查示白细胞总数 $16\times10^9/L$，中性粒细胞比例0.7。患儿半年来有过4次类似发作，门诊以“上呼吸道感染、高热惊厥”收入院。

26. 患儿入院后，责任护士应重点评估的内容是
    A. 体温变化　　B. 脉搏变化
    C. 呼吸变化　　D. 血压变化
    E. 意识变化　　F. 瞳孔变化

27. 患儿入院后2小时，再次发生抽搐，四肢强直性收缩，双眼上翻，牙关紧闭，面色青紫，伴口吐白沫。高热惊厥患儿发作期的护理要点是
    A. 立即将患儿搬到抢救室　　B. 清除咽喉部分泌物
    C. 解开衣领，松解衣服　　D. 保持安静，减少刺激
    E. 立即口服退热药　　F. 测量体温

28. 患儿惊厥反复且持续时间较长，出现躁动，呼吸节律不齐，血压上升至90/60mmHg，伴喷射性呕吐奶汁，头面部浅表静脉怒张。此时该患儿可能出现的病情变化是
    A. 肺水肿　　B. 胃食管反射所引起的普通回流
    C. 脑炎　　D. 中枢性呼吸衰竭
    E. 急性颅内压增高　　F. 变态反应

29. 遵医嘱20%甘露醇静脉滴注行脱水治疗，以降低颅内压，缓解脑水肿，应注意的问题是
    A. 用药前检查药液是否有结晶
    B. 不能与其他药液混合静脉滴注
    C. 若药液有结晶可加碱性液使其消失再用
    D. 静脉推注时注意避免药物渗漏到血管外
    E. 应在30分钟内快速静脉滴注
    F. 选择头皮钢针注射

30. 入院1周后，患儿生命体征平稳，为了明确诊断，拟行长程录像脑电图。高热惊厥转为癫痫的危险因素是
    A. 有癫痫家族史
    B. 发作类型为复杂性热性惊厥
    C. 首次热性惊厥前已有神经系统异常体征
    D. 年龄小于3岁
    E. 伴随其他颅内感染
    F. 发作类型为单纯性热性惊厥

31. 关于长程录像脑电图监护中的护理配合，下列叙述正确的是
A. 患儿避免穿化纤衣物
B. 可让患儿嚼口香糖，分散注意力
C. 病房温度适宜，患儿不宜穿着过厚
D. 患儿头部尽量少接触母亲胸部皮肤
E. 准确安放电极并妥善固定
F. 保持头皮地线接触完好

32. 脑电图结果显示：无异常放电。患儿一般情况良好，准备出院。对该患儿及家长进行出院指导的重点内容是
A. 发作时应多饮水，利于排汗，达到降温的目的
B. 注意观察体温变化，腋下体温达38℃及以上时，及时给予退热药
C. 再次出现抽搐时，务必测量体温，以便医师判断病情
D. 抽搐时应取平卧位，头偏向一侧，防止窒息
E. 发作将缠以纱布的压舌板或折叠成条状的毛巾置于上下臼齿间，防止舌咬伤
F. 家中常备体温计及退热药

（33~38题共用题干）

患儿，男，3个月。阵发性咳嗽伴呼吸急促3天。患儿为36周早产儿，出生1个月后发现“先天性心脏病：房间隔缺损”，曾患2次肺炎。查体：体温37.9℃，呼吸55次/分，脉搏140次/分，血压80/41mmHg，可见点头呼吸及三凹征，口唇发绀，心前区可闻及Ⅱ/Ⅵ级收缩期杂音。在吸氧2L/min条件下，动脉血气分析提示：PaO_2 62mmHg，$PaCO_2$ 30mmHg，$SO_2$90%。诊断为急性支气管肺炎，先天性心脏病：房间隔缺损。

33. 该患儿最可能发生的并发症是
A. 呼吸窘迫
B. 心功能衰竭
C. Ⅰ型呼吸衰竭
D. Ⅱ型呼吸衰竭
E. 感染性休克
F. 气胸

34. 该患儿入院后主要的护理措施包括
A. 评估呼吸型态
B. 监测心率、脉搏及氧饱和度变化
C. 吸痰
D. 禁食
E. 减少衣服以降温
F. 气管插管机械通气

35. 患儿入院后，护士遵医嘱行股静脉采血，采血过程中患儿出现烦躁不安、鼻翼扇动、呼吸急促、口周发绀，采血结束后症状未见缓解。查体：呼吸70次/分，心率170次/分，SpO_2 82%。急查动脉血气提示：PaO_2 45mmol/L，$PaCO_2$ 23mmol/L，SO_2 85%。给予面罩吸氧10L/min。患儿出现烦躁不安的根本原因是
A. 不舒适
B. 发热
C. 急性缺氧
D. 饥饿

E. 静脉采血穿刺　　F. 分离性焦虑

36. 在进行高浓度氧疗中，提示患儿可能发生氧中毒的症状是

A. 呼吸道分泌物干燥　　B. 呼吸增快

C. 恶心、呕吐　　D. 烦躁

E. 断续干咳　　F. 呼吸抑制

37. 患儿面罩吸氧 10L/min。2 小时后查体：呼吸 66 次/分，心率 168 次/分，SpO_2 84%。动脉血气提示 PaO_2 48mmol/L，$PaCO_2$ 30mmol/L，SO_2 85%。给予经鼻气管插管呼吸机辅助通气治疗。为预防呼吸机相关性肺炎，应采取的护理措施是

A. 保持口腔卫生，定时做好口腔护理

B. 半卧位体位，抬高床头 30°~45°

C. 禁食，减少反流误吸

D. 严格执行手卫生规范

E. 及时清除呼吸机管路中的冷凝水

F. 加强翻身、拍背，及时清除呼吸道分泌物

38. 提示该患儿具备呼吸机撤机的条件是

A. 一般情况好转和稳定　　B. 人机对抗明显

C. 感染控制　　D. 自主呼吸增强，呼吸节律规整

E. 咳嗽有力，能自主排痰　　F. 4 小时内未使用肌肉松弛剂

(39~42 题共用题干)

患儿，男，2 岁 1 个月。5 天前无明显诱因出现阵发性咳嗽，有痰不易咳出，剧咳、伴颜面憋红，经院外抗感染治疗病情未见好转，出现精神反应差，呼吸急促，门诊以“重症肺炎”收入监护病房。入院查体：意识清楚，急性病容，口唇发绀，体温 37.0℃，心率 166 次/分，呼吸 70 次/分。

39. 患儿入院后首要的处理措施是

A. 给氧　　B. 雾化

C. 药物治疗　　D. 保持呼吸道通畅

E. 气管插管　　F. 营养支持

40. 血气分析 pH 7.20，PaO_2 47mmHg，$PaCO_2$ 78mmHg。上述血气分析结果提示该患儿目前存在的问题是

A. Ⅰ型呼吸衰竭　　B. 急性呼吸衰竭

C. 急性呼吸性碱中毒　　D. 急性呼吸性酸中毒

E. 呼吸功能不全　　F. Ⅱ型呼吸衰竭

41. 关于呼吸衰竭的早期表现，需要重点观察的是

A. 呼吸频率增加　　B. 进食困难
C. 吸气性凹陷明显　　D. 发绀
E. 呻吟　　F. 鼻翼扇动

42. 凌晨患儿突然出现氧饱和度下降至 60%，呼吸浅快，口唇发绀，予以复苏气囊加压给氧，氧饱和度波动在 80%~90% 之间。此时，应给予患儿最有效的处理措施是

A. 改用抗生素　　B. 持续高流量吸氧
C. 持续低流量吸氧　　D. 应用利尿药
E. 人工机械通气　　F. 特殊的呼吸支持 ECMO

（43~45 题共用题干）

患儿，男，4 岁。因“昏迷 1 天，发热、呕吐 3 天”入院。查体：体温 38℃，伴有颈抵抗，病理反射征阳性，呼吸 30 次/分，呼吸节律不规则，双肺未闻及干、湿啰音，心率 140 次/分，PaO_2 60mmHg，$PaCO_2$ 55mmHg。入院诊断考虑“急性颅内压增高”。

43. 护士在护理患儿过程中应注意的问题是

A. 抬高床头 30°左右　　B. 保持气道通畅
C. 高位灌肠，以疏通大便　　D. 检查和治疗尽可能集中进行
E. 护理患儿时动作要轻柔　　F. 保持安静，避免躁动

44. 此时，该患儿可能出现的并发症是

A. 硬脑膜下积液　　B. 小脑幕切迹疝
C. 脑室管膜炎　　D. 慢性脑积水
E. 枕骨大孔疝　　F. 中枢性呼吸衰竭

45. 此时救治的紧急措施是

A. 进行气管插管，保持呼吸道通畅
B. 快速微泵静脉推注 20% 甘露醇
C. 有脑干受压表现者，行颅骨钻孔减压术
D. 静脉推注呋塞米
E. 扩容
F. 输注抗生素

（46~50 题共用题干）

患儿，女，4 个月。因“发热、抽搐 2 天，意识不清 1 天”入院。查体：体温 38.7℃，脉搏 132 次/分，呼吸 42 次/分，前囟隆起紧张，失去正常搏动，颈抵抗不明显，Brudzinski

征可疑阳性，心肺未见异常。脑脊液检查结果：外观混浊，白细胞数 $1.62\times10^6/L$，蛋白 900mg/L，糖 2.24mmol/L，氯化物 100mmol/L。入院诊断考虑“化脓性脑膜炎、急性颅内压增高”。

46. 正常儿童颅内压增高，是指颅内压持续超过

A. 50mmH_2O　　B. 60mmH_2O

C. 70mmH_2O　　D. 80mmH_2O

E. 90mmH_2O　　F. 160mmH_2O

47. 腰椎穿刺术后应注意的问题是

A. 去枕平卧 4~6 小时

B. 观察穿刺点感染情况

C. 穿刺点 3 天内勿沾湿

D. 出现低压性头痛者应平卧，静脉滴注生理盐水

E. 观察有无脑疝发生

F. 腰背下垫一薄枕，以防止穿刺后腰背部不适

48. 入院第 3 天，患儿出现重度昏迷，一切反射消失，急诊行侧脑室穿刺引流脑脊液，以降低颅内压，手术进行顺利，术毕返回病房。术后脑脊液引流管护理的注意事项是

A. 引流管开口需高于侧脑室平面 10~15cm

B. 注意控制引流速度，每分钟 2~3 滴

C. 引流管妥善固定，不可受压、扭曲、成角、折叠

D. 若怀疑引流管被小凝血块阻塞，可用淡肝素冲洗

E. 脑室引流时间一般不超过 5~7 天

F. 更换引流袋（瓶）时应严格无菌操作

49. 术后患儿头置冰帽降温，应维持的合适体温范围是

A. 32~33℃　　B. 32~34℃

C. 32~35℃　　D. 33~34℃

E. 33~35℃　　F. 31~33℃

50. 入院第 15 天，患儿颅内压基本降至正常，化脓性脑膜炎病情得到控制，吃奶好，准备出院。对患儿家长进行出院指导的重点内容是

A. 保持大便通畅

B. 保持安静，避免激惹，营造良好的休养环境

C. 头肩抬高，保持呼吸道通畅，防止误吸

D. 加强户外活动

E. 定时预防接种

F. 对患儿和家长给予心理支持

（51~54 题共用题干）

患儿，男，12 岁。因欲自杀服“敌百虫”，被发现后急送医院。查体：昏迷状态，呼吸困难，皮肤湿冷，双瞳孔如针尖大小。

51. 该患儿入院后给予洗胃，应选择最适宜的洗胃液是
A. 1∶5000 高锰酸钾液　　B. 硫酸铜溶液
C. $NaHCO_3$溶液　　D. 生理盐水
E. 清水　　F. 牛奶

52. 医师开具医嘱，给予阿托品治疗。根据患儿病情，阿托品治疗应早期、足量和反复给药，直至“阿托品化”。关于“阿托品化”的有效指标，下列叙述正确的是
A. 口干、皮肤干燥　　B. 颜面潮红
C. 心率减慢　　D. 瞳孔较前缩小
E. 肺部啰音减少或消失　　F. 神情淡漠、昏迷

53. 急性有机磷中毒患儿会出现毒蕈碱样症状和烟碱样症状，关于有机磷农药中毒时的毒蕈碱样症状，下列叙述正确的是
A. 多汗、流涎　　B. 腹痛、腹泻
C. 对光反应灵敏　　D. 肺水肿
E. 呼吸肌麻痹　　F. 阵发性惊厥

54. 该患儿治疗 2~3 周后，突然出现下肢瘫痪、四肢肌肉萎缩等神经系统症状。此时，考虑该患儿可能出现的并发症是
A. 中间综合征　　B. 迟发性脑病
C. 中毒后遗症　　D. 神经精神后遗症
E. 脑炎　　F. 阿托品中毒

（55~61 题共用题干）

患儿，女，5 岁。被黄蜂蜇伤 2 天。查体：体温 37.6℃，呼吸 46 次/分，脉搏 133 次/分，嗜睡，双侧瞳孔对光反应正常，颈项强直，头面部肿胀明显，口唇发绀，双侧呼吸音对称，未闻及啰音，SpO_2 88%，全身皮肤黄染，可见散在分布陈旧性瘢痕及针尖大小出血点，巩膜中度黄染，肝脏右肋下 2.5cm。入院后急查实验室结果如下。PLT 88×10^9/L，红细胞计数 2.88×10^{12}/L，白细胞 39.49×10^9/L，Hb 86g/L。凝血象：PT 21.1 秒，APTT 53.8 秒。肝功能：TBil 193.5μmol/L，ALT 2680U/L，AST >3000U/L。肾功能：BUN 17.47mmol/L，CR 211.3μmol/L。心肌酶谱：LDH >9030U/L，CK >912U/L，CK-MB 919U/L。门诊以“蜂蜇伤、多脏器功能障碍”收入院。

55. 根据以上信息，初步判断该患儿存在的脏器功能障碍有
A. 心功能　　B. 肝功能

C. 肾功能
D. 肺功能
E. 凝血功能
F. 中枢神经系统

56. 患儿入院后 2 小时，出现口唇发绀加重、呼吸急促较前明显，SpO_2 80%。此时应采取的治疗处理措施是
A. 急查动脉血气分析
B. 鼻导管吸氧 5～6L/min
C. 面罩吸氧 8～10L/min
D. 吸痰
E. 给予呼吸兴奋剂
F. 气管插管呼吸机辅助通气

57. 入院后 12 小时，患儿接受了第一次血液净化治疗，为了防止血液净化过程中血凝形成，对患儿进行肝素化治疗。透析 3 小时后，患儿呼吸道分泌物多，给予吸痰一次，患儿鼻腔和口腔有少量出血。针对该患儿的情况，应选择的血液净化模式是
A. 血液滤过（CVVH）
B. 高容量血液滤过（HVHF）
C. 连续静脉-静脉血液透析滤过（CVVHDF）＋血浆灌流模式
D. 血浆置换（TPE）
E. 血浆吸附（PA）
F. 连续静脉-静脉血液透析（CVVHD）

58. 护士发现患儿有出血征象，正确的处理措施为
A. 暂时停止血液净化治疗，避免出血的发生
B. 通知医师，暂停追加肝素直到出血控制
C. 通知医师，停止使用肝素
D. 通知医师，立即予以鱼精蛋白静脉推注中和肝素
E. 观察出血情况，暂不做特殊处理
F. 给予鼻腔局部填塞止血

59. 血液净化治疗完毕，护士发现患儿心率下降，心电监护提示 T 波低宽。此时该患儿可能发生的并发症是
A. 低钾血症
B. 高钾血症
C. 低钠血症
D. 高钠血症
E. 低钙血症
F. 高钙血症

60. 患儿全身肿胀明显，血电解质检查结果提示：K^+ 2.93mmol/L。医师开具医嘱，为患儿补钾。该患儿目前正确的补钾措施是
A. 自行口服补钾
B. 经鼻胃管鼻饲补钾
C. 先静脉推注少量氯化钾，以迅速纠正低钾血症
D. 静脉推注速度宜慢

E. 0.6%氯化钾静脉滴注

F. 补钾同时须严密监测心电图改变

61. 患儿全身肿胀明显，为预防压疮，正确的护理措施是

A. 骶尾部使用棉垫圈，防止骶尾部受压

B. 保持衣服平整，避免潮湿

C. 翻身时避免拖拽患儿

D. 定时变换体位，减少局部受压

E. 密切观察受压部位皮肤颜色

F. 用酒精对受压部位进行按摩，促进血液循环

参考答案与解析

一、A1 型题

1. C【解析】Ⅱ型呼吸衰竭的动脉血气诊断标准为动脉血氧分压 $PaO_2 < 6.5kPa$（50mmHg）和/或动脉血二氧化碳分压 $PaCO_2 > 6.5kPa$（50mmHg）。

2. E【解析】急性心衰的病因：①与冠心病有关的急性广泛前壁心肌梗死、室间隔破裂穿孔、乳头肌梗死断裂等。②感染性心内膜炎引起的瓣膜穿孔、腱索断裂所致瓣膜性急性反流。③高血压性心脏病血压急剧升高，在原有心脏病基础上出现快速性心律失常或严重缓慢性心律失常。④输液过快过多突然加重心脏前负荷。

3. D【解析】肝、脾破裂主要导致出血性休克；多发性骨折也可导致休克和运动障碍；肾挫裂伤主要表现为肾区疼痛和血尿；多发肋骨骨折主要出现胸部体征和呼吸障碍。而严重挤压伤处有广泛组织破坏、出血和坏死，大量血红蛋白、肌红蛋白，形成色素管型，可使肾小管堵塞造成尿少、尿闭；此外，组织坏死及代谢产物均可使肾小球滤过率降低，肾缺血而引起休克和急性肾衰竭。

4. E【解析】尿量既可反映肾微循环情况，亦可反映重要脏器血流灌注状况。

5. C【解析】心搏骤停时，触摸颈动脉搏动，一手示指和中指并拢，置于患儿的气管正中旁开2~3cm。

6. A【解析】小儿急性中毒首发症状多为腹痛、腹泻、呕吐、惊厥或昏迷。

7. D【解析】有机磷、无机磷、砷等可使呼气及呕吐物气味出现蒜臭味。

8. C【解析】急性中毒的诊断主要依据毒物的接触史、患儿的临床症状体征和毒物鉴定。

9. A【解析】对于中毒原因未明确者的首要急救原则是中断毒物接触，排出毒物。

10. B【解析】洋地黄类药物的药理作用主要是正性肌力和负性频率，所以常用于治疗心力衰竭和房颤，大量服用可能引起中毒，需要注射前进行心率检测。

11. E【解析】惊厥的典型表现为突然发作，全身和局部肌肉呈强直性或阵挛性收缩；眼球凝视、上翻或斜视；口吐白沫、牙关紧闭，面色青紫；部分患儿有大小便失禁；发作时伴不同程度的意识丧失；惊厥持续时间为数秒至数分钟，发作停止后多入睡。

12. D【解析】惊厥持续状态是指惊厥发作持续 30 分钟以上，或虽然惊厥持续不到 30 分钟，但发作频繁，两次发作间歇期意识不能完全恢复者。

13. C【解析】地西泮（安定）为控制惊厥的首选药物，按 0.1～0.3mg/kg 缓慢静脉注射，作用发挥快，1～3 分钟即可生效。但作用时间短，必要时 15～30 分钟后重复用 1 次。每次注射剂量不可过大，速度不可过快，因为地西泮有抑制呼吸、降低血压的作用，使用过程中应注意观察呼吸和血压的变化。静脉注射有困难时首选保留灌肠方式给药，比肌内注射见效快，5～10 分钟内可见效。

14. B【解析】降低颅内压首选 20% 甘露醇 0.5～1.0g/kg 快速静脉注入，4～8 小时重复 1 次。心、肝、肾功能不全的患儿慎用甘露醇，使用过程中保持水、电解质平衡。

15. C【解析】急性呼吸衰竭的临床表现如下。①呼吸系统症状：呼吸困难是最早的表现。中枢性呼吸衰竭主要为异常呼吸，出现呼吸节律和频率的变化，表现为呼吸快慢、深浅不匀，如潮式呼吸、毕奥呼吸、双吸气和下颌式呼吸等；周围性呼吸衰竭主要表现为呼吸困难，呼吸节律规则，但深浅度随病程变化而变化，有鼻翼扇动、三凹征，呈点头、叹气式呼吸。②低氧血症的表现：发绀；心血管功能紊乱；神经系统症状早期多汗、烦躁、易激惹；消化系统症状可出现腹胀、食欲缺乏、恶心等胃肠道表现；肾功能障碍。③高碳酸血症表现。④电解质和酸碱平衡紊乱。⑤原发病的表现。

16. A【解析】心力衰竭的临床诊断指征：①安静时心率加快，婴儿 >180 次/分，幼儿 >160 次/分，不能用发热或缺氧解释者。②呼吸困难青紫突然加重，安静时呼吸 >60 次/分。③肝在短时间内增大，不能以横膈下移等原因解释者。④心音明显低钝或出现奔马律。⑤突然烦躁不安，面色苍白或发灰，不能用原有疾病解释者。⑥尿少和下肢水肿，除外其他原因者。

17. C【解析】急性肾衰竭少尿期的临床表现：①水钠潴留。②电解质紊乱。③代谢性酸中毒。④尿毒症。⑤感染。

18. B【解析】急性肾衰竭少尿期电解质紊乱常见有高钾血症、低钠血症、低钙血症、高镁血症、高磷血症、低氯血症等。

19. E【解析】感染性休克的代偿期（早期）临床表现如下。①意识改变：烦躁不安或萎靡、表情淡漠、意识模糊甚至昏迷惊厥。②面色灰白、唇周指趾发绀、皮肤花纹、四肢凉。③心率、脉搏增快。④毛细血管再充盈时间 >3 秒（除外环境温度影响）。⑤尿量 <1ml/(kg · h)。⑥代谢性酸中毒。符合上述 6 项中之 3 项即可诊断。

20. A【解析】感染性休克的治疗要点如下。①液体复苏：充分液体复苏是逆转病情、降低病死率最关键的措施。②血管活性药物：在液体复苏的基础上休克难以纠正，血压仍低或仍有明显灌注不良，可考虑使用血管活性药物以提高血压、改善脏器灌流。如多巴胺、肾上腺素、去甲肾上腺素、莨菪类药物、正性肌力药物、硝普钠。③控制感染和清除病灶。④肾上腺皮质激素。⑤纠正凝血障碍。⑥其他治疗：保证氧供及通气，注意各脏器功能支持，保证能量营养供给。

21. B【解析】心搏呼吸骤停的表现：①突然意识消失，出现昏迷、抽搐。②颈动脉和股动脉搏动消失，血压测不出。③心跳停止，心音消失或心动过缓。④呼吸停止或呼吸严重困难（表浅、缓慢等）、呼吸音消失等。⑤瞳孔散大或对光反射消失。⑥面色苍白或发绀。心电图呈等电位表现、严重的心律失常（心室颤动）或电机械分离等。

22. B【解析】肾上腺素是心脏复苏的首选药物，可选用 1∶1000 肾上腺素，每次 0.1ml/kg，静脉注射或气管内滴入，每隔 5 分钟可重复应用 1 次。

23. E【解析】对于心搏呼吸骤停，现场急救至关重要，应争分夺秒地进行，及时实施心肺复苏术，现场急救的关键是保持呼吸道的通畅，用人工的方法建立呼吸和循环，以保证心、脑等重要脏器的血液和氧的供应。

24. E【解析】颅内压增高的护理措施如下。①避免颅内压增高加重：保持环境绝对安静，避免让患儿躁动、剧烈咳嗽；避免对患儿的不必要刺激，如检查和治疗尽可能集中进行和完成；护理患儿时动作要轻柔，不要用力转动患儿头部和翻身；抬高床头 30°左右，使患儿头部处于正中位以利于颅内血液回流；患儿疑有脑疝时应以平卧为宜，但要保证气道通畅。②畅通气道及给氧。③用药护理：静脉使用镇静药时速度宜慢，以免发生呼吸抑制。④病情观察：严密观察病情变化，定时监测生命体征、瞳孔、肌张力、意识状态等。若发现脑疝的前驱症状，应立即通知医生，并配合抢救。⑤健康教育。

25. E【解析】急性感染性多发性神经根炎患儿，出现呼吸肌重度麻痹时应迅速解除呼吸道梗阻，准备机械通气。

26. D【解析】催吐的禁忌证：神志不清、躁动不合作、年龄小、腐蚀剂和油剂中毒者。

27. D【解析】中毒时间超过 4 小时以上，毒物主要存留在小肠或大肠，需作全肠灌洗。

28. C【解析】发生惊厥时，应减少患儿的束缚，防止误吸呕吐物或影响呼吸而发生窒息，故选项 C 错误，其余选项均为惊厥的正确护理措施。

29. C【解析】对惊厥发作时间较长的患儿应指导家长通过游戏的方法观察有无神经系统后遗症，如耳聋、肢体活动障碍等。

30. E【解析】感染是儿童惊厥最常见的原因。

31. A【解析】护理颅内压增高患儿时动作要轻柔，不要用力转动患儿头部和翻身；抬高床头 30°左右，使患儿头部处于正中位以利于颅内血液回流，取侧卧位休息；患儿疑有脑疝时应以平卧为宜，但要保证气道通畅。

32. A【解析】服用洋地黄类药物之前需要测脉搏，当脉搏小于60次/分应暂停服药。

33. D【解析】急性呼吸衰竭的对症护理措施如下。①合理吸氧：严重缺氧、紧急抢救时可用60%~100%纯氧。②辅助呼吸：无创呼吸机辅助通气及建立人工气道进行机械通气时，合理设定呼吸机模式和参数，并根据血气结果及时调整。③保持呼吸道通畅：危重患儿每2小时翻身拍背1次，及时吸痰，注意无菌操作。清醒患儿正确指导进行有效呼吸，协助患儿取端坐位或半坐位，教会患儿缩唇呼吸。④用药护理。不可用人工呼吸机的情况：肺大疱；肺部广泛病变者，超过3叶以上；严重类型的先天疾病；全身衰竭，恶病质。

34. E【解析】呼吸衰竭患儿气管插管后，操作人员应严格无菌操作，动作轻柔、负压适中、操作时间不宜过长，防止气道黏膜的损伤和继发感染的发生。

35. E【解析】急性呼吸衰竭并发严重的心力衰竭时，应给予强心药，如地高辛、毒毛苷C，以及血管活性药如酚妥拉明、东莨菪碱等，每次不少于5分钟。

36. E【解析】急性肾衰竭少尿期应限制水、钠、钾、磷和蛋白质的摄入量，供给足够的能量，以减少组织蛋白的分解；不能进食者经静脉补充营养。

37. C【解析】人体正常钾的浓度为3.5~5.5mmol/L。若大于5.5mmol/L为高钾血症，血钾6.5mmol/L可危及患者生命，为急性肾衰竭危险界限。

38. D【解析】感染性休克的护理措施如下。①给予休克卧位。②遵医嘱应用血管活性药物，注意观察及更换输液部位，防止局部组织坏死。③准确记录出入量，尿量既可反映肾微循环情况，亦可反映重要脏器血流灌注状况。④给予高流量鼻导管或面罩氧气吸入，必要时行无创正压通气或气管插管机械通气。⑤监测体温，遵医嘱给予抗生素，观察用药效果。⑥密切观察意识、生命体征、皮肤颜色、肢端温度、毛细血管充盈、是否存在DIC等。⑦向患儿家长介绍有关感染性休克的疾病知识，以及预后情况。⑧积极防治感染和各种容易引起感染性休克的疾病，如败血症、细菌性痢疾、肺炎、流行性脑脊髓膜炎、腹膜炎等。⑨加强锻炼，增强体质。

39. B【解析】心脏复苏成功的标志：①扪及大动脉搏动，测得血压>60mmHg（8kPa）。②听到心音，心律失常转为窦性心律。③瞳孔缩小，这是组织灌流量和氧供给量足够的最早指征。④口唇、甲床颜色转为红润。⑤肌张力恢复或有不自主运动。

40. A【解析】小儿惊厥颅外感染原因如下。①高热惊厥：是儿童惊厥最常见的原因，以上呼吸道感染引起的发热最多见，其他如下呼吸道感染、传染病、中耳炎等。②感染性中毒性脑病。

41. B【解析】地西泮（安定）为控制惊厥的首选药物，按0.1~0.3mg/kg缓慢静脉注射，作用发挥快，1~3分钟即可生效。

42. B【解析】急性颅内压增高头部体征：婴幼儿前囟紧张隆起，失去正常搏动，前囟迟闭，颅缝裂开等。1岁以内患儿头围增长过快。

43. D【解析】高钾血症是少尿期最主要和最危险的并发症，高钾血症、水中毒是肾衰竭早期死亡最常见的原因。

44. A【解析】急性肾衰竭患儿在利尿期可发生低钾血症、低钠血症及脱水。

45. D【解析】中枢性呼吸衰竭主要为异常呼吸，出现呼吸节律和频率的变化，表现为呼吸快慢、深浅不匀，如潮式呼吸、毕奥呼吸、双吸气和下颌式呼吸等。

46. C【解析】参见A1型题第2题解析。

47. D【解析】硝普钠遇光会分解，影响药物疗效，因此输液过程中应注意避光。

48. E【解析】苯妥英钠可用于地西泮无效者，每次15~20mg/kg静脉注射，推注时间不短于10分钟。

49. B【解析】单纯型高热惊厥：多呈全身强直阵挛性发作（选项A正确），持续数秒至10分钟；发作后，除原发病的表现外，一切如常（选项D正确）；1次热性疾病中，大多只发作1次（选项C正确）。一半患儿在以后热性疾病中再次或多次发作（选项E正确）。

50. E【解析】儿童惊厥的护理措施：①就地抢救。②保持呼吸道通畅、防止窒息。③减少刺激。④预防外伤。⑤保持体温稳定。⑥吸氧及保护脑细胞治疗。⑦病情观察。⑧健康教育。

51. C【解析】脑脊液压力超过1.76kPa（180mmH_2O），即为颅内高压。

52. A【解析】周围性呼吸衰竭主要表现为呼吸困难，呼吸节律规则，但深浅度随病程变化而变化，有鼻翼扇动、三凹征，呈点头、叹气式呼吸。

53. B【解析】发绀是缺氧的典型表现，以唇、口周、甲床等处明显。

54. C【解析】在吸氧浓度大于50%的情况下，PaO_2 < 60mmHg需要机械通气支持，选项C错误。

55. B【解析】保持固定体位可引起压疮。

56. D【解析】惊厥的不典型表现多见于新生儿或小婴儿。表现为两眼凝视、反复眨眼、咀嚼、1侧面肌或口角抽动、单侧肢体抽动、呼吸暂停等微小动作，一般神志清楚。

57. D【解析】降低颅内压首选20%甘露醇0.5~1.0g/kg快速静脉注入，4~8小时重复一次。心、肝、肾功能不全的患儿慎用甘露醇，使用过程中保持水、电解质平衡，药物外渗后使用硫酸镁湿敷。

58. C【解析】水合氯醛中毒的主要征象为昏睡甚至昏迷，脉弱，血压和体温降低，呼吸微弱、缓慢，或有节律不整，心动过缓或其他心律失常，发绀或苍白，瞳孔缩小，对光反射减弱或消失，肌肉松弛，腱反射消失等。

59. B【解析】脑耗氧量占全身耗氧量的20%~50%，严重缺氧时脑组织首先受损，一旦心搏呼吸骤停，脑血液循环停止，迅速出现昏迷，心搏呼吸停止4~6分钟即可导致脑细胞死亡。

60. B【解析】纳洛酮的作用：①治疗阿片类药物及其他麻醉性镇痛药中毒，有解除呼吸抑制和催醒作用。②治疗急性酒精中毒。③在成人心、肺、脑复苏及新生儿窒息复苏中的使用。④治疗镇静、催眠类药物中毒。⑤治疗颅脑外伤及脑梗死等。⑥用于各类休克的治疗。⑦治疗急慢性呼吸衰竭。

61. A【解析】昏迷的患者常因舌后移而堵塞气道，所以心肺复苏最基本的是保持呼吸道通畅。

62. B【解析】急性呼吸衰竭的基本治疗原则如下。①病因治疗：在抢救的同时积极治疗原发病，减少或消除诱因，并选用敏感抗生素控制感染。②改善呼吸功能：保持呼吸道通畅；氧疗。③对症治疗：维持水、电解质平衡；维持心、脑、肾等重要脏器的功能。④支持疗法。

63. E【解析】急性肾衰竭的护理措施如下。①维持体液平衡：准确记录 24 小时出入量，根据病情控制液体的入量，每日定时测体重以了解有无水肿加重。②预防感染：严格执行无菌操作，加强皮肤护理及口腔护理，保持皮肤清洁、干燥。定时翻身、拍背，保持呼吸道通畅。③保证患儿休息。④保证营养供给：透析治疗时因丢失大量蛋白质，所以不需限制蛋白质摄入量，长期透析时可输血浆、水解蛋白、氨基酸等。⑤密切观察病情。⑥心理护理。⑦健康教育。

64. C【解析】充血性心力衰竭的一般护理措施如下。①休息：病室应安静，避免各种刺激，协助患儿取端坐位或半坐位，双腿下垂，以利于呼吸和减少静脉回心血量。②保持大便通畅：鼓励患儿多吃水果，必要时用开塞露，避免用力大便。③合理营养：轻者给予低盐饮食；重者给予无盐饮食；尽量减少静脉输液或输血。④病情观察。⑤日常护理。⑥准确记录出入量：根据患儿症状限制水分摄入，严格控制输液速度，尿量低于 30ml/h 时要及时报告给医生，注意记录呕吐物和汗液量。⑦用药护理：使用强心苷制剂前需测量患儿脉搏 1 分钟。

65. A【解析】充血性心力衰竭的临床表现：年长儿心力衰竭的症状与成人相似，主要表现如下。①心排血量不足：乏力、多汗、食欲缺乏、心率增快、呼吸浅快等。②体循环淤血：颈静脉怒张，肝大、压痛，肝颈静脉回流征阳性。③肺静脉淤血：呼吸困难、气促、端坐呼吸、肺部湿啰音。婴幼儿常出现喂养困难、烦躁多汗、哭声低弱。

66. C【解析】急性 CO_2 潴留是呼吸机的应用指征。

67. C【解析】胸廓随加压而起伏是气囊加压给氧的有效标志。

68. A【解析】高热惊厥：多见于 1~3 岁的小儿，是由单纯发热诱发的惊厥，是小儿惊厥常见的原因。①单纯型高热惊厥：多呈全身强直阵挛性发作，持续数秒至 10 分钟；发作后，除原发病的表现外，一切如常；1 次热性疾病中，大多只发作 1 次。②复杂型高热惊厥：惊厥形式呈部分性发作，发作后有暂时性麻痹，惊厥发作持续 15 分钟以上；在 24 小时以内发作 1 次以上；反复发作 5 次以上；发作后清醒；体温不太高时即出现惊厥；可有高热惊厥家族史。

69. C【解析】静脉滴注甘露醇时注意事项如下。①对静脉滴注甘露醇的患者，护理人员要及时巡视，严密观察用药情况及用药效果，掌握病情变化，观察患儿有无颅内压增高或偏低所出现的症状，以及脑病患儿的意识及瞳孔变化，准确记录患儿24小时尿量，发现异常情况立即报告医生并及时处理。②要掌握甘露醇的用量及给药速度：一般成人每日不超过100g，一次用量应在10～30分钟内完成，不能露到血管外。③由于甘露醇是一种饱和溶液，温度降低时有结晶析出。

70. C【解析】感染性休克的病因如下。①微循环障碍：当致病微生物及其毒素侵入人体后，引起全身微循环反应性调节紊乱，相继出现痉挛、扩张，发展至衰竭状态。②神经-体液调节失衡。③细胞代谢功能障碍。④内源性炎症介质释放。

71. A【解析】对于怀疑一氧化碳中毒的患者，作为到达现场的医护人员，首先最重要的是评估周围环境的安全性，并使患者迅速脱离中毒环境。

72. C【解析】颅腔内依靠脑组织、脑脊液和血液这三种内容物的体积与颅腔容积相适应而使颅内保持着一定的压力。当颅内压增高时，脑组织不会迅速萎缩，为避免脑组织缺血，须保持颅内血流量不变，而颅腔容积一般变化不大，所以，颅内压的调节除部分依靠颅内的静脉血被排挤到颅外血液循环之外，主要是通过脑脊液的增减来调节。

73. A【解析】充血性心力衰竭（CHF）是指心脏工作能力（心肌收缩或舒张功能）下降，即心排血量绝对或相对不足，不能满足全身组织代谢的需要的病理状态。

74. E【解析】休克患儿面色灰白、唇周及指趾发绀、皮肤出现花纹、四肢凉。

75. A【解析】苯巴比妥钠有抑制呼吸、降低血压的作用，注意监测呼吸和血压的变化。

二、A2型题

1. A【解析】地西泮（安定）为控制惊厥的首选药物，按0.1～0.3mg/kg缓慢静脉注射，作用发挥快，1～3分钟即可生效，1次总量不超过10mg。该患儿为28kg，注射量=28×（0.1～0.3）=2.8～5.6（mg）。因此该患儿使用地西泮的剂量应是5mg。

2. D【解析】浓盐酸具有强腐蚀性，患儿已出现灼伤故不能采取催吐，洗胃方式加重损伤，浓盐酸呈酸性，口服氢氧化铝凝胶可起到解毒作用，服用碳酸氢钠溶液可产生过多气体，引起呃逆。

3. E【解析】中枢性呼吸衰竭主要为异常呼吸，出现呼吸节律和频率的变化，表现为呼吸快慢、深浅不匀，如潮式呼吸、毕奥呼吸、双吸气和下颌式呼吸等。

4. C【解析】惊厥的健康指导：向家长介绍惊厥的相关知识，并指导家长学会预防窒息和外伤的方法。指导家长对高热惊厥史的患儿要密切注意体温变化，积极采取相关的降温措施，预防患儿惊厥再次发生；对于癫痫的患儿，家长应确保患儿生活规律、充分的休息和睡眠，避免情绪激动，遵医嘱正确用药，并定期门诊随访。

5. C【解析】感染性休克的代偿期（早期）临床表现如下。①意识改变：烦躁不安或萎靡、表情淡漠、意识模糊甚至昏迷惊厥。②面色灰白、唇周指趾发绀、皮肤花纹、四肢凉。③心率、脉搏增快。④毛细血管再充盈时间>3秒（除外环境温度影响）。⑤尿量

$<1ml/(kg \cdot h)$。⑥代谢性酸中毒。符合上述 6 项中之 3 项即可诊断。

6. A【解析】感染性休克患儿首先应纠正休克，可以通过大量补液的方式。

7. D【解析】惊厥的治疗要点为控制惊厥发作，寻找和治疗病因，预防惊厥复发。前囟紧张、呼吸增快可能为颅内血压增高的表现，需要立即降低颅内压。

8. D【解析】根据题意，该患儿为使用呼吸机的过程中出现缺氧的症状，可能为呼吸机管道的堵塞。

9. A【解析】急性呼吸衰竭严重缺氧，为提高氧饱和度而调节氧浓度达到65%，其持续时间应当为 4~6 小时以内。

10. C【解析】心脏复苏成功的标志：①扪及大动脉搏动，测得血压 >8kPa（60mmHg）。②听到心音，心律失常转为窦性心律。③瞳孔缩小，这是组织灌流量和氧供给量足够的最早指征。④口唇、甲床颜色转为红润。⑤肌张力恢复或有不自主运动。

11. C【解析】强碱中毒可选用食醋、果汁、3% 醋酸等作为中和剂。

12. D【解析】该患儿表现为气管异物，需要做好协助取物的准备。

13. A【解析】复杂型高热惊厥：惊厥形式呈部分性发作，发作后有暂时性麻痹，惊厥发作持续 15 分钟以上；在 24 小时以内发作 1 次以上；反复发作 5 次以上；发作后清醒；体温不太高时即出现惊厥；可有高热惊厥家族史。

14. A【解析】颅内压增高严重时，因脑的容积明显增加，迫使部分脑组织嵌入孔隙而形成脑疝。最常见者为颞叶海马回嵌入小脑幕裂隙，形成小脑幕切迹疝；后颅窝的小脑扁桃体可嵌入枕骨大孔，形成枕骨大孔疝。枕骨大孔疝表现为颈项强直，四肢强直性抽搐，中枢性呼吸衰竭或呼吸骤停，双侧瞳孔先缩小后扩大，眼球固定、昏迷加深。

15. C【解析】参见 A2 型题第 3 题解析。

16. C【解析】预防心力衰竭，应严格控制输液量和速度（每小时 <5ml/kg）。

三、A3/A4 型题

1. A【解析】该患儿突然出现烦躁不安的现象，护士首先需采取的护理措施是保持病室安静，避免患儿烦躁、哭闹。

2. C【解析】心搏呼吸骤停的临床表现：①意识突然丧失，大动脉搏动消失，心音消失或心动过缓，年长儿心率 <30 次/分，婴幼儿 <80 次/分，新生儿 <100 次/分。②可有短暂抽搐，瞳孔散大，对光反射消失。③呼吸停止或严重呼吸困难，大小便失禁。

3. C【解析】参见 A1 型题第 68 题解析。

4. B【解析】小儿惊厥的首要护理措施如下。①就地抢救。②保持呼吸道通畅、防止窒息：保持患儿平卧，头偏向一侧，解开衣领，松解衣服。③减少刺激。④保持体温稳定。⑤吸氧及保护脑细胞治疗。

5. E【解析】患儿诊断为上呼吸道感染。由急性上呼吸道感引起的高热惊厥，在婴幼儿期较为常见，一般只要高热解除，惊厥即可缓解，惊厥停止后神志即可恢复正常。

6. C【解析】参见 A2 型题第 1 题解析。

7. A【解析】备好气管插管、开口器、吸痰器等急救用品，一旦发生窒息，除清除分泌物或呕吐物外，要立即进行人工呼吸，必要时做气管切开，及时氧气吸入。

8. E【解析】若发现脑疝的前驱症状，应立即通知医生，并配合抢救。

9. B【解析】急性颅内高压的临床表现：①剧烈头痛。②呕吐。③眼征。④意识障碍。⑤头部体征。⑥生命体征改变。⑦惊厥和四肢肌张力增高。⑧脑疝。

10. A【解析】急性颅内高压主要是以降低颅内压对症治疗为主，积极治疗原发病。

11. C【解析】脑疝压迫患侧动眼神经，开始有同侧瞳孔先缩小，继而扩大，对光反射迟钝或消失，如弥散性脑水肿，对侧动眼神经也受损时则出现同样的症状，故两侧瞳孔大小不等，晚期双侧瞳孔均扩大，对光反应消失。

12. D【解析】急性有机磷农药中毒的诊断依据：根据有机磷农药接触史，呼出气体或呕吐物或皮肤等部位有特异性的大蒜味，有胆碱能兴奋或危象的临床表现特别是流涎、多汗、瞳孔缩小、肌纤维颤动，结合及时测定的实验室检查结果，一般不难诊断。

13. A【解析】急性有机磷农药中毒清除毒物方法：①清除未被吸收的毒物，用清水或肥皂水清洗皮肤、毛发，尽早彻底洗胃，可口服或经胃管注入药用炭、硫酸镁 20~40g 或甘露醇 250ml 导泻。②促进已吸收毒物的排泄。

14. C【解析】急性有机磷农药中毒抗毒治疗如下。①胆碱酯酶复能剂：常用药物有氯解磷定、碘解磷定、双复磷等，氯解磷定为首选。②抗胆碱药。

15. B【解析】参见 A3/A4 型题第 9 题解析。

16. C【解析】正常情况下，密闭的颅腔内脑实质、脑脊液及脑血流量保持相对恒定，使颅内压维持在正常范围内（60~160mmH_2O）。如果脑实质及液体量超过了代偿限度则造成颅内压增高。

17. C【解析】急性颅内压增高主要是以降低颅内压对症治疗为主，积极治疗原发病。

四、B 型题

1. B【解析】急性氰化物中毒的前驱期吸入者可感眼、咽喉及上呼吸道刺激性不适，呼吸增快，呼出气有苦杏仁味，头晕，恶心。

2. A【解析】接触一氧化碳时间稍长，血液中碳氧血红蛋白浓度为 30%~40%，部分中毒患者的皮肤黏膜会出现樱桃红色；还有部分患者可出现意识障碍。

3. A【解析】吸氧可降低颅内压。

4. B【解析】针刺人中穴主要是治疗小儿高热所致的惊厥。

5. E【解析】低血容量性休克是指各种原因所致的容量丢失而导致有效循环血容量减少，引起心输出量降低、组织灌注不足、细胞代谢紊乱和功能受损的病理生理过程。

6. D【解析】一次性接触毒物或接触毒物后 24 小时内发生的毒性反应甚至致死者为急性中毒。

7. C【解析】麻黄碱中毒患者有头痛、眩晕、耳鸣、烦躁不安、震颤、痉挛、心悸、期前收缩及其他心律失常、昏迷等症状。

8. D【解析】阿托品中毒，可出现以下症状：①口干、咽干、皮肤干燥、体温升高，这是由于腺体分泌减少所致。②可以出现心率增快。③瞳孔扩大、视物不清。④出现腹胀、便秘。

9. B【解析】水杨酸盐中毒多见症状为恶心、呕吐、腹痛、头痛、头晕、嗜睡、深长呼吸、耳鸣、耳聋及视觉障碍，开始面色潮红，以后皮肤苍白、口唇发绀，体温低于正常，患儿可有多汗、高热、脱水、呼吸性碱中毒或代谢性酸中毒等有关症状，并可出现血尿、蛋白尿、尿毒症等。

10. B【解析】强酸通过皮肤接触中毒。

11. A【解析】有机磷中毒包括经消化道、呼吸道、皮肤黏膜三种途径。

12. C【解析】一氧化碳经呼吸道进入人体后，与血红蛋白结合形成碳氧血红蛋白。

13～15 C、C、D【解析】服毒物 6 小时以上者需要使用的清除毒物的方法是导泻，用 10% 的甘露醇。1% 的肥皂水可以用来灌肠。

五、X 型题

1. ABCE【解析】小儿惊厥的原因如下。①非感染性原因。a. 颅内疾病：如颅脑损伤、脑肿瘤、癫痫、脑血管畸形、颅脑发育异常等。b. 颅外疾病：窒息、缺氧缺血性脑病、电解质紊乱（低血钙、低血镁、低血钠、高血钠）、低血糖症、严重心肺疾病、遗传代谢性疾病（苯丙酮尿症、半乳糖血症）、各种中毒（如农药、鼠药、中枢神经兴奋药）等均可引起惊厥。②感染性原因。a. 颅内感染：各种细菌、病毒、原虫、真菌等引起的脑膜炎、脑炎及脑脓肿。b. 颅外感染：各种感染造成的热性惊厥、中毒性脑病、破伤风、Reye 综合征等，以高热惊厥最常见。

2. ABCE【解析】小儿惊厥发作时为预防窒息采取的护理措施有：保持患儿平卧，头偏向一侧，解开衣领，松解衣服；及时清除口、鼻、咽喉内的分泌物或呕吐物，轻轻将舌向外牵拉，防止舌后坠阻塞呼吸道造成呼吸不畅；备好气管插管、开口器、吸痰器等急救用品，一旦发生窒息，除清除分泌物或呕吐物外，要立即进行人工呼吸，必要时做气管切开，及时给予氧气吸入。

3. BCD【解析】避免颅内压增高加重的护理措施：保持环境绝对安静，避免让患儿躁动、剧烈咳嗽；避免对患儿的不必要刺激，如检查和治疗尽可能集中进行和完成；护理患儿时动作要轻柔，不要用力转动患儿头部和翻身；抬高床头 30°左右，使患儿头部处于正中位以利于颅内血液回流；患儿疑有脑疝时应以平卧为宜，但要保证气道通畅。

4. BDE【解析】急性颅内压增高的护理诊断如下。①头痛：与颅内压增高有关。②有窒息的危险：与意识障碍及呕吐有关。③有受伤的危险：与惊厥发作有关。④营养失调——低于机体需要量：与神经系统受损致摄入减少，不能满足机体新陈代谢的总需要量有关。

⑤潜在并发症：脑疝、呼吸暂停、感染、癫痫。

5. BCDE【解析】心衰患儿病室应安静，避免各种刺激，协助患儿取端坐位或半坐位，双腿下垂，以利于呼吸和减少静脉回心血量。Ⅰ度心衰可起床活动，增加休息时间。Ⅱ度心衰限制活动，延长卧床时间。Ⅲ度心衰绝对卧床休息。

6. ABCD【解析】应用人工辅助呼吸器时的护理如下。①护士应明确使用机械通气的指征，向患儿及家长做好解释工作。②专人监护：使用呼吸机的过程中应根据患儿的血气分析结果调整各项参数，检查各项参数是否符合要求并做好记录。③防止继发感染。④撤离呼吸机前的准备工作。

7. ABC【解析】以惊厥为例，发生在新生儿早期，应多考虑产伤、缺氧缺血性脑病、颅内出血、先天异常等；发生在婴儿期的无热惊厥首先考虑手足搐搦症；发生在年长儿的惊厥则应考虑癫痫；低血糖症也属于无热惊厥。

8. ABE【解析】充血性心力衰竭的药物治疗要点如下。①洋地黄类药物：洋地黄能有效增强心脏收缩功能，增强心排血量，降低心室舒张末期压力，改善组织的灌流及静脉淤血的周围循环障碍，临床应用广泛。②利尿药：可减少血容量与心脏前负荷，当使用洋地黄类药物而心力衰竭未完全控制，或伴显著水肿者，宜加用利尿药。③血管扩张药：可扩张静脉降低心脏前负荷，扩张动脉减低心脏后负荷。④血管紧张素转换酶抑制药（ACEI类）：可减少心脏前、后负荷，改善心功能。⑤儿茶酚胺类药物：多巴胺多在心力衰竭伴血压下降时应用，常用中、小剂量，静脉输入后，可使心脏指数增高，尿量增多，尿钠排泄增多，但对周围血管阻力及心律无影响。⑥β受体阻滞药：可减慢心率和降低心脏前、后负荷，常与洋地黄类药物联合应用治疗慢性心力衰竭。一般治疗以去除病因为主。

9. BD【解析】惊厥持续状态：是指惊厥发作持续30分钟以上，或虽然惊厥持续不到30分钟，但发作频繁，两次发作间歇期意识不能完全恢复者。惊厥持续状态由于时间过长，可引起缺氧性脑损害、脑水肿甚至死亡等严重后果。

10. ABCD【解析】感染性休克的临床表现如下。①代偿期（早期）：烦躁不安或萎靡、表情淡漠、意识模糊甚至昏迷惊厥；面色灰白、唇周指趾发绀、皮肤花纹、四肢凉；心率、脉搏增快；毛细血管再充盈时间>3秒（除外环境温度影响）；尿量<1ml/(kg·h)；代谢性酸中毒。符合上述6项中之3项即可诊断。②失代偿期：上述代偿期临床症状加重，伴有血压下降，收缩压小于该年龄组第5个百分位或小于该年龄组正常值2个标准差［1～12个月<70mmHg、1～10岁<70mmHg+（年龄×2），>10岁<90mmHg］。

11. ABC【解析】吸痰时间一次不超过15秒，且两次吸痰间隔大于3分钟。气管切开采用生理盐水+地塞米松+沐舒坦配制的湿化液，持续气管切开内滴入，250～300ml/d或微量泵入10～15ml/h。

六、案例分析题

1. D【解析】参见A1型题第68题解析。

2. B【解析】高热惊厥是儿童惊厥最常见的原因。以上呼吸道感染引起的发热最多见，其他如下呼吸道感染、传染病、中耳炎等。

3. C【解析】该患儿发生高热惊厥，应立即降温，并且注射止惊药物，同时还要保证呼吸顺畅等。

4. ABCD【解析】控制惊厥药物治疗如下。①地西泮（安定）：为控制惊厥的首选药物。②苯巴比妥钠：为控制新生儿惊厥的首选药物。③10% 水合氯醛。④苯妥英钠。

5. CDF【解析】参见 X 型题第 10 题解析。

6. ACDFG【解析】该患儿意识状态改变的原因是：①当血压降低时，脑血流降低，脑供氧发生障碍。②缩血管因子释放加重了脑灌流障碍，使脑缺氧加重。③循环中的炎性介质作用。④机体酸碱失衡影响脑功能。⑤水电解质紊乱使脑功能发生障碍。

7. ACDEFG【解析】机械通气的患者无须定期更换呼吸回路，当管路污染或破损时及时更换（选项 B 错误）。上呼吸机的患儿，因为是管路直接插到气道里，清理痰液首先要使用药物促进痰液的排出，用化解痰液黏稠、雾化的药物，帮助痰液的排出。护士或者家属也会帮助患儿翻身拍背，叩击背部，帮助痰液进入到气管导管里，护士每天 2~3 小时就会进行 1 次气道内的吸痰，用吸痰管进入到气道里进行吸痰的处理，帮助清理气道的分泌物。

8. ACDFG【解析】中心静脉压（CVP）是上、下腔静脉进入右心房处的压力，通过上、下腔静脉或右心房内置管测得，它反映右房压，是临床观察血流动力学的主要指标之一，它受心功能、循环血容量及血管张力 3 个因素影响。通常将右心房和胸腔内大静脉的血压称为中心静脉压，选项 B 错误。中心静脉压提示静脉血回流到中心静脉和右心房的情况，但不直接反映血容量，若因为病因不能取得 CVP，也可测膈肌下的下腔静脉代替中心静脉压，中心静脉压变化一般较动脉压变化早，选项 E 错误。

9. B【解析】休克代偿期主要为组织低灌注表现：①外周动脉搏动细弱、心率和脉搏增快。②面色苍白或苍灰、皮肤湿冷或大理石花纹。③CRT 延长 >3 秒。④液体复苏后尿量仍 <0.5ml/(kg · h)，持续至少 2 小时。⑤乳酸性酸中毒，动脉血乳酸 >2mmol/L。⑥休克早期患儿可出现烦躁不安或萎靡、表情淡漠，晚期意识模糊甚至昏迷、惊厥。

10. ACDEFG【解析】阑尾炎术后的观察重点：①生命体征。②尿量。③皮疹征象。④意识状态及精神反应。⑤引流管及引流情况。⑥腹部及伤口情况。

11. ADFG【解析】脓毒性休克，有效循环血量减少、心排血量下降、微循环障碍，导致机体代谢改变和继发性器官损害。出现尿量减少，肌酐升高，甚至无尿等症状。肾素–血管紧张素–儿茶酚胺系统激活使肾血管收缩，肾血流减少。严重肾缺氧缺血引起肾小管上皮细胞坏死及基底膜破裂，使肾间质水肿、肾小管堵塞。醛固酮和抗利尿激素增多，水钠重吸收增加，导致少尿或无尿。

12. ABCEFG【解析】免疫炎症反应失控是脓毒性休克的始动机制，神经–体液因子调节紊乱是休克微循环障碍的基础。全身有效循环血量减少、心排血量下降、微循环障碍，导致机体代谢改变和继发性器官损害，但患儿心率与其预后是否良好无关。

13. BCDEFG【解析】空气栓塞是指空气进入血液循环至肺，阻塞肺动脉主要通路，引起严重休克。一般血液内一次进入5ml气体可出现栓塞症状，故A选项错误。

14. ABDEF【解析】充血性心力衰竭的一般护理措施如下。①休息：病室应安静，避免各种刺激，协助患儿取端坐位或半坐位，双腿下垂，以利于呼吸和减少静脉回心血量，必要时可行四肢轮流三肢结扎法减少静脉回流。②保持大便通畅：鼓励患儿多吃水果，必要时用开塞露，避免用力大便。③合理营养：轻者给予低盐饮食；重者给予无盐饮食；尽量减少静脉输液或输血。④病情观察：持续心电监护，严密观察血压、心率、呼吸、血氧饱和度、神志、皮肤颜色及温度、肺部啰音的变化等。观察患儿的咳嗽、咳痰、喘憋情况，协助患儿咳嗽、排痰，保持呼吸道通畅。⑤日常护理：注意为患儿保暖，做好口腔护理、皮肤护理，预防压疮发生。⑥准确记录出入量。

15. ABDG【解析】早期表现左心功能降低的早期征兆为心功能正常者出现疲乏、运动耐力明显减低、心率增加15~20次/分，继而出现劳力性呼吸困难、夜间阵发性呼吸困难、高枕睡眠，运动耐力下降、乏力为骨骼肌血供不足的表现。心力衰竭的临床表现为心悸，夜间阵发性呼吸困难，肺部啰音，心脏扩张，肝大，心律失常，心动过速，下肢水肿，转换酶增高，肺循环、体循环充血。

16. ACEF【解析】多巴胺作用于体内的多巴胺受体，可收缩外周血管而起到升高血压的作用，另外可以扩张肾血管，使肾血流增加，有利尿作用（选项B错误）。多巴胺口服无效，静脉滴入后在体内分布广泛，不易通过血-脑脊液屏障。静脉注射5分钟内起效，持续5~10分钟，作用时间的长短与用量不相关（选项D、G错误）。

17. B【解析】多巴胺静脉注射时间过长，外周血管长时间收缩会导致局部坏死。

18. CDE【解析】患儿呼吸增快的原因是肺循环淤血，肺毛细血管压力增高，肺间质水肿。

19. ACDE【解析】水、钠潴留为心力衰竭的一个重要病理生理改变，控制液体量，促使水、钠排出，减轻心脏负荷，以利心功能的改善。

20. AH【解析】保证患儿休息，减少刺激，应保持环境安静，集中完成护理操作。

21. BCDEFG【解析】婴儿心肺复苏应选用中号复苏气囊，选项A错误。

22. ABCDF【解析】血氧饱和度94%时，应继续低流量吸氧，既可以纠正低氧血症，又可以促进二氧化碳的排除，防止二氧化碳在体内的潴留。血氧饱和度指血液中氧气浓度，主要是血液中氧结合血红蛋白占总血红蛋白的比例，主要反映身体内氧气情况。氧分压主要是混合气体中氧气部分压力，反映身体的呼吸功能。

23. ABCDEG【解析】一般情况下，气管插管应备好如下用品。①喉镜。②气管导管。③导管芯。④接头。⑤牙垫。⑥注射器：用以插管成功后将气管导管顶端的充气套囊充气，给入的气体量以达到气囊松紧适度即可。

24. ABCEF【解析】甘露醇为单糖，口服吸收很少，静脉注射后20分钟内起效，2~3小时降压作用达到高峰，持续4~6小时。

25. ACDFG【解析】不建议使用碘消毒剂，以免影响患儿甲状腺发育。垫圈保护易受压部位时，会影响圈内皮肤的血液循环，反而使中心区呈淤血状态。

26. BCDEF【解析】密切观察病情变化，包括体温、脉搏、呼吸、血压、意识及瞳孔变化。

27. BCD【解析】高热惊厥的护理措施：①就地抢救。②保持呼吸道通畅、防止窒息。③减少刺激。④预防外伤。⑤保持体温稳定。⑥吸氧及保护脑细胞治疗。⑦病情观察。⑧健康教育。

28. E【解析】急性颅内压增高患儿常在清晨空腹时发生，或与剧烈头痛同时伴发，可呈喷射性呕吐，一般不伴恶心，与饮食无关。呕吐的原因可能是由于颅内压增高刺激第四脑室底部及延髓呕吐中枢所致。

29. ABDE【解析】由于甘露醇是一种饱和溶液，温度降低时有结晶析出，不需要加碱性溶液，需要小针注射。

30. ABC【解析】多数患儿的惊厥随年龄的增长而停止发作，但仍有少数有神经系统发育异常和有癫痫家族史的患儿可转变为癫痫。

31. ACDEF【解析】脑电图监测全程严禁食用果冻、坚果、口香糖等食物，以免发作时阻塞呼吸道。

32. BCDEF【解析】对于高热的患儿及时采取降温措施，首选开窗通风、解开衣被、温水擦浴等物理降温措施；对于物理降温效果不明显的患儿，可采取药物降温，但是要密切关注体温的变化，选项A错误。

33. C【解析】Ⅰ型呼吸衰竭，PaO_2降低，$PaCO_2$正常，见于呼吸衰竭的早期和轻症。

34. ABCE【解析】心功能不全的患儿需准确记录出入量，饮食应给予高蛋白、高维生素、清淡易消化的食物。注意补充营养，改善患儿营养状况。对喂养困难的小儿要耐心喂养，以少量多餐为宜，避免呛咳和呼吸困难（选项D错误）。呼吸困难的护理：呼吸频率增快，青紫明显或出现三凹征时，让患儿卧床休息，抬高床头，呈半坐位或坐位，低流量氧气吸入，烦躁者遵医嘱给镇静药（选项F错误）。

35. C【解析】采血过程中患儿出现烦躁不安、鼻翼扇动、呼吸急促、口周发绀，说明该患儿出现急性缺氧。

36. CDEF【解析】氧浓度高于60%，持续时间超过24小时，则可能发生氧中毒，其表现为恶心、烦躁不安、面色苍白、干咳、胸痛、进行性呼吸困难等。

37. ABDEF【解析】预防呼吸机相关性肺炎，应床头抬高30°~45°，以减少反流误吸，防止发生呼吸机相关性肺炎。

38. ACDE【解析】呼吸机患者撤机指征：①原发病已基本痊愈或病情稳定。②营养状况及肌力良好，断开呼吸机后，呼吸平稳，无辅助呼吸肌参与呼吸现象。③呼吸频率 <30 次/分，潮气量 >300ml。④神志清楚、反应良好，有张口及咳嗽反射。⑤神志清楚，肺部感染控制或基本控制，无痰或少痰。⑥氧和良好，吸入氧浓度（FiO_2） <0.6 时，动脉血氧分压（PaO_2） >60mmHg，能够维持动脉血二氧化碳分压（$PaCO_2$）在相对正常范围内。

39. D【解析】该患儿为呼吸道堵塞，有痰咳不出，面部憋红，应先清除异物，保持呼吸道畅通，自主呼吸。

40. BDEF【解析】该患儿血气分析 pH 7.20，PaO_2 47mmHg，$PaCO_2$ 78mmHg。根据血气分析结果提示该患儿目前存在的问题有：急性Ⅱ型呼吸衰竭、急性呼吸性酸中毒、呼吸功能不全。

41. ACDEF【解析】呼吸衰竭除原发病症状外，其临床表现主要与缺氧和高碳酸血症有关，包括呼吸困难、发绀、精神神经症状、心血管系统的症状，以及肝肾功能损害等涉及全身各个系统的临床综合征。因此呼吸衰竭的早期表现，需要重点观察的是发绀、呻吟、鼻翼扇动、呼吸频率增加、吸气性凹陷明显。

42. E【解析】对于一般给氧方式不能解决患儿的缺氧状态，可考虑人工呼吸器的应用。

43. ABDEF【解析】急性颅内压增高的护理措施如下。①避免颅内压增高加重：保持环境绝对安静，避免让患儿躁动、剧烈咳嗽；避免对患儿的不必要刺激，如检查和治疗尽可能集中进行和完成；护理患儿时动作要轻柔，不要用力转动患儿头部和翻身；抬高床头 30°左右，使患儿头部处于正中位以利于颅内血液回流；患儿疑有脑疝时应以平卧为宜，但要保证气道通畅。②畅通气道及给氧。③用药护理。④病情观察。⑤健康教育。

44. B【解析】急性颅内压增高的并发症如下。①小脑幕切迹疝：主要为眼部表现，瞳孔对光反射减弱或消失，两侧瞳孔不等大。其中两侧瞳孔不等大是早期诊断小脑幕切迹疝的一项可靠依据；还可出现为四肢肌张力增高，对侧肢体瘫痪，锥体束征阳性，呼吸异常等。②枕骨大孔疝：患儿表现为颈项强直，瞳孔先缩小后扩大、对光反射消失、眼球固定、昏迷加深；突然出现中枢性呼吸衰竭或呼吸骤停。多继发于小脑幕切迹疝。

45. ABCD【解析】急性颅内压增高主要是以降低颅内压对症治疗为主，积极治疗原发病。①降低颅内压：首选 20% 甘露醇 0.5~1.0g/kg 快速静脉注入，4~8 小时重复 1 次，心、肝、肾功能不全的患儿慎用甘露醇，使用过程中保持水、电解质平衡；重症患儿可使用利尿药如呋塞米 0.5~1mg/kg 静脉注射，可在两次应用脱水药之间或与脱水药同时应用，在应用利尿药的同时注意监测电解质的变化，注意补钾，防止低血钾的发生；地塞米松 0.2~0.4mg/kg，2~3 次/天，连用 2~3 天。②对症治疗：止惊可用地西泮静脉注射，对惊厥患儿起到止惊的作用，但是在给药的过程中注意观察患儿呼吸，防止呼吸抑制发生窒息；可采用亚冬眠疗法或头置冰帽维持体温在 33~34℃，减少脑细胞的耗氧量；在应用脱水药时应注意维持血浆胶体渗透压，需补充白蛋白、血浆等；补液时注意液体的入量应略少于出量。③病因治疗：根据引起急性颅内压增高的病因采取相应的治疗措施，如抗感染、改善通气、纠正休克和缺氧，防止二氧化碳潴留、消除颅内占位性病变等。

46. F【解析】正常情况下，密闭的颅腔内脑实质、脑脊液及脑血流量保持相对恒定，使颅内压维持在正常范围内（60~160mmH_2O）。脑脊液压力超过 1.76kPa（180mmH_2O），即为颅内高压。

47. ABDEF【解析】腰椎穿刺手术后穿刺点 1 周内勿沾湿。

48. ABCEF【解析】因积液较稠或坏死，组织、血凝块堵塞引流管时，可用注射器抽适量生理盐水，必要时可用肝素液冲吸，或改用负压引流袋胃肠造瘘管。

49. D【解析】冰帽降温，应维持的合适体温范围为 33~34℃。

50. ABCF【解析】急性颅内压增高患儿的出院指导：①向患儿家长解释保持安静的重要性及头肩抬高的意义，以取得家长的合作。②定期复查头部 B 超或头颅 CT，有肢体瘫痪者应加强功能锻炼。③向家长讲解疾病的相关知识，介绍患儿的病情及预后，安慰、鼓励其树立信心。④加强营养，防止感染，按时预防接种。⑤指导家长在日常生活中注意观察患儿有无肢体活动障碍、智力低下等神经系统后遗症，定期到医院进行复查及康复训练。

51. A【解析】急性百草枯中毒口服中毒立即洗胃，选择 1∶5000 高锰酸钾液最为适合。

52. ABE【解析】阿托品化是指患者用阿托品后，瞳孔较前扩大、口干、皮肤干燥、心率增快和肺湿啰音消失。

53. ABD【解析】毒蕈碱样症状又称 M 样症状。主要由于堆积的乙酰胆碱使副交感神经末梢过度兴奋，引起平滑肌舒缩失常和腺体分泌亢进等。可有面色苍白、恶心、呕吐、腹痛、腹泻、尿频、大小便失禁、瞳孔缩小、胸闷、气短、呼吸困难、多汗。

54. B【解析】迟发性脑病者去大脑皮质状态是大脑皮质局灶性功能障碍，如失言、失语或继发性癫痫，约占重度中毒的 50%，多在急性中毒后 1~2 周内发生。

55. ABCEF【解析】蜂蜇伤是被蜂（如蜜蜂、大黄蜂、胡蜂等）蜇伤后出现局部和系统中毒症状，是一种生物性损伤，是临床急症之一。蜂毒的主要成分是组胺、神经毒、蚁酸，蜂尾部毒刺刺进皮肤后，可将毒素注入人体，从而引起的生物性中毒，导致局部或全身反应，严重者可出现溶血、肝肾损害、过敏性休克。

56. ADF【解析】保持患儿呼吸道通畅，必要时行气管插管呼吸机辅助通气。

57. C【解析】连续静脉-静脉血液透析滤过可以清除炎症介质，适用于脓毒症。血浆灌流通过吸附作用，清除血液中透析不能清除的外源性或内源性毒素，主要用于抢救药物和毒物中毒。

58. BF【解析】如患儿有出血征象，应通知医师，暂停追加肝素直到出血控制并给予鼻腔局部填塞止血。

59. A【解析】根据患者临床表现，结合病史。血钾浓度低于 3.5mmol/L 有诊断意义。低钾血症的临床表现如下。①神经系统：嗜睡、抑郁、易激惹和精神错乱。外周表现为：感觉异常、深反射机制失常、肌束颤动、肌痛和肌无力。②心血管系统：传导阻滞、心律失常。低钾的心电图特征是 T 波低平、ST 段压低和出现明显的 U 波。但并非每个低钾患者都有此改变。③消化系统：低钾可累及胃肠道平滑肌而引起恶心、呕吐和腹胀。严重低钾可以引起麻痹性肠梗阻。④酸碱平衡：低钾可致代谢性碱中毒。

60. BF【解析】患儿目前处于中度低钾血症，应通过鼻胃管进行鼻饲补钾，并严密监测心电图。

61. BCDE【解析】垫圈保护易受压部位时，会影响圈内皮肤的血液循环，反而使中心区呈瘀血状态。该患儿凝血功能障碍，禁用酒精按摩皮肤，以防加重出血。